Familiarizando-se com taquicardias de complexo amplo

Um livro de exercícios para os eletrocardiograficamente confusos!

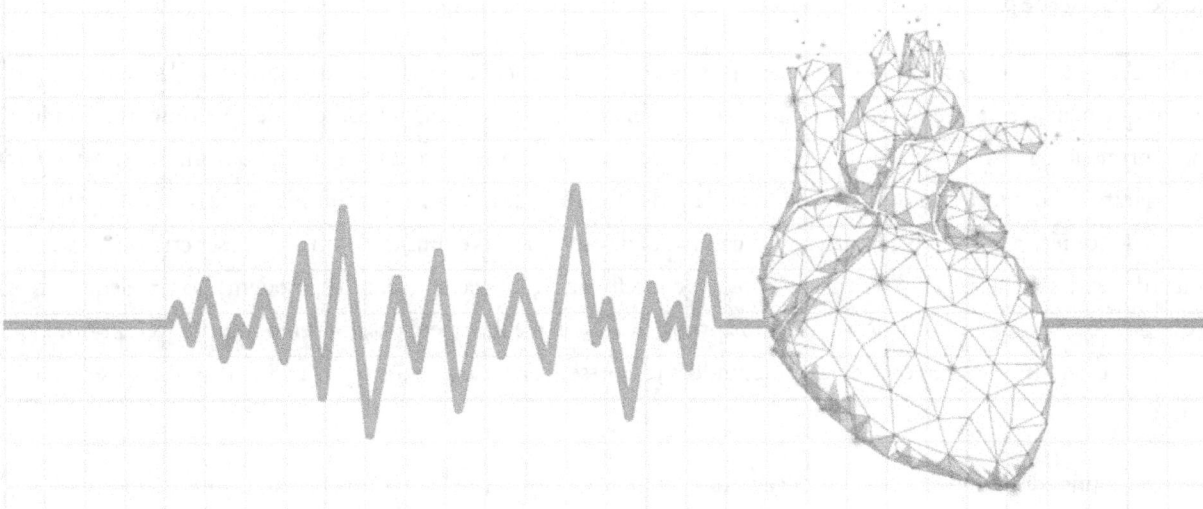

Jerry W. Jones, MD FACEP FAAEM

Índice

Prefácio   V

Prefácio (Autor)   VII

Agradecimentos   IX

Introdução   XI

1. O que você DEVE saber antes de começarmos...   1

2. O Potencial de Ação   35

3. Pós-despolarizações e atividade desencadeada   45

4. Morfologias do QRS durante taquicardias de complexos largos (TCLs)   53

5. Prática de reconhecimento de morfologia QRS   67

6. Localizando a origem de um ritmo ventricular   73

7. Demonstre seu conhecimento e progresso   81

8. Morfologias QRS-T confusas e problemáticas   91

9. Reconhecendo a dissociação AV, associação VA e dissociação VA   111

10. Como abordar uma taquicardia de complexo amplo   133

11. Os Algoritmos e Métodos   143

12. O Algoritmo de Brugada   147

13. Os Algoritmos de Vereckei   171

14. O tempo de pico da onda R (TPOR)   191

15. Método dos Derivações Braquiais   199

16. O Algoritmo de Basileia   215

17. Comparando os Algoritmos e Métodos   229

18. Taquicardias ventriculares devido a doença cardíaca estrutural   237

19. As Taquicardias Ventriculares Idiopáticas "Benignas"   261

20. Taquicardia Ventricular Polimórfica I   279

21. Taquicardia Ventricular Polimórfica II   297

22. TSV-As que você deve considerar...   309

23. TCLs parecidos e como distingui-los...   317

24. Mais prática com dissociação AV   333

25. Vamos testar suas novas habilidades!   345

26. Leitura recomendada   367

Prefácio

Você se lembra da sua primeira aula de ECG? Você provavelmente aprendeu "taquicardia de complexo largo = taquicardia ventricular". Ahh, a alegria de um alto nível de confiança. Mais tarde, você aprendeu sobre condução aberrante. "Ok, então..." Algum tempo depois, você provavelmente aprendeu que há mais de um tipo de taquicardia ventricular - e algumas formas são muito mais perigosas do que outras! "Oh, não! Sinto meu nível de confiança diminuindo."

Eu poderia me descrever como o leitor-alvo perfeito para esta apostila. Sou enfermeiro de pronto-socorro, paramédico, instrutor clínico, enfermeiro de procedimentos cardíacos e instrutor de ECG. Embora eu me considere um profissional de "nível intermediário", sei que há muito mais a aprender.

Parece que o Dr. Jones fala diretamente comigo e no meu nível. Mas o que é incrível, no entanto, é que ele também envolve aqueles acima e abaixo do meu nível de especialização. Ele pega tópicos complexos sobre os quais eu sei algo - mas nunca entendi completamente - e os torna compreensíveis. Melhor ainda, ele torna as informações práticas e utilizáveis em um ambiente clínico. Quer você saiba apenas o básico da interpretação de ECG ou seja um especialista em prática, esta apostila ajudará a aumentar sua caixa de ferramentas e aprimorar suas habilidades. Você se tornará mais fluente na interpretação de ritmos complexos amplos. A fluência torna nosso trabalho mais fácil, rápido e divertido. O Dr. Jones entende que quanto mais precisos somos, mais confiantes somos e mais fáceis nossos trabalhos se tornam.

Neste formato de apostila, o Dr. Jones envolve o leitor dando questionários e perguntas práticas ao longo do caminho - oportunidades para aplicar e praticar o que foi aprendido. Recomendo que, não importa qual seja seu nível de habilidade atual, você comece no início deste livro e progrida nele. Se você já é um especialista, encontrará pérolas e dicas úteis por toda parte. Se você é um instrutor de ECG, você se verá incluindo novos insights aprendidos com este livro em suas aulas.

Jerry W. Jones, MD FACEP FAAEM é um instrutor de ECG requisitado. Ele ensina sua Masterclass em Eletrocardiografia Avançada e Masterclass em Disritmias Avançadas pessoalmente em todo o mundo. Ele também é muito generoso em compartilhar seu conhecimento nas mídias sociais e em outros sites de instrutores de ECG, incluindo o meu.

O Dr. Jones tem uma habilidade única: ele pode pegar tópicos complexos e torná-los compreensíveis sem simplificar demais a ponto de serem imprecisos. Ele nos dá a vantagem de seus mais de quarenta anos de experiência clínica e de ensino, permitindo-nos evitar armadilhas que ele próprio experimentou. Eu diria que ele até tornou isso DIVERTIDO!

Dawn B. Altman, RN, EMT-Paramédica

Proprietária, ECGGuru.com

Prefácio (Autor)

Comecei minha carreira médica sem saber absolutamente nada sobre ECGs. Ninguém me ensinou nada. Como residente do primeiro ano em medicina interna, me disseram para comprar um livro e lê-lo. A livraria da faculdade de medicina tinha apenas uma cópia de um livro, Dubin's Rapid Interpretation of EKGs – primeira edição. Era muito fino na época e eu o li em menos de uma hora.

"Uau... isso foi fácil! Agora eu posso ler ECGs!"

Na manhã seguinte, cheguei ao andar e uma enfermeira me entregou um ECG de 12 derivações. Eu o olhei com muito cuidado. E eu olhei para ele. E então o virei de cabeça para baixo e olhei um pouco mais. Eu ainda não tinha a mínima ideia do que estava olhando!

Hoje, existem centenas de livros, todos dizendo o quão "fácil" é ler ECGs e que você pode se tornar um "especialista" em ECG em apenas 3 dias, e assim por diante.

O que aprendi é que os princípios mais básicos da eletrocardiografia não são difíceis, mas também não são particularmente úteis em situações da vida real. É como estar muito orgulhoso de si mesmo pela capacidade de soletrar a palavra C-A-T, pois alguém está prestes a lhe dar um exame sobre os ensaios literários e o simbolismo poético do poeta inglês do século XVIII, John Donne.

Concordo totalmente que todos devem começar como iniciantes absolutos — eu certamente tive que fazer isso. Mas você deve se esforçar para seguir em frente a partir daí! Muitos livros e cursos online simplesmente fazem você ficar girando as rodas no mesmo lugar — sempre alimentando você com o mesmo material introdutório no mesmo nível introdutório!

Não chamei este livro de exercícios de Taquicardias Complexas Amplas Facilitadas porque não há nada de "fácil" sobre este assunto. Espero apenas tê-lo tornado mais compreensível e acessível para você.

NÃO tente cobrir muito de uma vez. Deixe o conhecimento penetrar e dê tempo para que essas sinapses se conectem. Mas você PODE fazer isso. Como Henry Ford disse uma vez:

"Se você acha que pode, ou acha que não pode. Você está certo!"

Agradecimentos

Há duas pessoas a quem sou muito grato por disponibilizar muitos dos ECGs e tiras de ritmo para mim:

Dawn Altman, RN EMT-P (ECGGuru.com)

e

Mike Cadogan, MD (LITFL.com)

Obrigado a ambos por sua gentileza e generosidade.

Há também alguém muito especial sem quem este livro não seria possível.

Vocês sabem quem são.

Introdução

Este é um manual de treinamento e livro de exercícios. Não é um texto de referência acadêmica. Portanto, você encontrará muitas repetições neste livro – elas estão lá por um motivo!

Ele não contém nenhuma pesquisa original da minha parte. Não contém uma tese com notas de rodapé justificando quaisquer alegações novas e originais. Ele contém informações de fontes acadêmicas e confiáveis – incluindo muitos dos pais fundadores da eletrocardiografia – e também algumas dicas, truques e pérolas não testadas, não validadas, mas para mim – muito úteis – que acumulei ao longo de quase quarenta anos de leitura e interpretação de ECGs.

Apresento essas taquidisritmias no contexto do que você experimentará na vida real. Como em minhas duas Masterclasses, uso ECGs reais e originais. Não uso traçados gerados por computador nem uso traçados que foram "limpos" ou alterados de alguma forma para tornar a interpretação "mais fácil" (exceto para ocultar dados de identificação do paciente). Você não teria o benefício de tais alterações em um pronto-socorro ou unidade de tratamento intensivo às 3 da manhã, então por que treiná-lo em ECGs alterados?

Descobri que ao estudar os algoritmos e métodos para distinguir taquicardias supraventriculares de taquicardias ventriculares, o que pode parecer muito simples em um exemplo de livro didático pode muitas vezes se transformar em frustração e aumento de estresse quando confrontado com um paciente real ou um ECG da vida real, e as coisas não são tão fáceis quanto o algoritmo sugeriu que seriam!

Não vamos imediatamente começar a olhar para taquicardias complexas amplas neste livro. Se você tivesse tido uma introdução adequada ao conhecimento e às habilidades necessárias para ser um intérprete de ECG eficaz antes de assumir taquicardias complexas amplas, você não estaria aqui hoje lendo este livro!

Por quase quarenta anos eu fiquei onde você está todos os dias e todas as noites. Eu não tinha ninguém para me ensinar e não havia livros de fácil acesso sobre interpretação de ECG - muito menos taquicardias complexas amplas. Internet? Nós nem tínhamos computadores! Aprendi da maneira mais difícil – por autoestudo e cometendo muitos erros! Mas aprendi e me esforcei para melhorar e aumentar minha habilidade. Agora, dou aulas de eletrocardiografia avançada e escrevi este livro para que você possa começar mais rápido e mais fácil – e espero que sem tantos erros.

Eu rotulei todos os ECGs que obtive – com permissão – de outras fontes. Se um ECG não estiver rotulado, então é da minha coleção particular.

Uma das minhas advertências mais fortes a todos os meus alunos é "NUNCA DIAGNOSTICAR UMA DISRITMIA – ESPECIALMENTE UMA TAQUICARDIA – A PARTIR DE UMA FITA DE RITMO! VOCÊ DEVE VER UM ECG DE 12 DERIVAÇÕES!" E então o que eu faço? Eu dou a você um monte de tiras de ritmo para olhar! Deixe-me garantir: todas essas tiras de ritmo foram tiradas de um ECG de 12 derivações ou então eram de pacientes que já tinham ECGs de 12 derivações registrados.

Além de alguma anatomia e fisiologia de fundo no Capítulo 1, vou treiná-lo para reconhecer a sutileza inerente a tantos traçados. FAÇA OS EXERCÍCIOS neste livro de exercícios! Você tem minha permissão para fazer fotocópias dos exercícios para seu uso pessoal, para que possa revisá-los várias vezes sem marcá-los no livro. Sua prática mais eficiente consistirá em estudar os mesmos exercícios e faixas de ritmo repetidamente até que se sinta muito confortável reconhecendo tudo o que coloquei diante de você. Então, entre na internet e comece a olhar para diferentes ECGs. Você não vai aprender tudo isso em um dia ou uma semana. Você tem que continuar. Apenas saiba que - além de todos os algoritmos e métodos - há uma abordagem para interpretar e diagnosticar uma taquicardia ampla e complexa que permitirá que você assuma o controle da situação com confiança.

É isso que você deve aprender com este livro de exercícios.

Chapter 1

O que você DEVE saber antes de começarmos...

Sei que você quer ir direto ao ponto e começar a analisar taquicardias complexas e taquicardias ventriculares. Mas seguir esse caminho foi exatamente o que o trouxe até aqui! Você tentou analisar os WCTs abordando-os diretamente antes de adquirir as ferramentas necessárias para ter sucesso! Complete ou faça os exercícios como sugeri. Tenho ensinado essa matéria há quase quarenta anos e, antes disso, *tive de aprender tudo isso sozinho*. Sei quais habilidades tive de desenvolver e vou passar essas habilidades para você. Se você deseja se tornar proficiente no diagnóstico e no tratamento de taquicardias de grande complexidade, *você precisará dessas habilidades!* Não se trata de "Taquicardias de Complexo Amplo Facilitadas!" *Isso não é fácil!*

OK... vamos começar!

Aberrancia

Aberrancia - como *termo médico* - *é um bloqueio de ramo devido à chegada de um impulso supraventricular em um ramo durante seu período refratário relativo ou absoluto.* Isso é tudo! NÃO se refere a um complexo QRS de *aparência anormal* devido a *qualquer* motivo! (É um *termo de arte* - seu significado em eletrocardiografia é muito específico e diferente de seu uso em conversas gerais). A aberração geralmente se apresenta como um bloqueio de ramo DIREITO. A aberração do bloqueio de ramo direito pode ocorrer em um ventrículo *normal* ou em um ventrículo *doente*. A aberrância do bloqueio de ramo esquerdo ocorre com muito menos frequência e normalmente está associada a um ventrículo esquerdo *doente*. Por que isso acontece?

> **PÉROLA |** Condução aberrante com padrão de bloqueio de ramo direito não indica doença do sistema de condução. Pode ocorrer em um coração saudável.

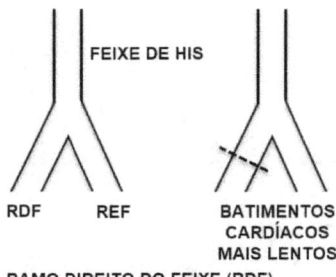
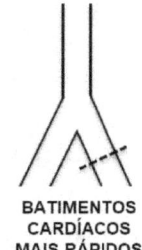
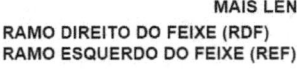

Figura 1-1

Com taquicardias mais lentas (até cerca de 120 – 130/minuto), mesmo em *circunstâncias normais*, o ramo direito do feixe tem um período refratário mais longo do que o ramo esquerdo do feixe. Em taxas mais rápidas, o ramo esquerdo do feixe desenvolve um período refratário mais longo. *Isso é visto muito raramente*. Se um impulso chegar ao ramo direito do feixe um pouco cedo demais na maioria das circunstâncias normais, ele o encontrará refratário. Se o feixe direito estiver em seu período refratário absoluto, haverá um bloqueio completo do ramo direito (BRD). Este período refratário mais longo do ramo direito do feixe é *fisiológico – não* implica em nenhum defeito ou doença do sistema de condução.

Um batimento ectópico atrial (P′) ocorrendo muito cedo após o QRS (intervalo R-P′ curto) é uma causa muito comum de aberração do bloqueio do ramo direito. Um batimento conduzido de forma aberrante pode *parecer exatamente* com um bloqueio clássico do ramo ou pode simplesmente se assemelhar a um bloqueio do ramo. Aqui está um exemplo de um bloqueio clássico do ramo direito (Figura 1-2):

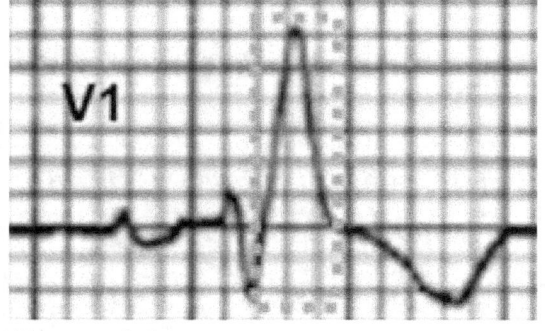

Figura 1-2

Este é um batimento conduzido sinusalmente. Ele começa normalmente e então a porção aberrante aparece (retângulo pontilhado). Todos os bloqueios de ramo se encaixam na definição de *condução aberrante* porque *é exatamente isso que a condução aberrante é: um bloqueio de ramo!*

Aqui está um exemplo de um batimento ectópico (Figura 1-3):

Este (Figura 1-3) é um complexo ventricular prematuro – um CVP. Ele provavelmente surgiu espontaneamente no sistema de condução ventricular esquerdo, embora CVPs possam se originar no miocárdio funcional sob condições específicas.

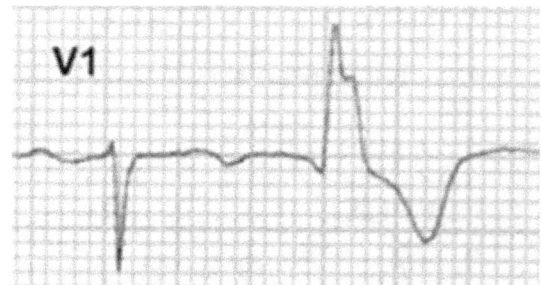

Figura 1-3

PÉROLA | Batimentos com morfologia de ramo DIREITO na Derivação V1 se originam no ventrículo ESQUERDO! Batimentos com morfologia de bloqueio de ramo ESQUERDO na Derivação V1 se originam no ventrículo DIREITO!

Vamos comparar aberrância com ectopia:

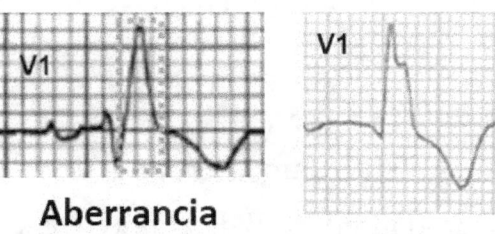

Aberrancia

Ectopia

Figura 1-4

Como você pode ver, a única coisa que este CVP representando ECTOPIA tem em comum com o bloqueio de ramo clássico representando ABERRANCIA é o fato de que ambos são complexos positivos e verticais na Derivação V1. Observe-os por um momento. Ambos têm o mesmo tipo de anormalidade de repolarização. Por que isso? É porque tanto a DESPOLARIZAÇÃO (complexo QRS) quanto a REPOLARIZAÇÃO (ST-T) se originaram no SUBENDOCÁRDIO. Como regra, quando o QRS e a onda T estão no mesmo lado da linha de base, a *despolarização* começou no *endocárdio* e a *repolarização* começou no *epicárdio*, seus vetores viajando em direções opostas. Isso é *normal*! Quando eles estão em *lados opostos da linha de base*, a despolarização e a repolarização começaram no *endocárdio - e isso é anormal!*

Agora, vamos dar uma olhada em um trecho de uma *batida conduzida de forma aberrante* que apareceu muito cedo após a batida anterior, encontrando o ramo direito do feixe ainda em seu período refratário absoluto (os comprimentos das setas que representam o período refratário do ramo direito do feixe são *estimativas*):

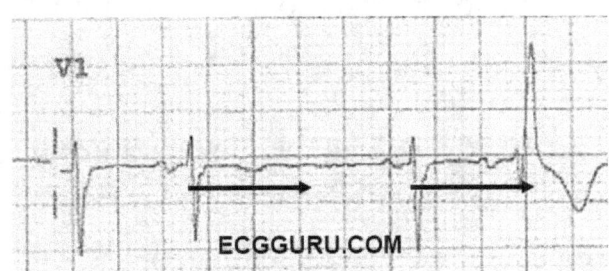

Figura 1-5

Este (Figura 1-5) é um exemplo do **fenômeno de Ashman** durante o ritmo sinusal. Um longo intervalo R-R é seguido imediatamente por um intervalo R-R mais curto que é encerrado por um complexo atrial prematuro (PAC) com um QRS conduzido de forma aberrante. Por que isso?

PÉROLA | Qual é o único requisito absoluto para a condução aberrante que frequentemente esquecemos? O impulso conduzido de forma aberrante deve se originar *acima da divisão do feixe de His* nos ramos direito e esquerdo. E, como a divisão nos dois ramos do feixe realmente ocorre *dentro* do feixe de His, o impulso tem mais probabilidade de ser gerado por um foco ectópico atrial ou na porção mais proximal do feixe de His. Para obter a morfologia típica do bloqueio do ramo do feixe, o impulso deve descer pelo sistema His-Purkinje. Um impulso ectópico não faz isso, então a única coisa que ele tem em comum com um batimento conduzido de forma aberrante é que ele *ativa um ventrículo antes do outro*. Como sempre na medicina, há algumas raras exceções que você aprenderá mais tarde.

Cada intervalo R-R determina a duração do período refratário para o próximo intervalo R-R. Quando um intervalo R-R é longo, o período refratário do próximo intervalo R-R também será *longo (ramos do feixe e fibras de Purkinje apenas)*; quando o intervalo R-R é *curto*, o período refratário do próximo intervalo R-R será *curto*. O fenômeno de Ashman ocorre quando um batimento *prematuro* aparece logo após um QRS, criando um intervalo R-R *curto* após um intervalo R-R mais longo. *O batimento prematuro cai dentro do período refratário prolongado causado pelo intervalo R-R longo anterior e encontra o ramo direito do feixe em seu estado refratário; portanto, é conduzido de forma aberrante* (Figura 1-5). Um QRS que segue o QRS conduzido de forma aberrante provavelmente seria normal, mas teria se beneficiado de um período refratário *encurtado* por causa do curto intervalo R-R entre o batimento conduzido de forma aberrante e o batimento sinusal anterior. O QRS conduzido de forma aberrante na Figura 1-5 tem uma morfologia qR com uma anormalidade de repolarização clássica. *O segmento ST deve começar na linha de base ou não mais do que 1 mm (um pequeno quadrado) abaixo da linha de base* (no caso da morfologia BRD). Se mais de 1 mm abaixo da linha de base, então você deve considerar a presença de isquemia. O ponto J do QRS conduzido de forma aberrante na Figura 1-5 não está mais do que 1 mm abaixo da linha de base, então está OK.

O batimento conduzido de forma aberrante geralmente se parecerá com um bloqueio *clássico* do ramo direito, mas a morfologia *pode variar* um pouco – dependendo de outros fatores, como a presença de isquemia ou cicatrização, estado eletrolítico ou efeitos de medicamentos, para citar alguns.

Ectopia

Impulsos ectópicos são impulsos que se desenvolvem fora do nó SA e podem surgir em *fibras condutoras* ou no *miocárdio funcional* (neste caso, miocárdio *ventricular*).

Como todos os impulsos supraventriculares que entram nos ventrículos pelo nó AV terão uma deflexão inicial normal, é assim que basearemos nossa comparação. Os impulsos ectópicos ventriculares que surgem no miocárdio em funcionamento serão amplos desde a primeira inscrição do complexo QRS, enquanto a primeira porção de batimentos conduzidos de forma aberrante será conduzida normalmente.

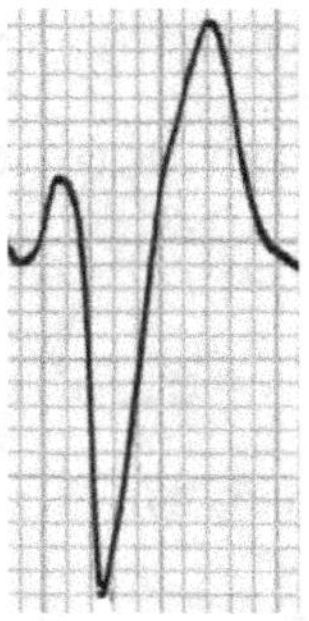

Figura 1-6

Na Figura 1-6, você pode ver a onda r larga inicial seguida por uma onda S larga e, em seguida, uma onda T alta e ereta. Isso é típico do batimento ectópico que se origina no miocárdio em funcionamento. ***Ele será amplo desde o início***. Um impulso ectópico originado em, ou imediatamente adjacente a, tecido condutor pode ser mais estreito, no entanto.

OK... vamos praticar!

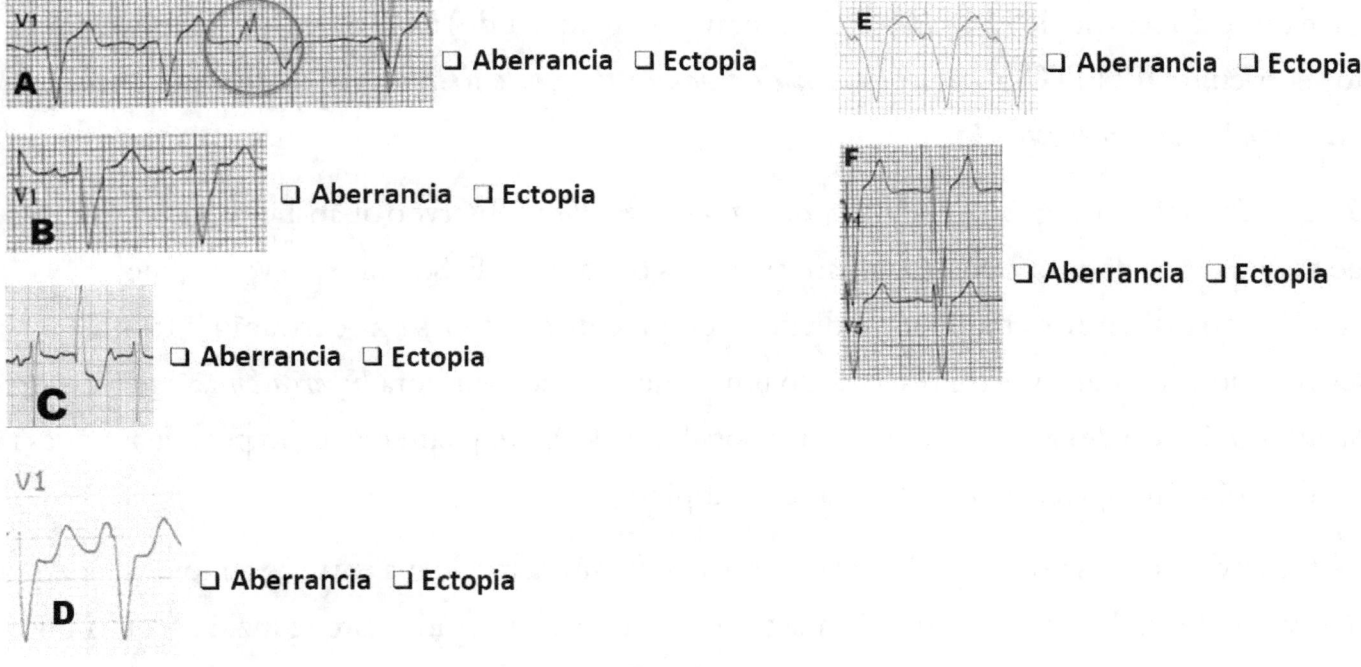

A ☐ Aberrancia ☐ Ectopia

B ☐ Aberrancia ☐ Ectopia

C ☐ Aberrancia ☐ Ectopia

D ☐ Aberrancia ☐ Ectopia

E ☐ Aberrancia ☐ Ectopia

F ☐ Aberrancia ☐ Ectopia

Figura 1-7

Discussão (Figura 1-7).

A – A deflexão em questão representa ectopia. É uma CVP do lado esquerdo, pois é primariamente positiva (vertical) na derivação V1. Embora se assemelhe grosseiramente a um QRS com BRD (um pouco), não é um batimento conduzido de forma aberrante clássico. Além disso, um batimento conduzido de forma aberrante provavelmente teria uma onda P na frente dele (além de um batimento ectópico juncional que é relativamente infrequente). Todos os outros batimentos representam BRE real e cada um é precedido por uma onda P. Como você notará, alguns bloqueios reais do ramo esquerdo (aberração) podem parecer ectópicos porque a descida da onda S nem sempre é tão elegante, suave e imaculada quanto você esperaria. Geralmente é muito mais fácil distinguir o BRD verdadeiro (aberração) de CVPs do lado esquerdo (ectopia). A morfologia dos batimentos BRE conduzidos de forma aberrante é provavelmente o resultado de uma doença no ventrículo direito ou septo (lembre-se: a primeira parte de um BRE representa a condução no ventrículo DIREITO – não no ESQUERDO!

B – Este é um exemplo de BRE real que é (felizmente) mais característico com uma onda r pequena e muito estreita seguida por uma descida suave da onda S. Além disso, cada um é precedido por uma onda P. Lembre-se: exceto para batimentos ectópicos juncionais – que são pouco frequentes – deve sempre haver uma onda P na frente de um batimento conduzido de forma aberrante. Procure por eles; às vezes eles estão escondidos em ondas T!

C – Este é um CVP do lado esquerdo. É ectópico! Lembre-se: se o CVP estiver ereto na derivação V1, ele veio do ventrículo ESQUERDO; se for negativo (invertido) na derivação V1, ele se originou no ventrículo DIREITO. ***Mas apenas a derivação V1 pode distinguir de forma confiável entre o direito e o esquerda***.

D – Este é um ritmo *ectópico*, ou seja, *taquicardia ventricular*. Observe o quão incrivelmente amplas são as ondas r na derivação V1. Compare-as com as ondas r em B. Sempre que você começar a ver "luz do dia" entre os ramos ascendente e descendente das ondas r na derivação V1, você deve considerar seriamente que está vendo um ritmo ectópico (embora *hipercalemia* e *toxicidade antiarrítmica de Classe I* sejam duas outras possibilidades). Frequentemente, as pequenas ondas r em V1 terão um topo arredondado quando ectópicas.

E – Observe as ondas r neste trecho! Elas também têm muita luz do dia entre os ramos ascendente e descendente. E observe a descida da onda S. Ela tem uma inclinação muito reduzida, o que indica condução lenta através do miocárdio.

PÉROLA | Aqui estão duas coisas para lembrar: conforme a inclinação *aumenta*, ela se torna mais *vertical*, seja a deflexão positiva ou negativa. E conforme a inclinação *diminui*, ela se torna *menos vertical* e *mais horizontal*. O ECG é apenas um gráfico de *voltagem em relação ao tempo*, e o tempo está no eixo horizontal. Então... *quanto mais vertical uma linha, menos tempo ela leva e, portanto, mais rápida a condução! Quanto mais "inclinada" a linha (ou seja, menos declive), mais tempo ela leva e mais lenta a condução.*

TRUQUE | Eu costumava ter dificuldade em lembrar qual eixo era "X" e qual era "Y". Eu sabia que o TEMPO estava no eixo horizontal, mas nunca conseguia lembrar se era o eixo "X" ou "Y". Um dia, um colega disse: "Você conhece os relógios TIMEX?" "Claro!" "Então lembre-se do TIME-X. O "TIME (TEMPO)" está no eixo "X"!"

Não confunda as ondas r largas com ondas P! Lembre-se: se as ondas P estão produzindo esses complexos QRS largos, elas ainda devem cruzar o nó AV e o intervalo PR permanecerá relativamente constante. Uma onda P que toca diretamente o início de um complexo QRS *não produziu esse complexo QRS* (ou essa *parte* do QRS se pré-excitado)! Um ritmo dissociado pode se apresentar com ondas P invadindo os complexos QRS e ocasionalmente aparecerá durante taquicardias mais lentas de complexo largo.

F – Isso é condução *aberrante*. Observe as ondas r – elas são muito estreitas e não há luz do dia entre os membros. E observe a descida das ondas S – *suave, elegante* e *quase vertical*. A única coisa que conduzirá tão rápido no coração é o sistema His-Purkinje.

PÉROLA | A primeira metade de uma batida conduzida de forma aberrante é conduzida normalmente – *é a segunda metade que é aberrante!*

Observe o início dos complexos QRS. As linhas são retas e quase verticais ou são anguladas, irregulares ou entalhadas? Linhas retas, quase verticais para cima ou para baixo, sem entalhes ou distorções, indicam *condução rápida*, que é mais provável de ocorrer nas fibras de Purkinje condutoras. Isso sugeriria aberração porque a ativação inicial durante a condução aberrante sempre indica entrada ventricular pelo nó AV e sistema His-Purkinje. Se o início do QRS incluir linhas com menos declive, linhas mais inclinadas e linhas que tenham algumas curvas ou irregularidades ou mesmo entalhes, então você provavelmente está vendo despolarizações que se originaram nos ventrículos e provavelmente fora do sistema condutor.

DICA | A aberração BRD é geralmente muito mais fácil de reconhecer porque a parte inicial da deflexão (frequentemente referida como os "primeiros 0,04 segundos") segue a morfologia característica mais de perto do que a aberração BRE. A aberração BRE pode frequentemente parecer ectopia ventricular direita (e vice-versa), então às vezes não é tão fácil distingui-las.

Direção do vetor e o complexo QRS

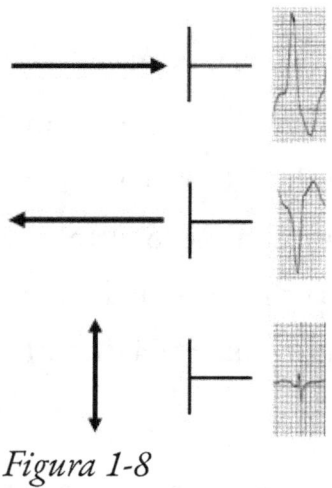

Figura 1-8

Você provavelmente já sabe disso, mas só para refrescar sua memória: quando um vetor viaja EM DIREÇÃO ao polo POSITIVO de uma derivação (ou seja, o eletrodo de registro na superfície da pele), essa derivação inscreverá uma deflexão. Se esse impulso representa *despolarização*, então o vetor terá uma CABEÇA POSITIVA e uma CAUDA NEGATIVA e haverá um QRS *positivo* nessa derivação. E, como a única deflexão positiva em um QRS é a onda R, essa derivação manifestará uma onda R dominante. No entanto, ao contrário, se um impulso de despolarização viaja PARA LONGE do polo POSITIVO de uma derivação, essa derivação verá a CAUDA NEGATIVA e inscreverá uma deflexão *negativa*. Existem duas possibilidades aqui para uma deflexão negativa – onda Q e onda S – *geralmente* se refere a uma onda S (ou QS). Um vetor de despolarização viajando em um caminho que é *perpendicular* ao eletrodo de registro inscreverá uma deflexão *isoelétrica* (uma que é menor que 1 mm em amplitude, essencialmente *plana*) ou uma deflexão que é *equipásica* (onda R e onda S têm magnitude igual).

Um vetor de repolarização, por outro lado, tem uma CABEÇA NEGATIVA e uma CAUDA POSITIVA e, em circunstâncias normais, viaja do epicárdio para o endocárdio. Isso significa que durante a repolarização, o eletrodo de registro verá a cauda positiva e inscreverá uma deflexão positiva – uma onda T *vertical*.

É muito importante lembrar que um impulso ectópico ("X" na Figura 1-9) não viaja em apenas uma direção. Ele cria vetores em muitas direções diferentes, embora a maioria deles nunca apareça no ECG devido ao *cancelamento de forças* (suas direções opostas se cancelam). Foi estimado que a grande maioria da atividade elétrica no coração nunca é registrada no traçado do ECG devido ao cancelamento de forças! Apenas lembre-se de que quando um foco de marcapasso ectópico envia um vetor viajando para a esquerda, geralmente há um vetor viajando para a direita. Esses vetores opostos não são necessariamente iguais em magnitude porque um pode viajar por uma quantidade maior de

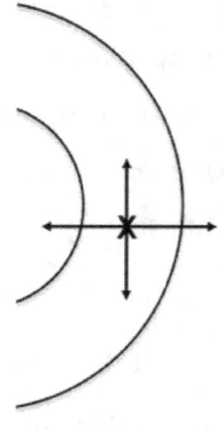

Figura 1-9

miocárdio, aumentando assim sua voltagem, enquanto o outro pode se extinguir rapidamente devido à falta de miocárdio condutor para suportá-lo. O que vemos no ECG é o valor *médio* para todos esses vetores. **Este é um ponto muito importante a ser lembrado quando chegarmos à "Transição Precordial" mais tarde**.

Assim, você pode facilmente saber a direção de um impulso de despolarização apenas observando a voltagem líquida do complexo QRS em uma derivação específica. E estamos preocupados apenas com os polos POSITIVOS de uma derivação; não se preocupe com os polos negativos. Uma onda R significa que o vetor (impulso) está viajando EM DIREÇÃO ao polo positivo de uma derivação e uma onda Q ou S (ou onda QS) significa que o vetor está viajando PARA LONGE do polo positivo de uma derivação. Novamente, você não precisa se preocupar com polos negativos.

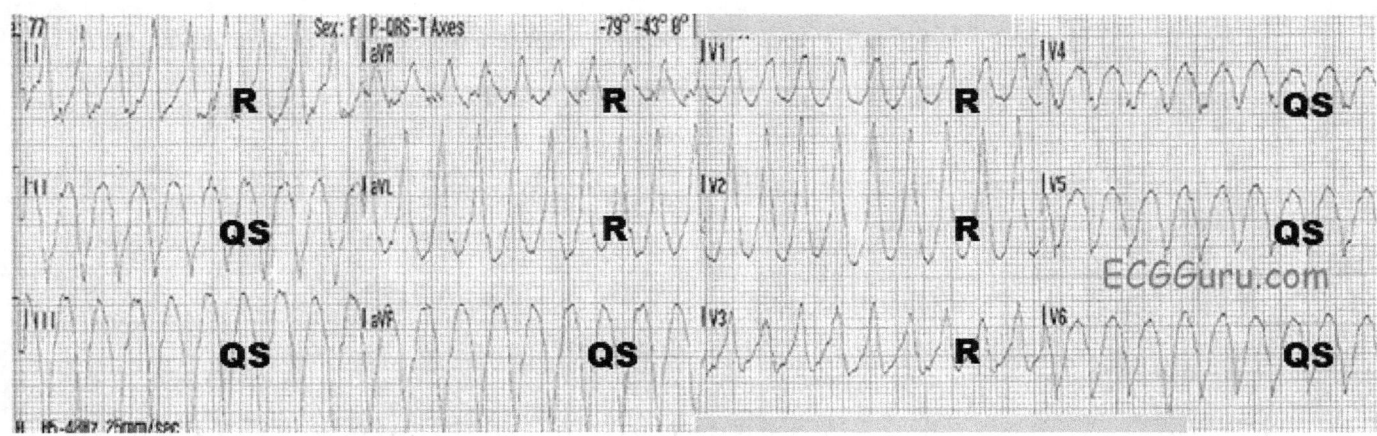

Figura 1-10

Observe cada uma das 12 derivações neste ECG (Figura 1-10) e decida se o impulso de despolarização está viajando em direção ao polo positivo da derivação ou para longe dela. Como você não concluiu o Capítulo 4 e pode ter dificuldade com algumas das morfologias do QRS, dei uma pequena "dica" em cada derivação. Mas você NÃO terminou ainda! Se quiser aprimorar ainda mais sua habilidade, quero que decida onde cada impulso *se originou*. Sinta-se à vontade para consultar as grades de referência hexaxiais na próxima seção. Por exemplo, há um QS na derivação III. Isso indica um impulso viajando PARA LONGE do eletrodo do pé esquerdo; portanto, deve estar se originando na *área inferior (apical)* do ventrículo esquerdo.

DICA | Estamos mais interessados em saber de onde o impulso *está vindo* (sua *origem*) do que para onde ele *está indo*. Você será lembrado disso repetidamente nesta apostila.

A máquina de ECG (eletrocardiógrafo) não detecta, registra ou inscreve TODOS os vetores criados pelas correntes despolarizantes e repolarizantes que viajam ao redor do coração. Ela registra vetores médios ou médios. Ela registra o eixo QRS médio (ÂQRS) no plano frontal – não TODOS os eixos QRS.

Como você verá em um momento, a Derivação I é uma derivação do lado esquerdo. Se ela tem uma onda R alta, então você já sabe duas informações muito importantes: o impulso está viajando EM DIREÇÃO à Derivação I e, nesse caso, deve estar se originando mais à DIREITA da Derivação I. Um impulso de despolarização não pode viajar para a esquerda a menos que esteja vindo (pelo menos um pouco) da direita!

A Grade de Referência Hexaxial (GRH)

Este é um requisito absoluto! *Você não pode se tornar proficiente na interpretação de ECGs sem um conhecimento profundo da Grade de Referência Hexaxial (GRH).*

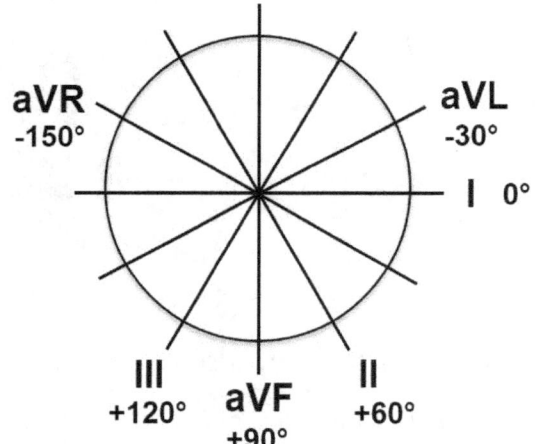

Há muito o que entender sobre o GRH (Figura 1-11), mas por enquanto, precisamos nos concentrar na localização das derivações do plano frontal (NOTA: *há existem apenas derivações de plano frontal em um GRH*).

Há seis derivações representados na grade de referência hexaxial e eles são rotulados em seus polos *positivos*. Novamente, você não precisa se preocupar com os polos negativos neste momento.

Figura 1-11

O GRH também é dividido em seções SUPERIOR e IN-FERIOR pelo EIXO da Derivação I (linha *horizontal*). As Derivações aVR e aVL são derivaçoes *superiores*. As Derivações II, aVF e III são derivações *inferiores*. A Derivação I não é superior nem inferior. Para designar que um vetor está acima do eixo da Derivação I, colocamos um sinal de menos (−) na frente do número de graus. Isso é tudo o que significa — não há significância matemática, algébrica ou geométrica. Da mesma forma, para todos os vetores abaixo do eixo de Derivação I, colocamos um sinal de mais (+) na frente do número de graus. Novamente, não há significância matemática, algébrica ou geométrica. Se somarmos +30° a -30°, a resposta seria 60°, não 0°.

O eixo da derivação aVF (linha vertical) divide o GRH em DIREITO e ESQUERDO. As derivações aVL, I e II são todas derivações do LADO ESQUERDO. As derivações aVR e III são derivações do LADO DIREITO. A derivação aVF não é nem do lado direito nem do lado esquerdo.

Bem-vindo de volta ao sexto parágrafo! Uma derivação pode ter duas orientações: A Derivação aVR não é apenas uma derivação superior, mas também uma derivação do lado direito. A Derivação aVL também não é apenas uma derivação superior, mas também uma derivação do lado esquerdo.

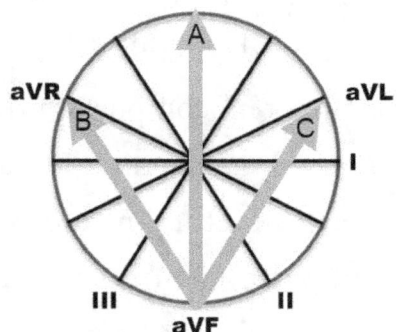

Figura 1-12

O mesmo se aplica às derivações II e III.

Aqui está o que você precisa aprender com o GRH...

Os impulsos originados na região apical viajam para cima (Figura 1-12, Vetor A). Como os polos positivos das derivações aVR e aVL estão localizados na porção superior do GRH, ambos registrarão deflexões positivas (ondas R) em suas derivações. Mas e se o vetor — embora viajando para cima — for direcionado mais para a Derivação aVR do que para a Derivação aVL (Figura 1-12, Vetor B)? Ambas as Derivações aVR e aVL registrarão ondas R, mas a onda R na Derivação aVR será mais alta — terá uma amplitude maior — do que a onda R na Derivação aVL. Se o vetor for direcionado mais para a Derivação aVL, a onda R em aVL será maior do que a onda R na Derivação aVR (Figura 1-12, Vetor C). Mas você não vai olhar para grades de referência hexaxiais quando confrontado com um paciente com palpitações. Você receberá um ECG de 12 derivações (espero que sejam *todas de 12 derivações* e não apenas uma tira de ritmo!). Como tudo isso se parece em um ECG?

Neste trecho (Figura 1-13), em qual direção o impulso de despolarização está viajando? (*Impulso de despolarização* significa complexo QRS). Aqui estamos olhando para as derivações aVR e aVL. Ambas têm despolarizações positivas e verticais (complexos QRS que se manifestam como *ondas R monofásicas*). Sabemos, de apenas alguns parágrafos atrás, que as derivações aVR e aVL são derivações superiores. Ambas estão localizadas 30° acima do eixo horizontal da derivação I. O impulso de despolarização está viajando PARA CIMA... ou PARA BAIXO? *Um impulso*

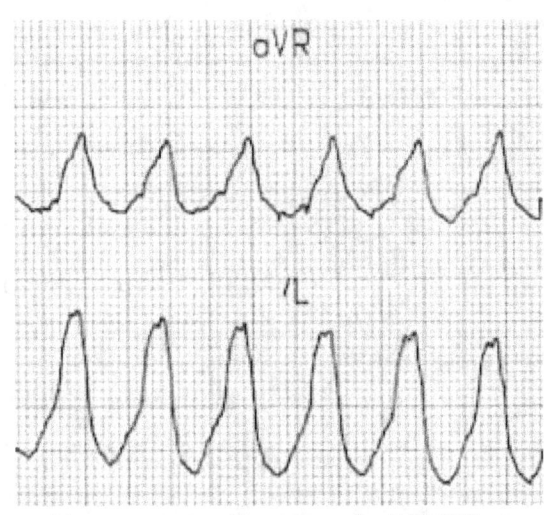

Figura 1-13 Cortesia de LITFL.com

de despolarização viajando na direção geral do polo positivo de uma derivação criará um QRS positivo e vertical nessa derivação. Por outro lado, *quando um impulso de despolarização viaja PARA LONGE do polo positivo de uma derivação, essa derivação registrará um complexo QRS negativo.* Quanto mais ele viaja diretamente em direção ao eletrodo de registro, maior a amplitude do QRS. Como ambas as derivações aVR e aVL estão localizadas superiormente e ambas têm complexos QRS positivos, então o impulso deve estar viajando PARA CIMA e geralmente em direção a ambas. Quando pensamos em termos de HRG e também em termos de vetores médios ou eixos médios, estamos considerando apenas linhas retas. Claro, os impulsos dentro do coração não podem viajar em linhas perfeitamente retas, eles vagam, evitando obstáculos aleatórios e não condutores e optando pelo caminho de menor resistência.

> **DICA |** Aqui está uma informação muito importante (*mais uma vez!*): não nos importamos em qual direção o impulso está indo, estamos interessados apenas *em onde ele está vindo!* A *origem* do impulso é o que importa aqui.

Olhando para o trecho na Figura 1-13, você pode adicionar alguma informação sobre o impulso de despolarização além do fato de que ele se originou na parte baixa do ventrículo, *presumivelmente na área apical*, e está viajando para cima? Uma das derivações tem uma onda R com maior amplitude? A derivação aVL tem uma onda R maior, o que significa que, embora o impulso esteja viajando para cima, ele *está viajando mais na direção do eletrodo de registro para a derivação aVL, ou seja, em direção ao seu polo positivo.*

Vamos considerar outro:

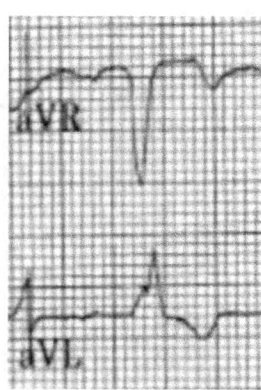

Figura 1-14

Aqui (Figura 1-14) temos uma situação muito diferente. As Derivações aVR e aVL têm polaridades opostas. Como podemos decidir se o impulso é direcionado mais para um eletrodo do que para o outro — ou se o impulso está viajando verticalmente PARA CIMA ou PARA BAIXO?

OK... vamos ter que usar nosso conhecimento do HRG aqui. Primeiro, o impulso está viajando verticalmente — PARA CIMA ou PARA BAIXO? A resposta é "provavelmente não", já que as duas derivações têm polaridades opostas. No entanto, o HRG pode nos ajudar a encontrar a resolução para essa situação confusa. A resposta para isso está no *sexto parágrafo desta seção*. Leia novamente e veja se consegue resolver esse problema (agora você sabe o que essa frase significa!).

A resposta está no fato de que tanto a Derivação aVR quanto a Derivação aVL têm DUAS orientações. Ambos são derivações superiores porque estão localizados acima do eixo horizontal da Derivação I, mas... A Derivação aVR também é uma derivação do lado DIREITO e a Derivação aVL também é uma derivação do lado ESQUERDO.

DICA | Quando um impulso de despolarização viaja PARA LONGE do polo positivo de uma derivação, esse derivação registrará um complexo QRS negativo (daí o QRS negativo na Derivação aVR). Se esse mesmo impulso de despolarização estiver viajando para o polo positivo de outra derivação, essa derivação registrará um complexo QRS vertical (daí o QRS positivo na Derivação aVL). Agora, observe essas duas derivações novamente no HRG. Esse impulso está viajando da DIREITA para a ESQUERDA, da Derivação aVR para a Derivação aVL – não de baixo para cima! (Está com problemas? Consulte novamente a Figura 1-8.)

O que lembrar de tudo isso:

1. Saiba onde os polos positivos das derivações estão localizados no HRG. A posição deles corresponde aproximadamente à sua localização física real em relação ao coração.

2. As deflexões positivas dizem para onde o impulso está indo – ele está indo para as derivações com complexos QRS positivos e para longe das derivações com complexos QRS negativos. Estamos interessados apenas em DE ONDE ele está vindo – sua ORIGEM... sua FONTE!

3. Como você aprenderá, as derivações inferiores são muito boas em apontar para a origem de um impulso se considerarmos o pico da onda R e o nadir da onda S como "ponteiros".

PÉROLA | Ao começar a aprender sobre ECGs, somos ensinados que quando um impulso viaja em direção a um polo positivo, ele inscreverá uma deflexão *vertical*; se o impulso viaja para longe do polo positivo, ele inscreverá uma deflexão *negativa*. Isso é verdade e é importante entender isso. Mas, para determinar a *origem do impulso*, devemos então seguir o impulso para trás para localizar a origem. É muito mais rápido considerar que os complexos QRS nas derivações inferiores - especialmente a *Derivação aVF* - estão "apontando para a origem" - seja no *trato de saída* ou no *ápice*.

Eixos Inferior e Superior

Frequentemente falamos do eixo QRS médio no plano frontal (ÂQRS) e ele é usado com bastante frequência no diagnóstico de taquicardias complexas amplas. Mas você ouvirá ou lerá com muita frequência sobre um eixo SUPERIOR ou eixo INFERIOR. Usamos esses termos para denotar a direção (para cima ou para baixo) que um impulso está viajando.

> **PÉROLA |** Geralmente estamos muito mais interessados em DE ONDE um impulso está vindo - sua ORIGEM - do que para onde ele está indo (seu destino). A informação importante dentro de uma taquicardia complexa ampla está na ORIGEM do impulso - NÃO em seu DESTINO!

Então, por que estamos preocupados com a direção em que o impulso está viajando quando o que realmente queremos saber é sua *origem?*

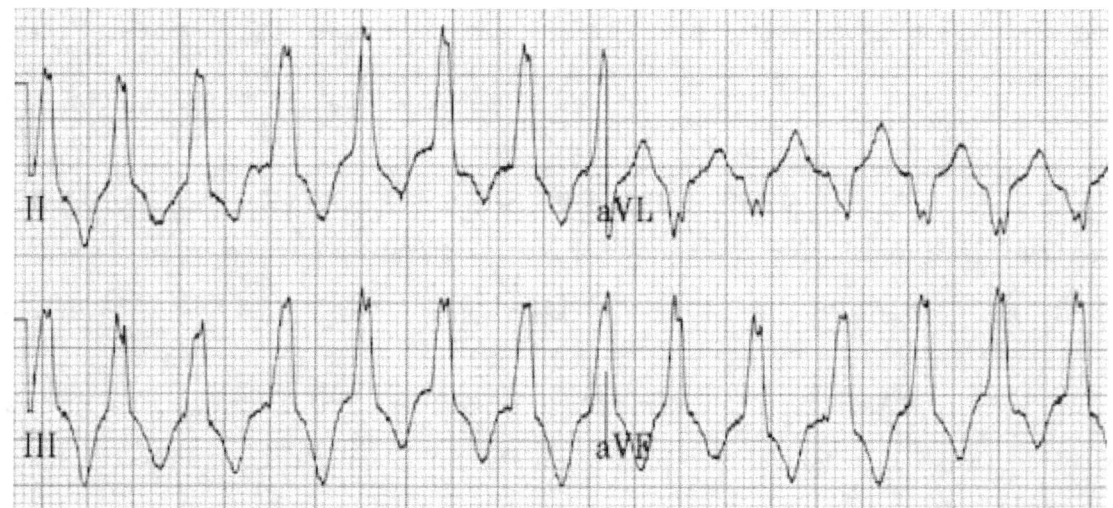

Figura 1-15 Origem no trato de saída

Não tenho uma boa resposta para essa pergunta. Acho ridículo que estejamos usando termos enganosos (por exemplo, *um eixo inferior para a origem superior* de um impulso ectópico). Eu apenas olho para os complexos QRS nas derivações inferiores e imediatamente sei em qual parte do ventrículo – superior ou inferior – a origem está localizada.

Aqui está uma maneira fácil de evitar confusão:

TRUQUE | Quando você estiver tentando decidir se um eixo superior ou inferior está presente, pense nos complexos QRS nas derivações inferiores como *apontando para a ORIGEM do impulso*. Lembre-se: o ECG não pode falar, mas pode *apontar* com certeza!

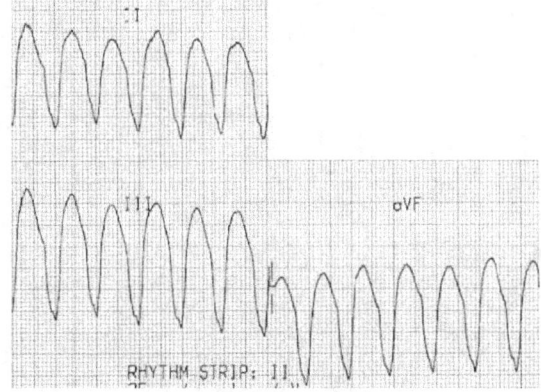
Figura 1-16 Origem no ápice

Se todas as derivações inferiores tiverem ondas R altas (Figura 1-15), elas estão apontando para cima, para a ORIGEM do impulso. Um impulso que se desenvolve no ventrículo superior direito só pode viajar para baixo com um eixo inferior (um eixo representa a direção de um impulso). Se todas as derivações inferiores tiverem complexos rS ou QS – *apontando para baixo* – então a origem do impulso está no ventrículo inferior, ou ápice (Figura 1-16). Como o impulso surge no ápice, ele só pode viajar para cima – portanto, representa um eixo *superior*. Se houver qualquer discordância ou inconsistência entre as três derivações inferiores, *siga a direção que a derivação aVF está apontando*.

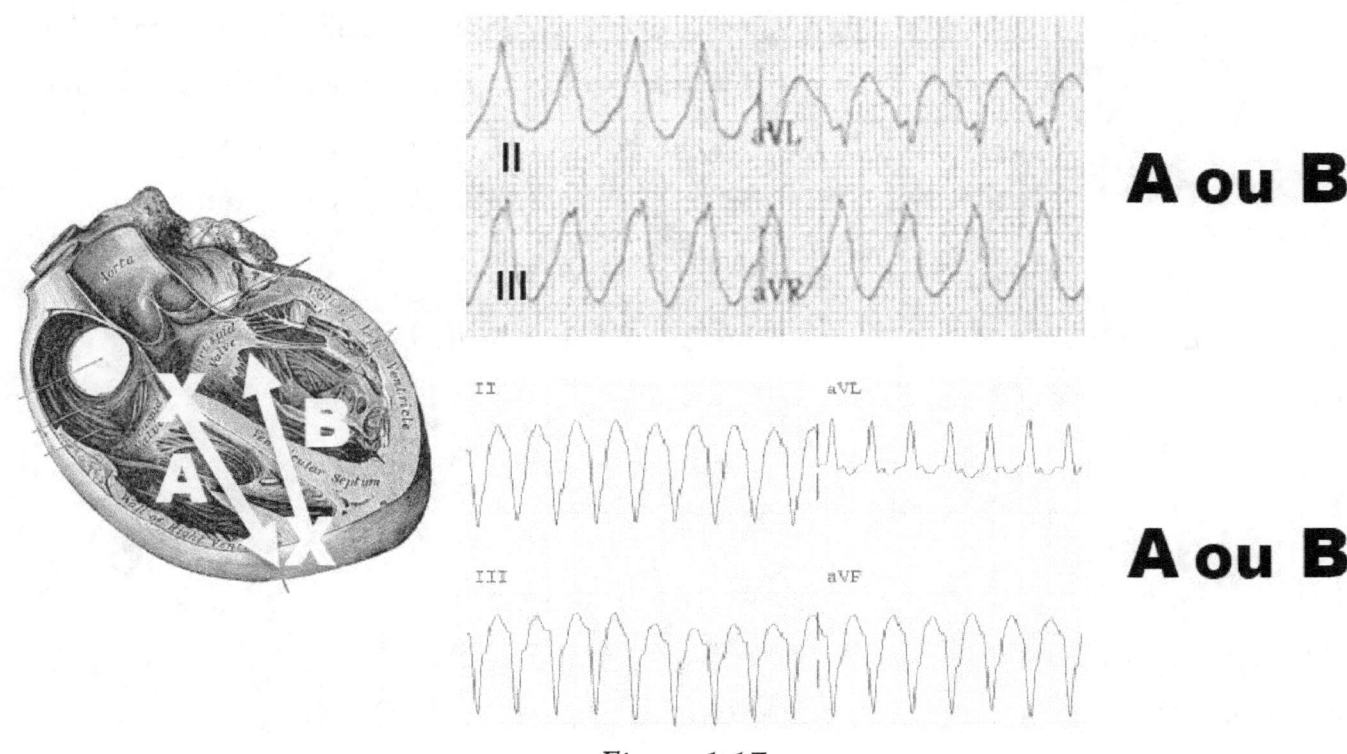
Figura 1-17

Determinar se há um eixo superior ou inferior para uma taquicardia ventricular originada no ventrículo direito pode significar a distinção entre uma disritmia muito benigna (trato de saída do ventrículo direito) ou uma muito perigosa e letal (ápice). É uma característica muito importante e com a qual você deve estar bem familiarizado. Agora combine as setas brancas (A e B) com o trecho correto das derivações II, III e aVF (Figura 1-17). E lembre-se: é a origem da taquicardia que nos diz o que queremos saber.

Resposta | O trecho superior é (A) e o trecho inferior é (B).

Anatomia Coronária Essencial

Vamos começar com alguns termos que você pode ter ouvido, mas nunca teve certeza do que eles significavam exatamente.

BASE e ÁPICE (APEX)

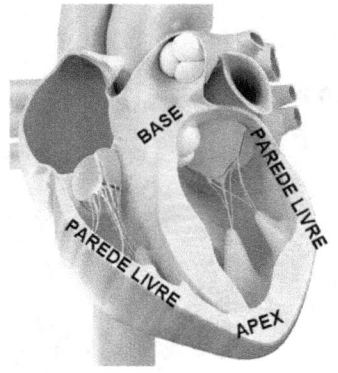

A *base* do coração é a área que divide os átrios dos ventrículos. Todas as quatro válvulas estão basicamente no mesmo plano. Quando você ouve uma referência ao *septo basilar*, então você sabe que a pessoa está se referindo à parte do septo que está localizada na entrada dos ventrículos perto da base. Que tal a *parede basolateral*? Essa é a área da parede ventricular esquerda que está perto do anel da válvula mitral – anteriormente a parede "lateral alta". E você pode ver onde o ápice está localizado.

Figura 1-18

Frequentemente falamos da parede livre direita ou da parede livre esquerda. Agora você vê onde elas estão localizadas.

O septo e os tratos de saída

O *trato de saída do ventrículo direito* (TSVD) é a área logo abaixo da valva pulmonar e o *trato de saída do ventrículo esquerdo* (TSVE) é a área logo abaixo da valva aórtica (e até mesmo ao redor da própria valva).

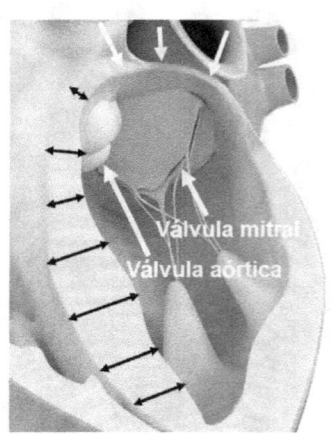

Figura 1-19

Há um pouco de curiosidade anatômica peculiar aqui. Se você olhar a
Figura 1-19, verá que se começarmos no ápice e seguirmos o septo para cima, ele começa a ficar mais fino conforme alcançamos a base e também *se curva para a esquerda*. Essencialmente, o trato de saída do ventrículo direito envolve a aorta e o trato de saída do ventrículo esquerdo. O septo muda de uma parede muscular espessa para uma estrutura membranosa muito mais fina. O septo interventricular (o "septo") não é espesso em todo o seu comprimento.

PÉROLA | Uma taquicardia ampla e complexa com um padrão de BRE na derivação V1 – *mas uma transição precordial precoce* – provavelmente se origina na parte superior do trato de saída do ventrículo direito (TSVD), que está ligeiramente à esquerda do TSVE.

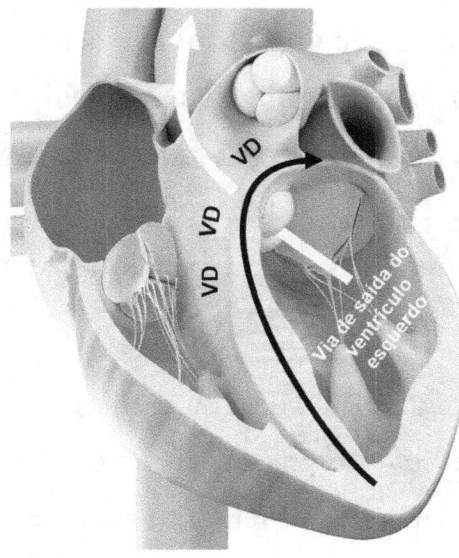

Figura 1-20

Na Figura 1-20, você também notará que os "VDs" que indicam a curva do trato de saída do ventrículo direito para a esquerda até que o trato de saída do ventrículo direito (TSVD) esteja à esquerda do trato de saída do ventrículo esquerdo (TSVE), indicado pela seta branca. Isso resulta em algumas incongruências em relação à transição precordial. Normalmente pensamos em origens de impulso do lado esquerdo como tendo *transições precordiais precoces* e origens de impulso do lado direito como tendo *transições precordiais tardias*. No entanto, naquela porção esquerda do trato de saída do ventrículo direito superior, um CVP ou ritmo do lado direito pode ter uma transição precordial muito semelhante a uma origem do lado esquerdo.

Além disso, um impulso originado no lado esquerdo do septo naquela área pode realmente descarregar no ventrículo direito, criando *um padrão de BRE causado por um impulso do lado esquerdo!*

Vamos dar uma olhada nas transições precordiais. Nós as usaremos muito no diagnóstico de taquicardias de complexo largo (TCLs).

Transição precordial

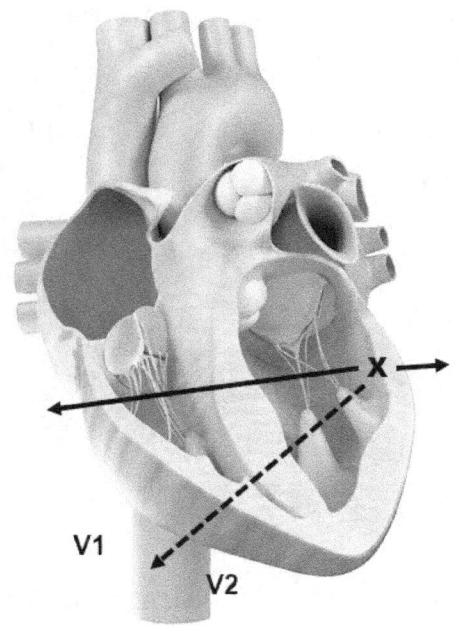

V1

V2

Figura 1-21

Você aprendeu como determinar em qual ventrículo o impulso ectópico está se originando observando a morfologia do QRS na Derivação V1. Você aprendeu a usar as derivações inferiores no plano frontal (II, III, aVF) para determinar a localização vertical da origem de um impulso dentro de um ventrículo: se as derivações inferiores tiverem ondas R altas *apontando para cima*, a origem do impulso está no *trato de saída* localizado no ventrículo superior (direito ou esquerdo). Se as derivações inferiores manifestarem ondas S profundas apontando para baixo, o impulso está se originando na região apical.

Mas e se quisermos localizar a origem do impulso ainda mais especificamente ao longo de um eixo horizontal (lateral-medial-lateral) que vai da direita para a esquerda e da esquerda para a direita? Então devemos observar a *transição precordial*. Finalmente... depois de todos esses anos, você está aprendendo agora a usar a transição precordial. Tem sido uma informação bem inútil até agora, não é?

Transição precordial é um conceito usado com muita frequência na discussão de taquicardias ventriculares – especialmente as TVs idiopáticas. Quando um impulso se origina na parede ventricular esquerda extrema (que agora sabemos estar localizada posteriormente), ele terá uma *transição precordial precoce*, geralmente *antes* da derivação V3 (Figura 1-21). Como você se lembra, um impulso ectópico envia vetores em todas as direções, embora a maioria deles se cancele. Na Figura 1-21, o impulso ("X") está localizado na superfície endocárdica da parede lateral do ventrículo esquerdo. Ele envia vetores transmuralmente para a ESQUERDA (em direção à superfície epicárdica), criando uma pequena onda r e para a DIREITA – mais notavelmente em direção ao ventrículo direito, criando uma onda S mais profunda nas derivações I e aVL, mas exatamente o oposto (q pequeno e R grande) na derivação V1. O q pode ser cancelado pela onda R na derivação V1.

Assim como o eixo QRS no plano frontal é um vetor médio, *o vetor que determina a transição precordial também o é*. A transição precordial é equivalente ao eixo QRS médio no plano horizontal.

Ele mede a rotação um pouco mais especificamente do que "sentido horário" ou "anti-horário". Um *vetor médio* (Figura 1-21) está apontando entre as derivações V1 e V2. Ele é derivado dos vetores esquerdo e direito mencionados acima. É onde o QRS aparecerá com uma onda R igual a uma onda S; em outras palavras, onde a razão R/S = 1,0. Esse é o *ponto de transição* — mas há apenas um problema: *o ECG não o registrou*. Ele registra apenas o que está abaixo das derivações individuais. O que você veria no ECG seria um complexo rS na derivação V1 e um complexo Rs na derivação V2, indicando que a transição ocorreu DEPOIS da derivação V1, mas ANTES da derivação V2. Você também pode encontrar definições de transição precordial como a derivação com o primeiro complexo R/S em que R > S. Embora essa definição não seja tecnicamente correta (a transição ocorre no ponto em que R = S), ela é razoável para fins práticos porque a maioria dos critérios que exigem o uso da transição precordial exigem a designação de uma *derivação específica* na qual a transição ocorre. Infelizmente, isso nem sempre é possível, pois as verdadeiras transições precordiais (R = S) ocorrem frequentemente entre as derivações.

DICA | Quando um impulso se origina na parede ventricular esquerda extrema, ele terá uma transição precordial precoce, geralmente antes da derivação V3.

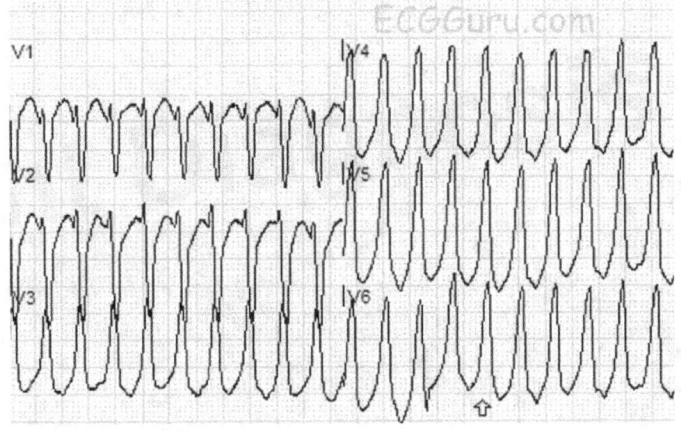

Figura 1-22

Aqui está um ECG com uma *transição precordial precoce* (Figura 1-22). A transição ocorreu entre as derivações V2 e V3. Isso às vezes cria confusão para algumas pessoas. Onde exatamente está a transição precordial? Como sei que ocorreu entre essas derivações? Eu sei porque a verdadeira transição precordial ocorre quando a amplitude da onda R É IGUAL à amplitude da onda S – uma razão R/S = 1,0.

Como o QRS na derivação V2 é um complexo rS e o QRS na derivação V3 é uma onda R dominante monofásica, a transição só poderia ocorrer entre essas duas derivações – o que não é registrável. Portanto, por razões práticas, geralmente dizemos que a derivação de transição é a primeira derivação com uma onda R dominante ou um QRS com uma razão R/S óbvia = 1,0.

PÉROLA | Lembre-se apenas de que a *derivação* de transição não é necessariamente o *ponto* de transição!

PÉROLA | A transição precordial NÃO é apenas uma mudança na polaridade do complexo QRS – ela deve mudar DE um QRS com uma onda S dominante (rS) PARA um QRS com uma onda R dominante (Rs). Quando a transição ocorre na Derivação V1 ou antes, não é incomum que os complexos QRS revertam para uma morfologia rS antes da Derivação V6 – mas isso não é uma transição precordial!

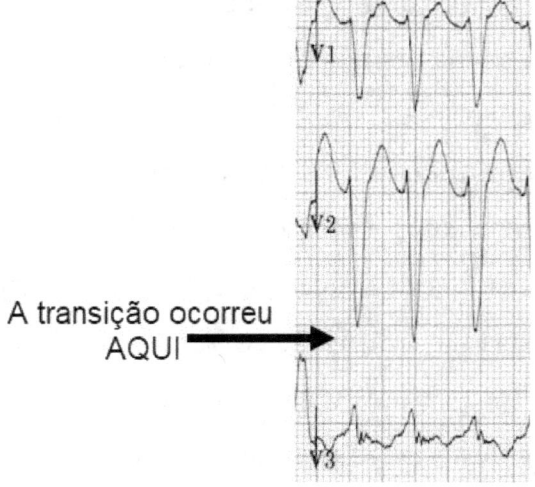

A transição ocorreu AQUI →

Figura 1-23

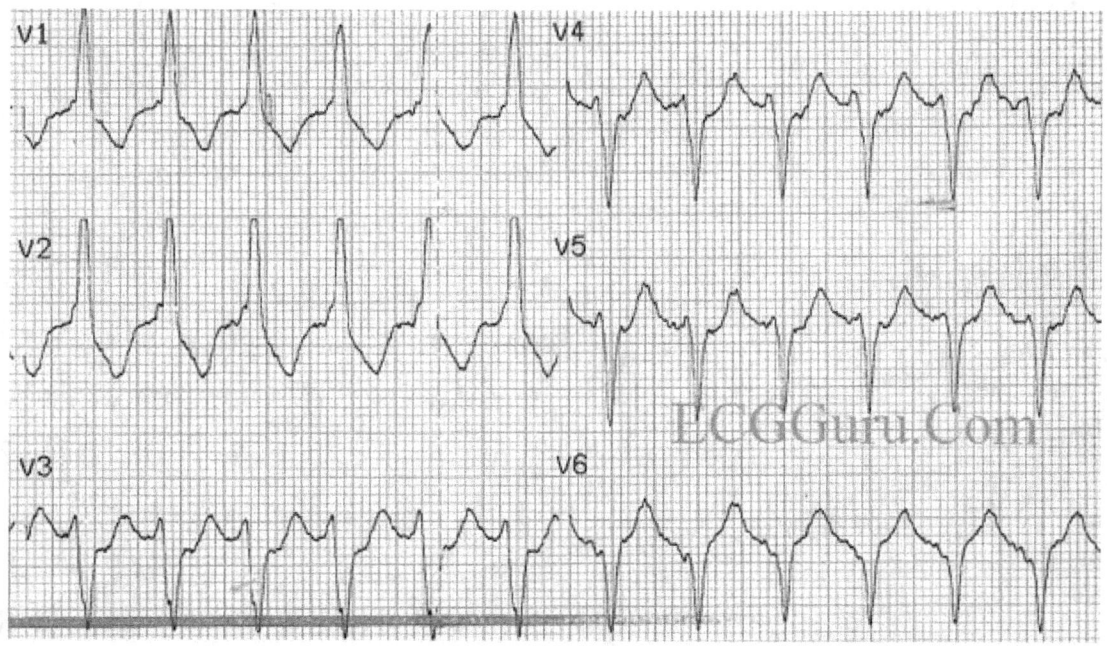

Figura 1-24

A transição precordial neste ECG (Figura 1-24) ocorreu ANTES da Derivação V1. Não é incomum que as derivações precordiais comecem com uma onda R dominante na Derivação V1 e depois revertam para ondas rS antes de V6. *A transição neste ECG NÃO ocorre em V3 com a mudança para uma morfologia rS.* A transição precordial ocorre apenas quando a morfologia muda de um complexo rS para um complexo QRS com uma razão R/S ≥ 1,0. As derivações com as ondas R dominantes NÃO são obrigadas a se estender até a Derivação V6 e além. Elas certamente PODEM – *mas não é necessário que o façam.*

Agora, vamos mover o foco do marcapasso ectópico mais para a direita, mas ainda no lado esquerdo do septo interventricular (Figura 1-25). Como isso afeta a transição precordial? O foco ectópico está quase no meio do coração. Portanto, seu vetor médio está apontando para a derivação V3 *neste caso.* A maior espessura das paredes ventriculares esquerdas pode adicionar alguma voltagem e atrair o vetor médio mais para a derivação V4 (lembre-se: à medida que um impulso viaja por mais e mais miocárdio, ele aumenta em voltagem). Algo parece familiar para você aqui? Isso é exatamente o que acontece durante uma transição precordial normal! Olhe novamente onde o foco ectópico está localizado - *é exatamente onde um impulso sinusal normal inicia a ativação ventricular!*

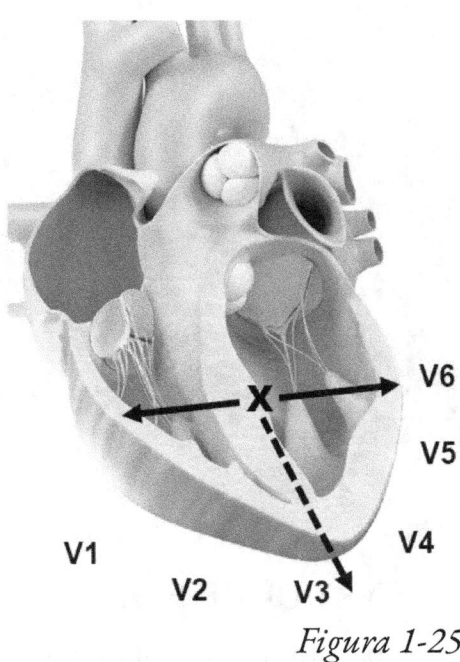

Figura 1-25

Vamos continuar a nos mover mais para a direita - para o lado direito do septo interventricular (Figura 1-26). Agora observe os vetores opostos criados pelo foco ectópico:

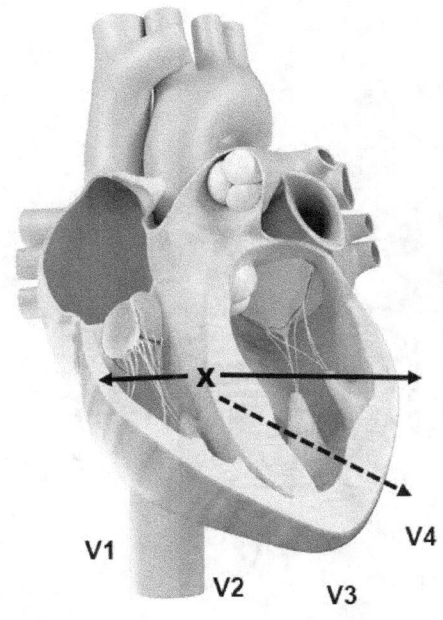

Há muito menos massa miocárdica à direita, então o vetor médio será mais fortemente inclinado para a esquerda. Neste exemplo, ele está apontando um pouco além da Derivação V4 – definitivamente uma transição precordial *tardia.* Se, no entanto, houvesse um pouco mais de massa miocárdica no ventrículo direito, o vetor médio poderia apontar mais para a Derivação V3.

Você vê o problema se desenvolvendo aqui? Os focos ectópicos do ventrículo DIREITO e do ventrículo ESQUERDO podem se manifestar como uma transição precordial na Derivação V3. Apenas esteja ciente disso!

Figura 1-26

Neste ECG (Figura 1-27, apenas derivações precordiais), a transição precordial ocorre entre as Derivações V4 e V5. Essa é uma TRANSIÇÃO PRECORDIAL TARDIA.

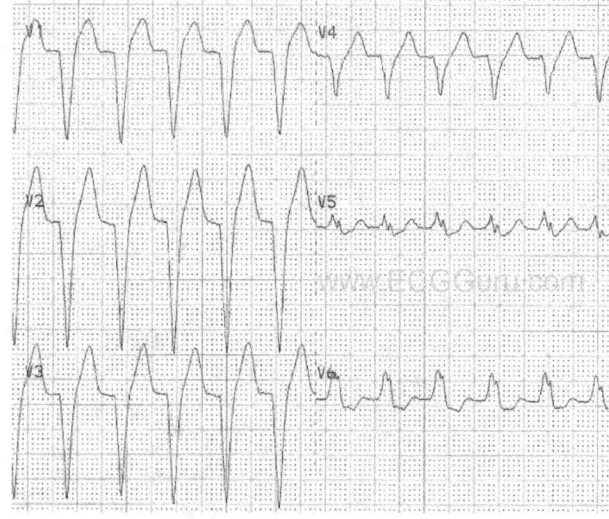

Figura 1-27

A transição precordial não se manifesta neste ECG até a Derivação V5, a primeira derivação com uma onda R dominante (sim, é pequena, mas ainda é dominante!). O que isso sugere para você?

Primeiro, deve sugerir que a origem da taquicardia está no ventrículo DIREITO.

Segundo, deve sugerir que o foco ectópico pode estar no lado direito do septo interventricular, o que normalmente resulta em uma transição precordial na Derivação V4 ou mesmo na Derivação V3.

TRUQUE | Durante uma taquicardia ventricular, podemos usar a transição precordial para localizar melhor a origem do impulso ao longo de um plano horizontal (direita-esquerda). As derivações inferiores nos dão uma orientação vertical; a transição precordial pode nos dar uma orientação horizontal mais específica em vez de apenas o ventrículo direito ou o ventrículo esquerdo.

Um impulso originado na parede livre do ventrículo direito (Figura 1-28) terá *uma transição precordial tardia –* provavelmente em torno de V5 ou V6. Usamos transições precordiais para ajudar a validar se um impulso se originou no ventrículo direito ou esquerdo. "O complexo QRS na derivação V1 não nos diz isso?", você pergunta. Sim, mas a transição precordial pode, às vezes, adicionar esclarecimento e maior especificidade.

Ela pode ser usada para distinguir locais dentro de um único ventrículo. Por exemplo, um impulso que surge na *parede livre do ventrículo direito* pode ter uma transição precordial na derivação V6, enquanto um impulso que surge no lado direito do septo pode ter uma transição precordial na derivação V4.

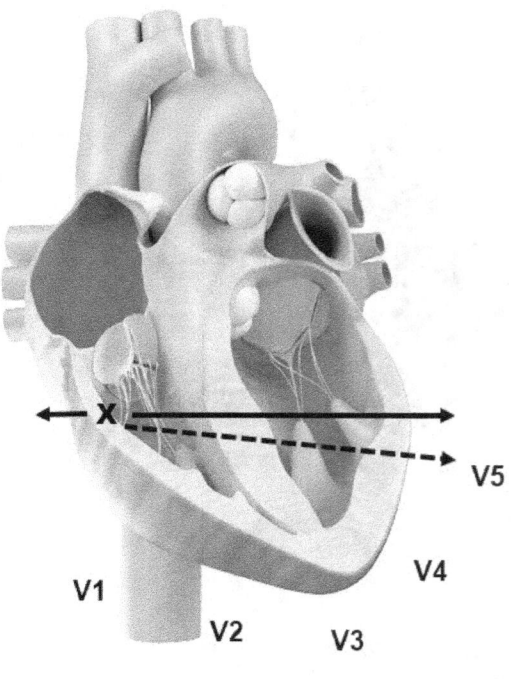

Figura 1-28

PÉROLA | A *transição precordial* no plano transversal serve ao mesmo propósito que o *eixo QRS médio* (ÂQRS) no plano frontal. Lembre-se apenas de que a transição ocorre apenas quando o complexo QRS muda de um rS para um Rs – *não* vice-versa. Em circunstâncias normais, uma despolarização ventricular direita *não* terá uma transição antes da Derivação V3. No entanto, uma despolarização ventricular esquerda também pode ter uma transição na Derivação V3 - então uma transição na Derivação V3 pode vir de um foco no ventrículo direito *ou* esquerdo.

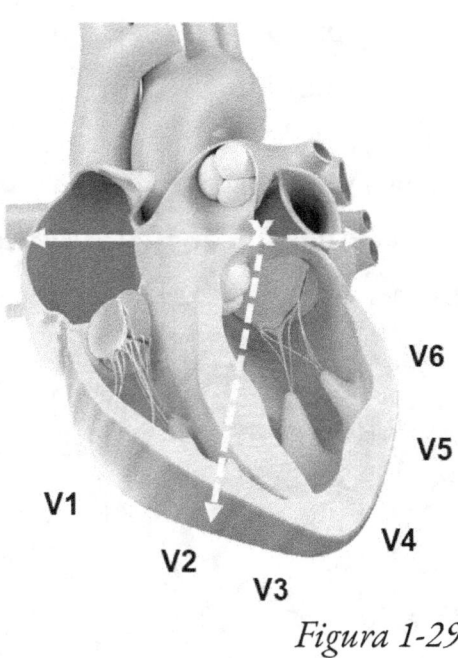

Um impulso que surge na parte superior do trato de saída do ventrículo direito (TSVD) está fisicamente localizado muito mais à esquerda do que o resto do ventrículo direito (Figura 1-29). Assim, um impulso originado nessa área apresentará paradoxalmente uma transição precordial que é muito mais para a esquerda do que a maioria dos impulsos de origem ventricular direita. Quando você vê uma taquicardia ampla e complexa com uma morfologia semelhante a BRE na derivação V1 (indicando uma origem ventricular *direita*), mas a transição precordial ocorre antes da derivação V3 (como seria de se esperar com uma origem ventricular esquerda), então suspeite que o impulso está surgindo na parte superior do TSVD localizado à esquerda do trato de saída do ventrículo esquerdo (TSVE)!

Figura 1-29

PÉROLA | Focos na porção superior do TSVD podem ter transições precordiais em ou mesmo um pouco antes da derivação V3.

Transições Precordiais e as Origens do Impulso

Sabendo em qual ventrículo a origem do impulso está localizada (com base na morfologia do QRS na Derivação V1), o status dos complexos QRS nas derivações do plano frontal inferior (II, III, aVF) e a transição precordial com base no ECG de 12 derivações... podemos determinar com precisão razoável a localização do *sítio de origem* (SdO) de um impulso ectópico. Vamos tentar...

Aqui está o procedimento a seguir...

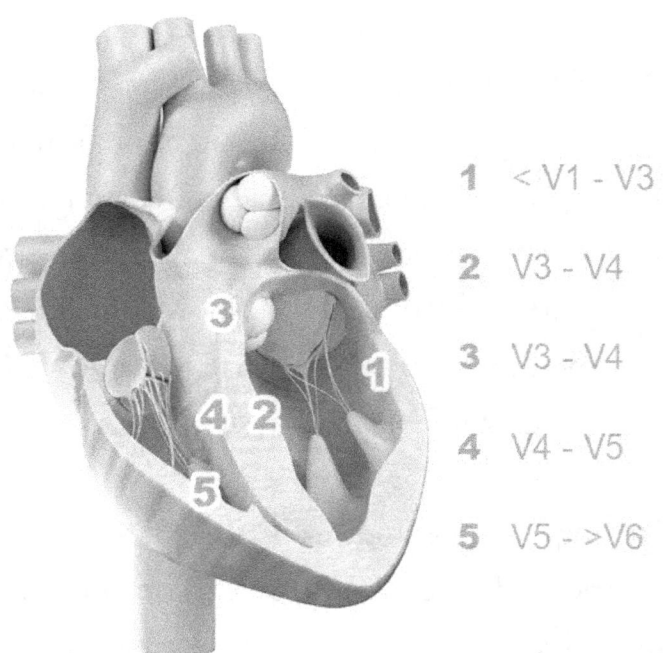

1. Observe a derivação V1 e determine em qual ventrículo o impulso se originou.

2. Em seguida, observe as derivações II, III e aVF e determine se o impulso se originou no trato de saída ou no ápice.

3. Finalmente, observe as seis derivações precordiais e determine onde ocorreu a transição precordial.

1	< V1 - V3
2	V3 - V4
3	V3 - V4
4	V4 - V5
5	V5 - >V6

Figura 1-30

Vamos ver quão bem e rapidamente podemos avaliar este ECG de 12 derivações... você vai primeiro (Figura 1-31):

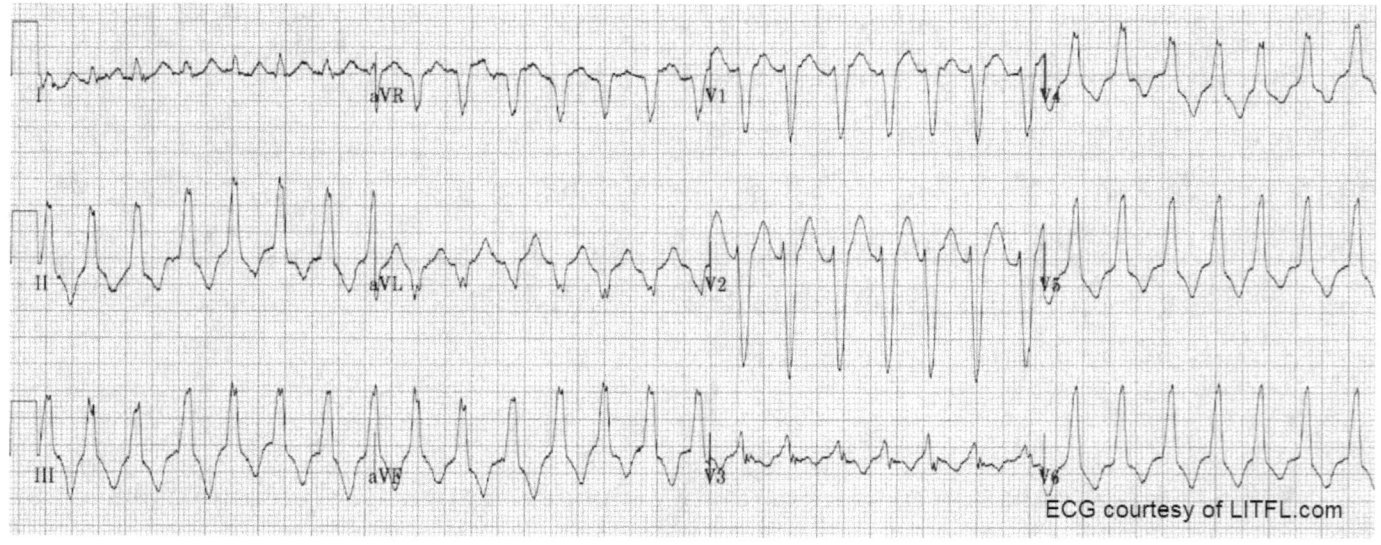

ECG courtesy of LITFL.com

Figura 1-31

OK... levei cerca de 5 segundos para determinar que o impulso se originou na *região septal superior do trato de saída do ventrículo direito* (e levei esse tempo só porque preciso de óculos novos!).

O QRS negativo (morfologia semelhante ao BRE) na derivação V1 me disse que o impulso estava vindo do ventrículo DIREITO. Os complexos QRS nas derivações inferiores eram todos ondas R altas apontando para cima em direção à origem do impulso, então eu sabia que estava vindo do trato de saída do ventrículo direito. A transição precordial ocorreu *antes* da derivação V3, que é *muito, muito cedo* para um impulso originado no ventrículo direito, então tinha que estar vindo da região septal superior do trato de saída, que, você deve se lembrar, está na verdade à esquerda do trato de saída do ventrículo esquerdo.

PÉROLA | Quanto mais especificamente você puder localizar a origem de uma taquicardia de complexo largo ou TV, mais especificamente você poderá avaliar o prognóstico.

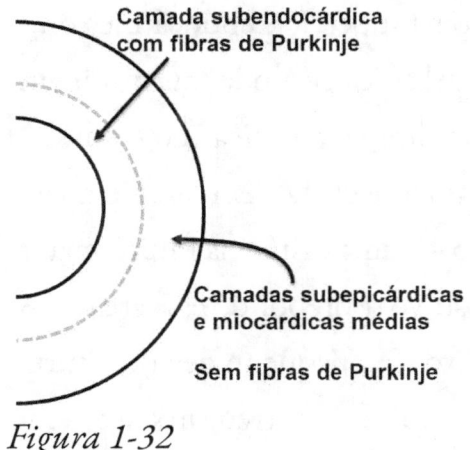

Figura 1-32

Se você deseja ler mais sobre taquicardias ventriculares, precisará entender completamente a transição precordial porque ela é *muito mencionada!*

Transmissão epicárdica para endocárdica

A maioria dos ritmos ectópicos, incluindo taquicardias ventriculares, se origina na camada subendocárdica. No entanto, alguns podem se originar no epicárdio (Figura 1-32). Os focos ectópicos epicárdicos conduzirão muito lentamente porque a transmissão será célula a célula. As fibras de Purkinje de condução rápida geralmente não se estendem além do terço interno da parede ventricular. Essa é, essencialmente, a camada subendocárdica.

PÉROLA | Muitos impulsos ectópicos são uma combinação de condução célula a célula e fibras condutoras. Enquanto batimentos conduzidos de forma aberrante começam em vias condutoras normais e terminam por meio da condução célula a célula, batimentos ectópicos podem começar no miocárdio funcional (célula a célula), mas terminam em fibras condutoras. (Exemplo: uma TSV antidrômica entrará no ventrículo pela via acessória seguida pela transmissão célula a célula, mas deve finalmente entrar no sistema His-Purkinje para passar pelo nó AV e entrar no átrio direito.)

Diferença entre rS e QS durante um ritmo ectópico

Durante um ritmo sinusal regular, os complexos rS e QS têm um significado muito diferente do que quando essas morfologias aparecem durante um ritmo ectópico. Durante o ritmo sinusal, um complexo rS pode representar um atraso ou bloqueio de condução e um complexo QS pode indicar uma área de infarto anterior. No entanto, a condução durante uma taquicardia ectópica não ocorre da mesma forma que durante o ritmo sinusal. Essas morfologias representam a *origem de um foco ectópico* e não um atraso ou desvio de condução ou necessariamente uma área de infarto.

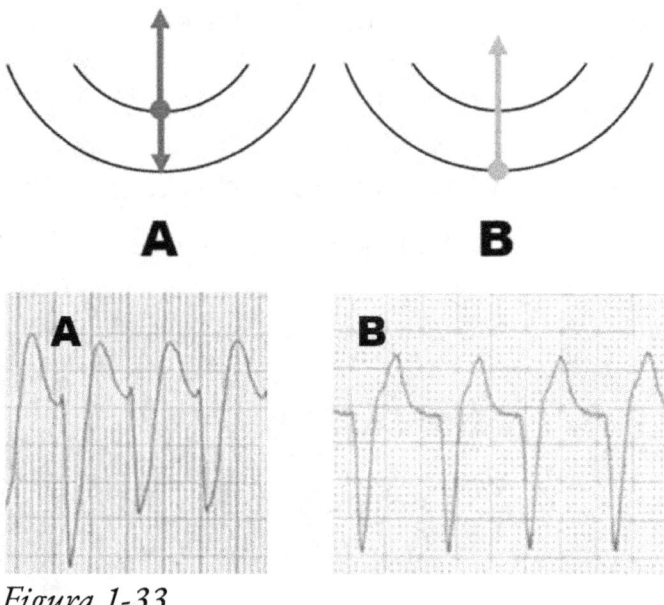

Figura 1-33

Esses dois diagramas (Figura 1-33) representam a parede do ventrículo esquerdo (mas o ventrículo direito age da mesma forma). Se um foco ectópico estiver localizado na superfície endocárdica ou muito próximo dela (A), ele pode transmitir em duas direções: em direção ao epicárdio — uma distância relativamente curta e em direção ao interior do coração — uma distância muito maior. Um eletrodo positivo sobrepondo essa área registrará um complexo rS: r pequeno devido à curta distância que o impulso percorreu em sua direção e um S maiúsculo devido à distância maior que o impulso percorreu na direção oposta. Se um foco ectópico estiver localizado na camada epicárdica (B), ele pode viajar em apenas uma direção — em direção ao interior do coração e para longe do eletrodo de registro, resultando em um complexo QS.

PÉROLA | À medida que um impulso viaja por um miocárdio cada vez mais funcional, sua voltagem aumentará em proporção à distância percorrida e produzirá uma onda R proporcionalmente maior (ou onda S, dependendo do eletrodo de registro e da direção do percurso).

DICA | Muitos autores sobre este assunto acreditam fortemente que para uma onda Q indicar um infarto do miocárdio prévio durante uma taquicardia ectópica, ela deve ser seguida por uma onda R. Durante a taquicardia ventricular, ***um complexo QS simplesmente representa um impulso viajando diretamente para longe do epicárdio abaixo do polo positivo de uma derivação e não um infarto prévio.***

Alguns exercícios para usar o que você aprendeu

Para cada trecho, declare:

1. Se a origem da taquicardia está no ápice ou no trato de saída (não se preocupe com qual ventrículo)

2. Se há um eixo inferior ou um eixo superior

Trecho nº 1

___Ápice

___Trato de saída

___Eixo superior

___Eixo inferior

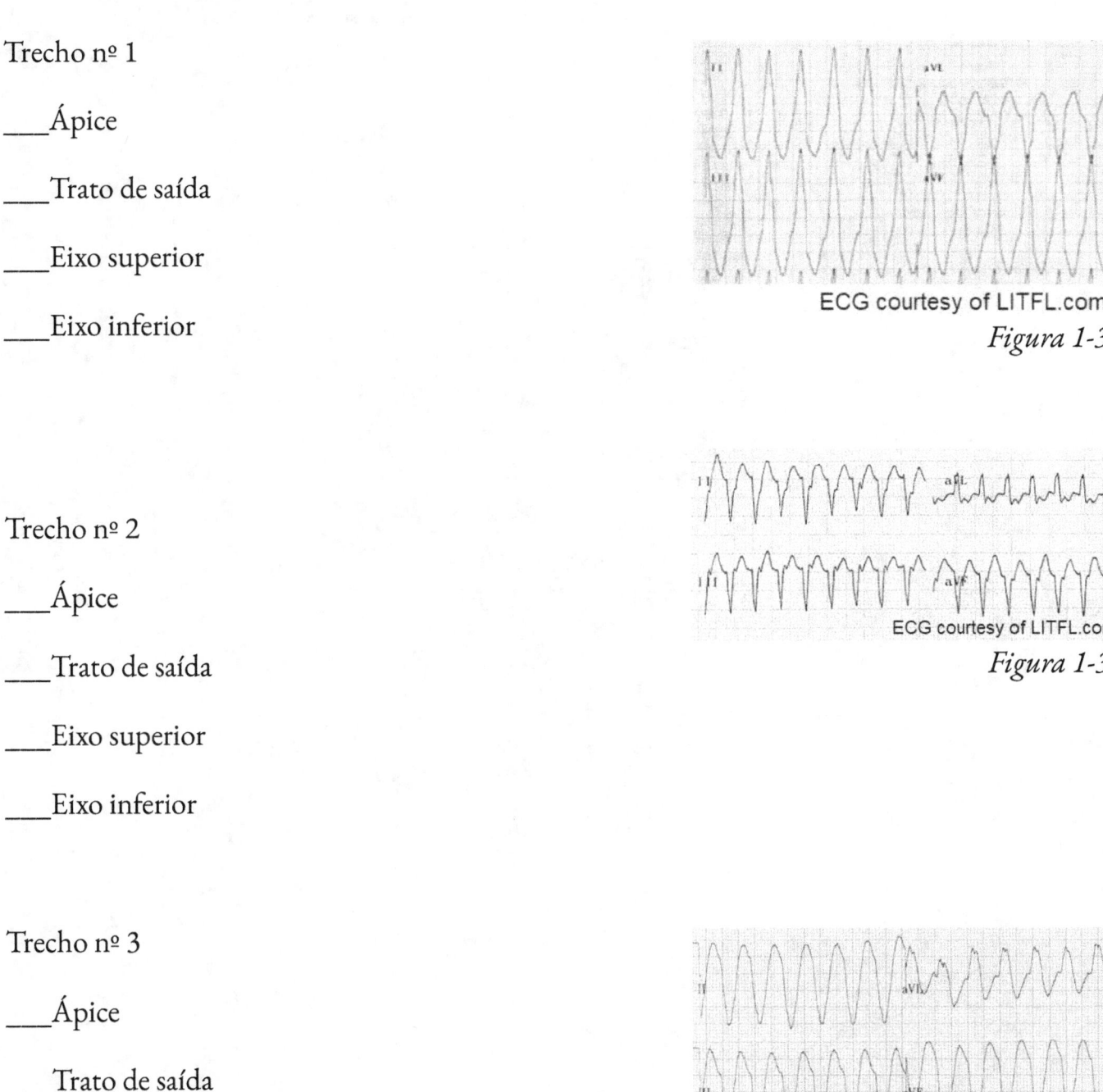

ECG courtesy of LITFL.com

Figura 1-34

Trecho nº 2

___Ápice

___Trato de saída

___Eixo superior

___Eixo inferior

ECG courtesy of LITFL.com

Figura 1-35

Trecho nº 3

___Ápice

___Trato de saída

___Eixo superior

ECG courtesy of LITFL.com

Figura 1-36

___Eixo inferior

Trecho nº 4

___Ápice

___Trato de saída

___Eixo superior

___Eixo inferior

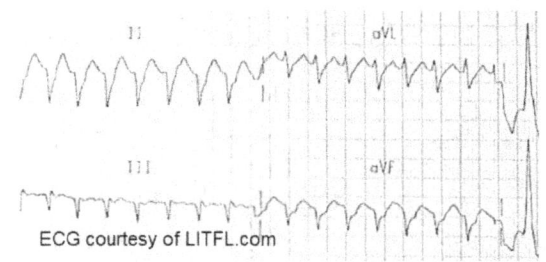

Figura 1-37

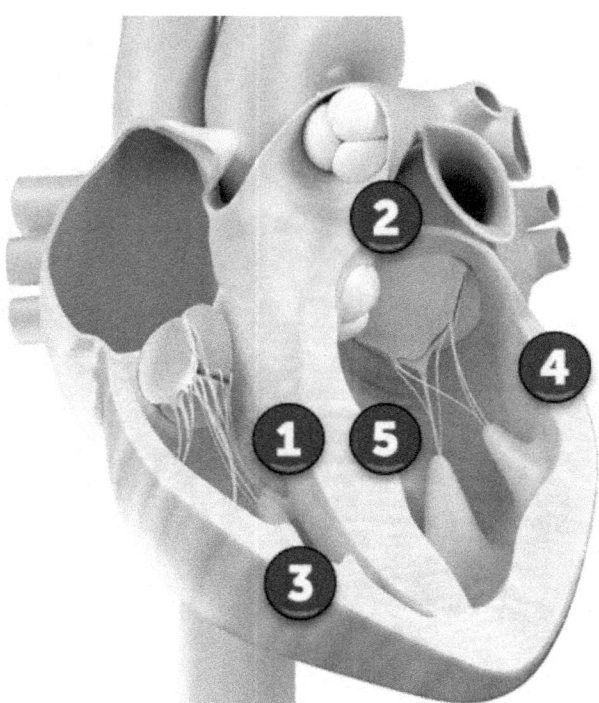

Figura 1-38

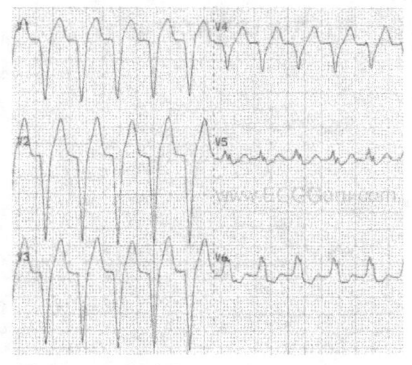

Circule o(s) local(ais) que podem resultar nesta transição precordial

1   2   3   4   5

Figura 1-39

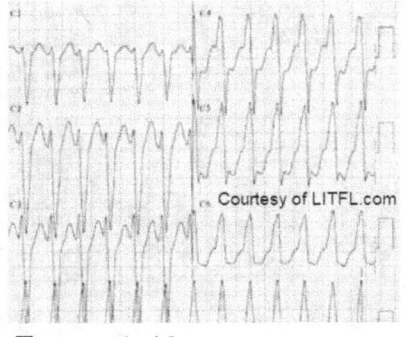

Circule o(s) local(ais) que podem resultar nesta transição precordial

1   2   3   4   5

Figura 1-40

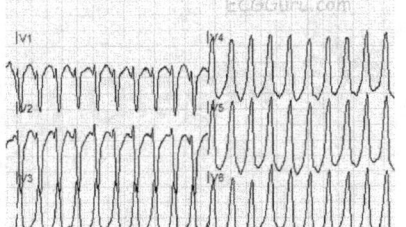

Circule o(s) local(ais) que podem resultar nesta transição precordial

1   2   3   4   5

Figura 1-41

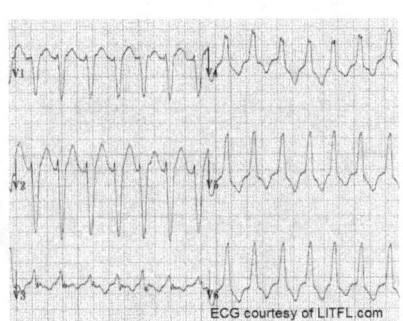

Circule o(s) local(ais) que podem resultar nesta transição precordial

1   2   3   4   5

Figura 1-42

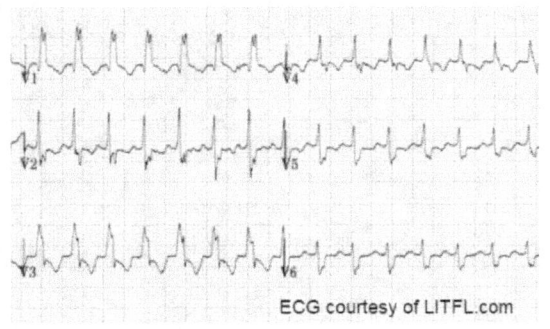

Circule o(s) local(ais) que podem resultar nesta transição precordial

1   2   3   4   5

Figura 1-43

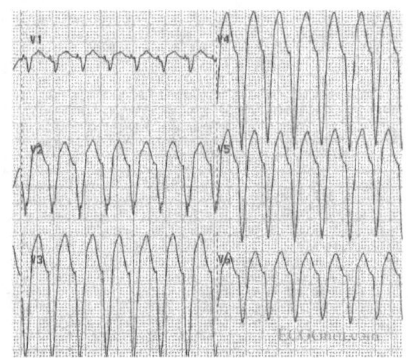

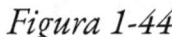

Circule o(s) local(ais) que podem resultar nesta transição precordial

1   2   3   4   5

Figura 1-44

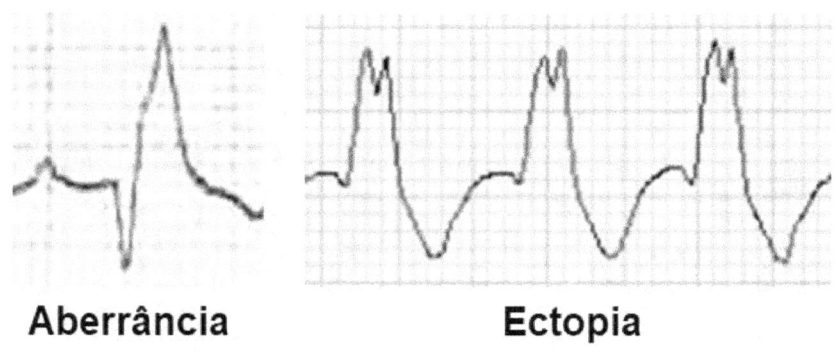

Aberrância   **Ectopia**

Figura 1-45

Aqui está uma pergunta final para você ponderar (você já deve ser capaz de respondê-la):

Ambos os trechos na Figura 1-45 são da Derivação V1. À esquerda, há uma despolarização ventricular com uma morfologia QR que ocorreu durante um ritmo supraventricular, provavelmente sinusal. Ela representa uma condução aberrante – um bloqueio completo do ramo direito (BRD). À direita, há uma despolarização ventricular com uma morfologia qR que é um ritmo ectópico com uma morfologia semelhante ao bloqueio do ramo direito. A diferença de amplitude entre as ondas "Q" e "q" não é um fator aqui.

PERGUNTA | Por que um complexo qR na Derivação V1 durante o ritmo sinusal representa uma *condução aberrante*, enquanto a mesma morfologia na Derivação V1 durante uma taquicardia de complexo amplo tem muito mais probabilidade de representar *ectopia*?

Resposta na próxima página.

Respostas:

Trecho nº 1 | Trato de saída, eixo inferior

Trecho nº 2 | Ápice, eixo superior

Trecho nº 3 | Ápice, eixo superior

Trecho nº 4 | Ápice, eixo superior

Transições precordiais

Figura 1-39 | 1

Figura 1-40 | 1

Figura 1-41 | 2, 4

Figura 1-42 | 2, 4

Figura 1-43 | 3

Figura 1-44 | 3

RESPOSTA (Figura 1-45) | O QR da condução aberrante (esquerda) é um resultado dos estados refratários dos ramos do feixe no momento da ativação – que ocorreu através do sistema His-Purkinje. A onda Q mais profunda *pode ou não ser devido* a um antigo infarto anteroapical. O qR da taquicardia ventricular (ectopia, direita) reflete simplesmente o local de origem do impulso ventricular ectópico, uma vez que não envolveu o sistema His-Purkinje.

Leitura recomendada:

Cohen SI, MD, Lau SH, MD, Stein E, MD, Young MW, MD, Damato AN, MD. Variations of Aberrant Ventricular Conduction in Man: Evidence of Isolated and Combined Block Within the Specialized Conduction System. Circulation. Volume 38, November, 1968; pp. 899-916.

Fisch C, Zipes DP, McHenry PL. Rate Dependent Aberrancy. Circulation. 1973;48:714-724.

Você pode encontrar a versão online deste artigo em: http://circ.ahajournals.org/content /48/4/714. *Este é um dos clássicos da literatura eletrocardiográfica. O Dr. Fisch foi um verdadeiro pioneiro em disritmias. Ele escreveu vários livros – agora fora de catálogo – que ainda estão disponíveis em livrarias online*.

Marriott HJL, Schwartz NL, Bix HH. Ventricular Fusion Beats. Circulation. 1962;26:880-884.

Outro artigo clássico. Acho que você deve se concentrar em ser capaz de reconhecer batimentos de fusão. Os batimentos de captura são muito mais fáceis de ver porque sempre criam uma interrupção no ritmo e a diferença em sua morfologia geralmente é muito aparente. Muitas pessoas falham em reconhecer a dissociação AV porque pode haver apenas alguns batimentos de fusão e nenhum batimento de captura.

Mazur, A, MD, Kusniec J, MD, Strasberg B, MD. Bundle Branch Reentrant Tachycardia. Indian Pacing and Electrophysiology Journal. 5(2); 86-95; (2005).

Nelson W, MD. Abnormalities of Impulse Formation and Conduction. Card Electrophysiol Clin. 4 (2012) 469–478.

Você pode encontrar a versão online deste artigo em: http://dx.doi.org/10.1016/j.ccep.2 012.08.035.

Pollack ML, MD, Chan TC, MD, Brady WJ, MD. Electrocardiographic Manifestations: Aberrant Ventricular Conduction. The Journal of Emergency Medicine. Vol. 19, No. 4, pp. 363–367, 2000.

Aqui estão alguns periódicos médicos on-line dos quais você pode baixar todos os artigos, exceto os mais recentes, sem nenhum custo:

Arrhythmia and Electrophysiology Review (***Exige que você se registre gratuitamente na Radcliffe Cardiology***)

Circulation

Circulation Research

Circulation: Arrhythmia and Electrophysiology

Europace

Indian Pacing and Electrophysiology Journal

Clinical Electrophysiology

Journal of Arrhythmia

Journal of the American College of Cardiology (JACC)

Journal of the American Heart Association

Portuguese Review of Cardiology (in English)

Revista Española de Cardiología (in English)

Texas Heart Institute Journal

Existem muitos outros periódicos excelentes, mas sugiro que você comece com estes.

Chapter 2

O Potencial de Ação

Repolarização e Disritmias

Muitas disritmias estão relacionadas a problemas no potencial de ação – mas o que é o potencial de ação? O potencial de ação é basicamente um ECG de apenas UMA célula! Ele usa o mesmo gráfico de um ECG regular (voltagem em mV no eixo vertical (Y) e tempo em mseg no eixo horizontal (X)). Assim como um ECG de 12 derivações mede a despolarização e repolarização dos átrios e ventrículos (milhões de células), o potencial de ação mede a despolarização e repolarização de uma única célula.

A despolarização e a repolarização são controladas pela abertura e fechamento de canais iônicos na membrana celular (sarcolema). Esses "poros" na membrana celular permitem que íons carregados positivamente entrem e saiam... ou não!

> **PÉRALO |** Os únicos íons que nos preocupam são Na^+, K^+ e Ca^{++}. Outros íons (Cl^-, Mg^{++}) estão envolvidos em pontos diferentes, mas você não precisa considerá-los.

O miócito em repouso – entre despolarizações e repolarizações – tem uma carga interna de aproximadamente -90 mV *em relação ao* exterior. Tudo isso é *relativo*: dizemos que o interior é *-90 mV* porque *arbitrariamente definimos o exterior como 0 mV*.

A maioria das taquidisritmias com as quais lidaremos neste livro de exercícios tem suas origens em anormalidades do potencial de ação – *durante a repolarização*, em particular. A repolarização do miócito é uma luta entre íons Ca^{++} de entrada e íons K^+ de saída. (Viu? Você tem apenas DOIS íons para pensar!)

(Figura 2-1) Os íons Ca^{++} que entram na célula através dos canais de Ca^{++} do tipo L (a principal entrada de cálcio na célula) tendem a tornar o interior mais POSITIVO porque cada íon de cálcio carrega uma carga de +2. Manter o interior celular positivo próximo ou logo acima de 0 mV atua para prolongar a Fase 2. Em outras palavras, o influxo de Ca^{++} mantém a célula despolarizada.

K^+, por outro lado, está saindo da célula em uma tentativa de trazer o potencial de membrana de repouso de volta para -90 mV e é *a principal força na repolarização do miócito*. Os canais de K^+ estão tentando encurtar as Fases 2 e 3 e repolarizar o miócito.

> **PÉRALO |** As correntes *despolarizantes* (de entrada) trabalham para *alongar* o poten-
> cial de ação. As correntes *repolarizantes* (de saída) trabalham para *encurtar* o potencial
> de ação.

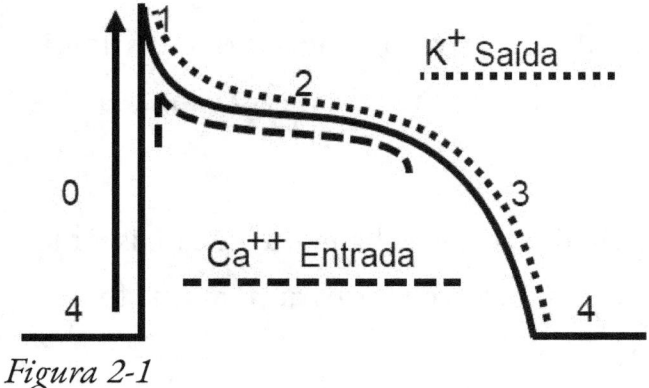

Figura 2-1

DICA | Existem três tipos de potenciais de ação: nodal, Purkinje e miócito ativo. Lidaremos apenas com o potencial de ação do miócito ativo.

A Figura 2-1 é um potencial de ação normal do miócito ativo. A entrada de Ca^{++} pelos canais de Ca^{++} tipo L começa durante a Fase 0 em torno de -30 a -40 mV e termina no final da Fase 2. Também é evidente que a saída de K^+ começa com a Fase 1 e continua ao longo das Fases 2 e 3 e para no início da Fase 4. Nesse ponto – em circunstâncias normais – o *potencial de membrana em repouso* (PMR) volta a -90 mV.

Vamos brincar um pouco com isso alterando a eficácia dos canais iônicos de Ca^{++} e K^+ e ver o que acontece com o intervalo QT e o formato da onda T. Muitas taquicardias têm origem em anormalidades de repolarização, então é muito importante que você entenda bem o que está acontecendo durante esse tempo. Vamos rever alguns fatos antes de começarmos a tornar isso muito mais fácil e compreensível...

1. Os canais de K^+ estão abertos e conduzindo K^+ *para fora da célula* durante as Fases 1 a 3. Portanto, uma mudança na eficácia da saída de K^+ afetará o segmento ST E a onda T. Os canais de K^+ com os quais estamos mais preocupados durante a repolarização tardia são os *canais de K^+ retificadores retardados* (caso alguém pergunte).

2. Os canais de Ca^{++} do tipo L estão abertos e conduzindo Ca^{++} *para dentro da célula* durante as Fases 1 e 2, mas estamos mais preocupados com a Fase 2. Os canais de Ca^{++} estão apenas começando a abrir quando o potencial de membrana atinge -60 mV, então o Ca^{++} não afetará significativamente a Fase 0 (o complexo QRS) enquanto os canais de Na^+ estiverem funcionais. E não há Ca^{++} sendo conduzido durante a Fase 3 (a onda T) - então a onda T não deve mostrar nenhum efeito de quaisquer mudanças na corrente de Ca^{++} Figura 2-1).

OK... vamos trabalhar com alguns exemplos para ter uma ideia disso...

Exercício:

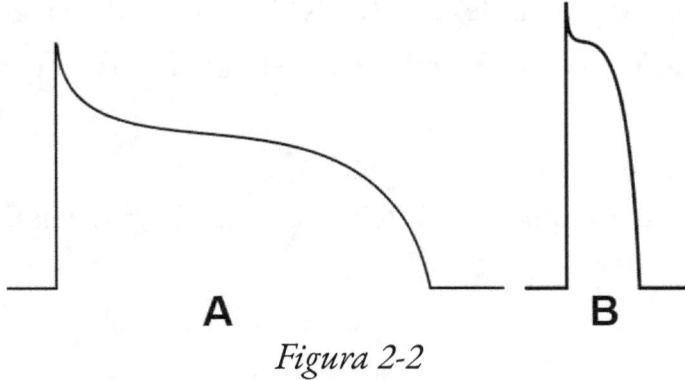

Figura 2-2

Cada condição (1-3) descreve um dos dois potenciais de ação. Combine o potencial de ação correto (A ou B) com as condições 1, 2 e 3.

1. A entrada de Ca^{++} é aumentada
   A saída de K^+ é diminuída

2. A entrada de Ca^{++} é normal
   A saída de K^+ é aumentada

3. A entrada de Ca^{++} é normal
   A saída de K^+ é diminuída

RESPOSTAS | 1: A, 2: B, 3: A

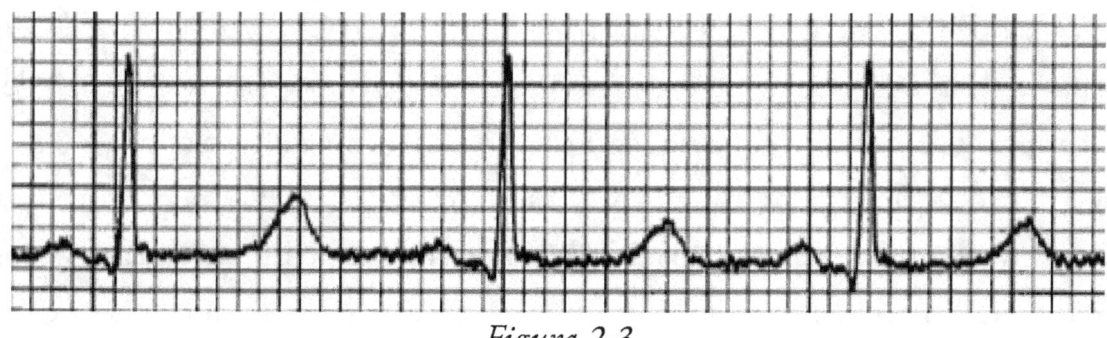

Figura 2-3

A Figura 2-3 é um trecho da Derivação II de um ECG. O QTc é 471. O que você pensa sobre o motivo do intervalo QT ser prolongado? Vamos supor que não haja efeito da medicação e não haja anormalidades eletrolíticas. Há um problema com os canais de Ca^{++} ou um problema com os canais de K^+.

1. Um aumento na condutância de Ca^{++} (mais Ca^{++} entrando na célula) ou uma diminuição na condutância de K^+ (menos K^+ saindo da célula) pode fazer isso. Ou uma combinação de ambos.

2. Somente um dos canais iônicos terá efeito na onda T. Qual deles? Realmente teve algum efeito?

Discussão:

Somente um dos canais iônicos (K^+) afetaria tanto o segmento ST quanto a onda T. Uma diminuição na saída de K^+ das células prolongaria o segmento ST ao atrasar a repolarização e também alargaria a onda T. As ondas T, no entanto, não parecem especialmente alargadas. Seria incomum que uma diminuição na condutância de K^+ tivesse tal efeito no segmento ST, mas não na onda T.

Um prolongamento da entrada de Ca^{++} poderia estender o segmento ST sem qualquer efeito na onda T – além de atrasá-la e afastá-la do complexo QRS. Isso provavelmente representa um aumento na condutância de Ca^{++} com pouca ou nenhuma alteração na condutância de K^+.

DICA | Os íons K^+ não podem competir com os íons Ca^{++} em uma base de 1:1 porque a carga no Ca^{++} é o dobro da carga nos íons K^+. Os íons K^+ teriam que sair por pelo menos o dobro do número de íons Ca^{++} apenas para neutralizar a entrada de Ca^{++}.

Isso é divertido! Vamos fazer mais uma (prometo apenas UMA! Mas vai ser *muito* interessante!): digamos que há uma *mutação de perda de função* no gene que codifica os canais de Ca^{++} do tipo L e a entrada de íons Ca^{++} na célula é drasticamente *reduzida*. Pense nisso por um segundo. Ao mesmo tempo, há uma *mutação de ganho de função* nos genes que codificam os vários componentes dos canais de K^+, fazendo com que o *K^+ saia do miócito muito rapidamente e em quantidades muito grandes*. Sabendo que a saída de K^+ da célula começa durante a Fase 1 e continua até o final da Fase 3, como você acha que o ECG será? Apenas visualize muito pouco Ca^{++} entrando na célula, mas ao mesmo tempo enormes quantidades de K^+ saindo da célula – e *saindo muito rapidamente!* O potencial de ação deve se assemelhar à Figura 2-2B.

Como não há saída de K^+ (em tais quantidades) durante a Fase 0 – *despolarização* – o complexo QRS não deve ser significativamente afetado pelo aumento da saída de K^+, se for o caso. Mas o K^+ sai da célula durante a *repolarização* – do início da Fase 1 até o final da Fase 3 – então tanto o segmento ST (Fase 2) quanto a onda T (Fase 3) serão significativamente afetados. Quero que você pense sobre estas questões:

1. Que efeito isso terá na Fase 2 e no segmento ST no ECG?

2. Que efeito isso terá na Fase 3 e na onda T no ECG?

3. Você acha que isso realmente acontece e poderia haver um nome para esta condição?

Aqui está o potencial de ação desta situação exata (Figura 2-4)...

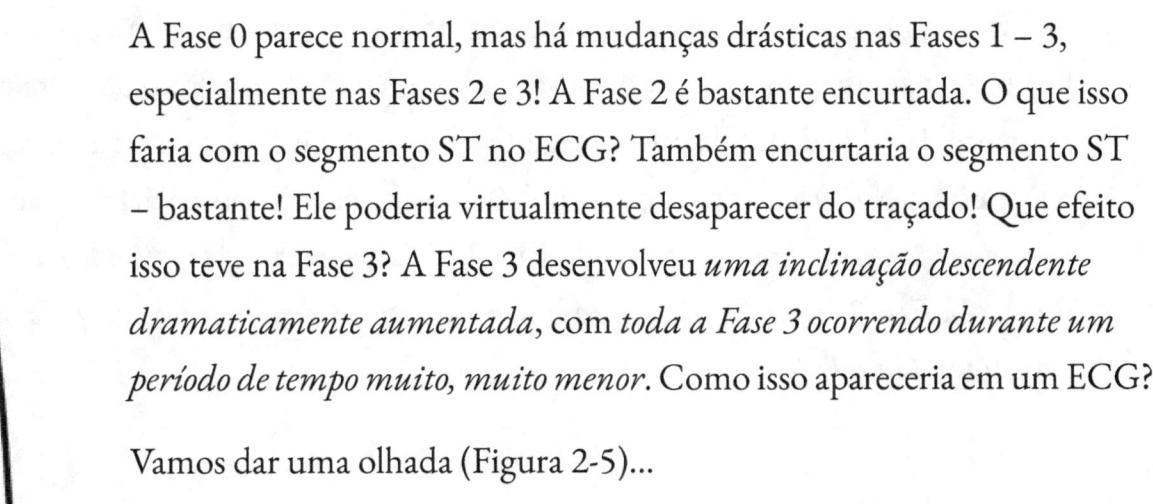

A Fase 0 parece normal, mas há mudanças drásticas nas Fases 1 – 3, especialmente nas Fases 2 e 3! A Fase 2 é bastante encurtada. O que isso faria com o segmento ST no ECG? Também encurtaria o segmento ST – bastante! Ele poderia virtualmente desaparecer do traçado! Que efeito isso teve na Fase 3? A Fase 3 desenvolveu *uma inclinação descendente dramaticamente aumentada*, com *toda a Fase 3 ocorrendo durante um período de tempo muito, muito menor*. Como isso apareceria em um ECG?

Vamos dar uma olhada (Figura 2-5)...

Figura 2-4

PÉROLA | *Estreitamento* em um ECG significa *condução rápida*: um complexo estreito foi conduzido rapidamente. *Alargamento* indica uma *desaceleração da condução*. Exemplo: a primeira metade de um BRD na derivação V1 é estreita porque a condução está ocorrendo em fibras de Purkinje de condução rápida no ventrículo esquerdo, enquanto a segunda metade do QRS é larga devido à condução célula a célula mais lenta no ventrículo direito.

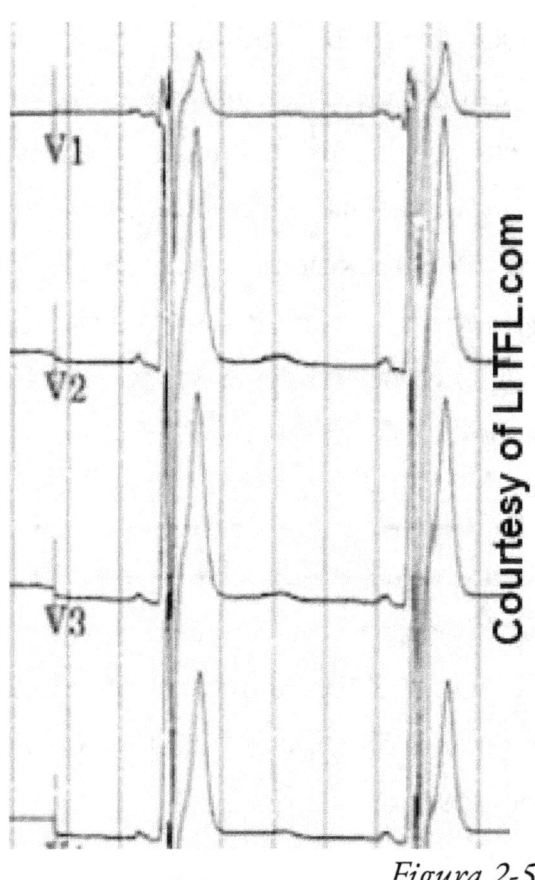

Figura 2-5

Isso (Figura 2-5) é o que acontece durante uma *síndrome do QT curto* que pode levar a uma TV polimórfica não torsade. Que outra condição pode resultar em ondas T como essas? **Hipercalemia!** "Mas", você protesta, "essas ondas T são estreitas porque o K^+ está *saindo* da célula em uma taxa muito rápida e em quantidades aumentadas. Isso não aconteceria quando o nível extracelular de K^+ já está aumentado!" Na verdade... sim, aconteceria!

DICA | Ao contrário do pensamento intuitivo, o K^+ sai da célula em *maiores* quantidades durante a HIPERcalemia – não durante a HIPOcalemia. Eu sei... é completamente contrário ao senso comum – mas é exatamente isso que acontece – e HÁ uma boa razão para isso (mas um pouco avançada demais para este livro de exercícios). O aumento da saída de K^+ da célula durante a hipercalemia pode encurtar o segmento ST (embora NÃO a esse ponto!) e também resulta em um potencial de ação com *uma descida vertical muito maior na Fase 3. Qualquer coisa que crie mais verticalidade durante a Fase 3 do potencial de ação* (Figura 2-4) *resultará em uma onda T alta, estreita e pontiaguda no ECG.*

PÉROLA | A *hipo*calemia também pode causar um segmento ST significativamente prolongado, mas a onda T no final desse segmento será *normal*. A *hiper*calemia pode causar um encurtamento dramático do segmento ST, mas, novamente, nenhum efeito na onda T. Por quê? *Porque o Ca^{++} não tem efeito real na Fase 3.* O fechamento dos canais de Ca^{++} do tipo L marca o *fim da Fase 2. Os canais de K^+ são os únicos canais ativos durante a Fase 3 (a onda T) em condições normais.* Se você quiser saber o que acontece em condições anormais, isso é discutido no Capítulo 3, "Pós-despolarizações e atividade desencadeada".

Quando você vê um ECG com *um segmento ST prolongado*, você deve pensar...

    1. Os canais de K^+ estão com defeito e não estão funcionando corretamente para mover o K^+ para fora das células, ou

    2. Os canais de Ca++ estão extraativos e contribuindo mais do que normalmente para mover o Ca++ para dentro das células?

Quando você vê um ECG com *uma onda T alta, estreita, simétrica e pontiaguda*, você deve pensar...

    1. O K^+ está saindo da célula mais rápido e em maior quantidade do que o normal!

        a. A hipercalemia está presente?

        b. Há uma *mutação de ganho de função* presente e isso pode ser uma síndrome do QT curto?

Exercícios em Potenciais de Ação e Anormalidades de Repolarização

Revise a Figura 2-1 e observe especificamente:

    1. Durante quais fases os canais de Ca^{++} estão ativos. Lembre-se de que é somente durante essas fases que qualquer alteração na entrada de Ca^{++} terá algum efeito no ECG. A saída de Ca^{++} normalmente não é notada no traçado de ECG.

    2. Durante quais fases os canais de K^+ estão ativos. Como TANTO Ca^{++} quanto K^+ estão ativos durante a Fase 2, as alterações no segmento ST podem ser causadas por qualquer um dos íons. Como não há atividade dos canais de Ca^{++} durante a Fase 3, quaisquer alterações nas ondas T são devidas a alterações na saída de K^+. A entrada de K^+ normalmente não é

visível no ECG.

3. A entrada de Ca^{++} serve para ALONGAR a fase em que está ativo – Fase 2 (o segmento ST).

4. A saída de K^+ serve para CURTAR as fases em que está ativo – Fases 1, 2 e 3 (o segmento ST e a onda T).

Selecione os possíveis processos eletrolíticos para cada potencial de ação...

Potencial de ação nº 1

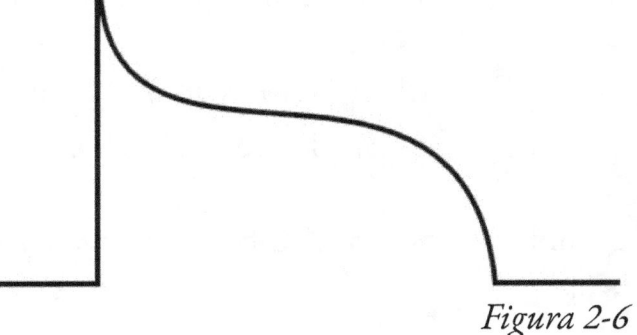

Figura 2-6

1. Aumento da atividade dos canais de Ca^{++}

2. Aumento da atividade dos canais de K^+

3. Diminuição da atividade dos canais de Ca^{++}

4. Diminuição da atividade dos canais de K^+

5. Atividade normal dos canais de Ca^{++}

6. Atividade normal dos canais de K^+

Discussão | A duração total do potencial de ação parece prolongada, devido principalmente ao prolongamento suave da Fase 2. A Fase 3 parece ter sua inclinação usual, então é essencialmente normal. Tanto o Ca^{++} quanto o K^+ são ativos durante a Fase 2 e o K^+ permanece ativo durante a Fase 3. Com base em uma Fase 3 normal, eu diria que há atividade normal dos canais de K^+ e que o prolongamento da Fase 2 deve ser devido ao aumento da atividade do canal de Ca^{++}.

Potencial de ação nº 2

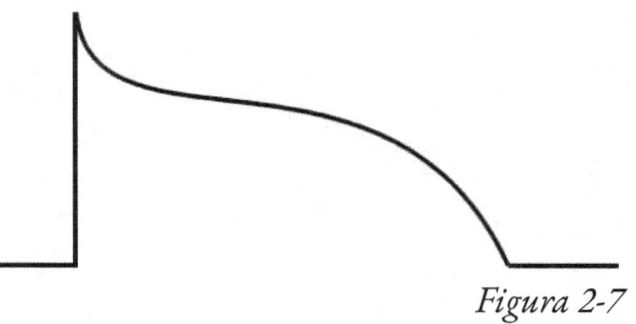

Figura 2-7

1. Aumento da atividade dos canais de Ca^{++}

2. Aumento da atividade dos canais de K^+

3. Diminuição da atividade dos canais de Ca^{++}

4. Diminuição da atividade dos canais de K^+

5. Atividade normal dos canais de Ca^{++}

6. Atividade normal dos canais de K^+

Discussão | Neste potencial de ação, vemos o prolongamento da Fase 2 e da Fase 3. Sabemos que – uma vez que os canais de Ca^{++} não estão ativos durante a Fase 3 – *qualquer alteração na Fase 3 (a onda T) será devido à atividade do canal de K^+, seja aumentada ou diminuída*. Uma vez que uma alteração na atividade do canal de K^+ terá o mesmo efeito nas Fases 1, 2 e 3 – e a Fase 3 é obviamente prolongada – deve haver diminuição da atividade dos canais de K^+. Os canais de Ca^{++} estão manifestando aumento da atividade? Talvez sim, talvez não. Neste caso, a diminuição da atividade dos canais de K^+ seria suficiente para explicar o prolongamento das Fases 2 e 3.

Observe este trecho (Figura 2-8) e descreva para si mesmo como o potencial de ação deve ser. Primeiro, pense apenas no que você observa; então considere as possíveis perturbações do canal iônico que podem estar produzindo o snippet. Incluirei uma discussão abaixo – mas, por favor, experimente antes de olhar minha resposta.

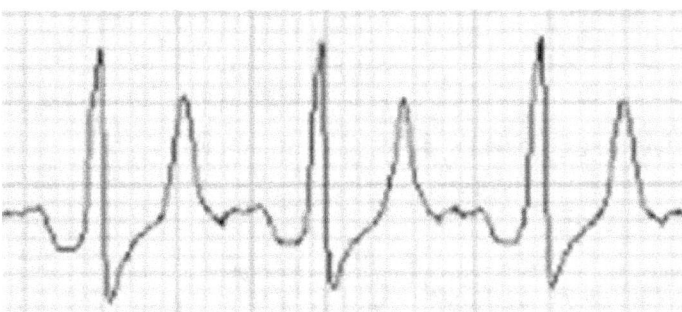

Figura 2-8

Discussão | O segmento ST é muito curto, mas ainda está presente. As ondas T são muito pontiagudas com bases estreitas. Esta parece ser uma situação com canais de K^+ muito ativos. Os canais de Ca^{++} devem estar deprimidos porque não deve ser difícil para Ca^{++} com uma carga de 2+ por íon compensar o aumento da atividade do canal de K^+. Os canais de Ca^{++} não são muito ativos, mas os canais de K^+ são – o que explica este padrão QRS-T. Existem duas causas principais para o aumento da atividade do canal de K^+: *mutações de ganho de função* no gene do canal e hipercalemia. Sim... ao contrário do senso comum, a hipercalemia causa um aumento do efluxo de K^+ do miócito. Então este foi um caso de hipercalemia.

Chapter 3

Pós-despolarizações e atividade desencadeada

O potencial de ação e as pós-despolarizações

Há muito a ser dito sobre o potencial de ação, mas seu papel nas taquicardias de complexo amplo – mais especificamente, na *taquicardia ventricular* – pode ser um pouco condensado. Vou me concentrar no papel do Ca^{++} na produção de algo chamado *pós-despolarizações* e *atividade desencadeada*. Vamos começar com fatos conhecidos:

O potencial de membrana de repouso do miócito é de -90 mV – mas não o queremos *em repouso*, queremos que ele *faça* coisas, como contrair e transmitir impulsos. Para que isso aconteça, ele deve sair de seu estado polarizado de repouso: ele deve *DES*polarizar.

> **PÉROLA |** As pós-despolarizações e a atividade desencadeada são responsáveis pelas taquicardias do trato de saída, torsades de pointes e a maioria das TVs polimórficas. Se você quiser se sentir mais confortável ao gerenciar taquicardias de complexo amplo – *você precisa saber disso!*

Agora, vamos dar uma olhada em um potencial de ação de miócito em funcionamento (Figura 3-1):

No *potencial de ação*, temos as Fases 0, 1, 2, 3 e 4.

No *ECG*, temos o QRS (Fase 0), o primeiro início da repolarização no ponto "J" (Fase 1), o segmento ST (Fase 2), a onda T (Fase 3) e o segmento T-P, ou diástole (Fase 4).

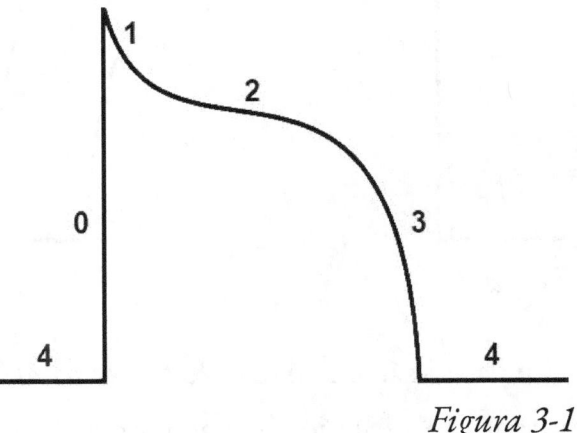

Figura 3-1

Cada fase do potencial de ação tem um evento correspondente no ECG (Figura 3-2).

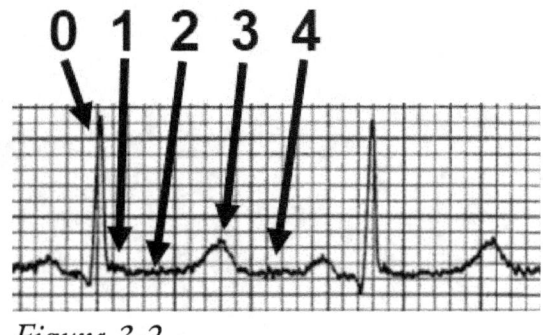

Figura 3-2

E, para um grande final, o *potencial de ação* no ECG é chamado de *intervalo QT*!

Um dos métodos de formação de disritmia é pós-despolarizações que levam à atividade desencadeada. É um tópico complicado, mas você não precisa se preocupar com todas as coisas complicadas para gerenciar um paciente de forma adequada e eficaz - vamos começar com uma visão geral simples do assunto...

1. Há momentos em que há muito acúmulo de Ca^{++} intracelular.

    a. Você não precisa se preocupar sobre como esse Ca^{++} chegou lá... ainda.

    b. Sua única preocupação agora é em que ponto a célula começa a despejar todo esse Ca^{++} extra e o que acontece então!

2. A célula pode começar a se livrar do Ca^{++} durante o potencial de ação - durante a Fase 2 ou Fase 3 (que é durante o segmento ST ou onda T no ECG, Figura 3-2), ou

3. a célula pode começar a se livrar do Ca^{++} extra durante a Fase 4 - após a repolarização ter ocorrido (após o fim da onda T).

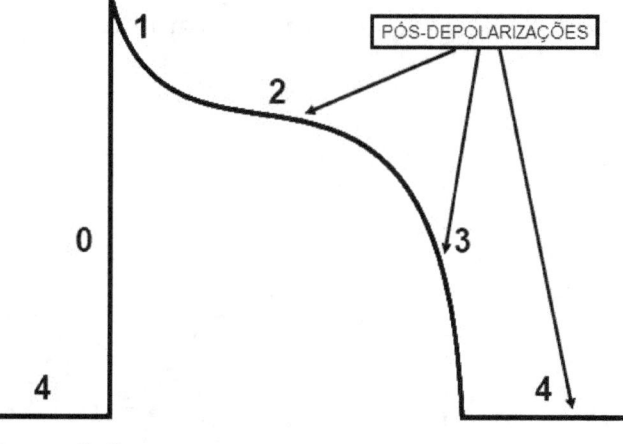

Figura 3-3

Observe a Figura 3-3 e veja onde a célula pode começar a descarregar o Ca^{++} extra intracelular – Fases 2, 3 e 4. Embora os canais de cálcio do tipo L fechem no final da Fase 2, o trocador sódio-cálcio pode estar ativo durante as Fases 3 e 4, causando perda de Ca^{++}.

Pós-despolarizações iniciais

Pós-despolarizações que ocorrem durante a Fase 2 ou Fase 3 são chamadas de *pós-despolarizações iniciais* (EADs). Pós-despolarizações que ocorrem durante a Fase 4 são chamadas de *pós-despolarizações tardias* (DADs).

DICA | Pós-despolarizações não são potenciais de ação separados – elas são todas parte de um único potencial de ação. O potencial de ação durará até que uma pós-despolarização não consiga atingir o potencial limite e as células possam finalmente retornar ao seu potencial de membrana basal em repouso. Agora, esse é um intervalo QT longo! De fato, uma vez que uma célula atinge o potencial limite e despolariza, ela deve se repolarizar antes que outra despolarização possa ocorrer. Nesse sentido, cada pós-despolarização é um potencial de ação, mas a diminuição do potencial limite não é persistente, como seria em tecido cronicamente isquêmico.

Tenha em mente que há uma quantidade muito grande de Ca^{++} a ser descarregada e a saída principal para ela será através do *trocador de sódio-cálcio* (NCX) (Figura 3-4). O NCX é um mecanismo de transporte que troca três íons Na^+ por um íon Ca^{++}. O excesso de Ca^{++} será removido pelo NCX – mas isso criará uma forte corrente despolarizante positiva para dentro, pois todo aquele Na^+ extracelular entra na célula em troca do Ca^{++} intracelular.

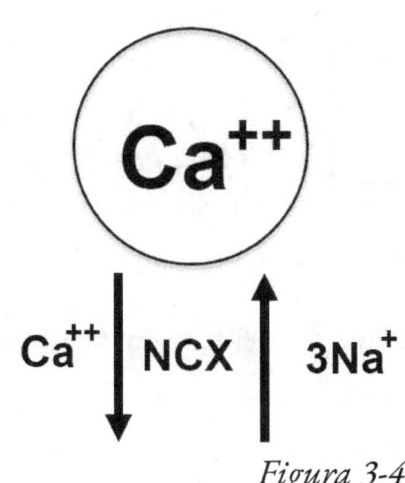

Figura 3-4

PÉROLA | O Na^+ sempre é trocado em uma proporção de 3:2: **3**Na^+ para **2**K^+ ou **3**Na^+ para **1**Ca^{++}. Essas trocas são ditas eletrogênicas, o que significa que mais íons estão sendo transportados em uma direção do que na outra. Isso resultará em uma corrente – às vezes para dentro (despolarizante), às vezes para fora (repolarizante).

Uma corrente interna tão forte pode neutralizar momentaneamente a corrente de K^+ repolarizante para fora e fazer com que a célula comece a despolarizar mais uma vez – mesmo *antes* que as correntes de K^+ para fora tenham a chance de repolarizar a célula. Essas reversões momentâneas da repolarização (às vezes chamadas de "oscilações") causadas pela corrente de Na^+ para dentro resultante da atividade NCX são chamadas de **pós-despolarizações**: elas ocorrem *após* a *despolarização* da célula, mas *antes* que a célula tenha a chance de se repolarizar. Se a pós-despolarização for forte o suficiente, ela atingirá o potencial limite e produzirá uma *única despolarização – uma CVP!* A CVP foi "disparada" pela despolarização inicial, então chamamos isso de *atividade disparada*!

Observe a Fase 2 no potencial de ação (Figura 3-5). ***Pós-despolarizações que ocorrem durante a Fase 2 normalmente não atingem
o limiar; portanto, nenhuma atividade desencadeada geralmente resulta de pós-despolarizações durante a Fase 2.***

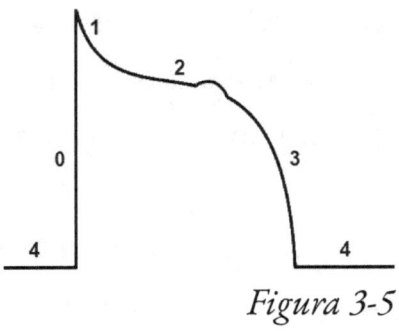

Figura 3-5

A Fase 3, no entanto, é uma questão diferente. Pós-despolarizações
que ocorrem durante a Fase 3 podem definitivamente atingir o potencial limiar e produzir um CVP.

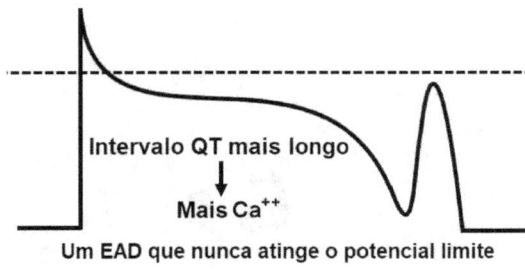

Figura 3-6

Um CVP... durante a Fase 3. Isso significa alguma coisa
para você? Você se lembra qual deflexão representa a Fase
3 no ECG? A onda T! ***A atividade desencadeada que
ocorre durante a Fase 3 produzirá um fenômeno
"R-on-T".***

Ao longo das fases 1, 2 e 3 do potencial de ação (mas espe-
cialmente a última parte da Fase 3), há uma variabilidade significativa nas durações da refratariedade
das células das paredes ventriculares. Essa condição fornece um excelente substrato para taquicardias reentrantes perigosas. É por isso que a descida da onda T tem o apelido de "*período vulnerável*".

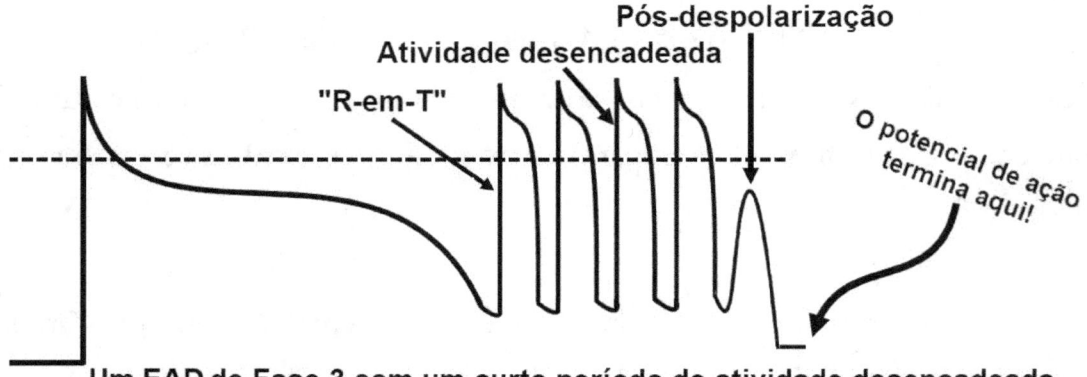

Um EAD de Fase 3 com um curto período de atividade desencadeada

Figura 3-7

Na Figura 3-7 vemos uma pós-despolarização de Fase 3 que conseguiu atingir o potencial limite e
produziu um CVP – um fenômeno "R-on-T". Cada CVP então provocou outra pós-despolarização que produziu outro CVP até que um deles falhou e o potencial de ação foi finalmente capaz
de retornar ao seu potencial de membrana de repouso basal. Todo este diagrama é apenas UM
potencial de ação (se considerarmos um retorno ao potencial de membrana de repouso como o
fim do potencial de ação). A atividade desencadeada ocorre *antes* que o potencial de ação tenha a

chance de se repolarizar completamente até -90 mV. Portanto, pode haver múltiplas despolarizações desencadeadas por apenas uma despolarização espontânea. Nenhum dos CVPs neste "trem" de despolarizações foi espontâneo – cada um foi "desencadeado" pela despolarização anterior.

Você notou algo mais sobre o potencial de ação – especificamente a Fase 2? Há um prolongamento da duração do potencial de ação e, consequentemente, um *intervalo QT prolongado*. O prolongamento do potencial de ação permite que muito mais Ca^{++} entre na célula. Isso potencializa as pós-despolarizações precoces e a atividade desencadeada. O prolongamento do potencial de ação é a base para o prolongamento do intervalo QT no ECG. Este é o mecanismo e a origem das *torsades de pointes*. Você ouvirá mais sobre isso mais tarde.

Ainda temos pós-despolarizações tardias para discutir, mas você já sabe cerca de 90% do que vou dizer sobre esse tópico. Antes de prosseguirmos, vamos revisar o que você acabou de aprender...

1. Em algumas condições patológicas, *um excesso acentuado de Ca^{++}* se acumula dentro do citosol (citoplasma) do miócito.

2. Ao remover o excesso de Ca^{++}, o **trocador de sódio-cálcio (NCX)** entra em ação *trocando três (3) íons Na^+ extracelulares por cada íon Ca^{++} intracelular*.

3. Durante a troca, mais Na^+ está entrando na célula do que a quantidade de Ca^{++} saindo, então há *uma corrente despolarizante para dentro*.

4. Esta corrente – se forte o suficiente – *pode reverter a atividade repolarizante dos canais de K^+* durante a Fase 3 e atingir o potencial limite. Isso resulta em outra despolarização antes que a célula tenha a chance de se repolarizar e atingir o potencial de membrana de repouso normal de -90 mV.

5. Um *intervalo QT prolongado* é muito propício ao aumento do Ca^{++} intracelular porque *permite mais tempo para os canais de Ca^{++} tipo L* continuarem a mover o Ca^{++} para dentro da célula.

6. Correntes de entrada – como a corrente Na^+ resultante, também ajudam a prolongar a duração do potencial de ação, ou seja, o intervalo QT... que promove mais atividade desencadeada... que promove mais corrente de entrada... que promove mais prolongamento do QT... que promove mais atividade desencadeada, etc. Agora você vê para onde isso está

indo?

Hora de passar para...

Pós-despolarizações tardias

Pós-despolarizações tardias agem de forma muito semelhante às pós-despolarizações precoces, com TRÊS exceções principais (hmm... talvez elas não sejam tão semelhantes assim!):

1. A causa da sobrecarga intracelular de Ca^{++} é diferente.

2. Não há prolongamento inerente do potencial de ação (nenhum prolongamento do intervalo QT).

3. E elas ocorrem durante a Fase 4 – diástole. *Nada está acontecendo na diástole.* Especificamente, não há dispersão de períodos refratários criando o substrato para taquicardias reentrantes perigosas (Figura 3-8). Embora *algumas* taquicardias ventriculares derivadas de pós-despolarizações tardias sejam benignas – *a maioria é muito perigosa e letal!*

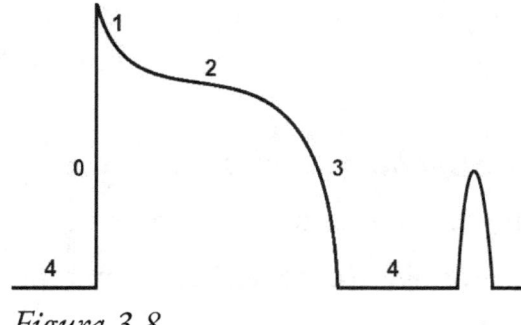

Figura 3-8

Há, no entanto, o mesmo problema com um acúmulo excessivo de Ca^{++} citosólico e o mesmo mecanismo para livrar a célula do excesso de Ca^{++}. A mesma corrente de Na+ para dentro se desenvolve e faz a mesma coisa que fez para pós-despolarizações iniciais.

O principal fator que contribui para o excesso de Ca^{++} no caso de pós-despolarizações tardias é um aumento na frequência cardíaca. Devido ao aumento da frequência cardíaca, o Ca^{++} começa a se acumular no citosol. Isso não deve ser um problema porque a maioria de nós tem episódios todos os dias em que nossos corações aceleram um pouco e não desenvolvemos taquicardias patológicas. Obviamente, há mais acontecendo com um coração em que isso pode ocorrer. Mas para gerenciar taquicardias de complexo amplo e taquicardias ventriculares, isso não é sua preocupação neste momento.

PÉROLA | Uma corrente positiva para dentro é *despolarizante* e contribuirá para o *prolongamento* do potencial de ação. Uma corrente positiva para fora é *repolarizante* e contribuirá para o *encurtamento* do potencial de ação.

PSA | Todas as correntes que discutimos (Ca^{++}, Na^+, K^+) são correntes positivas.

Então aí está... agora você tem uma boa compreensão funcional das pós-despolarizações precoces e tardias. Não, você ainda não é um especialista no assunto, mas agora conhece mais de 99% dos seus colegas (ou pelo menos aqueles que ainda não leram este livro!) e... você sabe o suficiente para ter confiança para lidar com...

1. Torsade de pointes (pós-despolarizações precoces)

2. Taquicardias do trato de saída do ventrículo direito (pós-despolarizações tardias)

3. Taquicardias do trato de saída do ventrículo esquerdo (pós-despolarizações tardias)

4. TV polimórfica da síndrome de Brugada (pós-despolarizações tardias)

5. TV polimórfica da síndrome do QT curto (pós-despolarizações tardias)

6. TV polimórfica catecolaminérgica (pós-despolarizações tardias)

7. TV devido à toxicidade digitálica (pós-despolarizações tardias)

Informações que você precisará mais tarde...

As **pós-despolarizações precoces** estão associadas a *um intervalo QT prolongado*. A maioria dos intervalos QT prolongados ocorre na presença de frequências cardíacas lentas ou distúrbios do ritmo com muitas pausas. Consequentemente, quando um batimento sinusal conduzido resulta em atividade desencadeada, o intervalo de acoplamento entre o último batimento sinusal e o primeiro CVP "desencadeado" será um pouco longo - maior que 400 ms (dois quadrados grandes) e geralmente muito mais longo que isso (500 -700+ ms).

Pós-despolarizações tardias estão associadas a *aumentos na frequência cardíaca*. A frequência mais rápida resultará em um intervalo de acoplamento mais curto entre o batimento sinusal conduzido e o CVP desencadeado que inicia a taquicardia. O intervalo de acoplamento será quase invariavelmente menor que 400 ms (dois quadrados grandes).

Pós-despolarizações precoces - Torsade de Pointes

Pós-despolarizações tardias - TVs polimórficas não torsade

Este é um assunto muito avançado e há muito mais do que mencionei - *MUITO MAIS!* Mas eu expus você a tudo o que qualquer pessoa na linha de frente da assistência médica precisará saber para gerenciar com conhecimento e eficácia um paciente com uma dessas condições.

Chapter 4

Morfologias do QRS durante taquicardias de complexos largos (TCLs)

Observar os complexos QRS perfeitamente formados durante o ritmo sinusal é completamente diferente de observar as deflexões bizarras e quase indecifráveis durante uma taquicardia de complexo largo. Os livros didáticos ensinam a causa das taquicardias de complexo largo e fornecem algoritmos para ajudar a distinguir entre ritmos supraventriculares e ritmos ectópicos ventriculares — mas o treinamento no *reconhecimento* real das deflexões que você está tentando analisar estava faltando até o surgimento da minha ***Masterclass in Advanced Electrocardiography*** e ***Masterclass in Advanced Dysrhythmias*** (both in English only). Agora, incluí muito do meu ensino nesta apostila.

Vamos começar!

Reconhecendo o NORMAL com confiança!

Não há possibilidade de diagnosticar ou gerenciar uma taquicardia de complexo largo sem um conhecimento completo e seguro de como um bloqueio de ramo clássico se parece nas derivações V1 e V6. Descobri em minhas aulas que, embora a maioria, se não todos, os participantes estejam muito familiarizados com a aparência do BRD e do BRE na derivação V1, a maioria não tem ideia de como eles devem aparecer na derivação V6. No entanto, você deve conhecer completamente sua aparência para diagnosticar com confiança taquicardias complexas amplas. Aqui estão as morfologias clássicas. Estude-as e aprenda-as bem!

> **DICA |** Como quase todos os complexos QRS nessas taquidisritmias terão uma morfologia semelhante ao bloqueio do ramo direito ou esquerdo, esteja sempre ciente de qual porção do QRS foi produzida pelo ventrículo DIREITO e qual porção foi produzida pelo ventrículo ESQUERDO.

BRD clássico – Derivações V1 e V6

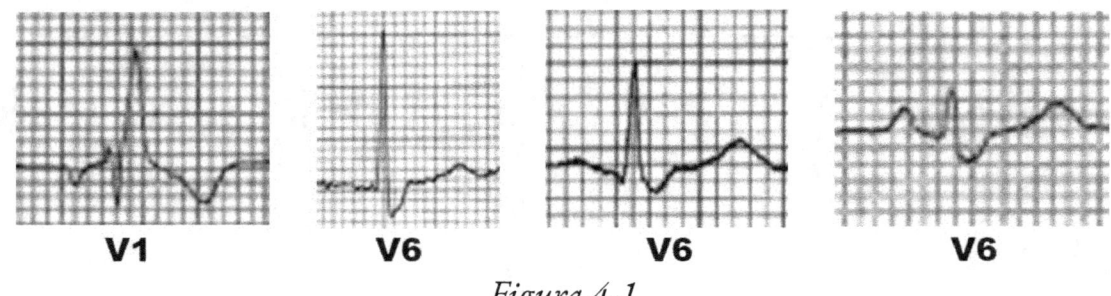

Figura 4-1

Incluí três versões da morfologia do BRD na Derivação V6 (Figura 4-1). Ela é frequentemente ensinada como uma onda R alta com uma onda S larga ("lenta"). Meu ponto aqui é que *é a onda S a característica mais importante* porque – como o R′ na Derivação V1, ela indica a despolarização do ventrículo direito após o ventrículo esquerdo. A onda R pode ou não ser particularmente grande, mas a razão R/S deve ser > 1,0.

BRE clássico – Derivações V1 e V6

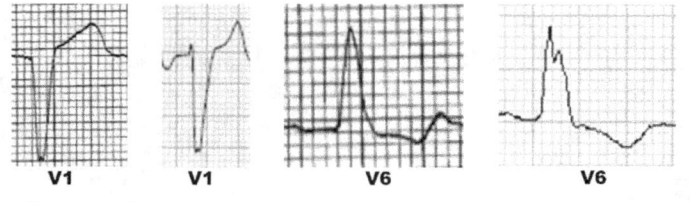

Figura 4-2

Incluí duas versões de cada uma das derivações V1 e V6 (Figura 4-2). Para a derivação V1, a primeira é um QS e a segunda é um rS. Ambas são aceitas como morfologia clássica de BRE para essa derivação. Há apenas UMA versão da derivação V6 que é aceitável como clássica – um R monofásico com uma ligadura ou entalhe próximo ao pico (incluí um trecho de cada, respectivamente)!

Você deve aprender essas morfologias antes de prosseguir. Tudo o que você aprender a partir deste ponto será baseado em um conhecimento profundo dessas morfologias clássicas de bloqueio de ramo.

Morfologia QRS na derivação V1

É muito importante saber de qual ventrículo o batimento ectópico ou aberrante está se originando, e ***a derivação V1 é a única derivação que distinguirá de forma consistente e confiável entre os ventrículos DIREITO e ESQUERDO.***

Alguns algoritmos usados no diagnóstico de taquicardias de complexo largo são baseados em se a morfologia do QRS em V1 é semelhante ao bloqueio do ramo DIREITO ou semelhante ao bloqueio do ramo ESQUERDO.

Quando usamos o termo *semelhante* ao bloqueio do ramo DIREITO, não queremos dizer um *bloqueio clássico do ramo direito*. Longe disso! Estamos simplesmente indicando que o QRS em V1 é mais positivo do que negativo, que tem mais onda R do que onda S. Ele também não precisa ser trifásico. Essa onda R NÃO precisa ser um R' – apenas mais positivo do que negativo.

Um QRS *semelhante* ao bloqueio do ramo ESQUERDO seria um QRS que é mais *negativo* do que *positivo* na Derivação V1 – mais onda S do que onda R.

Aqui estão alguns exemplos (todos são da Derivação V1):

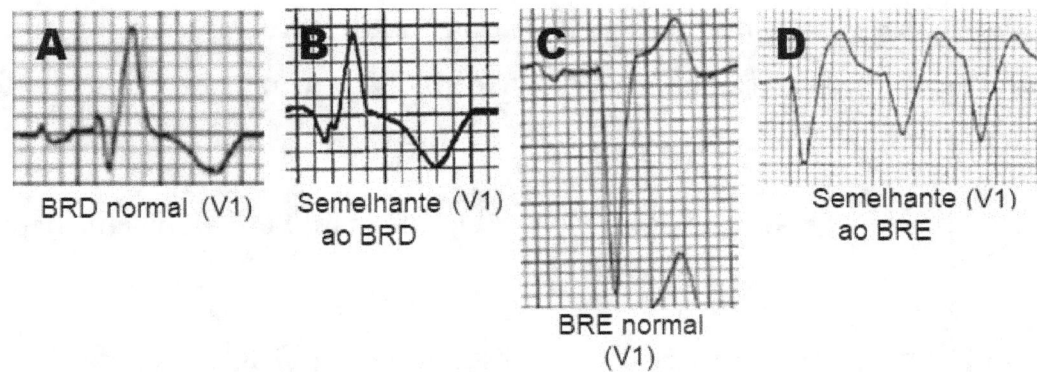

Figura 4-3

O BRD clássico na derivação V1 (Figura 4-3A) tem um r pequeno, uma onda S mais profunda e uma segunda onda R alta chamada R'. Ele nunca deve começar com uma onda Q e nunca terminar com uma onda S. Uma onda S ou s terminal na derivação V1 **exclui** *automaticamente* o BRD . Como você pode ver, o complexo semelhante ao BRD (Figura 4-3B) começa com uma onda Q. O BRE clássico é uma onda QS ou, ocasionalmente, um complexo rS. O complexo *semelhante* ao BRE parece muito semelhante. Se houver uma onda r inicial, ela terá > 40 ms de duração, caso contrário, a descida da onda S terá uma inclinação diminuída. Infelizmente, às vezes o complexo semelhante ao BRE ectópico pode parecer muito semelhante a um complexo BRE normal.

Vamos praticar a determinação se os seguintes complexos QRS (Figura 4-4) são semelhantes ao ramo DIREITO do feixe ou semelhantes ao ramo ESQUERDO do feixe (todos os trechos são da derivação V1):

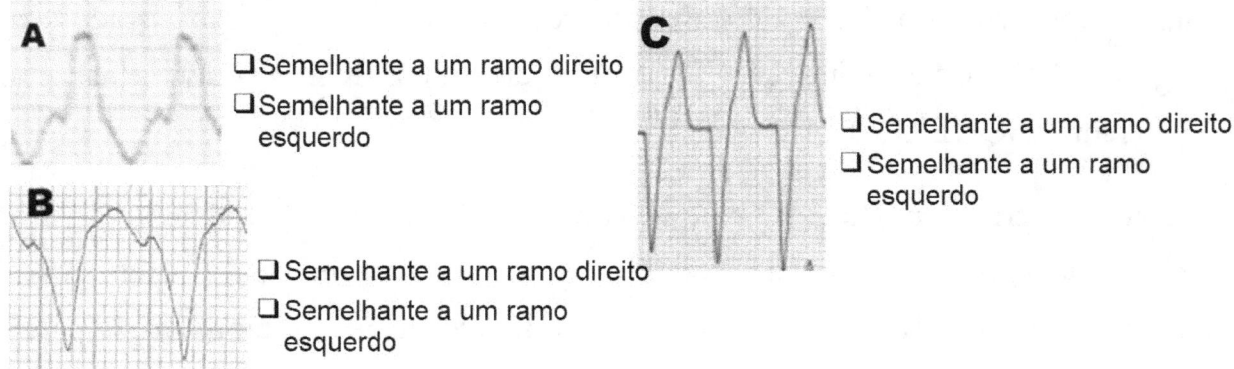

Figura 4-4

Somente aqueles impulsos originados acima da divisão do feixe de His nos ramos direito e esquerdo, ou aqueles originados *dentro do sistema de condução dos ventrículos* (*taquicardia de ramo e taquicardia fascicular*) podem produzir um padrão *clássico* de bloqueio de ramo. Como você aprenderá mais tarde, *um padrão clássico de bloqueio de ramo não descarta automaticamente a taquicardia ventricular*. Felizmente, em relação às duas taquicardias ventriculares que não são descartadas, ambas são muito infrequentes e uma é benigna. A regra pode não ser perfeita, mas, como regra geral, está tudo bem.

Respostas ao teste na Figura 4-4: semelhante a **A**-BRD; semelhante a **B**-BRE; semelhante a **C**-BRE.

PÉROLA | Sempre use a derivação V1 para distinguir entre DIREITA e ESQUERDA!

Se uma despolarização ectópica começar na periferia do miocárdio ventricular, ela normalmente se espalhará pelo miocárdio, célula a célula. Ocasionalmente, ele pode entrar em uma fibra de Purkinje, mas geralmente não consegue conduzir anterógrada porque apenas despolarizou a área para onde a fibra está indo e a condução retrógrada pode ou não ser possível.

Como eu disse antes, a derivação V1 é a *única* derivação que distingue de forma *confiável* entre direita e esquerda. Muitas pessoas acham que a derivação II tem as melhores ondas P e também é muito boa em distinguir entre direita e esquerda. VOCÊ acha isso? Vamos dar uma olhada...

Aqui (Figura 4-5) temos um bloqueio de ramo esquerdo (BRE), um bloqueio de ramo direito (BRD), uma CVP do lado esquerdo (ectópica, curta duração de TV) e uma CVP do lado direito (ectópica, curta duração de TV) - todas tiradas da derivação II. Todas parecem iguais, não é? Das quatro, apenas as ectópicas manifestam uma anormalidade de repolarização. Ainda acha que a derivação II é boa em diferenciar entre os ventrículos direito e esquerdo?

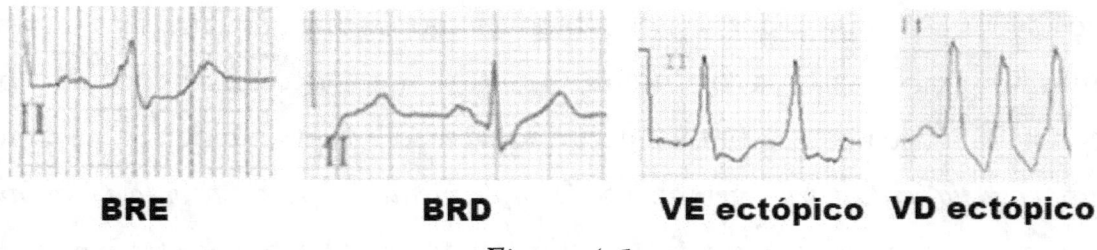

Figura 4-5

A propagação da despolarização

Quanto mais a onda de despolarização viaja no miocárdio (célula a célula), mais largo e bizarro é o complexo QRS, especialmente se houver alguma doença cardíaca estrutural (cicatrizes, fibrose, etc.) encontrada em seu caminho.

PÉROLA | As fibras de Purkinje não se estendem até o epicárdio. Elas geralmente estão localizadas no terço interno da parede ventricular – no subendocárdio. Não há fibras de Purkinje que correm transversalmente através do septo interventricular. A transmissão septal da esquerda para a direita é célula a célula, assim como a condução da direita para a esquerda.

LEMBRETE | A *taxa* de despolarização (ou seja, a frequência cardíaca) é baseada no disparo de um marcapasso ectópico ou circuito de reentrada. Não tem nada a ver com a *velocidade de condução*. A velocidade de condução é medida *pela largura do complexo QRS – não pela frequência dos complexos QRS.*

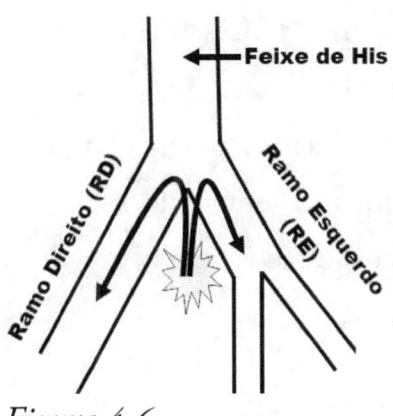

Figura 4-6

Se o foco ectópico estiver localizado no alto da porção basilar do septo ventricular e próximo ao feixe de His ou aos ramos do feixe, como na Figura 4-6, ele pode entrar nessas fibras quase simultaneamente e então conduzirá por ambos os ventrículos normalmente, inscrevendo um complexo QRS estreito, embora seja um batimento ectópico ventricular.

Qualquer impulso que entre nos ventrículos através do sistema His-Purkinje terá um complexo QRS cujas forças iniciais se assemelharão aos complexos QRS regulares.

A condução aberrante é causada por atraso ou bloqueio no sistema His-Purkinje – normalmente um dos ramos do feixe. Portanto, a condução aberrante deve se parecer mais com um bloqueio de ramo regular. Mas isso nem sempre acontece e aqui está o porquê: o bloqueio de ramo nem sempre é um *bloqueio verdadeiro* – geralmente *é simplesmente um atraso devido à diminuição da velocidade de condução através de uma área da fibra condutora*. O pequeno atraso que causou um BRD "incompleto" pode se transformar em um atraso maior devido a um período refratário mais longo ou talvez alguns problemas causados por isquemia localizada resultando em um complexo que é mais amplo e mais bizarro na aparência. Mas o ponto principal é que *o início do complexo QRS ainda deve mostrar evidências de condução normal*.

A onda R na Figura 4-7A tem uma duração de cerca de 0,02 segundos; é de um traçado normal e representa a ativação ventricular através do sistema His-Purkinje. A onda R na Figura 4-7B é muito mais ampla – cerca de 0,06 segundos – e é de um paciente em taquicardia ventricular; portanto, originou-se no miocárdio e viajou de célula para célula.

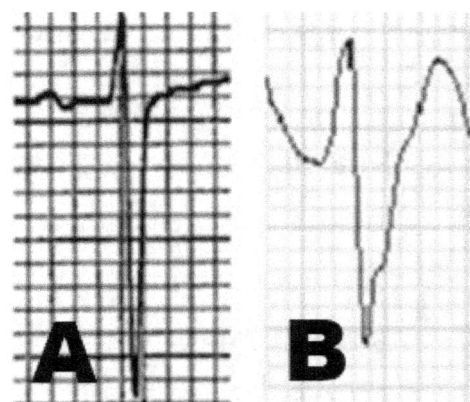

Figura 4-7

Agora vamos desenvolver sua experiência e habilidade em reconhecer diferentes morfologias QRS-T durante taquicardias de complexo largo. Vamos dar uma olhada em alguns exemplos enquanto eu solto algumas PÉROLAS aqui e ali...

Determinando a morfologia do complexo QRS

> **DICA |** Embora uma morfologia semelhante a um bloqueio de ramo NÃO seja um verdadeiro bloqueio de ramo, NÃO seja um bloqueio de ramo verdadeira, *ela nos ajudará a identificar qual ventrículo é a origem da taquidisritmia*. Sua morfologia não é baseada na presença de um atraso ou bloqueio do ramo; é porque um ventrículo está sendo ativado antes do outro ventrículo. Você se lembra de como reconhecer morfologias semelhantes ao BRE e BRD? Se não, volte e revise-as.

Os complexos QRS semelhantes a bloqueios de ramo não precisam ser monofásicos. Eles só precisam ser "principalmente" positivos ou negativos.

A razão para a similaridade entre um BRD clássico e uma morfologia semelhante a BRD é o fato de que em ambos os casos o ventrículo esquerdo é despolarizado primeiro. Da mesma forma, a semelhança entre um BRE verdadeiro e uma morfologia semelhante a BRE é o fato de que, em ambas as situações, o ventrículo direito é ativado primeiro.

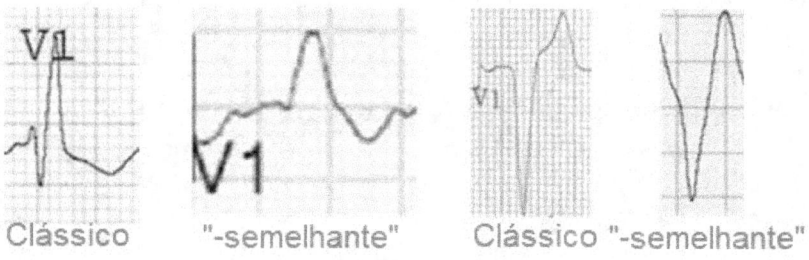

Figura 4-8

Reconhecendo as Várias Deflexões em uma Taquicardia Ampla Complexa

Quando você estuda taquicardia ventricular em um livro didático, geralmente é apresentado a você um ECG que parece enganosamente simples de interpretar.

No entanto, aqui está o que você provavelmente enfrentará às 3 da manhã na UCC, UTI ou PS (Figura 4-9):

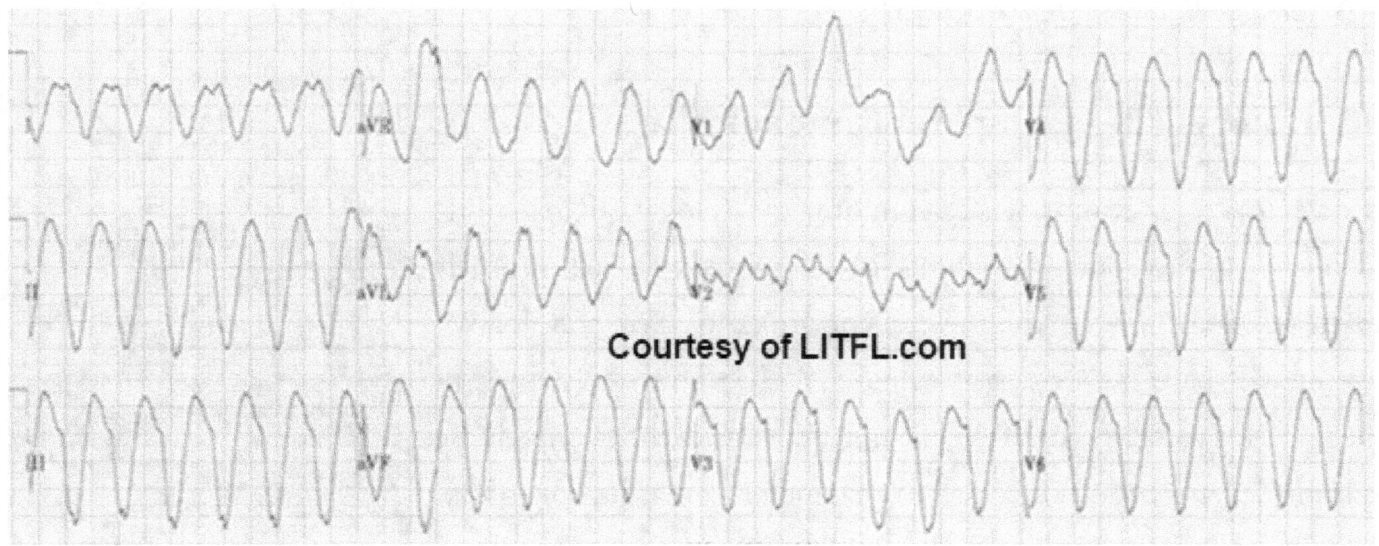

Figura 4-9

Quais complexos são positivos e quais são negativos? E qual é a morfologia do QRS na derivação V1 neste traçado? Isso se origina no ventrículo direito ou esquerdo? O impulso vem do trato de saída ou do ápice do ventrículo? Vamos estudar um pouco e praticar um pouco, e então essas perguntas não parecerão tão intimidadoras.

PÉROLA | Durante a taquicardia ventricular, as derivações II, III e aVF *tenderão* a ter a mesma morfologia e polaridade. Elas podem diferir, no entanto, durante os ritmos normais e ectópicos, mas essa condução segue vias de condução e está sujeita a um bloqueio ocasional. Um ritmo ectópico geralmente não segue vias, então sua relação com as derivações inferiores reflete seu local de origem e direção de propagação.

As morfologias a seguir são exemplos da vida real e não geradas por máquina.

Morfologia nº 1 – complexo rS

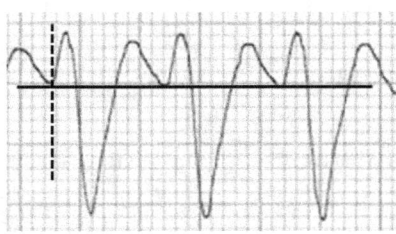

Figura 4-10

Este complexo representa uma *pequena onda r e uma grande e ampla onda S* (Figura 4-10). A linha pontilhada vertical marca o início da onda r e a linha horizontal representa a linha de base inexistente. Tudo acima da "linha de base" horizontal é uma onda R ou uma onda T; tudo abaixo dela é uma onda S. Lembre-se de que *durante uma taquicardia de complexo amplo, uma onda rS representa um impulso que está na camada epicárdica – ela transmite para fora, para a superfície (r), e para dentro, em direção à cavidade do ventrículo (S).*

Morfologia #2 – Complexo R monofásico

Esta é uma onda R monofásica com uma morfologia QRS-T muito comum e muito confusa (Figura 4-11). Lembre-se de que a primeira parte de uma onda S *é geralmente* a continuação da onda R abaixo da linha de base; *ela faz parte da mesma linha* (Figura 4-12, próxima página). De volta à Figura 4-11, a linha preta espessa horizontal indica a linha de base; tudo acima dela é uma onda R... mas há uma onda S abaixo dela? Qualquer onda S deve ser contínua com a descida da onda R (representada aqui pela linha tracejada quase vertical).

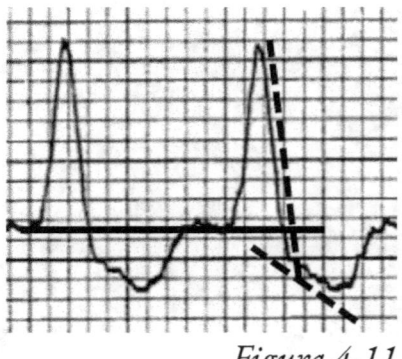

Figura 4-11

A linha tracejada angular mostra muito claramente que não há continuação reta com a descida da onda R. As linhas abaixo da linha de base representam o segmento ST e a onda T invertida. Lembre-se: *nem todo complexo QRS precisa ter uma onda S, mas todo complexo QRS deve ter uma onda T!* Aqui estão alguns exemplos de ondas RS reais de um traçado normal e duas taquicardias de complexo largo (Figura 4-12):

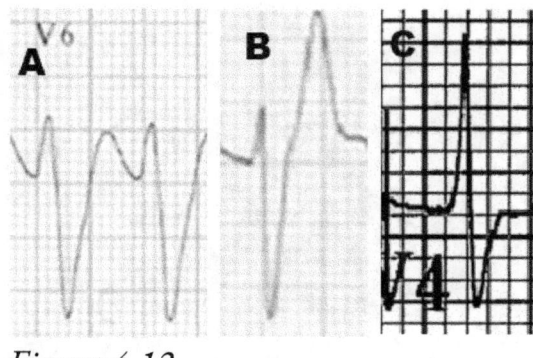

Figura 4-12

Você vê como a onda S é uma continuação da descida da onda R? (A Figura 4-12B é normal.) Estude as diferenças entre esses dois conjuntos de complexos (Figuras 4-11 e 4-12) para que a distinção fique bem clara em sua mente. Esses exemplos de ondas r e S são clássicos e muito óbvios. Na próxima seção, vamos dar uma olhada em alguns que não são tão óbvios...

PÉROLA | Se você acha que vê uma onda S, então *você deve identificar claramente a onda T que a segue!* Se não puder, então isso não é uma onda S.

Morfologia #3 – Complexo QS

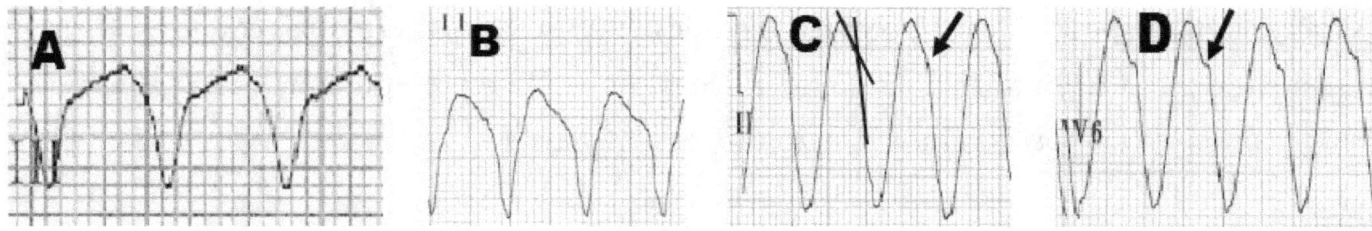

Figura 4-13

Os complexos QS estão entre os mais confusos (Figura 4-13). Às vezes, eles parecem quase uma onda senoidal, e outras vezes você acha que pode haver uma pequena onda r bem no começo. Às vezes, a distinção entre um complexo QS e as outras deflexões é simplesmente uma mudança na inclinação das linhas, como na Figura 4-13C (seta). Às vezes, *há um pequeno entalhe no começo do complexo QS* que lhe dá uma dica sobre onde está a linha de base e onde o QS começa, como na Figura 4-13D (seta).

A morfologia da Figura 4-13D criou algumas discussões acaloradas sobre se ela representa um complexo QS ou um complexo rS. Vamos olhar para outro complexo rS real com um r muito pequeno e compará-los (Fig. 4-14).

PÉROLA | Quando você vê que um QRS consiste apenas em duas deflexões – uma deflexão vertical e uma deflexão negativa – você deve saber automaticamente que uma delas é uma onda T. Sempre deve haver uma onda T!

A Figura 4-14A é um verdadeiro complexo rS. Neste exemplo, você pode ver tanto a subida quanto a descida da pequena onda r. Na Figura 4-14B, não há subida nenhuma. Lembre-se sempre de que cada deflexão do complexo QRS (Q, R e S) é um vetor cujo eixo pode ser facilmente determinado separadamente. Um vetor é definido por amplitude e direção. Sua posição *acima* ou

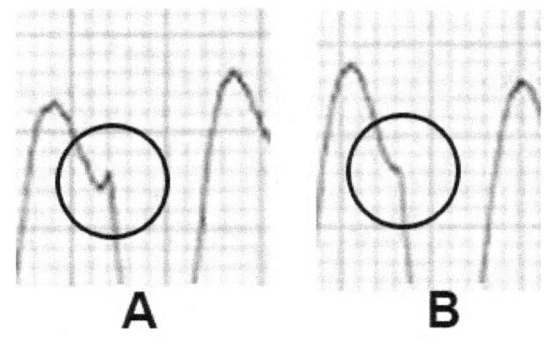

Figura 4-14

abaixo da linha de base indica sua *direção* (*em direção* ou *para longe* do eletrodo de registro). Sua *amplitude é a área delimitada dentro da deflexão – ou seja, uma deflexão deve delimitar uma área mensurável.* Portanto, deve ter três lados: uma *subida*, uma *descida* e a *linha de base* se *positiva* ou uma *descida*, uma *subida* e a *linha de base* se *negativa.* A Figura 4-14B deve ser considerada um complexo QS (os Brugadas até sugeriram isso em seu artigo clássico que introduziu seu algoritmo).

A morfologia QS pode ser a mais confusa. Estude bem esta seção. O erro mais comum é assumir que qualquer mudança na inclinação no início da onda QS representa uma onda r. *Ela deve conter uma área para ser um vetor e, portanto, uma deflexão.*

Morfologia #4 – Os Qs problemáticos

Às vezes, as ondas Q podem ser muito pequenas e difíceis de ver e, às vezes, podem ser acompanhadas por outros entalhes e perturbações do complexo QRS que criam confusão sobre exatamente quais deflexões estão – ou não – presentes. Aqui estão alguns exemplos:

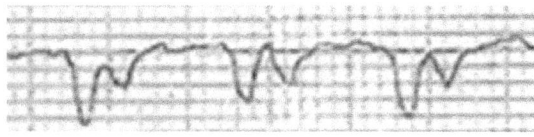

Figura 4-15

A Figura 4-15 é uma onda QS. Sei que parece um QRS *trifásico*, mas a deflexão do meio nunca passa da linha de base. Uma onda R *deve* estar acima da linha de base. *Não existe onda R negativa.*

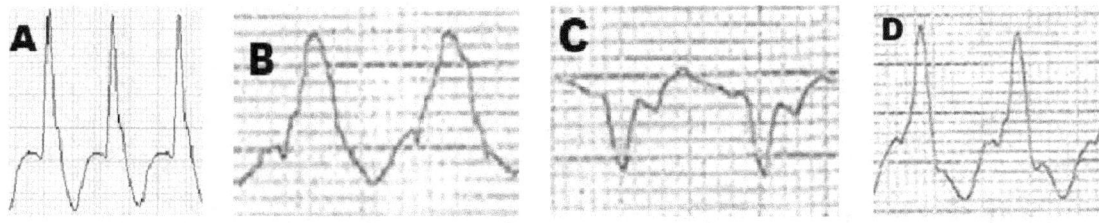

Figura 4-16 *Exemplos de ondas q.*

A Fig. 4-16A é uma onda qR. O q é muito pequeno, mas está lá. Isso não deve ser considerado um R monofásico.

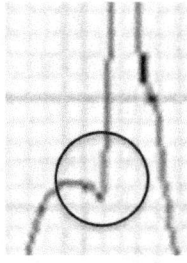

Aqui está uma seção da Figura 4-16A ampliada (Figura 4-17). A área no círculo sempre me lembra de um "espaço potencial". Estude a Figura 4-16 para mais exemplos:

Quando você não tem certeza se uma pequena deflexão inicial no início do complexo QRS representa uma onda q, observe as derivações que se seguem para ver se há um desenvolvimento progressivo de um q ou Q.

Figura 4-17

PÉROLA | Cerca de 80% das taquicardias de complexo largo são TV, o que significa que cerca de 70% das taquicardias de complexo largo são devido a *TVs relacionadas a cicatrizes*. A maioria das TVs relacionadas a cicatrizes é devido a cicatrizes antigas de infarto do miocárdio e a maioria dos IMs ocorre no ventrículo esquerdo. O que isso significa é: que *a maioria das taquicardias ventriculares que você verá terá uma morfologia semelhante a BRD na derivação V1*. Como a maioria das TVs idiopáticas ocorre no ventrículo direito, *se você observar uma morfologia semelhante a BRD na derivação V1, pense em TV relacionada a cicatriz. Se você observar uma morfologia semelhante a BRE na derivação V1, pense em duas possibilidades: TV idiopática benigna ou cardiomiopatia arritmogênica letal.*

Vamos analisar duas deflexões de taquicardias de complexo largo e determinar a morfologia do QRS na derivação V1. Use uma lente de aumento, se necessário.

A Figura 4-18 é um complexo rS da Derivação V1 com um entalhe na subida da onda S. É importante observar quaisquer entalhes nas ondas R ou S porque isso sugere um infarto do miocárdio anterior e, portanto, uma indicação adicional de uma origem ectópica (ou seja, taquicardia ventricular). As cicatrizes deixadas por um infarto fornecem um excelente substrato para uma taquicardia reentrante.

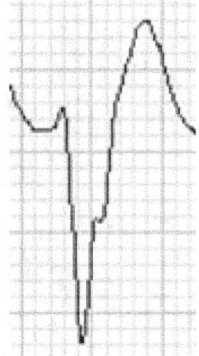

Lembre-se | Com um padrão semelhante ao BRE, a primeira parte do QRS é produzida pelo ventrículo DIREITO, posicionando o entalhe na porção inscrita pelo ventrículo ESQUERDO.

Figura 4-18

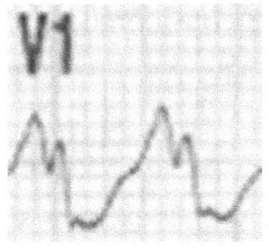

Figura 4-19

A Figura 4-19 é um R monofásico com um pico entalhado da onda R. Como isso é da Derivação V1, estamos muito interessados em qual pico é mais alto – o direito ou o esquerdo. Neste caso, o pico esquerdo é mais alto, o que *é muito sugestivo de ectopia ventricular*, pois seria *extremamente* incomum – se não impossível – que isso ocorresse durante um ritmo supraventricular com um bloqueio do ramo direito. Se o pico direito fosse mais alto, *não nos diria nada* porque a ectopia ventricular (ou seja, taquicardia ventricular) *também pode se apresentar com um pico direito mais alto* ("orelha de coelho").

DICA | Uma orelha de coelho ESQUERDA mais alta determina taquicardia ventricular, mas uma orelha de coelho DIREITA mais alta NÃO a descarta!

Não acredita em mim? Veja abaixo... todos são de taquicardias ventriculares (Figura 4-20):

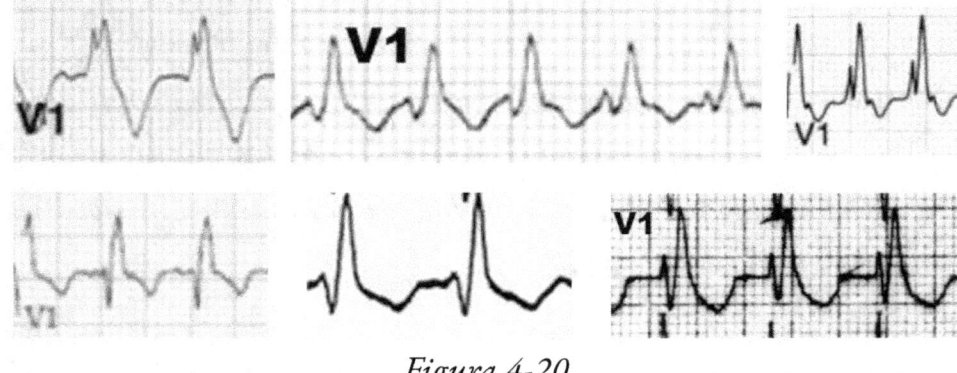

Figura 4-20

PÉROLA | O Dr. Henry Marriott foi o primeiro a falar sobre os picos da onda R de morfologias semelhantes a BRD na derivação V1 durante taquicardias complexas amplas. A lenda diz que uma enfermeira da UTI notou isso e chamou sua atenção para isso, chamando os picos de "orelhas de coelho". Embora o Dr. Marriott tenha sido o primeiro a discutir a importância de um pico esquerdo mais alto, ele também foi o primeiro a apontar que *as taquicardias ventriculares eram igualmente propensas a ter um pico direito mais alto* - assim como a condução aberrante. No entanto, suas palavras foram rapidamente mal interpretadas para implicar que uma "orelha de coelho" direita mais alta indicava condução aberrante e descartou ectopia. O Dr. Marriott nunca disse isso!

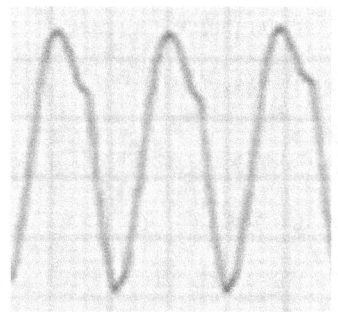

A Figura 4-21 não é tão fácil, não é? Este é um complexo monofásico (não, não é uma pequena onda r antes da deflexão negativa!), mas é uma onda R monofásica com uma onda T invertida – ou é uma onda QS monofásica com uma onda T vertical? Aqui está uma pérola muito importante:

Figura 4-21

PÉROLA | A repolarização é normalmente muito mais longa do que a despolarização, mas isso nem sempre é evidente durante ritmos ventriculares ectópicos como TV em que um QRS pode obscurecer a descida de uma onda T.

Este complexo (Figura 4-21, acima) é um QS com uma onda T vertical.

DICA | É uma regra geral em eletrocardiografia que "a repolarização é proporcional à despolarização". A área delimitada pelo QRS deve se aproximar da área delimitada pela onda T. Isso se baseia na ideia de que a quantidade de miocárdio despolarizada seria a mesma quantidade repolarizada. Não é bem assim que funciona, mas chega perto!

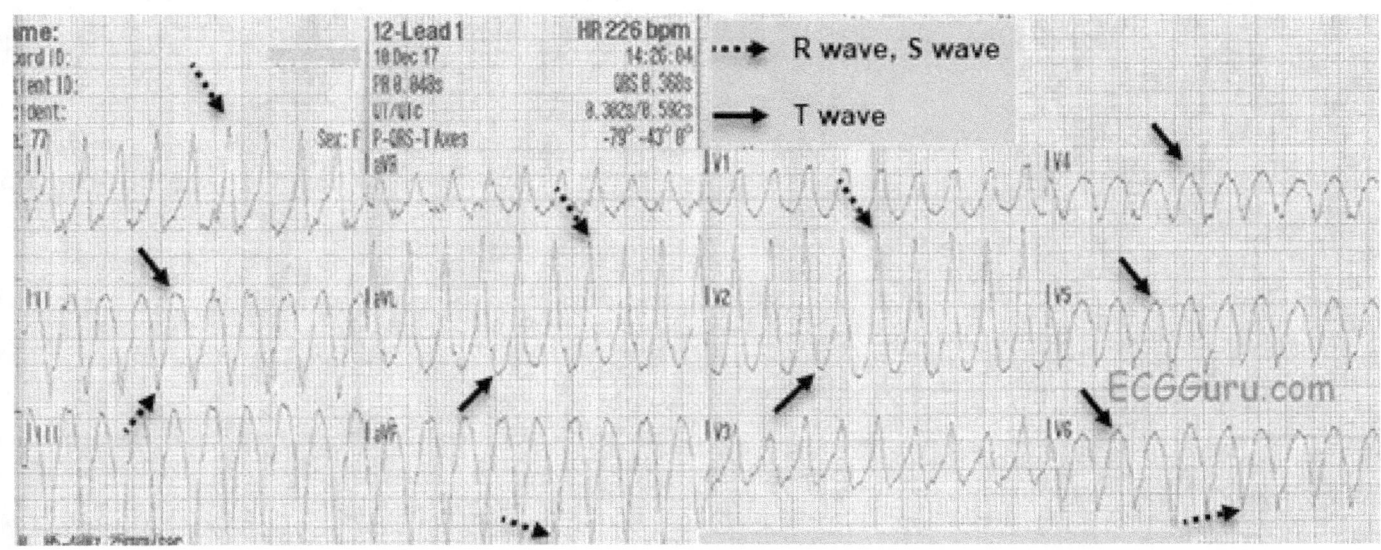

Figura 4-22

Aqui (Figura 4-22) está um excelente exemplo da diferença nas ondas T (arredondadas, rombas) e ondas R e S (mais agudas, mais pontiagudas). As setas pontilhadas indicam ondas R e S pontiagudas e as setas sólidas indicam ondas T (verticais e invertidas). Isso também demonstra a descoberta de que às vezes o pico "rompido" (onda T) pode ser um pouco "mais agudo" e os picos "agudos" (ondas R e S) podem ser um pouco mais "rompidos". A variação é sutil, mas não incomum.

Essas morfologias são *extremamente comuns* em taquicardias de complexo amplo, então aprenda-as bem e familiarize-se com elas! Este livro foi escrito para aprimorar suas habilidades de ECG a um nível em que você reconhecerá imediatamente essas deflexões e não perderá tempo tentando determinar o que elas representam.

PÉROLA | Um tema recorrente neste livro é que, ao estudar os mesmos exemplos repetidamente, você desenvolverá uma maior familiaridade com as morfologias mais rapidamente. Um pianista não aprende um concerto tocando uma peça musical diferente toda vez que se senta para praticar. Você não vai desenvolver um rápido reconhecimento dessas deflexões olhando constantemente para novas antes de desenvolver sua perícia.

Chapter 5

Prática de reconhecimento de morfologia QRS

Determinando Morfologias QRS Individuais

ECG No. 1

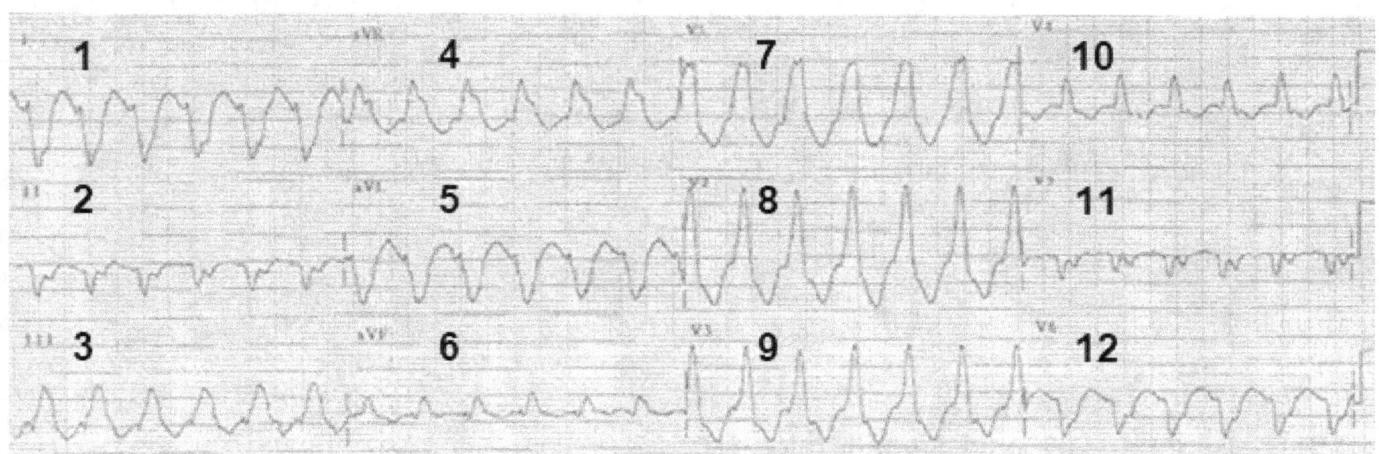

Indique a morfologia do QRS para cada derivação (numeradas de 1 a 12). Indique a morfologia do ramo na derivação V1 (semelhante ao BRD ou ao BRE).

❑ Semelhante ao BRD   ❑ Semelhante ao BRE

1 _____   4 _____   7 _____   10 _____

2 _____   5 _____   8 _____   11 _____

3 _____   6 _____   9 _____   12 _____

1 – rS	4 – qR	7 – MR	10 – MR
2 – QS	5 – rS	8 – MR	11 – QS
3 – qR	6 – qR	9 – MR	12 – QS

Respostas

MR = R monofásico

ECG No. 2

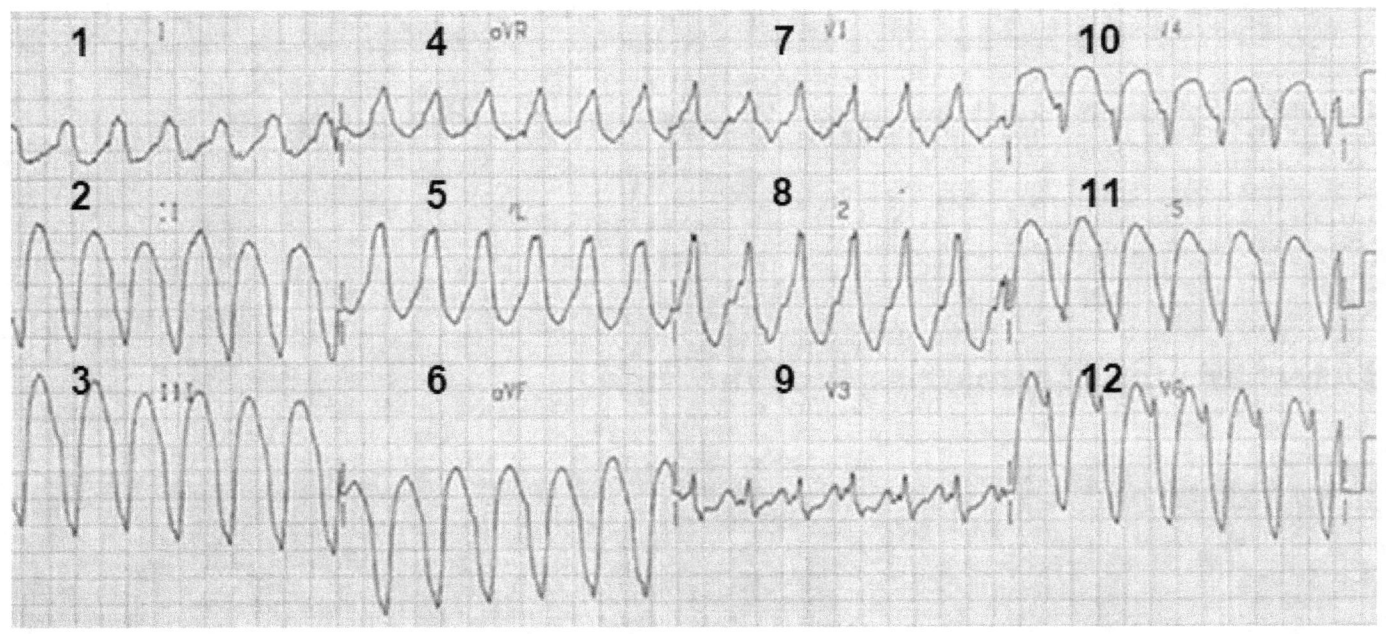

Indique a morfologia do QRS para cada derivação (numeradas de 1 a 12). Indique a morfologia do ramo na derivação V1 (semelhante ao BRD ou ao BRE).

❏ **Semelhante ao BRD**   ❏ **Semelhante ao BRE**

1 _____   4 _____   7 _____   10 _____

2 _____   5 _____   8 _____   11 _____

3 _____   6 _____   9 _____   12 _____

3 – QS	6 – QS	9 – Rs	12 - rS
2 - QS	5 – MR	8 – MR	11 – QS
1 – MR	4 – MR	7 – MR	10 – QS

Respostas

MR = R monofásico

ECG No. 3

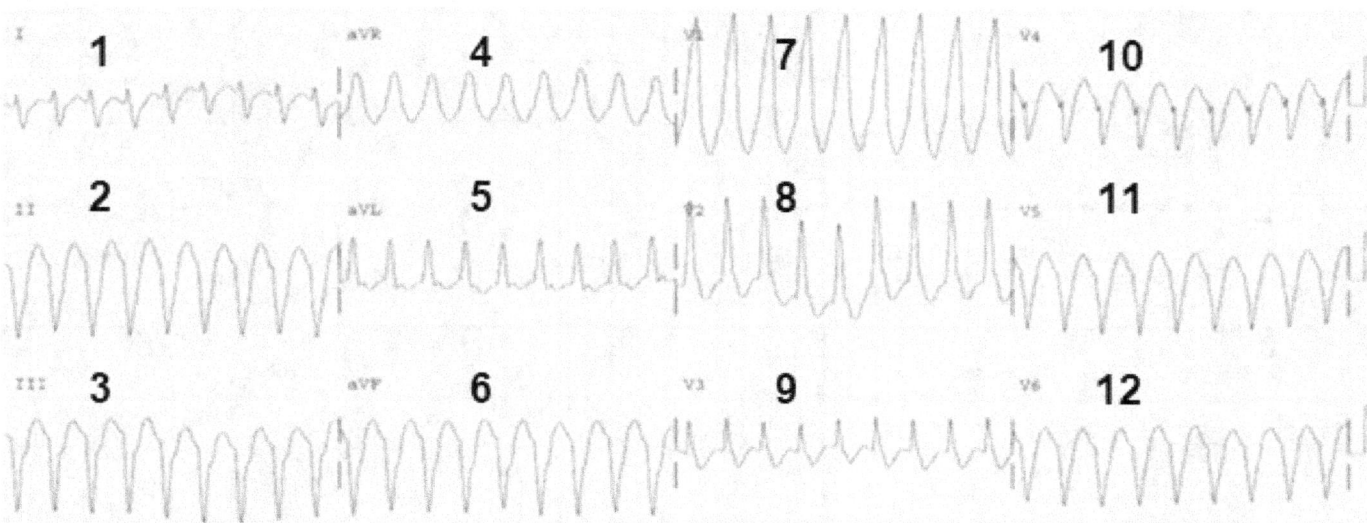

Indique a morfologia do QRS para cada derivação (numeradas de 1 a 12). Indique a morfologia do ramo na derivação V1 (semelhante ao BRD ou ao BRE).

❑ **Semelhante ao BRD**   ❑ **Semelhante ao BRE**

1 _____   4 _____   7 _____   10 _____

2 _____   5 _____   8 _____   11 _____

3 _____   6 _____   9 _____   12 _____

3 - QS	6 - QS	9 - MR	12 - QS
2 - QS	5 - MR	8 - MR	11 - QS
1 - rS	4 - MR	7 - MR	10 - rS

Respostas

MR = R monofásico

ECG No. 4

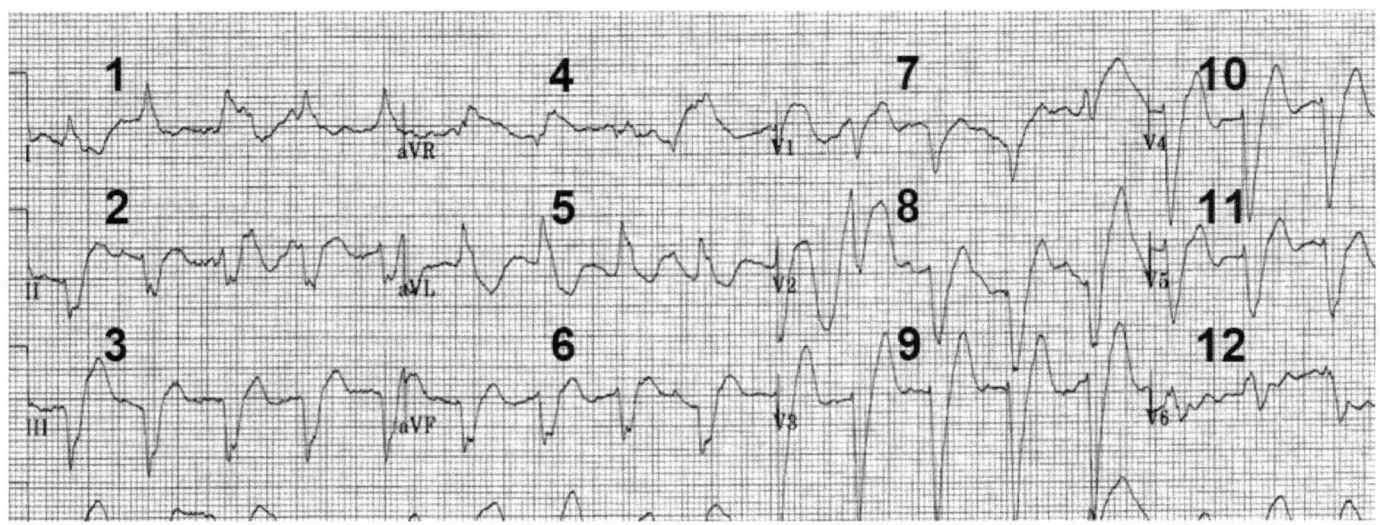

Indique a morfologia do QRS para cada derivação (numeradas de 1 a 12). Indique a morfologia do ramo na derivação V1 (semelhante ao BRD ou ao BRE).

❑ Semelhante ao BRD   ❑ Semelhante ao BRE

1 _____   4 _____   7 _____   10 _____

2 _____   5 _____   8 _____   11 _____

3 _____   6 _____   9 _____   12 _____

3 - QS	6 - QS*	9 - rS	12 - rS
2 - rS	5 - MR	8 - rS	11 - rS
1 - MR	4 - ?	7 - QS	10 - rS

Respostas

MR = R monofásico

ECG No. 5

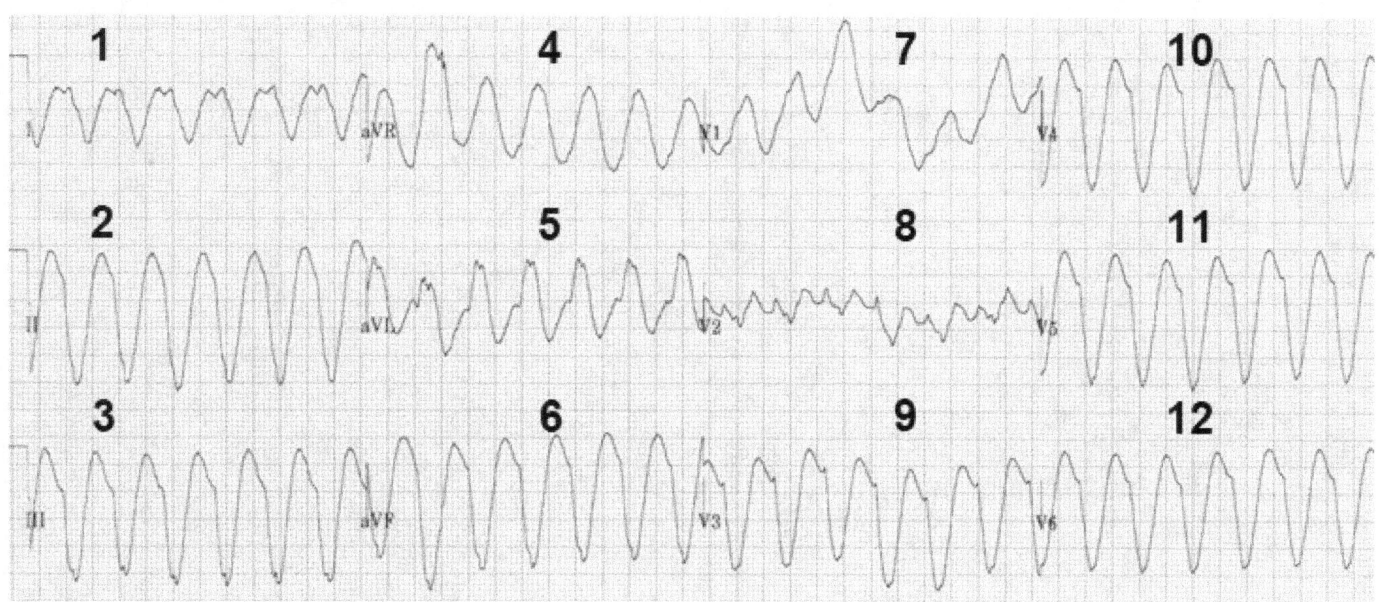

Indique a morfologia do QRS para cada derivação (numeradas de 1 a 12). Indique a morfologia do ramo na derivação V1 (semelhante ao BRD ou ao BRE).

☐ **Semelhante ao BRD**   ☐ **Semelhante ao BRE**

1 _____   4 _____   7 _____   10 _____

2 _____   5 _____   8 _____   11 _____

3 _____   6 _____   9 _____   12 _____

3 - QS	6 - QS	9 - rS	12 - QS
2 - QS	5 - MR	8 - rS	11 - QS
1 - rS	4 - MR	7 - MR	10 - QS

Respostas

MR = R monofásico

Chapter 6

Localizando a origem de um ritmo ventricular

Vamos avaliar quatro ECGs com taquicardias de complexo amplo e ver o quanto podemos aprender sobre eles em apenas alguns segundos. Se você ainda estiver com dificuldade para reconhecer as várias morfologias, volte aos Capítulos 4 e 5 e revise-os. Não posso enfatizar o suficiente que a prática e a familiaridade tornarão isso muito, muito mais fácil para você.

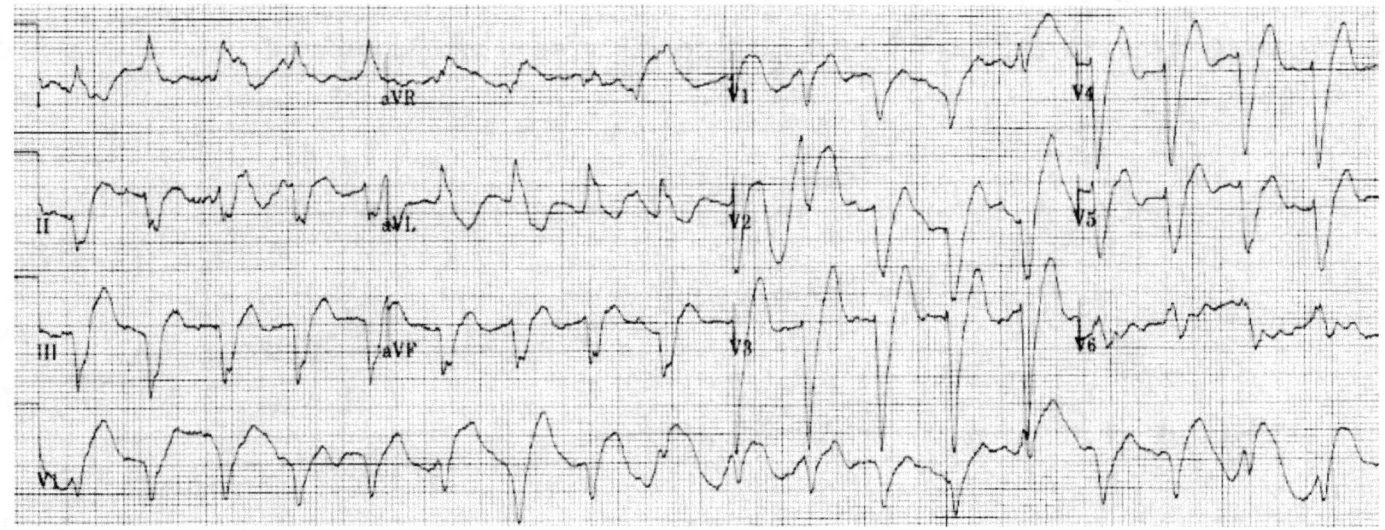

Figura 6-1

PÉROLA | Rever as mesmas morfologias anormais repetidamente melhorará seu reconhecimento delas. Isso cria uma familiaridade com as formas que você pode não conseguir observando muitas morfologias diferentes. No entanto, observar morfologias diferentes eventualmente expandirá seu conhecimento e experiência. Revise os ECGs deste livro repetidamente para se familiarizar e, em seguida, pesquise por taquicardias complexas amplas na internet para se expor a mais variedade.

Minha abordagem com cada taquicardia de complexo amplo (e um paciente estável) é muito metódica. Vamos dar um passo de cada vez...

1

Sempre observe a derivação V1 primeiro para determinar qual ventrículo é a fonte do ritmo — se é aberrante ou ectópico. Se o QRS for POSITIVO, a origem está no ventrículo ESQUERDO; se NEGATIVO, a origem está no ventrículo DIREITO. Semelhante a BRE significa ventrículo DIREITO; semelhante a BRD significa ventrículo ESQUERDO. Este QRS (Figura 6-1) — por mais bizarro que seja — é NEGATIVO, então o local de origem da taquicardia está no ventrículo direito. Se o QRS for semelhante ao BRD, então observe a altura dos picos da onda R: há um pico esquerdo mais alto (esquerda "orelha de coelho")? Se sim, pense em "TV!"

2

Em seguida, queremos saber em qual parte do ventrículo a origem está localizada - a parte superior (*trato de saída*) ou a parte inferior (*ápice*). Lembre-se sempre de DUAS coisas:

TRATO DE SAÍDA - BOM!

ÁPICE - RUIM!

(Eu não sabia como deixar mais claro do que isso.)

PÉROLA | Nada de *bom* sai do APEX!

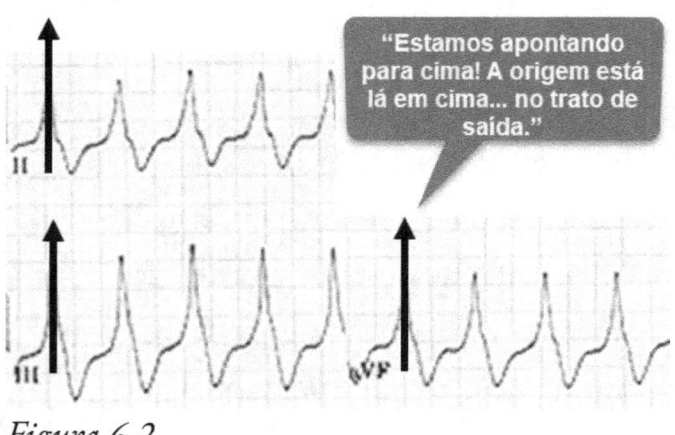

"Estamos apontando para cima! A origem está lá em cima... no trato de saída."

Figura 6-2

Mas como sabemos se a origem está no trato de saída ou no ápice? Usamos as derivações inferiores (derivações II, III e aVF). Neste ponto, a maioria dos artigos de periódicos e livros didáticos começa a falar sobre eixos inferiores e superiores que nos dizem — de uma forma mais "indireta" — onde o marcapasso ectópico está localizado.

Há uma maneira muito mais fácil de usar as derivações inferiores e não requer nenhum pensamento: *basta deixar os complexos QRS nas derivações inferiores apontarem para a origem da taquicardia.* Se houver ondas R altas nas derivações inferiores, elas estão apontando PARA CIMA para a parte superior do ventrículo — o trato de saída. Pelo contrário, se houver ondas S profundas nas derivações inferiores, elas estão apontando PARA BAIXO para o ventrículo inferior, ou seja, o ápice. Este conceito é igualmente aplicável aos ventrículos direito e esquerdo.

Agora, não interprete mal o que estou dizendo. Ondas R altas nas derivações inferiores indicam um impulso que está viajando para baixo EM DIREÇÃO a Derivação aVF no pé esquerdo. Mas se o impulso estiver viajando para BAIXO, então sua origem deve estar localizada PARA CIMA... e *é a localização da ORIGEM do impulso que nos interessa – não seu destino!*

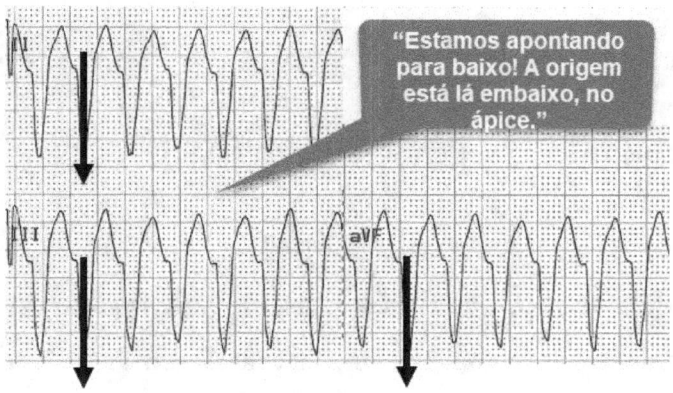

Figura 6-3

Se os complexos QRS nas derivações inferiores forem todas ondas S profundas apontando PARA BAIXO, o marcapasso ectópico está localizado no ápice do ventrículo. Isso NÃO é uma boa notícia para o paciente.

3

Ainda podemos ir um pouco mais longe com isso. É possível que possamos determinar *onde* – dentro do ápice – o foco ectópico está localizado: *parede livre* ou *septo*? É aqui que a *transição precordial* nos ajuda. Impulsos originados no ventrículo direito médio a inferior terão transições precordiais *tardias* – geralmente da derivação V4 até V6 e às vezes além.

Onde está a transição neste ECG (Figura 6-1)? O QRS na derivação V6 parece aproximadamente equipásico, então, neste caso, o ponto de transição e a *derivação* de transição são quase os mesmos! O *ponto* de transição é onde a razão R/S = 1,0, ou seja, a altura da onda R é igual à profundidade da onda S. A *derivação* de transição é a primeira derivação com uma razão R/S ≥ 1,0. Na maioria dos casos, o ponto de transição cai *entre* as derivações, então, *por razões práticas*, usamos o conceito de derivação de transição. A transição precordial neste ECG indica uma origem na parede livre do ventrículo direito.

PÉROLA | As origens no septo ou ao redor dele estão mais próximas das fibras condutoras, então os complexos QRS tendem a ser mais finos. As origens na parede livre de qualquer ventrículo ou perto dela estão muito mais distantes das fibras condutoras, então os complexos QRS tendem a ser mais largos.

Outra PÉROLA | Quanto mais à *direita* o foco ectópico, mais à *esquerda* a transição precordial (e *vice-versa*). Um foco ectópico localizado no lado direito do septo ou muito perto dele terá uma transição precordial ao redor de V4. Um foco ectópico localizado mais à direita na parede livre do ventrículo direito terá uma transição ao redor de V6 ou além. (Precisa revisar? Revise o Capítulo 1, Figura 1-30.)

Vamos revisar...

1. Localize o ventrículo com o foco ectópico.

2. Determine se a origem da disritmia está no ventrículo superior (trato de saída) ou no ventrículo inferior (ápice).

3. Se a transição precordial estiver em torno de V4, o foco ectópico estará no lado direito do septo ventricular ou próximo a ele. Se a transição precordial estiver mais para a esquerda (ou seja, mais tarde), o foco ectópico estará na parede livre do ventrículo direito. (A transição precordial nos dará uma *pequena surpresa* no próximo ECG!)

OK... observe o ECG de 12 derivações mais uma vez (Figura 6-1). Você deve conseguir ver que o foco ectópico está localizado na parede livre do ápice ventricular direito ou próximo a ele. Isso geralmente é o lar de uma condição muito perigosa conhecida como *cardiomiopatia arritmogênica* (anteriormente: cardiomiopatia arritmogênica do ventrículo direito). Nessa condição, o miocárdio ventricular é gradualmente substituído por ilhas de tecido adiposo e fibroso – o substrato perfeito para taquicardias ventriculares perigosas relacionadas a cicatrizes.

PÉROLA | A cardiomiopatia arritmogênica é causada por um defeito no gene que produz os desmossomos, pequenas estruturas que mantêm as células unidas. Com desmossomos defeituosos, as células começam a se separar, permitindo espaços para a acumulação de gordura e fibrina. À medida que os espaços aumentam, eles se tornam focos de atividade reentrante.

Vamos dar uma olhada em outro ECG (Figura 6-4)...

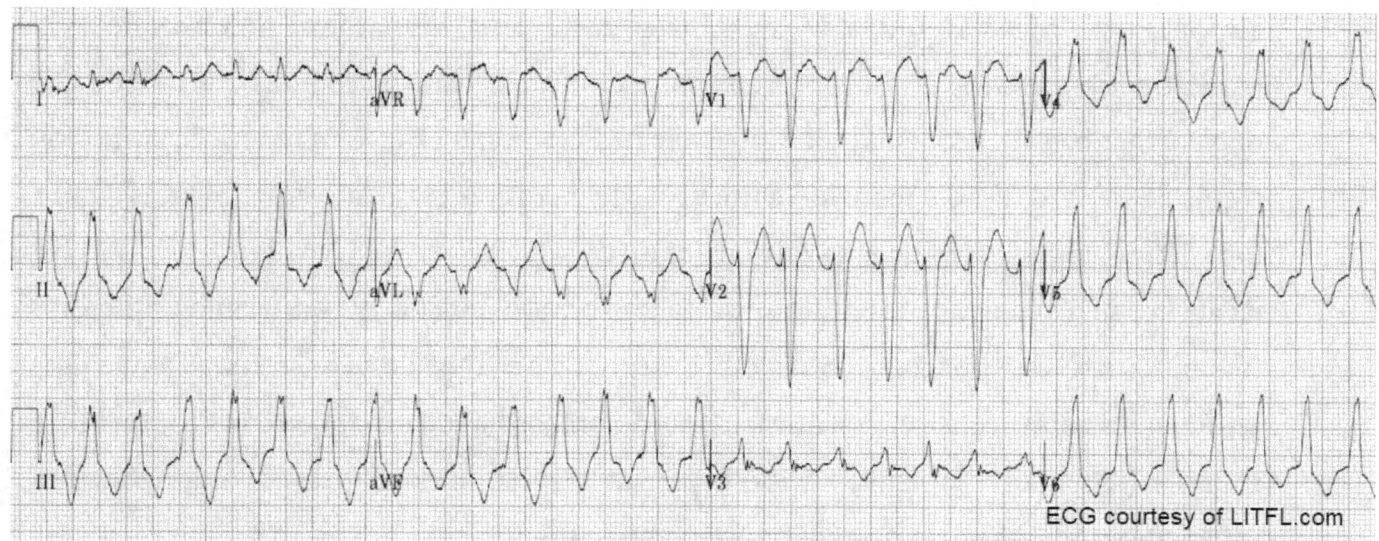

ECG courtesy of LITFL.com

Figura 6-4

1. Em qual ventrículo a origem está localizada?

2. Onde no ventrículo – superior (via de saída) ou inferior (ápice)?

3. O foco ectópico está perto do septo ou mais lateralmente na parede livre?

Esta taquidisritmia é uma taquicardia ventricular. Mas não se parece mais com um bloqueio de ramo esquerdo (BRE) regular? Observe a morfologia da primeira parte do QRS – linhas retas suaves. Observe também a largura (duração) dos complexos QRS – 120 ms! Isso *não* é largo para taquicardia ventricular! Esta taquicardia se desenvolveu em ou muito, muito perto do tecido condutor. Bastante clássico!

Discussão...

1. Há um padrão de bloqueio de ramo ESQUERDO – bastante clássico – então o foco ectópico está no ventrículo direito.

2. Todos os complexos QRS nas derivações inferiores são ondas R altas apontando PARA CIMA para a parte superior do ventrículo direito – *a via de saída*. O foco ectópico está no trato de saída (e isso é uma boa notícia para o paciente!).

3. A transição precordial ocorreu entre as derivações V2 e V3. Uau! Que surpresa! Isso é muito cedo para um impulso originado no ventrículo direito. A maioria das transições precordiais envolvendo um foco no ventrículo direito começa em torno da derivação V4

e aponta mais para a esquerda. Mas lembre-se da sua aula de anatomia no Capítulo 1: a parte superior do trato de saída do ventrículo direito não é mais separada do trato de saída do ventrículo esquerdo pelo septo espesso e muscular. Na porção mais alta de ambos os tratos de saída, o septo é reduzido a uma parede membranosa relativamente fina (Figura 6-5). É nessa parte do trato de saída que o trato de saída do ventrículo direito envolve a base da aorta e se torna mais para *a esquerda* do que o trato de saída do ventrículo esquerdo. Isso mesmo! Neste ponto, o TSVD está à esquerda e o TSVE está à direita. Agora é um pouco mais compreensível por que a transição precordial de um foco ectópico no TSVD superior ("X" branco), Figura 6-5, pode parecer mais como se estivesse se originando no ventrículo esquerdo com base na transição precordial.

As setas pretas (Figura 6-5) demonstram o afinamento do septo interventricular à medida que ele se curva para a esquerda com a extensão para a esquerda do trato de saída do ventrículo direito. A parte mais alta do TSVD fica à esquerda do BRD inferior (e também grande parte do TSVE), o que provavelmente contribui para a transição precordial atipicamente precoce para um foco ectópico do lado direito.

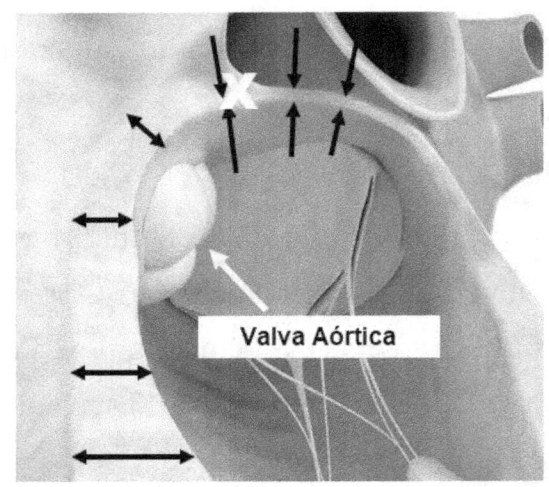

Figura 6-5

PÉROLA | Sempre ajuda conhecer a anatomia do coração. Você se lembra de quais estruturas a área superior basilar do septo está próxima? Que tal o final do feixe de His logo antes de se dividir nos ramos direito e esquerdo? Um impulso ali pode entrar imediatamente em um ou ambos os ramos do feixe, causando ativação quase simultânea e resultando em um complexo QRS mais estreito. O que mais está muito próximo? O anel da válvula aórtica. Calcificações da válvula aórtica ou abscessos para-aórticos podem facilmente interromper a condução AV neste ponto, causando pressão no feixe de His.

Aqui estão mais dois ECGs de 12 derivações que você pode usar para praticar...

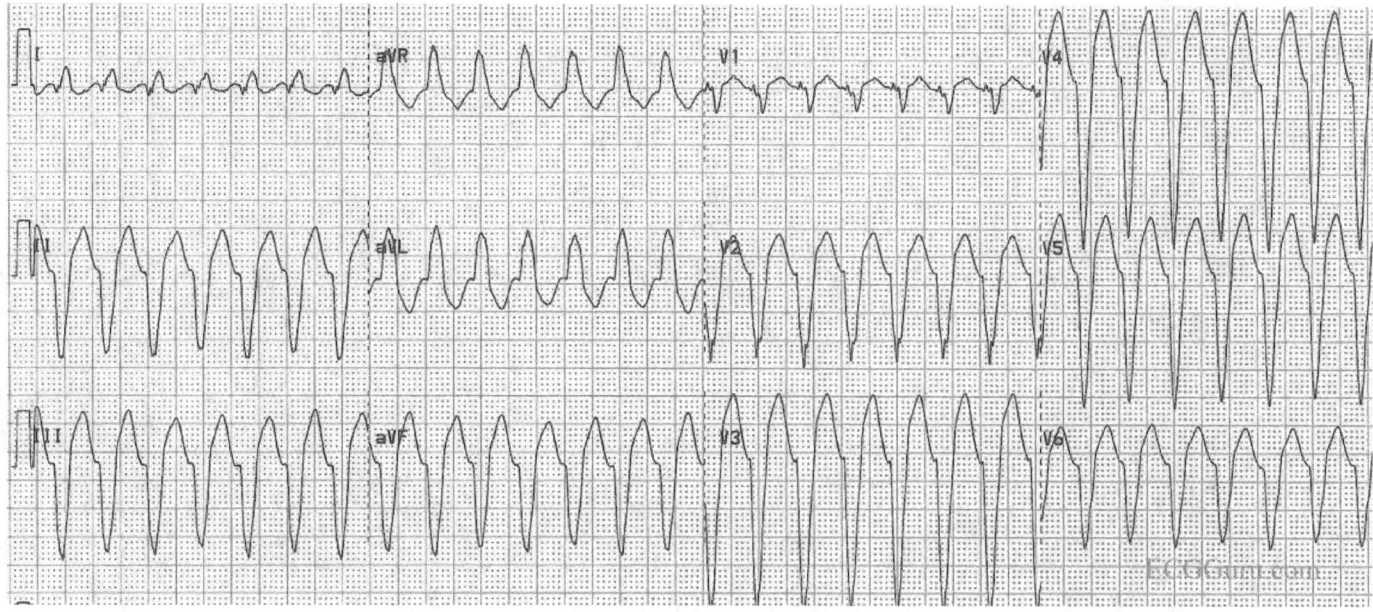

Figura 6-6

1. Em qual ventrículo a origem está localizada?

2. Onde no ventrículo – superior (trato de saída) ou inferior (ápice)?

3. O foco ectópico está próximo ao septo ou mais lateralmente na parede livre?

Use o espaço abaixo para registrar quaisquer notas.

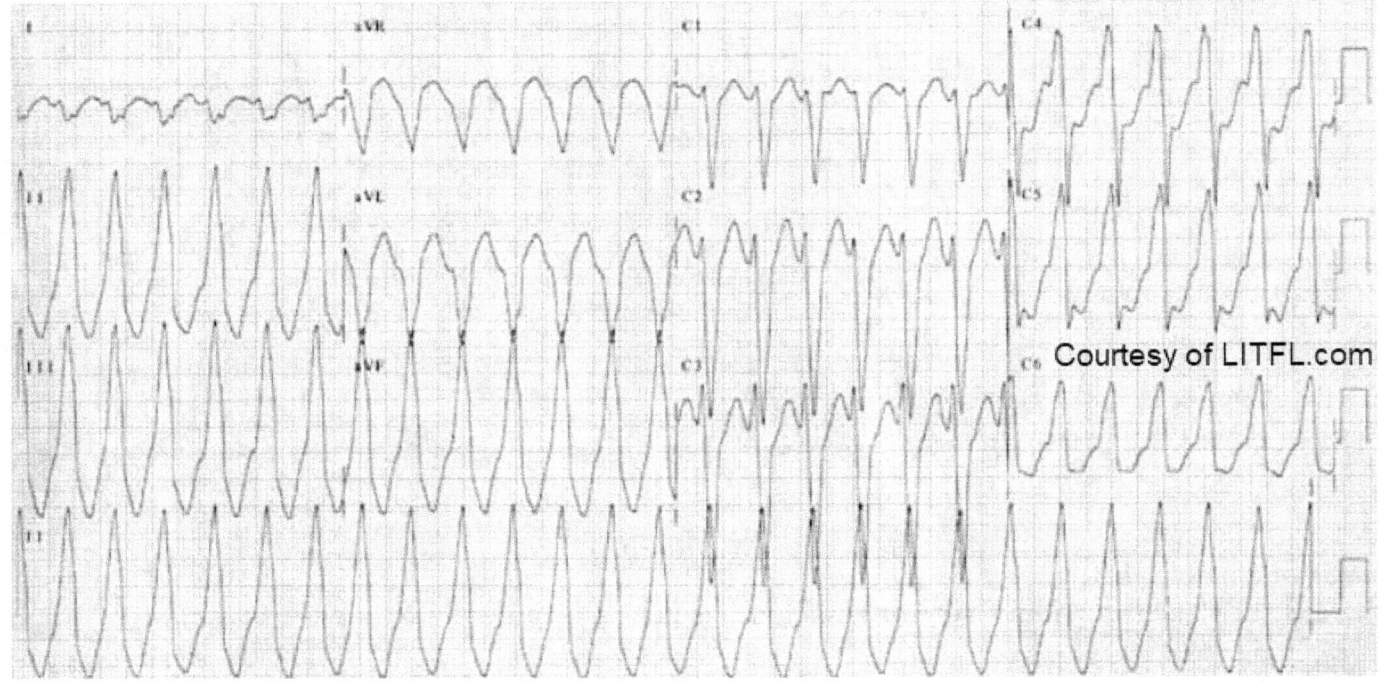

Figura 6-7

1. Em qual ventrículo a origem está localizada?

2. Onde no ventrículo – superior (trato de saída) ou inferior (ápice)?

3. O foco ectópico está próximo ao septo ou mais lateralmente na parede livre?

Use o espaço abaixo para registrar quaisquer notas.

Chapter 7

Demonstre seu conhecimento e progresso

Aqui estão algumas perguntas e tarefas apenas para ver o quanto você aprendeu até agora.

Para cada um dos trechos, designe se a seta está apontando para uma onda R, uma onda S ou uma onda T (as ondas T podem ser invertidas ou verticais).

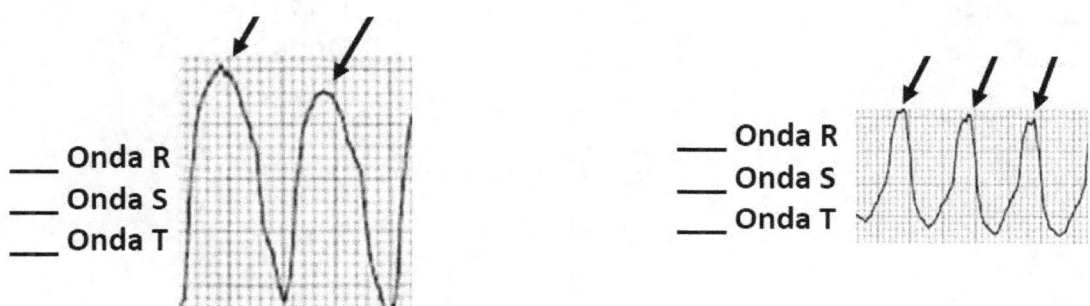

Figuras 7-1 e 7-2

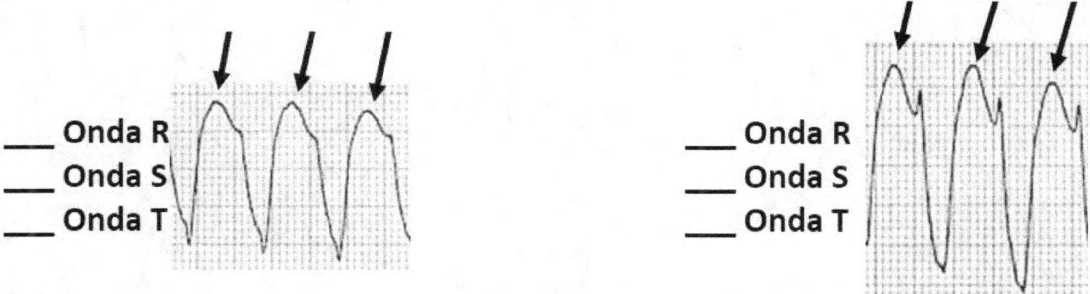

Figuras 7-3 e 7-4

Figuras 7-5 e 7-6

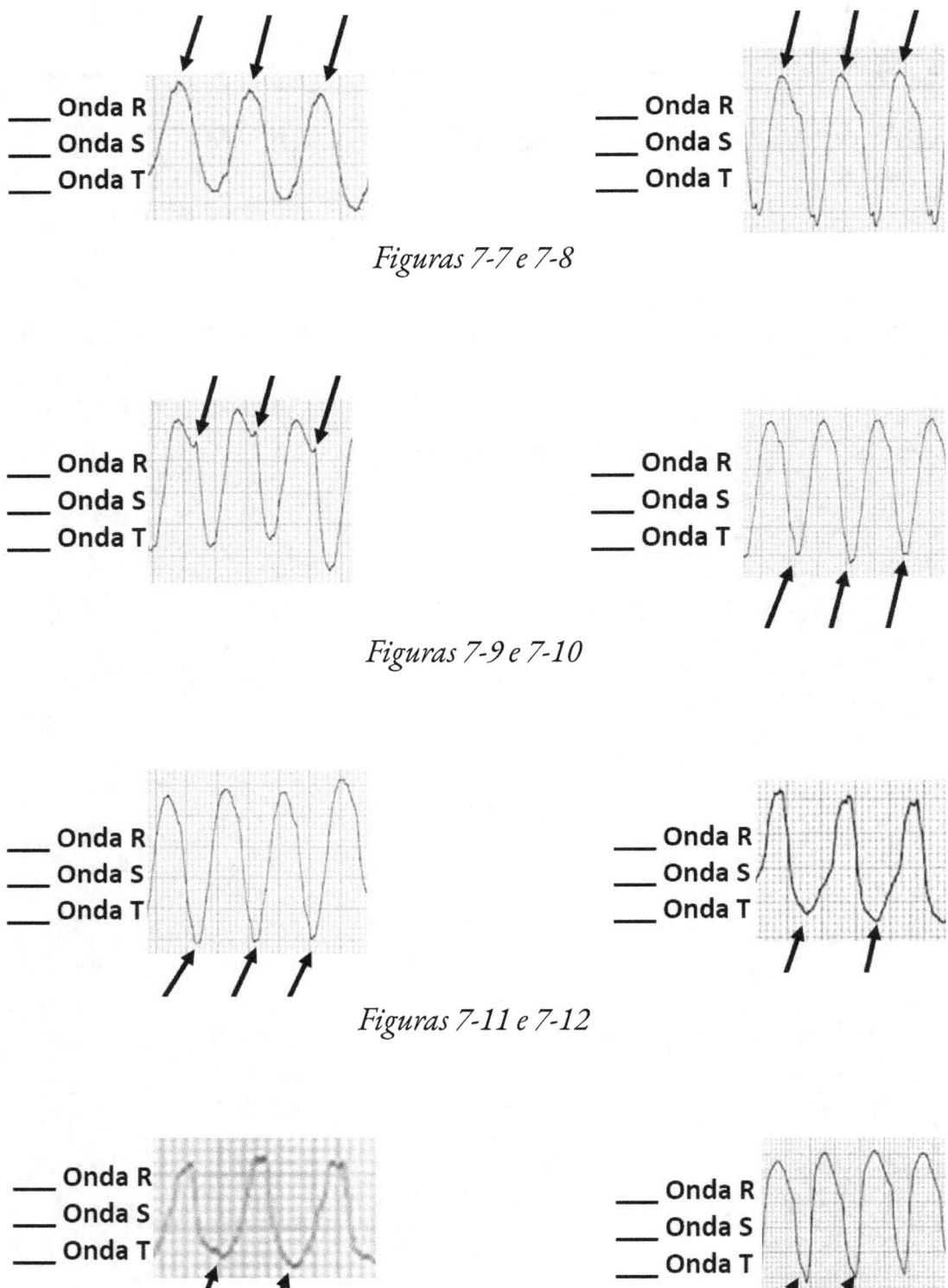

Figuras 7-7 e 7-8

Figuras 7-9 e 7-10

Figuras 7-11 e 7-12

Figuras 13 e 14

(Figura 7-15) Há uma onda S presente neste trecho?

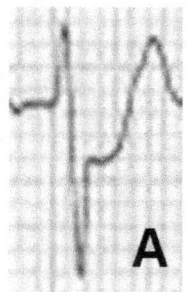 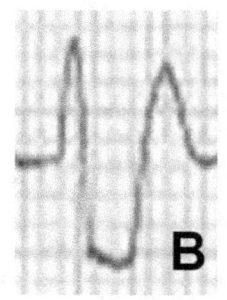 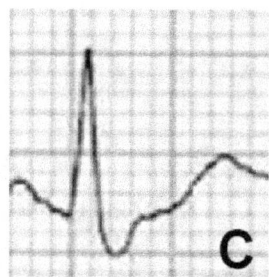

Figura 7-15

A. SIM   NÃO

B. SIM   NÃO

C. SIM   NÃO

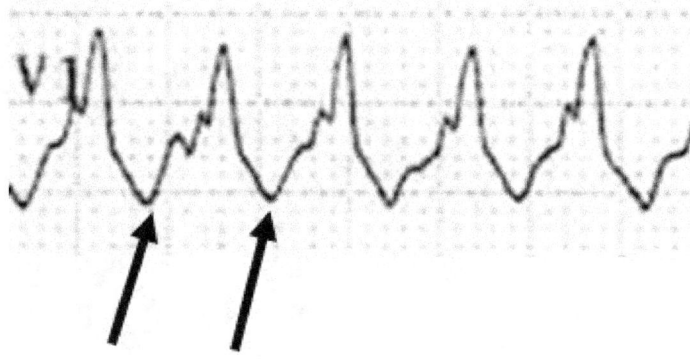

Figura 16

(Figura 7-16) A seta está indicando uma onda S ou uma onda T? Esta é a Derivação V1 e é de uma taquicardia ventricular. Você notou algo mais incomum sobre este trecho?

Selecione a morfologia QRS correta.

A. R monofásico
B. QS monofásico
C. rS
D. rSR'

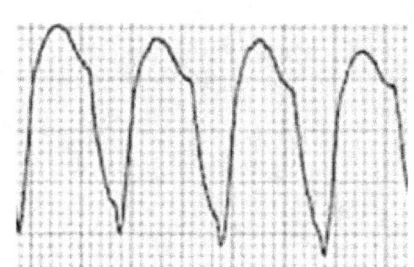

Figura 7-17

A. R monofásico

B. QS monofásico

C. rS

D. rSR'

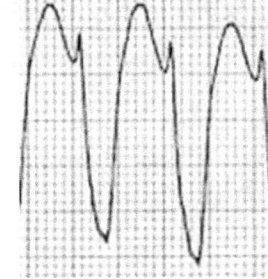

Figura 7-18

A. R monofásico

B. QS monofásico

C. RS

D. rSR'

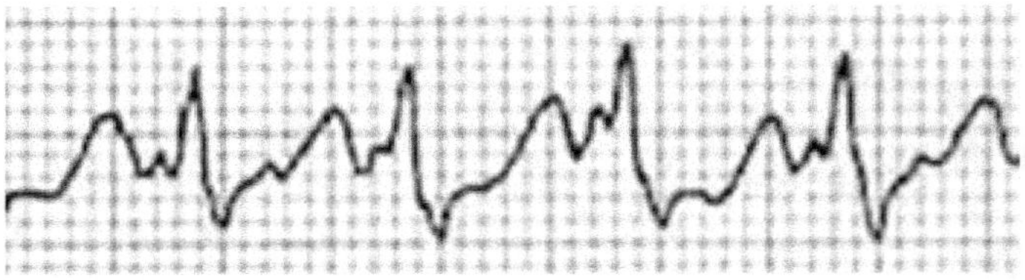

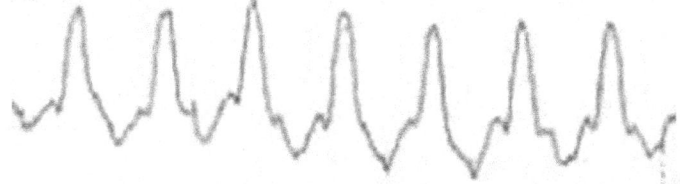

Figura 7-19

A. R monofásico

B. qR

C. RS

D. RsR'

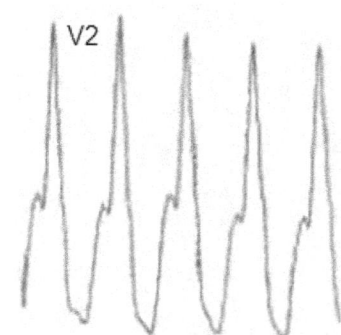

Figura 7-20

A. R monofásico

B. Rs

C. qRS

D. qR

Figura 7-21

Qual é a morfologia deste QRS? Que outras informações valiosas ele fornece?

A. R monofásico

B. rS

C. Rs

D. qR

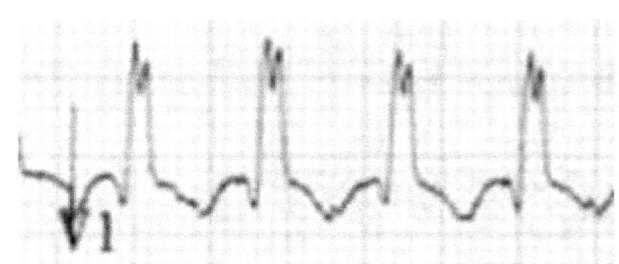

Figura 7-22

Qual é a morfologia dos complexos QRS nos seguintes
trechos?

A. R monofásico

B. QS monofásico

C. RS

D. Rs

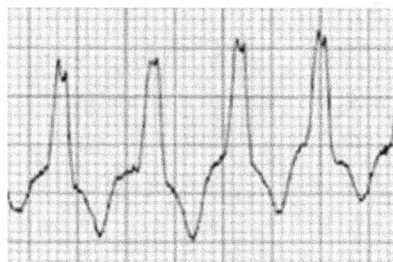

Figura 7-23

A. R monofásico

B. QS monofásico

C. RS

D. Rs

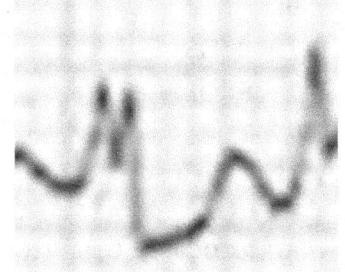

Figura 7-24

A. R monofásico

B. QS monofásico

C. RS

D. Rs

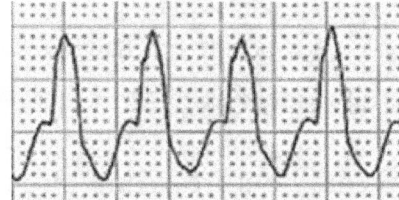

Figura 7-25

Respostas aos Exemplos 7-1 a 7-25

7-1: T	7-14: T
7-2: R	7-15: A - SIM; B - NÃO; C - SIM
7-3: T	7-16: T (Provável onda P na primeira seta; VT com pico direito mais alto em V1)
7-4: T	7-17: B
7-5: R	7-18: C
7-6: r	7-19: C
7-7: R	7-20: B
7-8: T	7-21: D
7-9: r	7-22: D (Pico esquerdo mais alto)
7-10: S (QS)	7-23: A
7-11: S (QS)	7-24: A*
7-12: T	7-25: A (A evidência para q pequeno não é consistente)
7-13: T	

*A presença de um entalhe profundo em uma onda R não cria uma segunda onda R. Embora alguns autores possam se referir ao segundo pico como um R', ele ainda é uma *onda R monomórfica entalhada*. Quando o impulso surge ectopicamente no ventrículo esquerdo, a morfologia do QRS pode ser bastante bizarra e um segundo R' pode não ter o mesmo significado que um verdadeiro BRD clássico.

O entalhe entre os dois picos deve retornar completamente à linha de base para que o segundo pico seja considerado uma verdadeira onda R'. O entalhe não precisa se estender abaixo da linha de base, no entanto; não há exigência de uma onda S entre as duas deflexões.

Um pouco mais sobre a morfologia do QRS

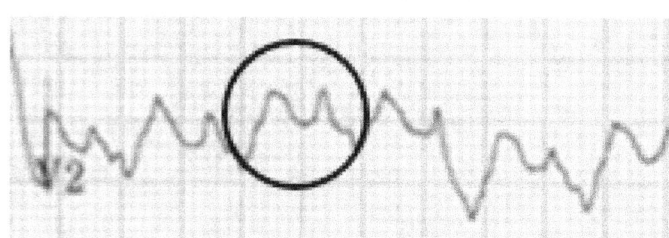

Figura 7-26

Vamos dar uma olhada na Derivação V2 (Figura 7-26). Quais são algumas dicas sobre essa derivação que nos ajudariam a decifrá-la mais facilmente? Geralmente, há apenas duas deflexões *positivas* consideráveis em um traçado de uma taquicardia ampla e complexa: a *onda R* e uma *onda T vertical*. Claro, você verá ocasionalmente ondas P, mas elas serão muito pequenas e muito pouco frequentes.

PÉROLA | *A onda T geralmente é mais larga no nível da linha de base do que a onda R ou a onda QS.*

Se você vir deflexões positivas de duas larguras diferentes, tente interpretar com a ideia de que *a deflexão positiva mais estreita é a onda R*. Nesta derivação, vemos deflexões positivas de duas larguras diferentes: uma é larga e a outra é mais estreita e mais pontiaguda. Vamos supor que a mais estreita seja a onda R e a mais larga seja a onda T. Vamos nos verificar usando nossa régua e um pouco de bom senso. Agora você deve conseguir ver facilmente a pequena onda r na derivação V3 da Figura 7-27 (abaixo).

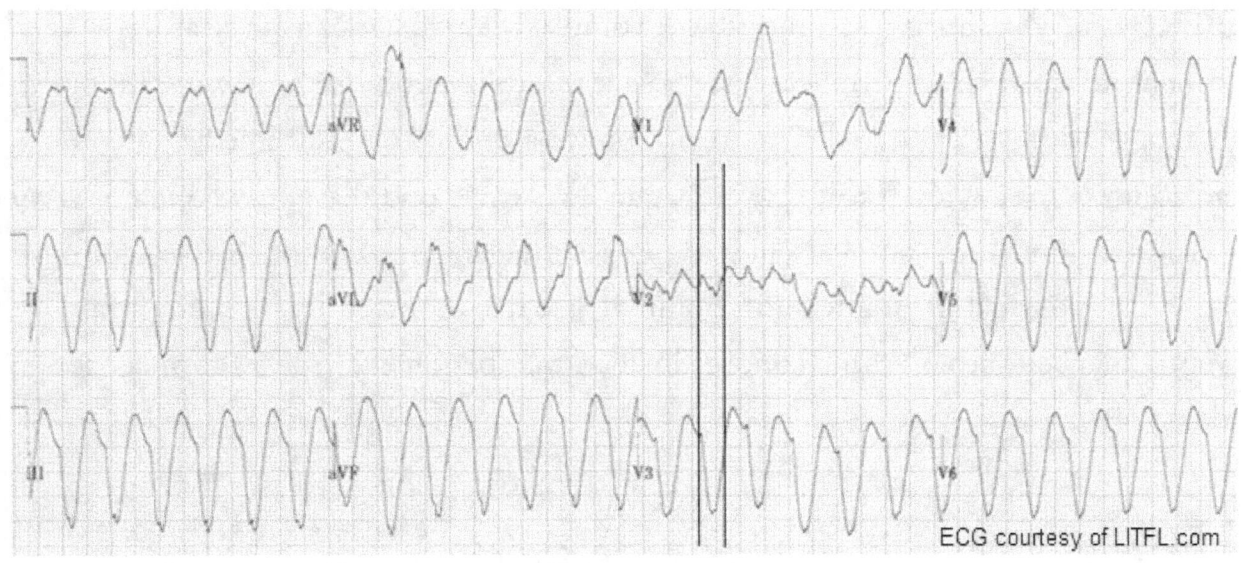

Figura 7-27

Alinhe sua régua com o início da onda r e siga-a até a derivação V2 para ver onde o complexo QRS começa. Agora temos que determinar onde o complexo QRS termina. Para fazer isso, faremos *uma suposição geral* de que o fim do complexo QRS na derivação V3 está *diretamente na linha de base* daquela pequena onda r. A razão pela qual digo suposição "geral" é que isso é sem considerar a possibilidade de elevação ou depressão do segmento ST. Marque esse ponto perto do fim da subida da onda S e mova sua régua para lá para encontrar o fim do complexo QRS na derivação V2. Estávamos corretos em presumir que a deflexão mais estreita era de fato uma onda R? Escolhemos corretamente e as linhas até indicam um complexo RS.

Há também uma maneira intuitiva de determinar isso...

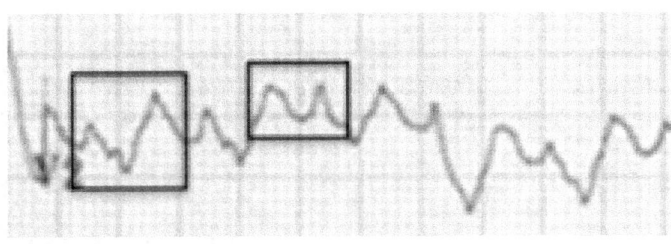

Figura 7-28

Há DUAS deflexões positivas (verticais) neste trecho (Figura 7-28) – uma é LARGA e a outra é visivelmente MAIS ESTREITA. Quando as duas deflexões verticais aparecem uma ao lado da outra, a LARGA sempre precede a deflexão MAIS ESTREITA sem nenhuma deflexão negativa interveniente. Mas quando a deflexão MAIS ESTREITA precede a deflexão LARGA, ela é sempre separada da deflexão LARGA por uma deflexão negativa. A deflexão LARGA é uma onda T e a deflexão MAIS ESTREITA é uma onda R.

PÉROLA | Durante uma taquicardia de complexo amplo, tanto a taquicardia supraventricular com aberrância quanto a taquicardia ventricular apresentam anormalidades de repolarização. Portanto, não pode haver duas ondas R imediatamente adjacentes uma à outra (exceto por uma rara RR') e não pode haver uma onda T vertical seguindo uma onda R sem uma onda S interveniente. Embora isso seja comum – até mesmo usual – durante o ritmo sinusal, isso não acontece durante um ritmo ventricular ectópico ou ritmo conduzido de forma aberrante devido à anormalidade da repolarização.

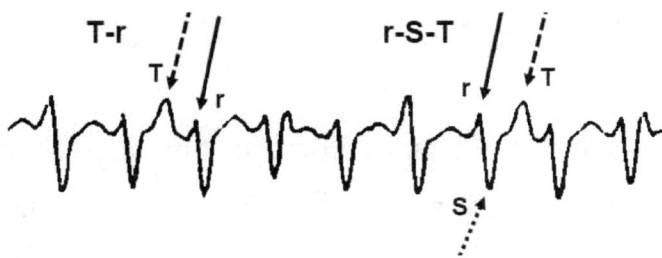

Figura 7-29

Se as duas deflexões verticais aparecerem adjacentes uma à outra, a da esquerda *deve* ser a onda T seguida imediatamente pela onda R (Figura 7-29, T-r). Enquanto uma onda R pode invadir uma onda T, *quando uma onda T imediatamente segue uma onda R durante a taquicardia ventricular, ela deve ter uma polaridade oposta* devido à anormalidade de repolarização necessária. Se não, então *deve* haver uma onda S interveniente (Figura 7-29, r-S-T). Exceção: isquemia aguda pode resultar em uma anormalidade de repolarização primária na qual a onda T terá a mesma polaridade que a última deflexão do complexo QRS.

PÉROLA | Na maioria das circunstâncias, *quanto mais precoce a transição precordial, mais à esquerda o foco ectópico está localizado.* Focos ectópicos na parte superior do trato de saída do ventrículo direito podem ter transições precordiais precoces atípicas (derivação V3 ou entre as derivações V2 e V3).

Chapter 8

Morfologias QRS-T confusas e problemáticas

Os Doze Desastrosos

Os "Doze Desastrosos" são doze das morfologias QRS mais comuns e, às vezes, mais problemáticas que você encontrará em taquicardias complexas amplas. Estude-os de perto para que, quando encontrá-los em um ECG, você não precise parar e tentar decifrar o que são. Quanto mais familiarizado você se tornar com essas morfologias icônicas, mais rapidamente as taquicardias complexas amplas se resolverão do que inicialmente parece ser nada além de caos e confusão.

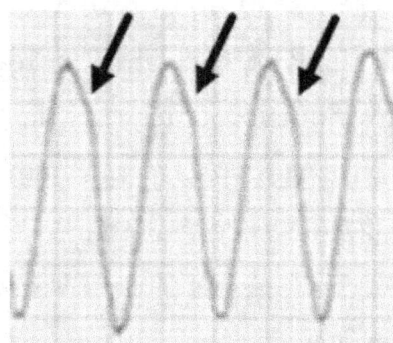

1. (Figura 8-1) Esta morfologia parece quase uma onda senoidal. Mas é *uma onda R monofásica com uma onda T invertida* ou *uma onda QS monofásica com uma onda T vertical.*

Figura 8-1

PÉROLA | Batimentos ventriculares ectópicos e batimentos conduzidos de forma aberrante *sempre* apresentam anormalidades de repolarização, então a onda T é sempre oposta à última grande deflexão do QRS.

TRUQUE | *É melhor tentar definir a onda T primeiro.* Lembre-se: um complexo QRS não precisa ter uma onda R ou uma onda S, mas *deve ser seguido por uma onda T.* SEMPRE haverá uma onda T.

PÉROLA | As ondas T tendem a ter picos mais arredondados (ou nadirs) do que as ondas R ou ondas QS.

As deflexões na parte inferior deste trecho de ECG (Figura 8-1) parecem ter um nadir sutil, mas mais nítido do que o pico das deflexões verticais. Então, essas são ondas QS monofásicas com ondas T verticais. Olhe atentamente... você vê como os topos dessas deflexões são ligeiramente mais arredondados do que os fundos?

Agora, onde está a linha de base? Cerca de 4 ou 5 pequenos quadrados do topo, você deve ver uma mudança sutil na inclinação em cada linha descendente (setas). Conecte essas áreas e você terá encontrado a (suposta) linha de base.

2. (Figura 8-2) Eu lhe direi que este QRS consiste em uma pequena onda q e uma onda R muito larga. A onda T é invertida. Para encontrar a linha de base, basta conectar os topos de todas as pequenas ondas q. Essa porção abaixo

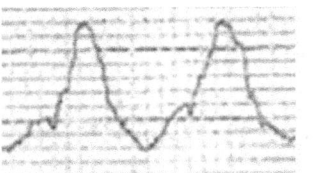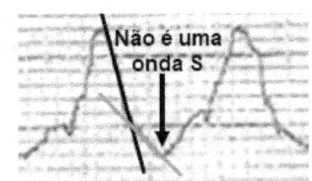

Figura 8-2

da linha de base não é uma onda S – *é uma onda T invertida*. Existem apenas duas deflexões principais deste complexo QRS (sem incluir a pequena onda q) e uma delas deve ser uma onda T. Quando a ectopia se origina fora do sistema de condução, o QRS será seguido por uma anormalidade de repolarização. Isso significa que se o QRS for uma onda R monofásica, então a onda T será invertida; inversamente, se o QRS for uma onda QS monofásica, então a onda T será vertical. Embora isso seja certamente característico da taquicardia ventricular, também é característico da condução antidrômica através de uma via acessória e TSVs com aberrância. Então, a presença de uma anormalidade de repolarização não ajuda a distinguir TV de TVS com aberrância.

Observe também o quão amplas e bizarras essas ondas R monofásicas aparecem na Figura 8-2! Esses impulsos se originaram muito fora do sistema de condução.

3. (Figura 8-3) Esta morfologia causa muita confusão para alguns. O que é? Deixe-me dizer o que não é: não é uma onda QS seguida por uma onda T invertida. É simplesmente um *QS entalhado*. O que

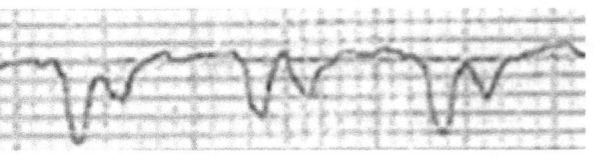

Figura 8-3

torna isso ainda mais confuso é uma onda T que é quase isoelétrica. Se você olhar para a linha de base após o terceiro QS, verá uma pequena onda T. Há um pouco de desvio da linha de base neste trecho, mas o entalhe nunca realmente rompe a linha de base.

DICA | Uma onda S não é uma deflexão separada de uma onda R – ambas são gravações do mesmo impulso de despolarização. A diferença não está nas deflexões – a diferença está na perspectiva dos eletrodos de registro.

4. (Figura 8-4) Essa morfologia causa a maior parte da confusão durante a primeira etapa do Algoritmo de Brugada. Isso é um complexo rS ou QS? A resposta à primeira etapa ("Há uma falta de complexos RS em todas as derivações precordiais?") depende de como você identifica esse complexo. Veja como você determina a resposta: lembre-se de que cada deflexão *em* um ECG — incluindo cada deflexão dentro de um complexo QRS — cada Q, cada R e cada S — é um *vetor*.

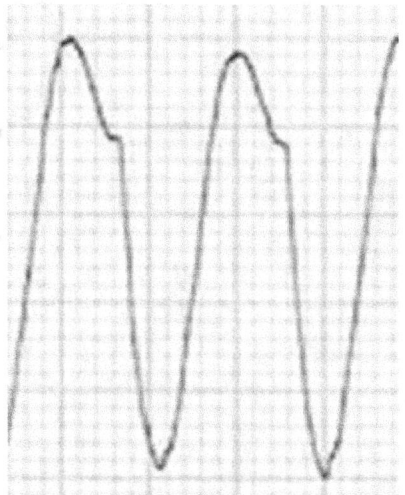

Figura 8-4

Um vetor deve ter *direção*, neste caso sua *polaridade* — positiva (vertical) ou negativa (invertida). Ele também deve ter *magnitude* — a "área dentro da deflexão" que consiste em sua *inclinação ascendente*, sua *inclinação descendente* e a *linha de base*. Neste trecho, se incluirmos a grande deflexão *negativa* usando a linha de base, veremos uma quantidade considerável de área dentro dessa deflexão.

OK... agora tente fazer isso com o que parece ser uma onda r logo antes da deflexão negativa. Você não pode. Não há nenhuma inclinação ascendente para esse pedaço de irregularidade perto da linha de base. Portanto, *não é um vetor* e, consequentemente, *não é uma onda r*. O que você está vendo neste trecho é uma onda QS. Mas tenha muito cuidado aqui! Vamos dar uma olhada em uma morfologia QRS semelhante:

5. (Figura 8-5) Isso pode parecer muito semelhante para você, mas parece muito diferente para mim! Este é um verdadeiro complexo rS. Observe as pequenas ondas r logo antes das ondas S profundas. Todas elas têm uma inclinação ascendente e uma descendente, embora sejam muito pequenas. Se a linha de base agisse como o terceiro lado (base), então haveria uma área definida delimitada ali. Isso significa que é um *vetor* e, consequentemente, uma *deflexão verdadeira*.

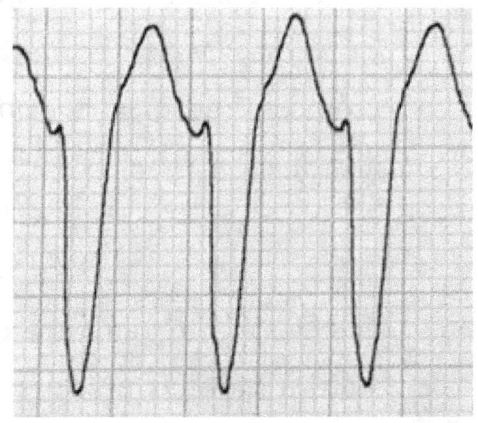

Figura 8-5

Aqui estão as diferenças ampliadas (Figura 8-6)...

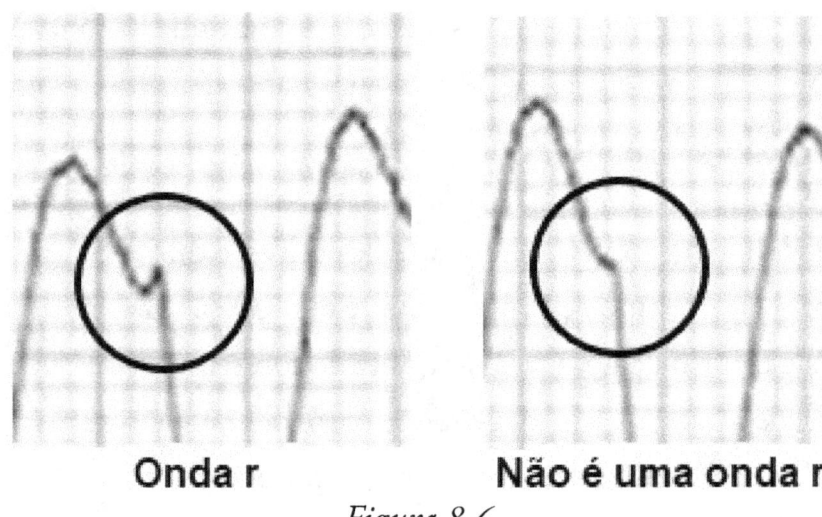

Onda r   Não é uma onda r

Figura 8-6

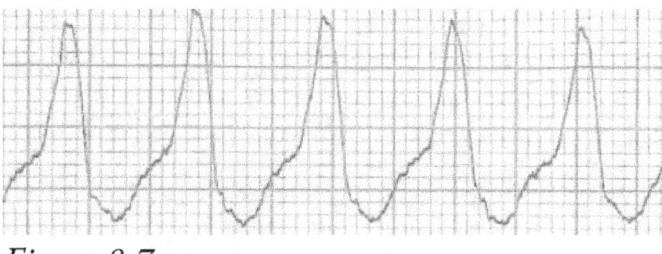

Figura 8-7

6. (Figura 8-7) Esta morfologia QRS deve ser muito óbvia para você agora, mas muitas pessoas ainda não conseguem reconhecê-la. Esta é *uma onda R monofásica com uma onda T invertida.* Essa deflexão negativa não é uma onda S. Se fosse uma onda R e uma onda S, quantas deflexões estariam presentes? Haveria DUAS deflexões presentes: a onda R e a onda S. Mas não estamos esquecendo de algo? Onde está a onda T? Lembre-se: você não precisa ter uma onda R e não precisa ter uma onda S, mas você deve sempre ter uma onda T.

DICA | A onda S é normalmente a última deflexão de um complexo QRS. *Se você acha que vê uma "onda S", então você deve identificar a onda T que a segue!* Durante ritmos ectópicos ventriculares, a onda S e a onda T devem ter polaridades opostas. Se não, a causa mais provável é isquemia.

PÉROLA | Enquanto uma onda T não pode interromper uma onda R, uma onda R pode interromper uma onda T, deixando-a apenas parcialmente visível. É por isso que algumas ondas QS parecem enormes enquanto as ondas T parecem desproporcional-mente pequenas – *é porque você não está vendo todas as ondas T!*

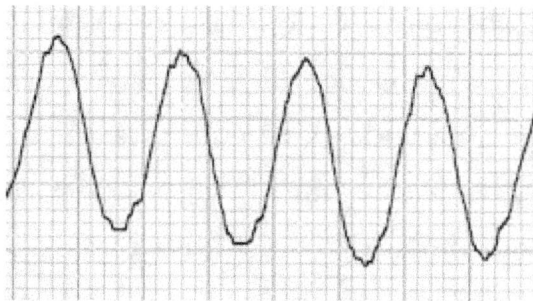

Figura 8-8

7. (Figura 8-8) OK... qual é a primeira coisa que procuramos ao decifrar essas morfologias QRS difíceis? Ondas T! E onde está a onda T neste trecho? A primeira coisa que deve ter chamado sua atenção aqui é que há apenas DUAS deflexões - então uma delas DEVE ser uma onda T! Isso deixa apenas duas opções: uma onda R monofásica com uma onda T invertida ou uma onda QS monofásica com uma onda T vertical.

Agora, vamos olhar atentamente para essas duas deflexões. Lembre-se de que as ondas T são geralmente mais arredondadas em seu pico ou nadir. Então, qual deflexão é mais arredondada? É uma decisão muito próxima, mas a deflexão negativa é mais arredondada; portanto, eu consideraria isso uma onda R monofásica com uma onda T invertida. O pico da deflexão vertical é bífido (dois picos pequenos). Não posso dizer o que isso representa, além de que o pico de uma onda R monofásica com uma morfologia semelhante à BRE é frequentemente entalhado. As ondas T não manifestam picos bífidos *consistentemente* durante taquicardias de complexo largo. Elas podem, no entanto, apresentar picos bífidos *ocasionais* quando a dissociação AV é visível e há uma onda P escondida ali. LQTS 1 e hipocalemia também podem apresentar ondas T bífidas, mas apenas durante o ritmo sinusal – não durante uma taquicardia ventricular polimórfica (mais sobre isso depois).

TRUQUE | "A Regra dos 4 mm" | Aqui está um truque que criei anos atrás. Ele nunca foi validado, mas certamente me ajudou a determinar a morfologia de um QRS complexo largo bifásico. Eu o chamo de "Regra dos 4 mm". Conte 4 mm (são 4 quadrados pequenos) a partir do pico da deflexão vertical e 4 mm a partir do nadir da deflexão invertida. Avalie as larguras das deflexões naquele ponto. A mais larga tem mais probabilidade de ser da onda T.

Para alguns desses ritmos, é óbvio que o paciente estará muito instável. Claro, a cardioversão elétrica será o primeiro passo após uma avaliação muito breve do paciente. No entanto, se um ECG de 12 derivações já tiver sido registrado, você deve ser capaz de interpretá-lo muito bem.

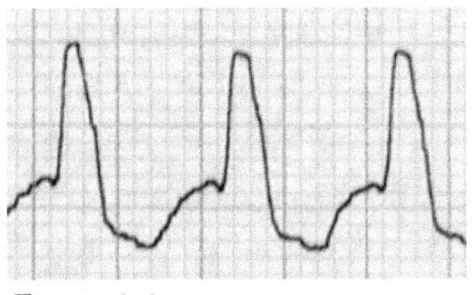

Figura 8-9

8. (Figura 8-9) Esta não é uma onda R monofásica – é um complexo qR com um segmento ST deprimido e uma onda T invertida. Uma onda q é uma onda Q, não importa seu tamanho. Embora o tamanho de uma onda Q seja usado para distinguir ondas q septais de ondas Q patológicas (durante o ritmo sinusal), o tamanho nunca desqualifica uma onda q de ser designada como uma onda q. E nunca é "OK" ignorar intencionalmente uma pequena onda q com o propósito de considerar um complexo QRS como uma onda R monofásica. No ritmo sinusal, um complexo qR na derivação V1 pode indicar uma tensão crítica do ventrículo direito. Durante uma taquicardia de complexo largo, no entanto, um complexo qR na derivação V1 pode indicar um tipo específico de taquicardia do trato de saída do ventrículo esquerdo. Aqui está outro exemplo de um complexo qR:

Este (Figura 8-10) é um pouco mais óbvio, mas frequentemente descartado ou negligenciado por causa da irregularidade no traçado registrado. Esses são complexos qR. Reconheça-os quando os encontrar! Você não deve ter que gastar tempo analisando-os.

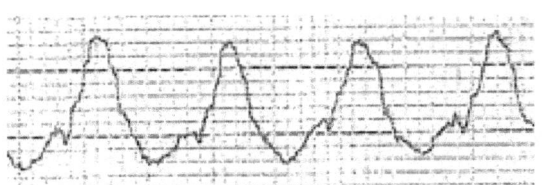

Figura 8-10 (igual à Figura 8-2)

DICA | Embora durante o ritmo sinusal uma pequena onda q nas derivações I, aVL, V5 e V6 possa indicar condução inicial normal no ventrículo esquerdo, isso não se aplica aos ritmos ventriculares ectópicos. Qualquer onda Q é anormal.

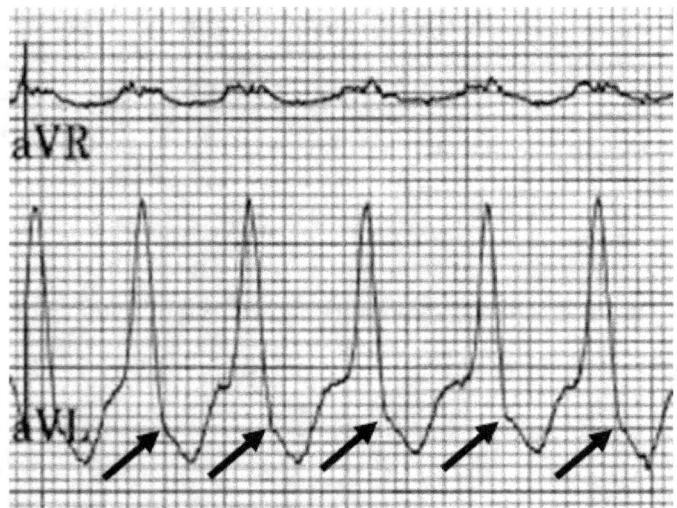

Figura 8-11

9. (Figura 8-11) Mais uma vez, há uma morfologia QRS impossível de identificar na derivação aVR, então teremos que depender dos complexos QRS na derivação aVL para nos ajudar. O início do QRS na derivação aVL é óbvio. Mas desta vez o fim do QRS na derivação aVL também é claramente visível. Este trecho de aVL representa uma morfologia que pode ser muito confusa se você não souber o que procurar e como interpretá-la.

Esta é uma onda R seguida por uma onda T invertida.

As setas indicam o fim do QRS e o início da onda T – *abaixo* da linha de base. Se fosse ritmo sinusal, estaríamos muito preocupados com uma depressão de ST de 3 mm (normalmente, permitimos apenas 1 mm de depressão de ST no início de uma anormalidade de repolarização secundária). No entanto, essa depressão de ST ocorreu *durante uma taquicardia* e nunca é aconselhável diagnosticar depressão de ST isquêmica durante uma taquicardia. Essas depressões de ST geralmente se resolvem no instante em que a taquicardia é encerrada. Observe a mudança abrupta na inclinação naquele ponto.

Esta é uma morfologia muito complexa (aVL) com muitos pontos de ensino.

Primeiro, às vezes parece haver uma pequena onda q adjacente à onda R; mas isso não é encontrado consistentemente porque em alguns complexos, na mesma derivação, a onda "q" não está lá e sua morfologia não é reproduzida em outras. Suspeito que seja apenas um artefato e não a consideraria uma deflexão.

Segundo, só porque a descida da onda R vai abaixo da linha de base não a torna automaticamente uma onda S. Lembre-se: *todas as deflexões* — incluindo ondas S — *são vetores*. Para que uma onda S se qualifique como uma deflexão verdadeira, ela deve satisfazer as regras para vetores:

    1. deve ter *direção* (sua polaridade) e

    2. deve ter *magnitude* (uma área dentro da deflexão).

Para que uma deflexão seja considerada uma onda S, *ela deve pelo menos começar sua ascensão até a linha de base antes do início da onda T* (Figura 8-12). Isso fornecerá uma área dentro da deflexão que satisfará a segunda regra para vetores. Ela não precisa atingir a linha de base antes de se fundir ao curso ascendente da onda T (que *pode* começar abaixo da linha de base).

Às vezes, as ondas S podem ser arrastadas e parecer muito semelhantes à onda T invertida neste trecho de Derivação aVL (Figura 8-11).

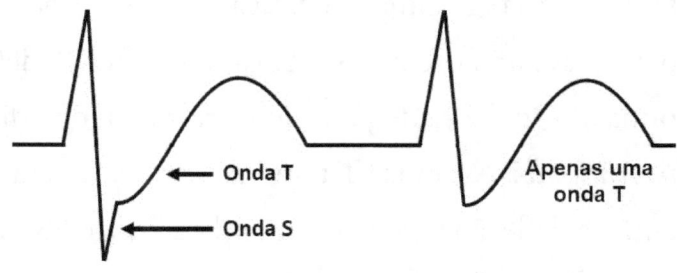

Figura 8-12

PÉROLA | Para que uma deflexão seja considerada uma onda S, *ela deve pelo menos começar sua ascensão até a linha de base antes do início da onda T.* Isso fornecerá uma área dentro da deflexão.

Aqui está um exemplo:

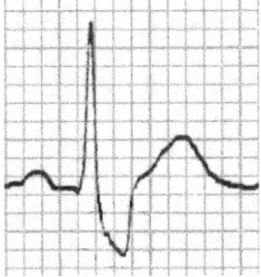

Figura 8-13

10. (Figura 8-13) Neste trecho, que parece muito semelhante àqueles no trecho de Derivação aVL acima, observe como a mudança na inclinação não é abrupta, mas sim gradual – uma curva suave. Isso é típico de *uma onda S empastada.* E, claro, *há uma onda T óbvia seguindo-a.* A presença de uma onda P nos diz que este não é um ritmo ventricular ectópico, mas é a morfologia do QRS que é importante aqui!

PÉROLA | Não confunda ondas S com o segmento ST. O segmento ST começa *no final* do QRS – seja uma onda R ou uma onda S. A onda S nunca faz parte do segmento ST. O segmento ST representa a Fase 2 do potencial de ação que é a *repolarização*; uma onda S representa a Fase 0 – *despolarização*!

Compare a Figura 8-13 acima com o trecho na Figura 8-14. Você deve ser capaz de identificar o início do QRS, bem como seu fim (você já viu esse trecho antes, mas vamos dar uma olhada muito mais de perto agora!). Aqui está a diferença: a onda T invertida se parece muito com a onda S

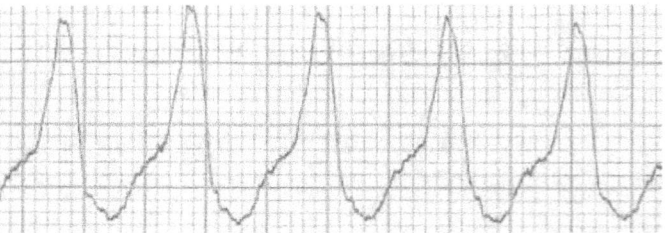

Figura 8-14

arrastada acima. Como sabemos que não é uma onda S? Porque não há nenhuma indicação clara de uma onda S se voltando para cima em direção à linha de base. Há apenas uma deflexão invertida se voltando para cima em direção à linha de base. Mais uma vez, pergunte a si mesmo: "Quantas deflexões estão presentes?" Há apenas DUAS deflexões presentes, então uma delas DEVE ser uma onda T. Qual é - a deflexão *invertida* com o nadir *arredondado* ou a deflexão *vertical* com o pico *pontiagudo*? As ondas T têm mais probabilidade de serem arredondadas em seus picos ou nadirs, então a deflexão invertida é a onda T e a deflexão vertical com o pico pontiagudo é uma onda R monofásica. (Lembre-se da Regra dos 4 mm.)

PÉROLA | Como a onda S é *geralmente* a última deflexão do QRS, se você acha que está vendo uma onda S, *então DEVE identificar a onda T que a segue!*

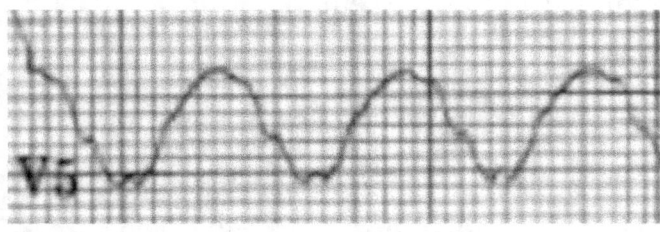

Figura 8-15

11. (Figura 8-15) Outra morfologia de onda senoidal que se parece mais com uma onda senoidal verdadeira do que qualquer coisa que já vimos até agora! Novamente, você buscaria ajuda nas derivações impressas acima e abaixo de V5. Mas há uma mensagem especial que esse trecho está nos enviando, e enquanto procuramos a linha de base na parte superior ou inferior de uma deflexão, às vezes ela está localizada no meio! Se você olhar no meio da descida de cada QRS, verá um pequeno entalhe que aparece consistentemente no mesmo local. Nossa melhor opção seria conectar esses entalhes com uma linha e designar essa linha como a linha de base, pelo menos inicialmente.

PÉROLA | Não diagnostique flutter ventricular a partir de uma única tira de ritmo de derivação, a menos que a frequência ventricular esteja acima de 250 batimentos/minuto e, de preferência, perto de 300/minuto. Algumas das deflexões que aparecem como "onda senoidal" são de ECGs nos quais outras derivações tinham complexos QRS relativamente bem formados. O flutter ventricular terá a mesma aparência em todas as derivações. O ritmo na Figura 8-15 pode parecer muito ameaçador... mas a frequência cardíaca é de apenas 130. É possível que outras derivações tenham complexos QRS bem formados (sim, concordo... provavelmente não!); mas é sempre melhor ver o ECG de 12 derivações antes de tomar uma decisão.

LEMBRE-SE! | Uma frequência cardíaca de 130 não descarta a *hipercalemia* como causa da taquicardia de complexo largo! Sempre desconfie muito de um diagnóstico de "taquicardia ventricular lenta". Uma "taquicardia ventricular lenta" pode, na verdade, ser um ritmo idioventricular acelerado que geralmente é de duração muito limitada, frequentemente relativamente benigno e às vezes indica reperfusão vascular. Uma "taquicardia ventricular lenta" é muito rara!

12. (Figura 8-16)

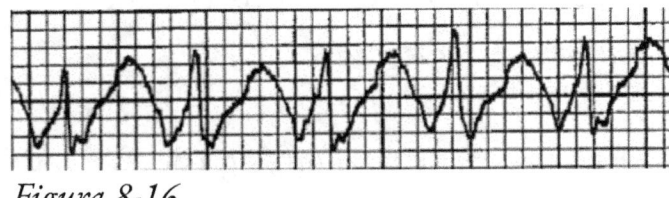

Figura 8-16

Você verá essa morfologia QRS ocasionalmente e não há necessidade de perder tempo tentando decidir se é um QRS seguido por uma onda T vertical ou um RS com o aparecimento de uma onda Q causada pelo fato de que o complexo QRS começa no final da onda T. Nenhuma das derivações nos dá uma dica sólida sobre a localização da linha de base. Felizmente, tenho outro ECG com a mesma morfologia em que há uma pausa momentânea na taquicardia (Figura 8-17) que nos dá uma resposta:

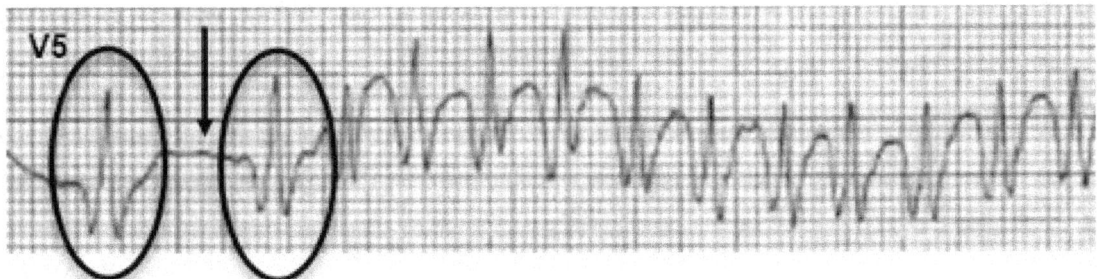

Figura 8-17

Esta pausa tem *vários pontos de ensino*:

Primeiro, estes NÃO são batimentos de captura. Um batimento de captura deve aparecer ANTES do próximo QRS esperado com base na taxa de taquicardia. Em outras palavras, *o QRS do batimento de captura deve terminar um intervalo R-R que seja MAIS CURTO do que o intervalo R-R do ritmo predominante*, ou seja, a taquicardia.

Segundo, a seta está apontando para uma onda P sinusal que foi conduzida. Batimentos de captura têm ondas P, mas podem não ser facilmente visíveis no ECG. Neste caso, a pausa começa *antes* da onda P. A taquicardia *terminou espontaneamente*, permitindo um batimento sinusal.

Terceiro, podemos ver que os complexos QRS durante a pausa na taquicardia são os mesmos que os complexos QRS durante a própria taquicardia.

Quarto, a morfologia é de fato um qRs verdadeiro, e

Quinto, agora deve ser aparente que a linha de base pode mudar durante uma taquicardia (como ESTA, Figura 8-18). Vamos dar uma olhada mais de perto:

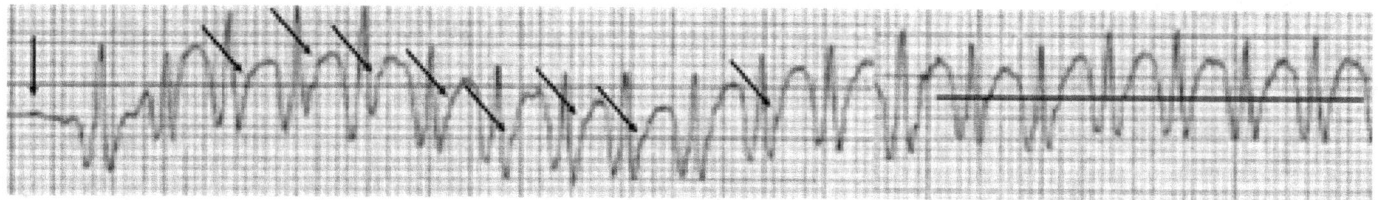

Figura 8-18

Os complexos QRS que parecem os mesmos durante a taquicardia como eles fazem no ritmo sinusal são muito favoráveis a uma TSV com aberrância, mas eles também podem ocorrer durante uma taquicardia de ramo (Capítulo 18). Mas há uma última coisa a se pensar: os pequenos entalhes para os quais as setas estão apontando na Figura 8-18 – eles também poderiam representar ondas P′ retrógradas? Bem possível!

PÉROLA | Ondas P ou ondas P′ vistas durante uma taquicardia de complexo amplo são frequentemente muito, muito menores do que você esperaria.

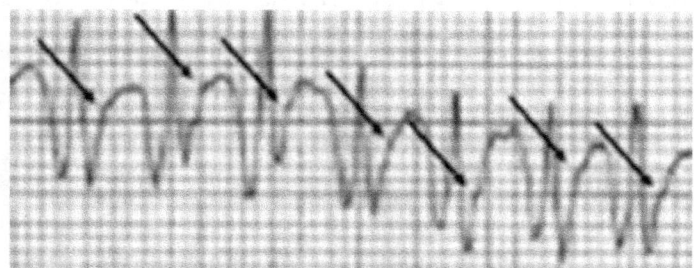

Figura 8-18 ampliada

DICA | Taquicardia de ramo é a única taquicardia ventricular que pode se apresentar com a mesma morfologia de bloqueio de ramo do ritmo sinusal.

Os gêmeos falsos

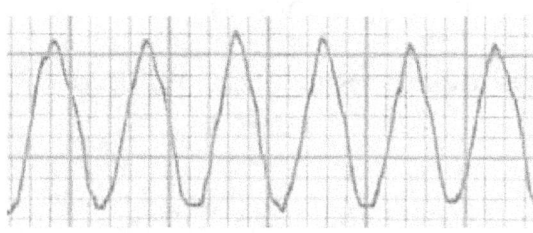

Figura 8-19

Veja este trecho à esquerda (Figura 8-19). Quão rápido você pode determinar a morfologia aqui? É um complexo QS com uma onda T vertical ou uma onda R monofásica com uma onda T invertida? Se for um pouco difícil para você agora, não se preocupe. Acho que será mais fácil quando você terminar esta seção – Os gêmeos falsos! Duas morfologias QRS-T precisarão de alguma prática extra. Elas parecem iguais – mas são bem opostas! E quando confrontado com uma taquicardia de complexo amplo, você não deve ter que gastar muito tempo tentando decifrar e rotular essas deflexões.

Alguns desses trechos são – eu admito! – de casos que provavelmente exigiriam cardioversão imediata. NÃO PULE ELES! Use-os para aguçar seus olhos para essas morfologias.

Gêmeo falso 1

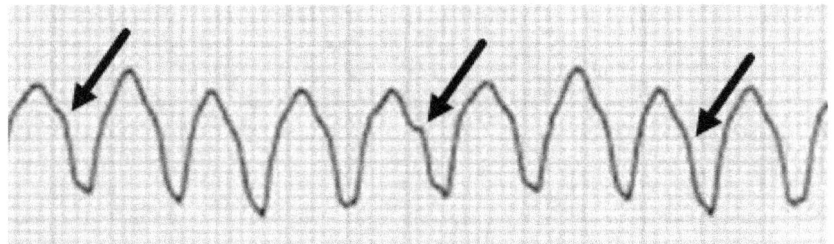

Figura 8-20

(Figura 8-20) Este é um R monofásico com uma onda T invertida ou um QS com uma onda T vertical? Em uma inspeção mais detalhada, você verá algum "entalhe" ou uma ligeira mudança na inclinação da linha (setas) logo antes do início da deflexão negativa - mais obviamente logo antes da primeira e quinta deflexões negativas (mas está em todas as outras também). Comece assumindo que essa é a linha de base. Parece vagar um pouco, não é? Isso não é incomum e é algo que você deve se acostumar a ver. Vamos dar uma olhada em outra visão deste mesmo trecho (Figura 8-21) no qual invoquei a Regra dos 4 mm:

Como você pode ver, a deflexão vertical a 4 mm do ápice é visivelmente mais larga do que a deflexão invertida a 4 mm do seu nadir. De acordo com a Regra de 4 mm, a onda T é mais larga do que um R monofásico ou um complexo QS no nível de 4 mm. Isso ocorre porque a repolarização

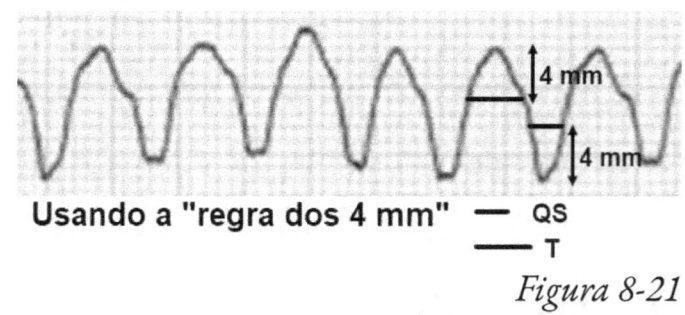

Figura 8-21

leva muito mais tempo do que a despolarização, mesmo em circunstâncias normais.

Considere a Regra de 4 mm como uma *sugestão minha* – ela nunca foi formalmente validada.

PÉROLA | Minha experiência mostra que você melhorará suas habilidades mais rapidamente estudando os mesmos ECGs e tiras de ritmo repetidamente. Isso cria uma familiaridade com o assunto mais rápido.

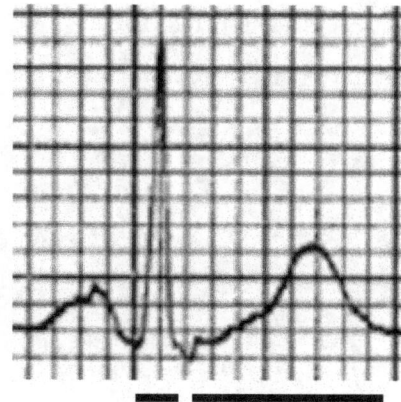

Figura 8-22

Aqui (Figura 8-22) está um QRS-T de um ECG normal. Observe a diferença na largura entre despolarização e repolarização demonstrada pelas duas linhas. A diferença é menor durante uma taquicardia ectópica – *mas ainda está lá!* A *despolarização* ocorre sobre *fibras de condução rápida*; a *repolarização* é por *condução célula a célula.*

Voltando à nossa faixa de ritmo (Figura 8-20 ou 8-21), você também deve ter notado que o nadir da deflexão invertida é apenas um pouco mais agudo do que o ápice da deflexão vertical. Isso ocorre porque as ondas R e S têm uma mudança mais abrupta na polaridade do que as ondas T.

(Figura 8-20) Esses são complexos QS seguidos por *ondas T verticais*. Observe esses exemplos bem de perto. Certifique-se de que você pode localizar rapidamente a base de cada deflexão e, em seguida, compará-las em sua mente. Ajuda muito se você puder identificar rapidamente qualquer linha de base. Você consegue ver a mudança sutil na inclinação no início de cada QS?

PÉROLA | Você pode frequentemente ver a diferença na despolarização e repolarização observando o ângulo formado no pico ou nadir. A deflexão com o ângulo mais amplo é geralmente a onda T. Eu costumo usar isso para validar minha impressão.

Gêmeo falso 2

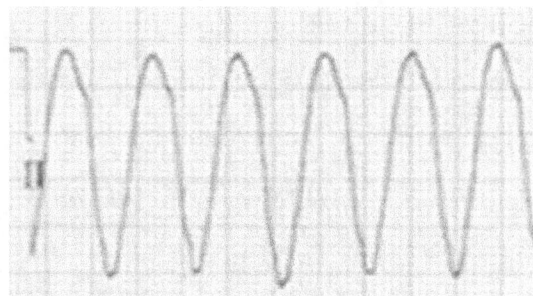

Figura 8-23

(Figura 8-23) Primeiro, observe que esta é uma taquicardia ventricular *monomórfica* (isso será importante em um momento). Também é monofásica porque há apenas duas deflexões presentes, e você já sabe que uma delas deve ser uma onda T! Agora tente localizar uma linha de base "presumida". A linha de base é muito mais sutil aqui, mas é disso que se trata este livro de exercícios - *para treiná-lo a ver as sutilezas!* Se você localizar a linha de base, verá imediatamente uma contradição muito óbvia ao que eu disse nos capítulos anteriores. *As ondas T são muito menores e parecem ter uma base mais estreita do que as ondas QS.* (Você deveria ter conseguido notar o nadir mais agudo das deflexões

QS, em contraste com o ápice mais arredondado das ondas T (Figura 8-24, abaixo). As ondas T são realmente tão pequenas (círculo) ou isso é uma ilusão causada por outra coisa?

Há uma abordagem ainda mais rápida para esse tipo de deflexão. As setas na Figura 8-24 indicam uma mudança na inclinação que sugere fortemente o início de uma deflexão. Como você pode ver, há apenas duas deflexões presentes – uma deflexão positiva e uma deflexão negativa. As possibilidades aqui são uma onda R monomórfica que está sendo parcialmente obscurecida por uma onda T invertida, ou

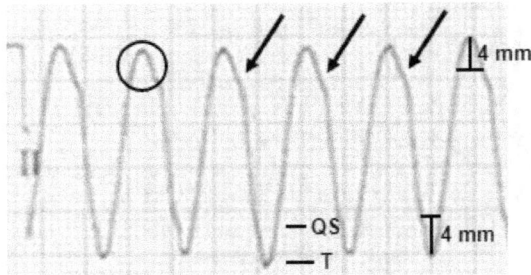

Figura 8-24

uma onda QS que está parcialmente obscurecendo uma onda T vertical. Ao invocar a Regra dos 4 mm, pode-se ver que a deflexão invertida é um QS e a deflexão vertical é uma onda T.

PEARL | As ondas T *não* cobrem ou obscurecem nenhuma parte de um complexo QRS! Nunca!

Então, o *Gêmeo falso* 2 demonstra complexos QS com ondas T verticais.

Gêmeo falso 3

Aqui temos dois gêmeos falsos na mesma faixa de ritmo (Figura 8-25). Este é um pequeno trecho de uma taquicardia ventricular polimórfica que degenerou em fibrilação ventricular (mais sobre isso depois).

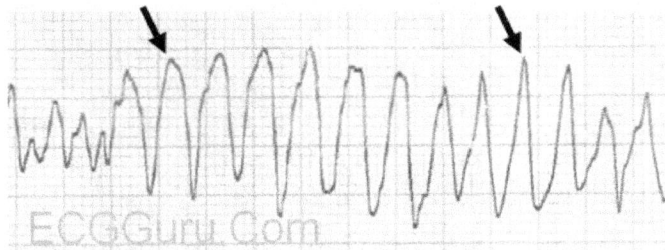

Figura 8-25

A primeira seta (esquerda) indica a onda T de um *complexo QS monofásico*, enquanto a segunda seta (direita) indica o pico de uma *onda R monofásica*. O eixo mudou tanto que a polaridade no final do episódio é oposta à polaridade no início. Como você pode ver, a morfologia em forma de fuso

deste episódio está se tornando menos organizada conforme o ritmo transita para fibrilação ventricular (não vista neste trecho). Aqui está outro exemplo de aparência semelhante (Figura 8-26):

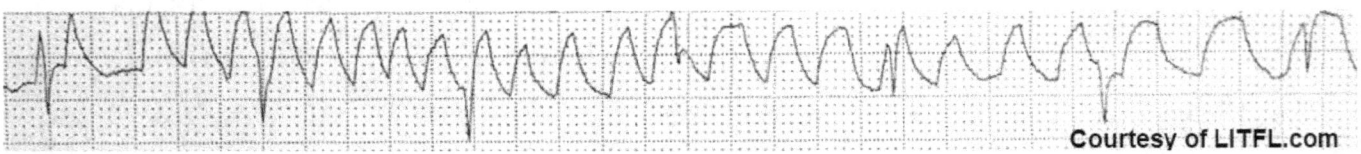

Courtesy of LITFL.com

Figura 8-26

Se você olhar atentamente, verá que há complexos muito estreitos aparecendo em intervalos muito regulares. Dicas de que essa "taquicardia" é um artefato incluem: 1) o paciente parece bem, apesar de um ritmo de aparência horrível, 2) a "taquicardia" não está presente em todas as derivações e 3) o ritmo do complexo estreito não é afetado pela outra atividade "ventricular". Isso é apenas um artefato de movimento. Tenha isso em mente!

DICA | Durante uma taquicardia de complexo largo, ondas q (na derivação V6 com morfologia semelhante a BRE) e entalhe das ondas R ou ondas S *podem* indicar infartos anteriores. Os complexos QS geralmente não! Um complexo QS indica um foco que provavelmente está na periferia da parede ventricular. Isso é discutido no Capítulo 1.

Gêmeo falso 4

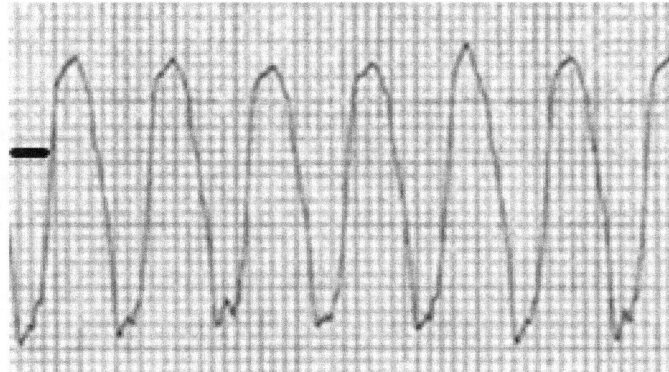

Figura 8-27

(Figura 8-27) Esta é outra distinção muito sutil entre *despolarização* e *repolarização*. Não há nenhuma boa dica sobre a localização da linha de base. Eu tracei uma linha preta curta no nível aproximado que eu percebo algumas mudanças na inclinação que podem indicar uma linha de base – mas não posso ter certeza. O que você acha? Você deve ser capaz de detectar mudanças muito leves na inclinação nessas deflexões porque às vezes isso é tudo que você terá para formular sua opinião. Nas Masterclasses nós chamamos isso de "Exercícios Oculares".

Neste trecho, também somos forçados a confrontar a sutileza em outro método para distinguir despolarização de repolarização: parece que ambas as deflexões têm pontas pontiagudas (ápice e nadir). Aqui está a distinção sutil: os nadirs são consistentemente pontiagudos, mas os ápices são menos pontiagudos e mais arredondados do que os nadirs... mas ainda assim, *uma distinção muito sutil*. Tente usar a Regra dos 4 mm.

Estes são complexos QS com ondas T verticais.

PÉROLA | Quando há apenas DUAS deflexões, uma delas DEVE ser uma onda T! Comparar o complexo QRS com a derivação acima e/ou abaixo pode adicionar clareza à determinação da morfologia.

Para sua informação | Você já se perguntou por que muitas das despolarizações são tão grandes, mas as ondas T são comparativamente muito menores? Elas não deveriam ser pelo menos um pouco proporcionais? À medida que o comprimento do ciclo (outro termo para "intervalo R-R") diminui, a despolarização começa a invadir a parte terminal da repolarização anterior (onda T) cada vez mais, escondendo-a da vista. Essa onda T está lá e é realmente ampla. Você simplesmente não consegue vê-la porque ela está escondida pela onda R ou QS.

Gêmeo falso 5

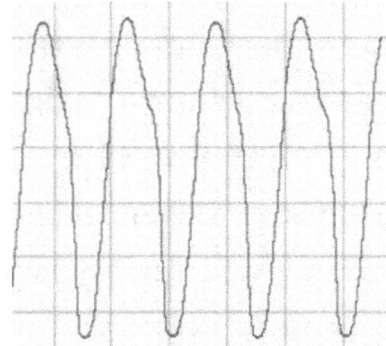

Figura 8-28

Isto (Figura 8-28) pode ter sido difícil para você no começo de "Faux Twins", mas deve ser mais fácil para você agora. Primeiro, *procure uma possível linha de base*. Se não for óbvio, então procure *uma mudança sutil na inclinação ocorrendo aproximadamente no mesmo lugar em cada deflexão*. Se você ainda não vê-la, olhe cerca de um terço do caminho para baixo do pico (ápice) das deflexões. Lá (provavelmente) está a linha de base. Apenas duas deflexões estão presentes - uma vertical, uma invertida. Você já sabe que uma delas tem que ser uma onda T - mas qual? Neste trecho, os ápices e os nadirs parecem quase os mesmos! A Regra dos 4 mm não pode nos ajudar muito aqui. O que fazemos agora?

DICA | Podemos confiar em um segredo que aprendi há muito tempo: *a mudança na inclinação logo antes do início de uma deflexão negativa que você treinou seus olhos tão bem para reconhecer frequentemente marca o início da despolarização!* Então, temos alguns complexos QS muito grandes seguidos por ondas T verticais. Nesses casos, *a Regra dos 4 mm nem sempre é útil*. É óbvio que a largura dos complexos QS é maior do que a das ondas T. Parte disso ocorre porque as ondas QS estão invadindo as ondas T.

PÉROLA | As ondas QS representam a despolarização tanto quanto as ondas R monofásicas. É apenas uma visão diferente da mesma despolarização. É tudo a Fase 0 do potencial de ação!

DICA | Por que a preocupação em localizar uma linha de base? É realmente necessário? Estabelecer uma linha de base é o primeiro passo para identificar se uma deflexão é uma onda R ou uma onda S. Lembre-se: não existe onda R negativa ou onda S positiva. Só porque pode haver um entalhe descendente em uma onda R monofásica não a torna uma onda S. *As ondas S devem envolver uma área negativa que existe apenas abaixo da linha de base.*

Este trecho (Figura 8-28) demonstra uma taquicardia ventricular *regular, monofásica, muito ampla* e com complexos QRS que *não são bem formados.* Esta é a taquicardia ventricular relacionada à cicatriz por excelência e muito, muito perigosa!

Gêmeo falso 6

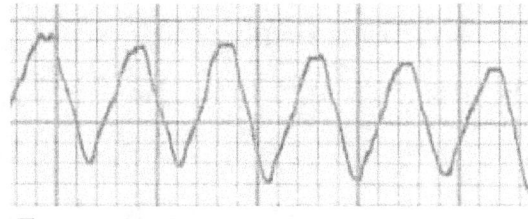

Figura 8-29

(Figura 8-29) Primeiro, procure uma possível linha de base. Se não for óbvio (e esta não é), então *procure por uma mudança sutil na inclinação ocorrendo aproximadamente no mesmo lugar em cada deflexão.* Você já deve ter conseguido determinar uma linha de base estimada. Se não, então olhe para minha estimativa da linha de base na próxima figura:

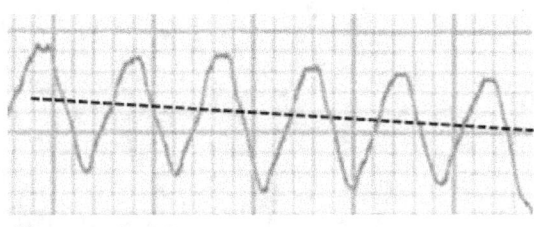

Figura 8-30

Se você não conseguiu localizar uma possível linha de base, compare as duas figuras e aguce seus olhos para a mudança sutil na inclinação. Como você vê, minha linha de base estimada (Figura 8-30) inclina para baixo porque a linha de base real está vagando um pouco. *Nunca presuma que a linha de base será perfeitamente horizontal.*

Deve ser bem aparente que os ápices são mais largos e mais arredondados do que os nadirs, que também são arredondados, mas muito mais estreitos – pode-se até dizer "picos".

Incluí este trecho apenas para o "Exercício Ocular". Esses são complexos QS com ondas T verticais. A uma taxa de aproximadamente 300/minuto, eu chamaria isso de flutter ventricular e cardioversão imediatamente. Com um ECG como este, não consigo imaginar o paciente sendo "estável".

Gêmeo falso 7

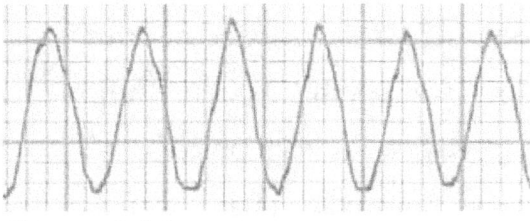

Figura 8-31

Isso deve estar ficando mais fácil para você agora. Se não, volte para os "Faux Twins" anteriores. Tente encontrar uma linha de base reconhecendo mudanças muito sutis na inclinação (Figura 8-31). Se isso não ajudar, então compare a morfologia dos ápices com os nadirs. Um é mais ou menos arredondado que o outro? O que você acha deste Faux Twin?

Os picos são agudos e os nadirs são muito arredondados. Estas são ondas R monofásicas com ondas T invertidas.

Há um outro fator de confusão que pode se apresentar com despolarizações amplas e arredondadas (ondas QS ou R monofásicas) e repolarizações estreitas e pontiagudas (ondas T): HIPER-CALEMIA! Sempre tenha esse diagnóstico em mente ao ver complexos QRS muito amplos e uma "TV lenta" (N.B., o que você está vendo aqui NÃO é "TV lenta"). A hipercalemia pode ser vista em taxas compatíveis com a faixa mais baixa para taquicardia ventricular, em torno de 100 – 130 batimentos/minuto. Esteja sempre alerta para isso!

Gêmeo falso 8

(Figura 8-32) Isso deve ser fácil para você agora! Primeiro, localize uma linha de base prospectiva. Você terá que depender de *mudanças sutis na inclinação* para localizá-la, mas lá estão elas – exatamente no mesmo lugar em cada deflexão. Em seguida, compare as morfologias dos picos e nadirs. Os picos são muito arredondados e os nadirs são bastante acentuados. Se você medir a base das deflexões negativas na linha de base e compará-la com a base da deflexão vertical na linha

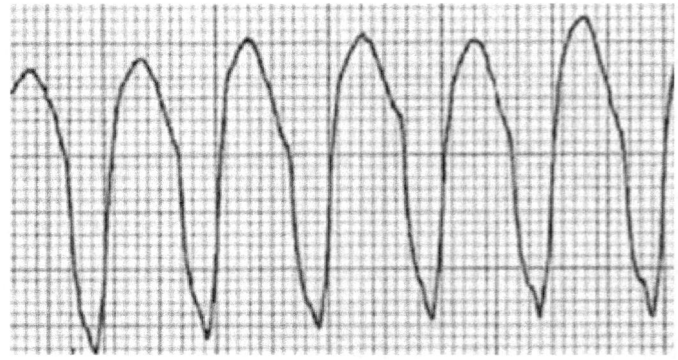

Figura 8-32

de base, você pode ver facilmente que as bases das deflexões verticais são definitivamente mais largas do que as deflexões negativas (invertidas). A Regra dos 4 mm pode ser facilmente visualizada sem ter que medi-la especificamente.

Esses são complexos QS com ondas T verticais.

PÉROLA | Observar a largura do QRS é como medimos a velocidade de condução – quanto mais largo o complexo, mais lenta a condução. A frequência cardíaca não tem nada a ver com a velocidade de condução no sistema His-Purkinje. No entanto, pode afetar a velocidade de condução no nó AV.

Chapter 9

Reconhecendo a dissociação AV, associação VA e dissociação VA

ATENÇÃO! | *Há muitas informações neste capítulo porque ele discute uma das tarefas mais importantes na eletrocardiografia: estabelecer a presença de dissociação AV ou VA durante uma taquicardia de complexo amplo. Planeje ler isso mais de uma vez e consulte-o com frequência.*

Antes de começar, você deve entender que o nó AV é uma via de MÃO DUPLA. Ele permite que os impulsos viajem dos *átrios para os ventrículos*, mas também permite que os impulsos viajem dos *ventrículos para os átrios*. Isso é muito importante porque, em sua busca pela dissociação AV, você também estará procurando pela dissociação VA e frequentemente estará tão preocupado com o intervalo R-P′ quanto com o intervalo P-R.

Um bloqueio AV Mobitz I clássico se apresenta com o intervalo P-R aumentando gradualmente em duração até que uma onda P falhe em conduzir, fazendo com que um complexo QRS não apareça. A MESMA COISA pode acontecer na direção oposta também, durante a condução VA. O bloqueio VA Mobitz I apresentará um intervalo R-P′ gradualmente crescente até que um impulso ventricular não consiga atravessar o nó AV para os átrios e o P′ não apareça. Um bloqueio no nó AV encerrará qualquer taquicardia reentrante que dependa do nó AV como parte de seu circuito, e isso inclui AVNRT e AVRT.

Lembre-se de que a taquicardia ventricular NÃO depende do nó AV como parte de seu circuito reentrante – então a taquicardia ventricular persistirá apesar de um bloqueio AV ou VA de terceiro grau Mobitz I, Mobitz II ou mesmo. Se uma taquicardia de complexo largo persistir apesar de um bloqueio VA Mobitz I ou Mobitz II, então deve ser taquicardia ventricular – um AVRT antidrômico teria sido encerrado assim que a onda P′ retrógrada desaparecesse.

Dissociação AV | Presença de marcapassos autônomos no átrio (geralmente o nó SA) e em um dos ventrículos – um *marcapasso ventricular acessório acelerado* se o ritmo sinusal for normal ou *batimentos de escape ventriculares* se a frequência sinusal for muito mais lenta do que o normal.

Como os marcapassos disparam em frequências diferentes, geralmente não haverá associação entre as ondas P e os complexos QRS, que são caracterizados por intervalos PR variáveis. Como a dissociação AV NÃO requer um bloqueio AV, impulsos atriais ocasionais cruzarão com sucesso o nó AV e excitarão ("capturarão") os ventrículos. Esses são chamados *batimentos de captura* e *sempre aparecem cedo* – antes do próximo batimento ectópico esperado.

PÉROLA | O fato de um impulso sinusal passar pelo nó AV até os ventrículos NÃO o torna um batimento de captura. Muitas taquicardias ventriculares são paroxísticas e frequentemente param espontaneamente, permitindo que os impulsos sinusais controlem os ventrículos, pelo menos por alguns batimentos. Esses NÃO são batimentos de captura. Os batimentos de captura DEVEM interromper o ritmo ventricular ectópico aparecendo ANTES do próximo QRS ectópico esperado. Se não for ANTECIPADO, NÃO é um batimento de captura e apenas prova que não há bloqueio de ramo fixo! NÃO prova um bloqueio dependente de aceleração ou uma taquicardia ventricular!

Um batimento de captura é prova de dissociação AV e, na presença de uma taquicardia de complexo amplo, uma probabilidade muito alta de taquicardia ventricular. Se o impulso conduzido pelo seio se sobrepuser a um dos batimentos gerados pelo ventrículo, os dois batimentos se fundirão e produzirão um QRS que é uma mistura intermediária dos dois impulsos.

Esses são chamados *batimentos de fusão*. Pense neles como batimentos de captura que colidiram com um batimento ventricular. Eles também são indicativos de dissociação AV e uma alta probabilidade de taquicardia ventricular. Você consegue encontrar os batimentos de captura na tira de ritmo abaixo (Figura 9-1)? (Resposta: #5 e #9 porque eles apareceram cedo, interrompendo o ritmo ventricular)

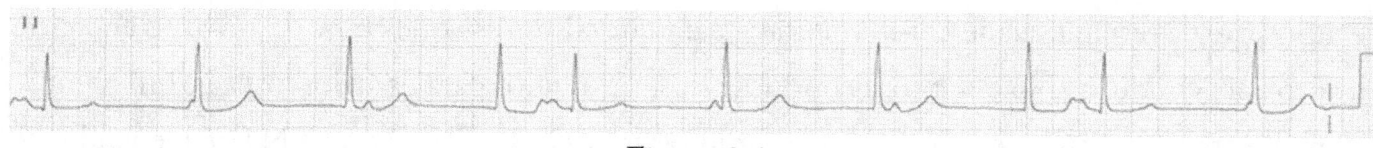

Figure 9-1

Compreendendo a condução ventriculoatrial (VA)

Muitas pessoas que leem ECGs não estão familiarizadas com a condução ventriculoatrial (VA). Não há nada de difícil nisso porque é exatamente o oposto da condução AV! Durante a condução AV, uma onda P é produzida nos átrios, ela então cruza o nó AV usando a via R– o que leva um pequeno período de tempo – e então excita os ventrículos e produz um complexo QRS. Como ela usa a via RÁPIDA (em circunstâncias NORMAIS), o intervalo PR não é muito longo – até (e incluindo) 200 ms. Mas e se o impulso sinusal usasse a via LENTA? Como seria o ECG então? Bem, ainda haveria uma onda P sinusal seguida por um complexo QRS – mas agora o intervalo PR pode ser de 400 ms ou até mais. Também haveria uma separação maior entre as ativações das duas câmaras (átrios e ventrículos).

> **DICA |** Bloqueios no nó AV podem ser *unidirecionais* (anterógrados ou retrógrados) ou *bidirecionais* (bloqueados em ambas as direções). Bloqueios unidirecionais não são incomuns.

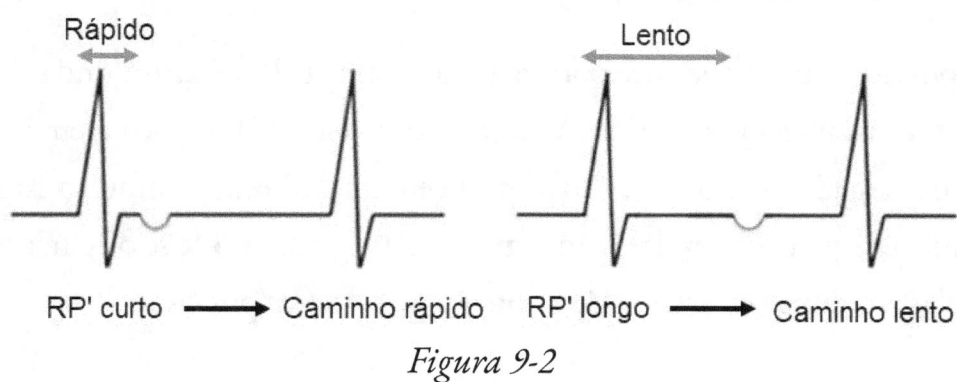

Figura 9-2

OK, então o que acontece durante a condução VA? Em vez de uma onda P ativando os ventrículos, há um complexo QRS ativando os átrios. Sabemos que um impulso viajando através do nó AV dos átrios para os ventrículos leva de 120 mseg a 200 mseg. Quanto tempo leva para um impulso ventricular atravessar o nó AV e criar uma onda P'? Leva aproximadamente o mesmo tempo, embora possa haver um pouco mais de variabilidade nos tempos RP'. A razão para isso é que, em circunstâncias normais, o impulso sinusal normalmente segue o caminho RÁPIDO. Sua recuperação da refratariedade é cronometrada para que o impulso que chega do nó SA o encontre pronto para conduzir. No entanto, a condução dos ventrículos para os átrios nunca é um evento normal, então o impulso ventricular pode seguir o caminho RÁPIDO ou LENTO. Depende apenas de qual deles está pronto para conduzir quando o impulso ventricular ectópico chega.

Se um impulso ventricular ectópico viaja pela via RÁPIDO e então ativa os átrios, a onda P′ retrógrada aparecerá muito próxima do complexo QRS ectópico (Figura 9-2). Entretanto, se a via FAST for refratária e o impulso ventricular ectópico viaja pela via LENTA, a onda P′ retrógrada estará muito mais distante do final do complexo QRS ectópico.

Durante um bloqueio AV Mobitz I, os intervalos P-R crescem cada vez mais. Durante um bloqueio VA Mobitz I, os intervalos R-P′ crescem cada vez mais. Ambas as conduções eventualmente falham. No caso de um bloqueio AV Mobitz I, um complexo QRS não aparece; no caso de um bloqueio VA Mobitz I, uma onda P′ retrógrada não aparece.

Se você está procurando ondas P ou ondas P′ para diagnosticar dissociação AV ou VA para provar uma taquicardia ventricular, você deve entender completamente O QUE você está procurando e POR QUE você está procurando! Como um estimado colega meu perguntou uma vez: "Por que se preocupar em procurar ondas P durante uma taquicardia complexa ampla se você não tem ideia do que as ondas P significam caso encontre alguma?" Deixe-me explicar de forma clara e inequívoca as ondas P e as ondas P′ para você, para que esteja bem informado caso localize alguma onda P durante uma taquicardia complexa ampla!

Existem dois tipos de ondas P que você pode encontrar: ondas P *verticais* e ondas P *invertidas*. Todas as ondas P verticais vêm dos átrios! A *maioria* das ondas P′ invertidas vem de baixo do nó AV (e ainda é chamado de "nó AV", não importa em qual direção o impulso esteja viajando!) Um número muito pequeno de ondas P′ invertidas e retrógradas **pode** se originar no átrio direito inferior – mas elas são muito escassas. Não se preocupe com elas por enquanto.

> **DICA |** Não perca seu tempo tentando memorizar quais derivações devem ter ondas
> P verticais e quais derivações podem ter ondas P′ invertidas.

Apenas leia o que estou prestes a explicar a você com muito cuidado e você entenderá as ondas P completamente. Você não precisa memorizar nada!

PÉROLA | Se você entender algo, não precisará memorizá-lo.

As *ondas P sinusais* sempre serão positivas e verticais nas derivações inferiores (II, III, aVF) porque todas as derivações inferiores têm seu polo positivo no pé esquerdo. Um impulso viajando *para baixo* do nó SA em direção ao polo positivo das derivações inferiores inscreverá uma deflexão positiva – uma onda P vertical – nessas derivações. Qualquer impulso, ventricular ou atrial, que esteja viajando *para cima* e, portanto, para longe de seu polo positivo aparecerá como uma deflexão negativa e invertida *nas derivações inferiores*. Portanto, quaisquer ondas P′ invertidas nas derivações inferiores são retrógradas e vêm de baixo do nó AV – provavelmente dos ventrículos.

IMPORTANTE! | As ondas P′ retrógradas NÃO são invertidas em TODAS as derivações! Este é um equívoco comum que muitos iniciantes têm. As ondas P′ retrógradas serão verticais nas derivações que têm seus polos positivos em locais superiores: principalmente as derivações aVL e aVR. Isso ocorre porque as ondas P′ retrógradas estão viajando *para cima* – em direção aos seus polos positivos.

As ondas P′ retrógradas sempre aparecerão verticais na derivação V1 – embora sejam tipicamente muito menores do que as ondas P normais. As ondas P′ retrógradas podem ser verticais ou invertidas nas derivações V5 e V6. Depende se os eletrodos para essas derivações foram colocados nas posições corretas na parede torácica; se colocados muito baixos (e frequentemente são), eles podem agir como derivações inferiores e manifestar ondas P′ invertidas.

OK... ótimo! Você encontrou ondas P′ retrógradas em uma ou mais derivações inferiores! Então, o que isso lhe diz? Até agora... nada! Muitas pessoas que estudam interpretação de ECG acham que a questão da dissociação AV é resolvida simplesmente *encontrando ondas P*. NÃO, NÃO É! Isso é só o começo! E se você encontrar ondas P′ retrógradas após cada QRS? Isso não prova dissociação AV e, portanto, taquicardia ventricular? NÃO!... não é diagnóstico de dissociação AV nem prova taquicardia ventricular!

Usando ondas P e P′ para diagnosticar dissociação AV e VA

Cuidado! Há muitos equívocos e informações equivocadas sobre o uso de ondas P e P′ no diagnóstico da associação AV e VA. A presença de uma onda P pode não dizer nada sobre a dissociação AV ou VA e lembre-se: a associação AV ou VA NÃO prova taquicardia ventricular! Aqui está *como usar a presença de ondas P ou ondas P'* – para diagnosticar dissociação AV ou dissociação VA durante uma taquicardia de complexo amplo:

Ondas P verticais...

Se você puder localizar mais de uma onda P, tente determinar uma frequência (frequência atrial, intervalo P-P). Idealmente, será muito mais lenta do que a frequência ventricular. Ondas P que são verticais nas derivações II, III e aVF são provavelmente ondas P sinusais. Se as ondas P são verticais nas derivações inferiores e aparecem em uma frequência diferente da frequência ventricular – a dissociação AV está presente. A dissociação AV NÃO é 100% prova de que a taquicardia de complexo amplo é taquicardia ventricular, mas os outros ritmos possíveis variam de muito pouco frequentes a bastante raros.

Ondas P' invertidas...

Se você encontrar ondas P' invertidas nas derivações inferiores, elas provavelmente estão sendo transmitidas por impulsos dos ventrículos para os átrios. Essas ondas P' invertidas podem aparecer de TRÊS maneiras:

1. Após cada complexo QRS ventricular em um intervalo R-P' fixo e constante (associação VA);

2. Em intervalos R-P' crescentes após os complexos QRS ventriculares até que um P' não apareça (bloqueio VA Mobitz I de 2º grau); ou,

3. Após cada complexo QRS ventricular em um intervalo R-P' fixo e constante com um P' ausente ocasional que não interrompe o ritmo das ondas P' invertidas (bloqueio VA Mobitz II de 2º grau).

Os bloqueios VA de 2º grau são ambos 100% de evidência de taquicardia ventricular. A associação VA não prova nada.

PÉROLA | A dissociação AV NÃO se trata de encontrar ondas P; trata-se de encontrar ondas P que estão dissociadas do ritmo ventricular!

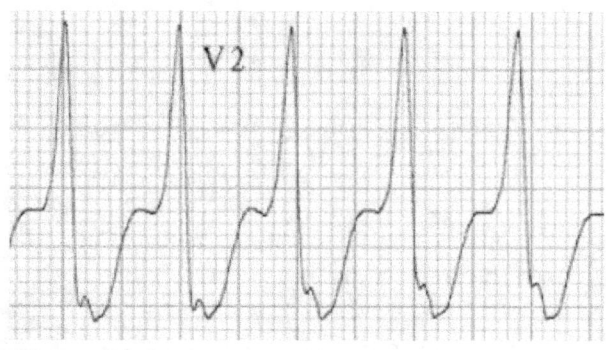

Figura 9-3

Continue lendo... há muito mais sobre como encontrar e reconhecer ondas P e ondas P', incluindo mais para aprender no Capítulo 24.

Associação VA | A associação VA ocorre quando há um marcapasso separado disparando no ventrículo que é mais rápido do que a taxa nodal SA. Impulsos do ventrículo podem cruzar o nó AV de forma retrógrada e então excitar os átrios, produzindo uma onda P' retrógrada que normalmente está localizada no mesmo intervalo R-P' após cada despolarização ventricular (complexo QRS).

Isso é bastante comum na taquicardia ventricular (Figura 9-3), mas *NÃO prova que um ritmo complexo amplo é taquicardia ventricular – um AVRT antidrômico pode fazer a mesma coisa!*

Dissociação VA | Semelhante à associação VA, exceto que a relação fixa entre o QRS e a onda P' retrógrada (intervalo R-P' constante) não está presente. Ela se apresenta mais comumente como um bloqueio VA retrógrado de algum tipo (Mobitz I ou Mobitz II). *A dissociação VA é prova de taquicardia ventricular!*

Então por que a dissociação VA é prova de taquicardia ventricular enquanto a associação VA não é? Quais são os dois ritmos que comumente resultariam em associação VA? *Taquicardia ventricular e AVRT antidrômico.* Se houver algum tipo de bloqueio no nó AV, como isso afetaria um foco de taquicardia ventricular? Não afetaria porque a fonte da TV nunca seria afetada por nada acontecendo no nó AV - é completamente independente da condução através do nó AV ou de uma via acessória. Por outro lado, como um AVRT antidrômico seria afetado pelo bloqueio retrógrado no nó AV? Ele seria imediatamente encerrado! Então o fato de uma taquicardia de complexo amplo persistir apesar do bloqueio retrógrado óbvio no nó AV (Figura 9-4) diz a você que o ritmo deve ser taquicardia ventricular. Seja o bloqueio VA um Mobitz I ou um Mobitz II, a implicação ainda é *a mesma!* Portanto, a dissociação VA PROVA que o ritmo de complexo amplo é de fato taquicardia ventricular!

Vamos dar uma olhada em um bloco VA Mobitz II (Figura 9-4)...

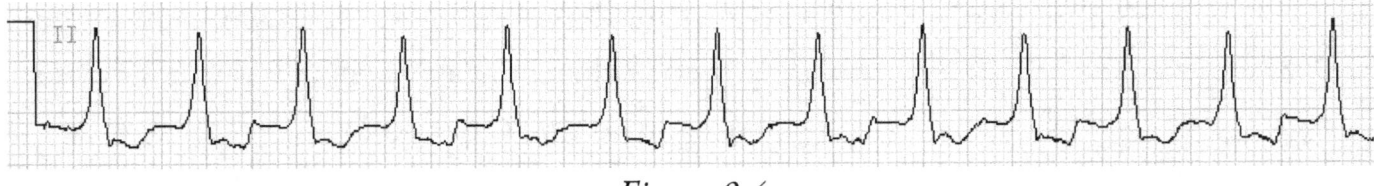

Figura 9-4

A dissociação AV é realmente 100% específica para taquicardia ventricular?

Muitos autores de livros didáticos e artigos dirão que a dissociação AV *prova* taquicardia ventricular – que é 100% conclusiva. Desculpe, mas isso simplesmente *não é verdade!* Embora *sugira fortemente* taquicardia ventricular, a dissociação AV também pode estar presente em taquicardias de complexo amplo devido a:

1. AVNRT com bloqueio da via comum superior e condução aberrante
2. taquicardia juncional com condução aberrante

Ambas essas disritmias são muito infrequentes, então quando a dissociação AV está presente em um ECG com taquicardia de complexo amplo, *você deve prestar muita atenção!* Mas, desculpe – isso só prova que dois marcapassos estão competindo entre si. Não necessariamente diz onde o segundo está localizado.

Encontrando Ondas P em uma Taquicardia de Complexos Largos (TCL)

É preciso ser capaz de reconhecer as ondas P ou P′ durante uma TCL. Vejamos um exemplo:

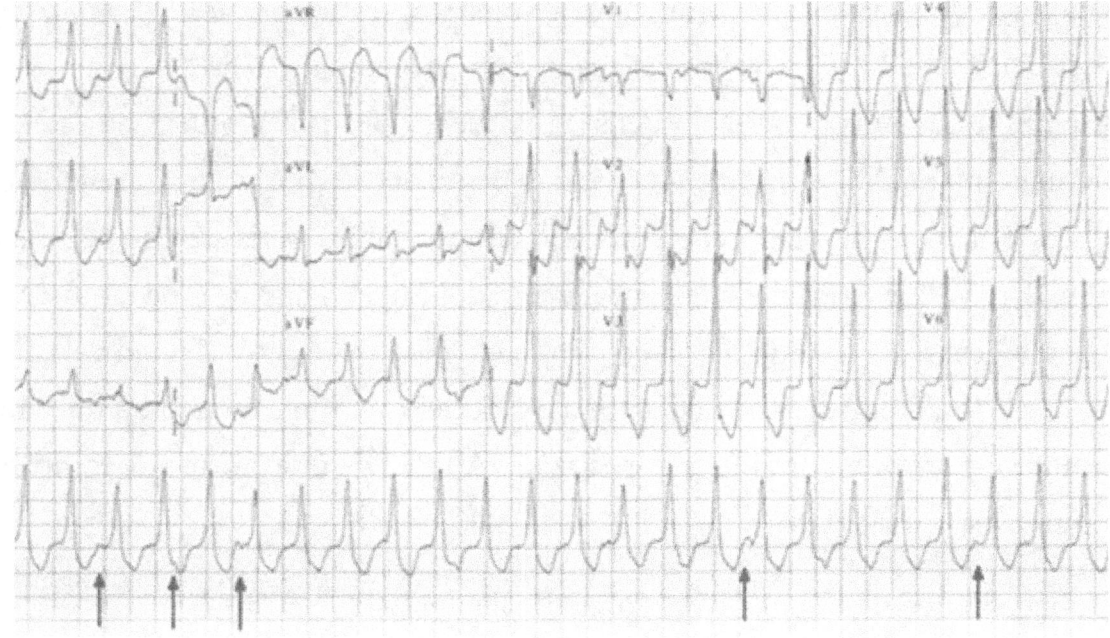

Figura 9-5

Veja quantas outras ondas P você pode encontrar neste traçado (Figura 9-5). Eu rapidamente encontrei mais 17 sem incluir a tira de ritmo na parte inferior do traçado. Você deve encontrar pelo menos essa quantidade ou até mais. As ondas P em uma taquicardia de complexo amplo estarão *na linha de base ou na onda T. Elas não distorcem visivelmente o QRS.*

PÉROLA | Se você não se considera experiente na interpretação de taquidisritmias, não gaste mais do que cerca de 20 segundos procurando por dissociação AV. Se você FOR um intérprete de ECG experiente, provavelmente a encontrará em 20 segundos.

Mas e aquelas que não são tão óbvias? Há alguns exemplos no traçado acima (Figura 9-5). Observe as derivações V4 a V6. Cada onda R tem um segmento curto, quase isoelétrico, bem na frente dela. Há quatro complexos QRS nessas derivações. Observe a segunda, comparando o segmento curto anterior com os outros três. Há uma pequena saliência ali que a torna diferente das outras. Essa é uma onda P e está presente no segundo complexo de todas as três derivações. As ondas P são geralmente encontradas nos segmentos ST e ondas T. As ondas T, no entanto, às vezes manifestam a presença de uma onda P ao deformar o pico do T ou ao aumentar (ou diminuir) a amplitude da onda T. Vamos dar uma olhada em mais algumas (Figura 9-6)...

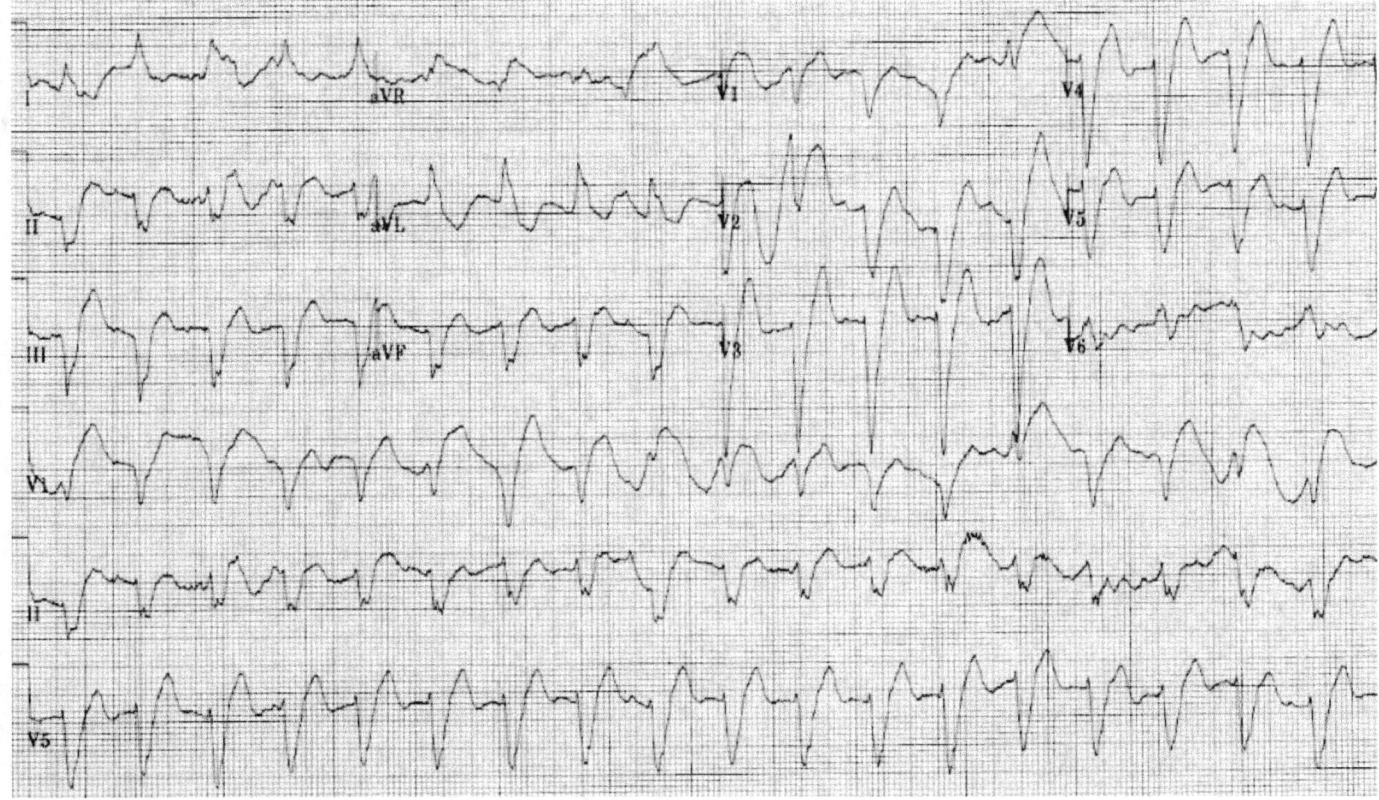

Figura 9-6

Com a dissociação AV, você estará procurando por ondas P verticais. Não se preocupe com ectópicos atriais retrógrados por enquanto.

Com a dissociação VA, você estará procurando por ondas P' invertidas (lembre-se: se não se originou no nó sinusal, é um P').

Há ondas P ao longo deste traçado: algumas aparecem como saliências e outras como deformidades sutis das ondas T.

Encontre uma onda P de qualquer tipo que você tenha certeza de que é de fato uma onda P, então encontre a próxima. Meça a distância entre elas e comece a mapear as ondas P com seus calibradores de ECG e veja se seus calibradores coincidem com as deflexões que você pensou serem ondas P. Se o intervalo P-P medido for bastante lento (longo), calcule metade dessa distância e reajuste seus calibradores - às vezes você só consegue ver cada segunda ou terceira onda P, então você tem que ajustar seus calibradores de acordo para verificar essa possibilidade.

Não é a *presença* de ondas P que prova dissociação AV. Se as ondas P estão aparecendo exatamente no mesmo lugar todas as vezes – isso NÃO é dissociação AV e NÃO prova taquicardia ventricular!

Observe este traçado (Figura 9-7) e veja quantos sinais de dissociação AV você pode encontrar...

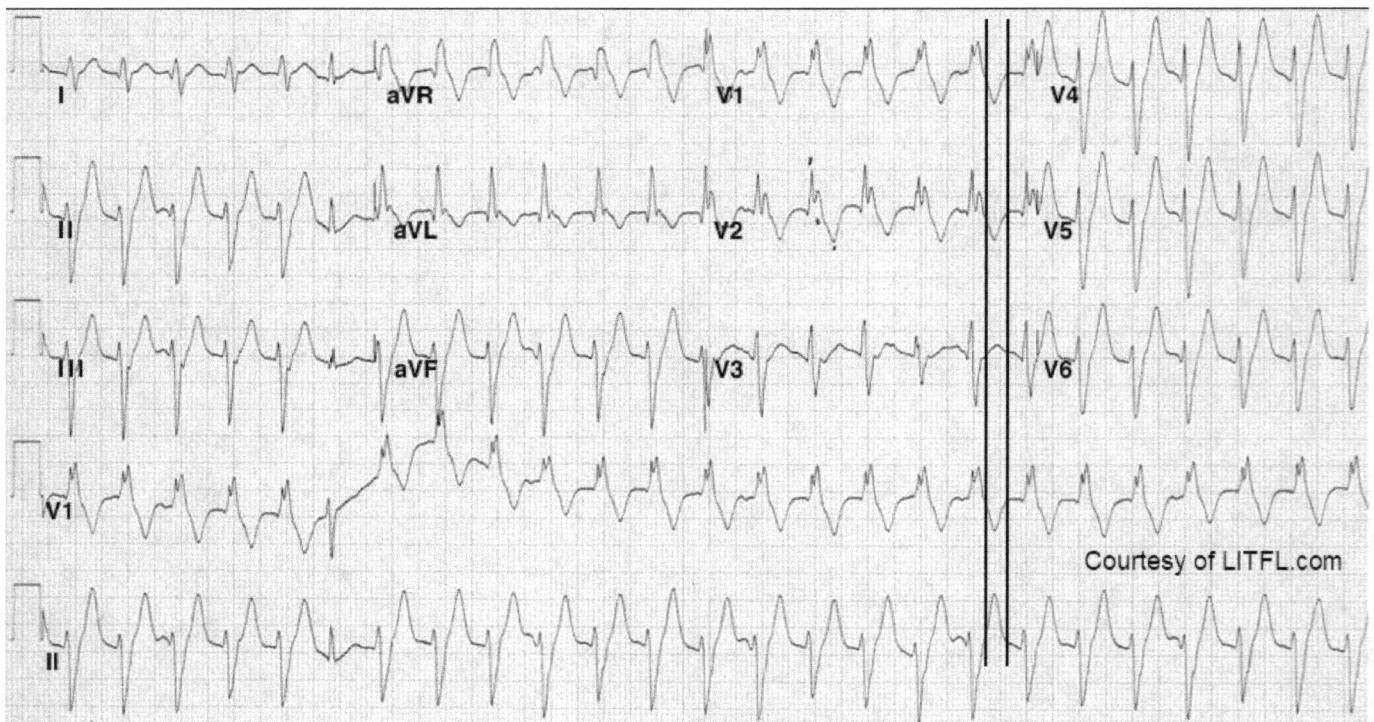

Figura 9-7

Agora vamos abordar uma coleção de ondas P muito sutis e ocultas...

Exercício para os olhos: Encontrando ondas P sutis

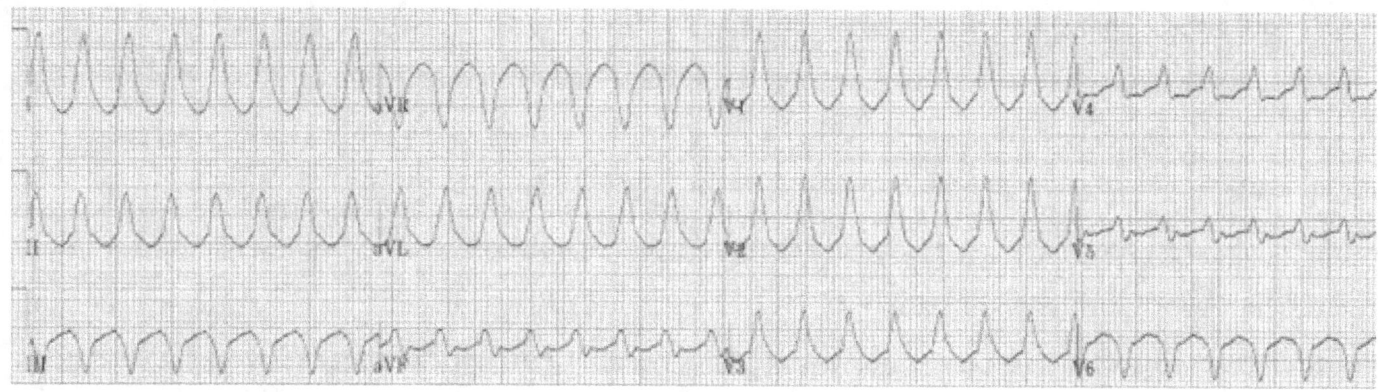

Figura 9-8

Você vê alguma onda P muito sutil no traçado acima (Figura 9-8)? Observe atentamente e use uma lente de aumento.

> **DICA |** Se você leva a sério a interpretação de ECGs e tiras de ritmo em um nível avançado, há DUAS coisas que você precisará ao ler ECGs impressos: paquímetros de ECG de boa qualidade e uma pequena lente de aumento de bolso. Um item útil adicional seria uma régua de plástico transparente de 6" para usar como uma régua reta pela qual você possa ver.

Concentre-se em variações muito sutis no contorno das ondas T. Há outras descobertas interessantes neste traçado, mas agora estamos em uma caça às ondas P.

Se você acha que sua única chance de encontrar ondas P′ será nas derivações II ou V1 – pense novamente. Aqui estão DUAS PÉROLAS IMPORTANTES para lembrar ao procurar ondas P ou P′: 1) Elas podem estar em qualquer derivação e 2) sejam verticais ou invertidas, elas podem ser *muito, muito menores* do que você jamais imaginaria!

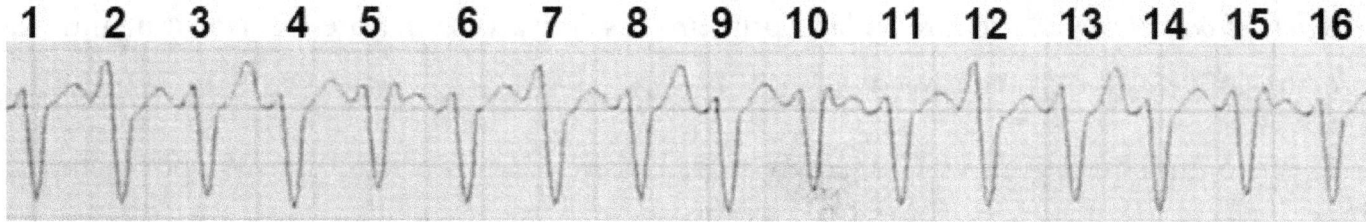

Figura 9-9

Ao procurar ondas P para provar a dissociação AV, você deve olhar primeiro para os complexos QRS, mas você não está procurando ondas P ainda. Você está procurando por um QRS normal – um complexo QRS que começa normalmente e termina normalmente. Você usará esse QRS "normal" para comparar com outros complexos QRS e *especialmente a linha de base ao redor deles*. Na Figura 9-9, observe os complexos QRS #1, #4, #6, #9, #11, #14 e #16. Todos eles parecem iguais – eles têm a mesma onda r inicial e o mesmo ponto J (fim do QRS). E todos eles têm essencialmente a mesma onda T. Qualquer um desses complexos QRS-T pode ser seu ponto de referência. Agora vamos olhar para o #2 – OK... essa onda R é muito diferente! Por que ela é tão grande? Algo adicionou voltagem positiva a essa deflexão! O que poderia ser? Claro... há uma onda P que *apareceu imediatamente antes dessa onda r*. Dê outra olhada em um dos seus complexos QRS-T de "ponto de referência" para refrescar sua memória.

Agora vamos olhar para o nº 3... Olhe para aquela onda T! O que fez com que ela subitamente se tornasse tão grande? Claro, há uma onda P vertical escondida ali. Como sei que é uma onda P vertical? Como aquela onda T ficou maior, isso significa que alguma voltagem positiva, ou seja, uma onda P vertical, foi adicionada a ela. (No Capítulo 24, você verá o efeito da voltagem negativa em uma onda T.)

Agora vamos olhar para o nº 5... Isso é um r′ ("r prime") ali no final do QRS? Não está em nenhuma das ondas QRS-T de "ponto de referência". Claro, não é um r′ - é uma onda P. Agora VOCÊ encontra todos os outros exemplos ao longo desta tira.

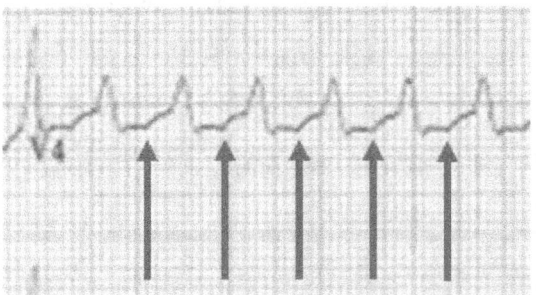

Figura 9-10 (da Figura 9-8)

Aqui (Figura 9-10) estão algumas ondas P′ da Figura 9-8...

Observe os intervalos R-P′ *consistentes* e observe especialmente o *quão pequenas são as ondas P*! Ao procurar ondas P, lembre-se de que DOIS tipos de ondas P podem – ou NÃO – ser úteis durante uma taquicardia ampla e complexa: *a onda P vertical nas derivações inferiores* e *a onda P invertida nas derivações inferiores*. Procure ondas P primeiro nas derivações inferiores; se não vir nenhuma, procure em *todas* as outras derivações.

Não é incomum que alguns ECGs tenham ondas P visíveis apenas na derivação V3, por exemplo. Elas podem se esconder em *qualquer* derivação!

PÉROLA | Ondas P que são *verticais nas derivações inferiores* (II, III, aVF) se originam do átrio superior, provavelmente do nó sinusal. Ondas P verticais nas derivações *inferiores nunca* são retrógradas!

As ondas P′ que são *invertidas nas derivações inferiores* são um pouco mais complexas porque podem surgir *na parte inferior do átrio direito*, ou podem ser *ondas P′ retrógradas vindas de impulsos originados na junção ou ventrículo* e entrando no átrio direito retrógrado através do nó AV. Ondas P′ invertidas também podem aparecer após cada QRS na presença de um AVRT *ortodrômico com condução aberrante*. Teria que haver um bloqueio de ramo permanente ou relacionado à frequência para torná-lo uma taquicardia de complexo largo; isso poderia acontecer, mas seria uma ocorrência muito rara! No entanto, você pode frequentemente determinar qual onda P′ retrógrada é devido a uma *origem atrial baixa* e qual é devido a uma *origem ventricular ou juncional ectópica*.

PÉROLA | Se as ondas P′ invertidas forem de *origem atrial baixa*, elas aparecerão na frequência do marcapasso atrial baixo e, portanto, manifestarão *dissociação AV* com os complexos ventriculares, uma vez que não terão relação entre si. Se as ondas P′ invertidas forem de origem *ventricular ectópica*, elas aparecerão após cada complexo QRS no mesmo intervalo R-P′ fixo ou manifestarão um bloqueio VA Mobitz I ou II.

Isso é chamado de associação VA porque cada onda P′ retrógrada tem uma associação fixa com o complexo QRS precedente (Figuras 9-3 e 9-10).

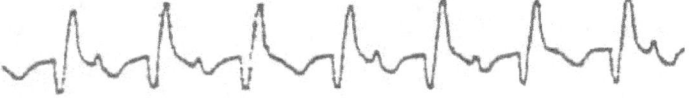

Figura 9-11

Se as ondas P′ retrógradas (invertidas) aparecerem em intervalos R-P′ ligeiramente irregulares, então pode haver um bloqueio retrógrado no nó AV (um *bloqueio ventriculoatrial* ou *VA*). Se os intervalos R-P′ aumentarem gradualmente e então uma onda P′ retrógrada e invertida não aparecer, provavelmente há *um bloqueio VA Mobitz I (Wenckebach) retrógrado* (Figura 9-11). Se as ondas P′ retrógradas aparecerem com cada QRS sim, sim, provavelmente há um bloqueio VA 2:1 (Figura 9-4). Embora uma onda P′ retrógrada que segue cada QRS em um intervalo R-P fixo pareça indicar taquicardia ventricular... não indica! A AVRT ortodrômica ou antidrômica pode fazer o mesmo (embora apenas a AVRT antidrômica se apresente como uma TCL, a menos que haja um bloqueio de ramo preexistente ou relacionado à frequência). Um bloqueio VA retrógrado na presença de um ritmo ventricular contínuo e ininterrupto indica *dissociação VA* e *a dissociação VA indica taquicardia ventricular!*

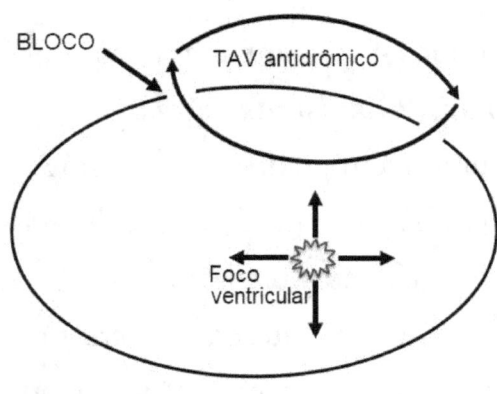

Figura 9-12

Mas por que isso indica TV? Se houver um AVRT antidrômico (que é dependente do nó AV) e um bloqueio VA Mobitz I ou Mobitz II ocorrer repentinamente... o que acontece? O AVRT antidrômico terminará rapidamente! (Figura 9-12) Lembre-se: é assim que paramos os AVRTs em qualquer direção - damos adenosina que bloqueia o nó AV em *AMBAS as direções* e a taquicardia é imediatamente extinta! No entanto, a taquicardia ventricular não terminará porque *sua existência não depende da condução AV ou VA através do nó AV.*

Então aqui estão algumas PÉROLAS...

PÉROLA | Se uma onda P aparecer após cada QRS (*invertida* nas derivações II, III, aVF, *vertical* nas derivações aVR, aVL, V1) durante uma taquicardia de complexo amplo, então considere-a uma onda P′ retrógrada causada por cada despolarização ventricular (QRS). NÃO está vindo do átrio! Isso é chamado de associação VA e NÃO é prova de taquicardia ventricular. Eu sei... parece que *deveria ser*, mas acredite em mim, não é!

PÉROLA | Só porque as ondas P′ retrógradas são invertidas nas derivações inferiores NÃO significa que elas serão invertidas em *todas* as outras derivações. As ondas P′ retrógradas são sempre invertidas (negativas) nas derivações inferiores (II, III aVF) porque o vetor está viajando para longe do polo positivo para essas derivações (pé esquerdo). Ele estará ereto na derivação V1, aVR e aVL porque o vetor retrógrado está viajando *em direção aos polos positivos dessas derivações.* Eles geralmente são isoelétricos (ou quase) na derivação I porque o vetor ascendente está viajando *perpendicularmente* à derivação 1. Se eles puderem ser vistos na derivação I, eles estarão eretos. As derivações

V5 e V6 podem ser variáveis, dependendo se os eletrodos para essas derivações foram posicionados corretamente.

Mais sobre dissociação AV ou VA

A dissociação AV é um dos conceitos mais mal compreendidos em eletrocardiografia. Para entendê-la, você deve entender corretamente a associação AV. A associação AV implica que há uma relação entre os átrios e os ventrículos: o disparo de um leva ao disparo do outro. Uma situação semelhante — mas na direção oposta — é chamada de *associação VA. Não importa se você está entrando ou saindo da sala, você ainda está passando pela mesma porta*. Com a associação AV, a ativação dos átrios leva à ativação dos ventrículos. Com a associação VA, a ativação dos ventrículos leva à ativação dos átrios. A associação VA, infelizmente, não é um fator de distinção, pois pode estar presente tanto na taquicardia ventricular quanto na taquicardia supraventricular com aberrância.

Dissociação AV por Usurpação

Com a dissociação AV por *usurpação*, a frequência ventricular será mais rápida do que a frequência atrial, mas a frequência atrial ainda estará *dentro da faixa normal*. Se a frequência atrial pudesse ir mais rápido, ela descarregaria os ventrículos mais rápido do que os ventrículos poderiam descarregar a si mesmos e, assim, assumir o controle do ritmo. A dissociação AV por usurpação *nunca é uma coisa boa!* A dissociação AV durante a taquicardia ventricular é *dissociação AV por usurpação*.

Dissociação AV por Padrão

Com a dissociação AV *por padrão*, o ritmo sinusal desacelera até o ponto em que um marcapasso de escape acessório desperta e começa a disparar para preservar o débito cardíaco. Com a *dissociação AV por usurpação*, a frequência atrial é *normal* e a frequência ventricular é *anormalmente rápida*; com a *dissociação AV por padrão*, a frequência atrial é *anormalmente lenta* e o marcapasso juncional ou ventricular acessório começa a disparar *para dar suporte* à pressão arterial da pessoa e à perfusão de órgãos vitais. A dissociação AV por padrão representa um ritmo de escape e *é uma coisa boa!*

Se a frequência atrial for mais rápida, mas não estiver descarregando os ventrículos, só pode haver uma explicação: há um bloqueio no nó AV impedindo que essas ondas P passem e descarreguem os ventrículos.

A presença da dissociação AV prova que os átrios não estão descarregando consistentemente os ventrículos porque os átrios e os ventrículos geralmente estão descarregando em taxas diferentes. No entanto, *a dissociação AV por si só não é prova de bloqueio AV!*

Batimentos de captura e batimentos de fusão

É aqui que muitos dos mal-entendidos aparecem. Muitas pessoas pensam que se puderem simplesmente ver ondas P em meio a uma taquicardia ampla e complexa, então a taquicardia ventricular está presente. Bem, as ondas P também podem aparecer em meio a uma taquicardia supraventricular conduzida de forma aberrante. Então, obviamente, há mais do que apenas a presença de ondas P no traçado.

A dissociação AV está presente quando uma onda P consegue passar rapidamente pelo nó AV no momento certo e então descarregar os ventrículos, criando um complexo estreito e normal no meio de uma taquicardia de complexo largo. Isso é chamado de batimento de captura.

Os batimentos de captura são provavelmente o segundo fenômeno eletrocardiográfico mais incompreendido depois da dissociação AV. A presença repentina de um batimento conduzido normalmente em uma taquicardia de complexo largo não é necessariamente um batimento de captura nem sugere necessariamente dissociação AV (e presumivelmente, taquicardia ventricular).

*Apenas um batimento conduzido normalmente que aparece **MAIS CEDO** do que o intervalo R-R esperado do ritmo ventricular predominante, ou seja, a taquicardia de complexo largo, pode ser chamado de batimento de captura.*

Por quê?

Porque ao ocorrer em um intervalo R-R mais curto do que o VT, o batimento normal prova duas coisas:

1. prova que *não há bloqueio de ramo pré-existente*, porque ele simplesmente não poderia ser produzido na presença de um bloqueio de ramo fixo, e

2. prova que o sistema de condução é bem capaz de produzir um complexo QRS estreito e normal a uma taxa que é ainda *mais rápida* do que o WCT. Isso *descarta um bloqueio de ramo funcional relacionado à taxa* produzindo condução aberrante. Portanto, o WCT tem que ser gerado de dentro dos ventrículos.

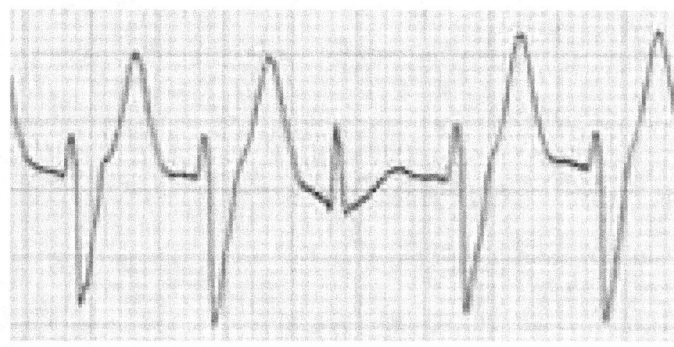

Figura 9-13

Este (Figura 9-13) é um exemplo de um batimento de captura. Ele aparece um pouco antes de um batimento ventricular esperado. (Você frequentemente precisará de paquímetros de ECG para ver isso.) Às vezes, o aparecimento inicial do batimento de captura só pode ser medido em milissegundos. Se o complexo estreito e normal aparecer *depois* do próximo complexo largo esperado, isso apenas prova que não há bloqueio de ramo fixo preexistente. Isso não prova que não há bloqueio de ramo relacionado à frequência.

Outra dica de que a dissociação AV está presente é o aparecimento de um *batimento de fusão*. Um batimento de fusão, como você já deve saber, é um híbrido entre um complexo estreito conduzido normalmente e um complexo largo ectópico. *O batimento estreito precisará aparecer bem no momento do complexo largo esperado – ou pelo menos próximo o suficiente para que haja uma sobreposição dos intervalos QRS.* Um batimento de fusão também prova a dissociação AV no contexto de uma taquicardia de complexo largo – mas um complexo de fusão pode ocorrer com um ritmo sinusal e uma CVP, ou um ritmo sinusal e uma parassístole ventricular.

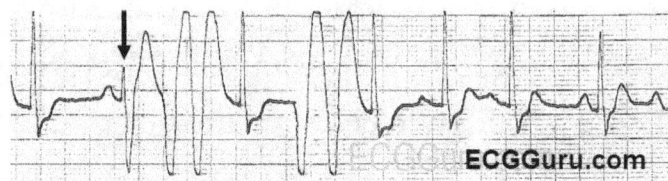

Figura 9-14

A seta neste trecho (9-14) indica um batimento de fusão. Observe que ele se parece mais com o batimento seguinte. O intervalo PR também é mais curto. Não é difícil identificar este QRS como um batimento de fusão. O quão diferente um batimento de fusão parece depende da contribuição do batimento normalmente conduzido. Se o batimento normalmente conduzido chegar cedo o suficiente, ele contribuirá mais para o QRS e parecerá começar como um batimento normal conduzido sinusalmente. No entanto, quanto mais o batimento ectópico dominar a despolarização, mais bizarra a despolarização parecerá.

DICA | Muitos batimentos de fusão parecerão muito semelhantes ao ritmo ectópico e geralmente são perdidos, tornando o reconhecimento da dissociação AV um tanto problemático.

Mas você não precisa esperar até que um paciente apresente uma taquicardia de complexo amplo e batimentos de fusão para praticar sua habilidade de reconhecê-los. Basta fazer uma pesquisa na Internet por "taquicardia de complexo amplo com batimentos de fusão". (Mas esteja preparado para alguns exemplos incorretos!)

À esquerda na Figura 9-15 está uma batida de captura real ocorrendo durante taquicardia ventricular (o complexo 6º QRS). Elas são *bem raras* – não espere ver uma em cada traçado.

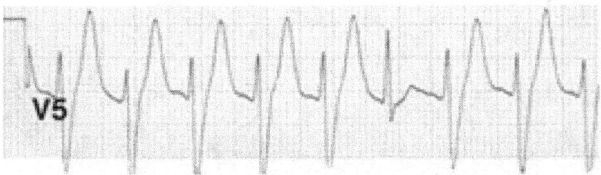

Figura 9-15 Cortesia de LITFL.com

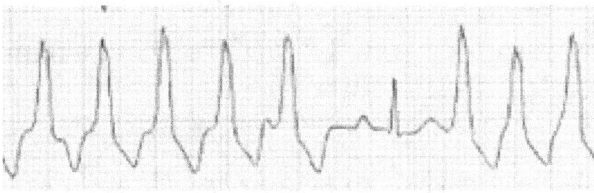

Figura 9-16 Cortesia de LITFL.com

Na Figura 9-16, vemos um batimento normal que capturou os ventrículos, ***mas não é um batimento de captura***. Ele segue o complexo largo precedente por um intervalo que é muito mais longo do que os intervalos R-R do TCL. A taquicardia do complexo largo pausou apenas o tempo suficiente para permitir a condução de uma onda P sinusal. Taquicardias do complexo largo podem fazer isso. Taquicardias ventriculares também podem fazer isso. O termo é paroxístico, o que significa iniciar/parar, iniciar/parar, etc. Reservo o uso do termo *batimento de captura* para me referir a batimentos conduzidos sinusalmente que terminam um intervalo R-R que é mais curto do que o ritmo predominante (ou seja, a taquicardia do complexo largo). Esses batimentos indicam dissociação AV. Um batimento conduzido sinusal que aparece em um intervalo R-R mais longo após um complexo QRS largo não prova nada (veja as Figuras 9-17 e 9-18) e não deve ser chamado de batimento de captura!

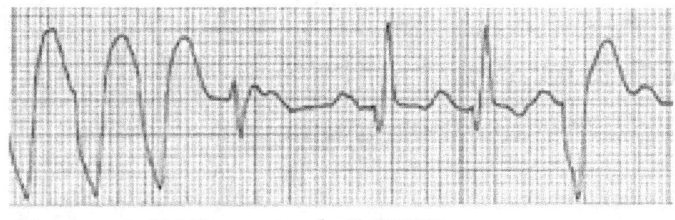

Figura 9-17 Cortesia de LITFL.com

Na Figura 9-17, vemos dois complexos largos seguidos por um batimento de fusão que é intermediário entre os batimentos ectópicos ventriculares e os batimentos sinusais conduzidos normalmente que, por sua vez, são seguidos por um batimento ectópico ventricular. Vamos manter isso em perspectiva: ***batimentos de captura e batimentos de fusão são raros***. Não espere um em cada traçado! Procure batimentos de fusão no início e no final das taquicardias de complexo largo – embora possam aparecer em qualquer lugar. Eles não são tão fáceis de detectar porque não há nenhuma interrupção chamativa no ritmo ventricular. O ritmo às vezes é interrompido *ligeiramente* – mas geralmente tão ligeiramente que você não notará. Muitas vezes, o formato e a amplitude serão muito semelhantes aos batimentos ectópicos, mas apenas um pouco mais estreitos.

Essas duas batidas conduzidas pelo seio (Figura 9-18) com marcas cruzadas *não são batidas de captura*! Para ser uma batida de captura – *o que implica dissociação AV* – o QRS conduzido pelo seio deve terminar um

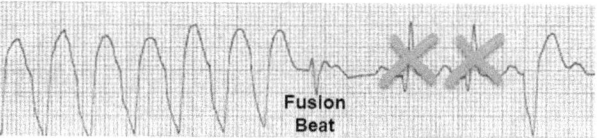

Figura 9-18 Cortesia de LITFL.com

intervalo R-R que é mais curto do que o ritmo dominante, neste caso, a taquicardia ventricular. Infelizmente, as batidas de fusão podem não ser tão obviamente diferentes das batidas ectópicas e batidas conduzidas pelo seio. Dependendo do momento exato em que a fusão ocorre, a batida de fusão pode se parecer muito mais com uma das outras batidas.

Vamos praticar!

Prática de dissociação AV: ECG #1

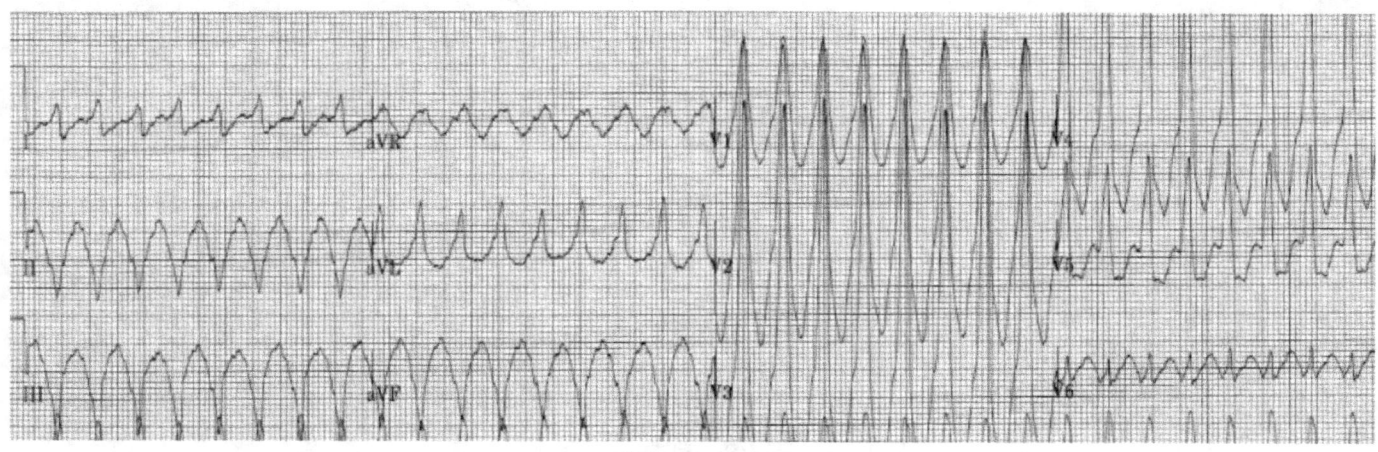

Figura 9-19

Você consegue encontrar a evidência para dissociação AV neste traçado (Figura 9-19)? Dê uma olhada na Derivação V5. O que está acontecendo lá? Vamos dar uma olhada na Derivação V5 um pouco ampliada (Figura 9-20)...

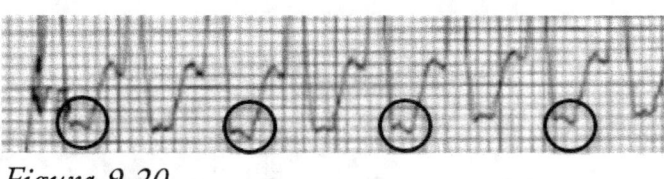

Figura 9-20

Tomei a liberdade de circular alguns exemplos de ondas P′. Quando você identificar uma onda P "oculta", verifique os complexos correspondentes nas derivações acima e abaixo – algumas serão mais óbvias e outras muito mais sutis, mas ambas aprimorarão sua habilidade de detectar dissociação AV.

A Figura 9-20 é um exemplo de *dissociação VA*. A onda P' retrógrada aparece a cada segundo batimento. Isso indica um bloqueio VA 2:1 e isso *prova taquicardia ventricular*.

DICA | TRÊS bloqueios VA são detectáveis em um ECG: Mobitz I, Mobitz II e um bloqueio VA 2:1. O bloqueio 2:1 é um Mobitz I ou um Mobitz II, mas como não há um segundo P' para verificar um intervalo R-P' aumentado, devemos chamá-lo de bloqueio VA 2:1.

Prática de dissociação AV: ECG Nº 2

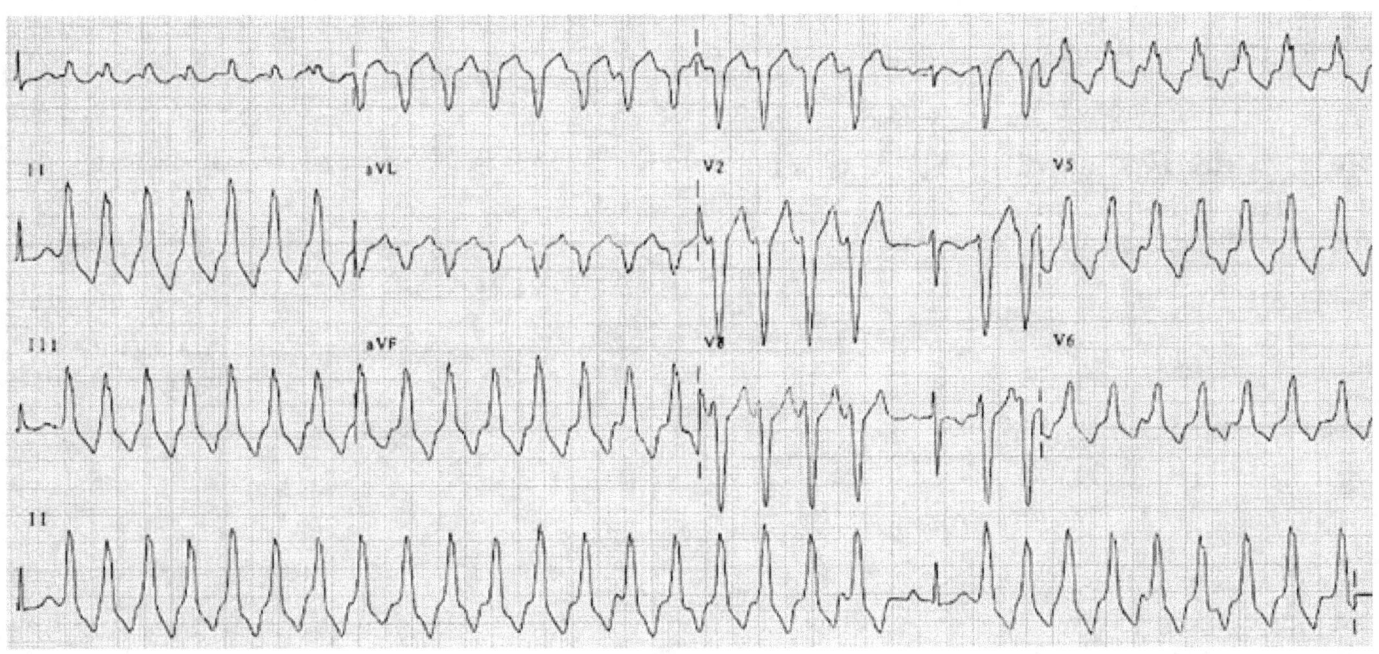

Figura 9-21

Você já viu parte deste ECG antes (Figura 9-21): ele contém um complexo estreito que não é um batimento de captura. Embora não haja batimento de captura, ainda há muita dissociação AV aqui. Estude-o cuidadosamente usando sua lente de aumento. Comece focando nos "ombros" dos complexos QRS.

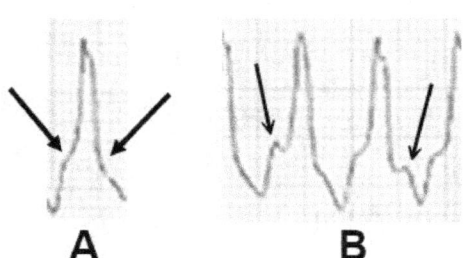

A   **B**

Figura 9-22

(Figura 9-22A, B) é um complexo QRS com "ombros normais". Os ombros são a parte da linha de base logo antes e logo depois do complexo QRS. Você aprenderá mais sobre "bancos" e "ombros" no Capítulo 24, "Mais prática com dissociação AV".

Leitura recomendada:

Marriott HJL, Schwartz NL, Bix HH. Ventricular Fusion Beats. Circulation. 1962;26:880-884.

Este é um artigo clássico. Leia-o com atenção; admito que é fácil ficar confuso à medida que a discussão sobre batimentos de fusão se aprofunda. Tenho certeza de que todos vocês reconhecem o Dr. Marriott de seu famoso livro didático. O Dr. Bix, no entanto, você pode reconhecer da famosa "regra de Bix": "Quando a frequência ventricular estiver em torno de 150/minuto e as 'ondas P' parecerem estar no meio dos intervalos R-R – sempre verifique se há flutter atrial!"

Wang K, Benditt DG. AV dissociation, an inevitable response. Ann Noninvasive Electrocardiol. 2011 Jul;16(3):227-31. doi: 10.1111/j.1542-474X.2011.00436.x. PMID: 21762249; PMCID: PMC6932318.

Chapter 10

Como abordar uma taquicardia de complexo amplo

O "início em 5 etapas"

Estas são etapas que costumo seguir antes de começar um algoritmo ou método específico. Algumas das etapas vêm desses mesmos algoritmos ou métodos. Algumas das descobertas podem essencialmente diagnosticar taquicardia ventricular, enquanto outras simplesmente fornecem informações sobre a taquicardia complexa ampla que você precisará para alguns algoritmos e devem ser consideradas com outras descobertas antes de fazer um diagnóstico.

A pergunta que surge frequentemente é: "Devo usar um algoritmo ou método?" Minha resposta é: "Não, não há nenhuma regra ou lei que diga que você deve... mas até que você tenha atingido um nível de especialista em interpretação de ECG, acho que seria muito tolo não fazê-lo." E, como mencionei antes, se você optar por não seguir um algoritmo ou método e tiver um resultado ruim, a situação pode se tornar muito problemática para você. Existem tantas exceções e nuances para esses algoritmos e métodos que eu recomendo fortemente que você aprenda um ou dois deles muito bem e os use. No entanto, isso não o impede de exercer seus poderes de observação, seu conhecimento e sua experiência. Você aprenderá minhas recomendações, dicas, truques e, mais importante, advertências mais adiante neste livro de exercícios.

> **PÉROLA |** Embora vários achados possam "determinar" *taquicardia ventricular*, a TSV com aberrância continua sendo um diagnóstico de exclusão.

Etapa 1 - Qual ventrículo?

Seja o WCT devido a impulsos conduzidos de forma aberrante originados nas estruturas supraventriculares ou se for devido a impulsos originados no ventrículo, ambos têm uma coisa em comum:

eles estão ativando os ventrículos em sucessão - *não simultaneamente*! Então, a primeira coisa que você deve fazer é verificar qual ventrículo a fonte de taquicardia está ativando primeiro. Fazemos isso verificando a derivação V1.

A derivação V1 tem a capacidade única de distinguir a direita da esquerda e quase sempre podemos determinar instantaneamente qual ventrículo é ativado primeiro pelo tipo de morfologia semelhante a um bloqueio de ramo presente na derivação V1. Novamente, por semelhante a um bloqueio de ramo queremos dizer semelhante - mas não necessariamente exatamente igual - a um bloqueio de ramo clássico. Se o QRS estiver predominantemente ereto (positivo), então é semelhante ao bloqueio do ramo direito, e a ativação ventricular se originou no ventrículo ESQUERDO (ESQUERDO – não direito!). Se o QRS estiver predominantemente invertido (negativo), então é semelhante ao bloqueio do ramo esquerdo, e a ativação ventricular se originou no ventrículo DIREITO (DIREITO – não esquerdo!).

> **PÉROLA |** Um QRS com morfologia de bloqueio de ramo direito é produzido primeiro no ventrículo ESQUERDO. Um QRS com morfologia de bloqueio de ramo esquerdo foi produzido primeiro no ventrículo DIREITO. Em outras palavras, um QRS ectópico com morfologia BRD originou-se no ventrículo ESQUERDO. Um QRS ectópico com morfologia BRE originou-se no ventrículo DIREITO.

Então, sempre olhamos para a Derivação V1 (e *somente* para a Derivação V1) primeiro para saber qual ventrículo foi ativado primeiro.

Etapa 2 – Via de saída ou ápice?

OK... então você determinou qual ventrículo foi ativado primeiro. Onde naquele ventrículo a ativação começou? Esta não é uma pergunta difícil, pois vamos dividir os ventrículos (esquerdo e direito) em duas metades – superior e inferior. A metade superior será chamada de ***via de saída*** e a metade inferior de ***ápice***.

Para determinar se a ativação ventricular começou na via de saída ou no ápice, voltamos nossa atenção para as *derivações do membro inferior* (derivações II, III e aVF). Se houver um *eixo superior*, o foco de ativação está localizado no *ápice* daquele ventrículo. Se houver um *eixo inferior*, a origem está localizada na *via de saída*.

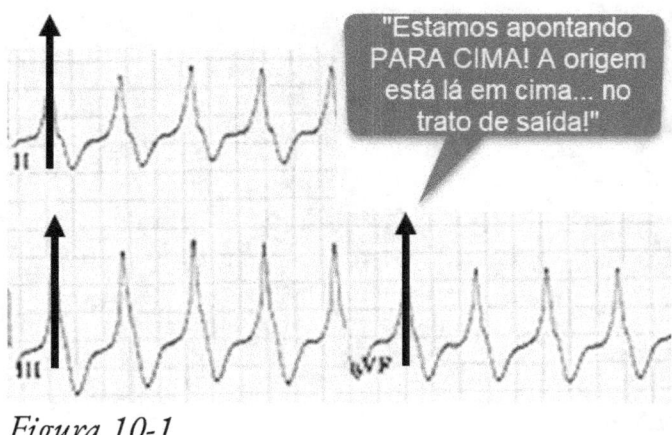

Figura 10-1

Um *eixo superior* significa que o vetor de despolarização está viajando *para cima*, de baixo para cima, do ápice para o trato de saída. Um *eixo inferior* significa que o vetor de despolarização está viajando *para baixo*, de cima para baixo, ou do *trato de saída* para o *ápice*. Isso é muito confuso – até para mim! Lembre-se apenas de que os complexos QRS nas derivações inferiores apontam para a *origem* do impulso!

PÉROLA | Os complexos QRS nas derivações inferiores SEMPRE APONTAM PARA ONDE O IMPULSO SE ORIGINOU. Nossa preocupação é com onde o impulso se originou – não para onde ele está indo! Ondas R altas nas derivações inferiores apontam PARA CIMA para o trato de saída; complexos rS nas derivações inferiores apontam PARA BAIXO em direção ao ÁPICE. Não se preocupe com os eixos "superior" e "inferior". Isso é muito confuso!

Aqui está um exemplo prático (Figura 10-3). Observe a derivação V1 e determine *qual ventrículo* é ativado primeiro (porque é onde o ritmo ventricular se originou) e então verifique as derivações inferiores (II, III, aVF) para determinar se o impulso está se originando no *trato de saída* ou no *ápice*. Lembre-se: os complexos QRS nas derivações inferiores *apontarão para a origem do impulso*.

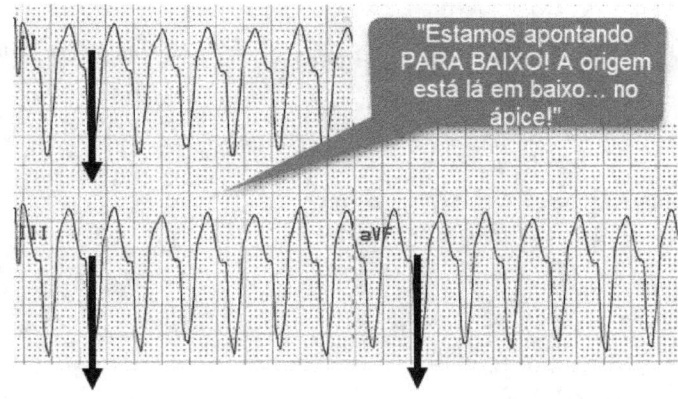

Figura 10-2

PÉROLA | Durante uma taquicardia de complexo largo, as derivações inferiores (II, III e aVF) quase sempre terão a mesma orientação - *nem sempre*, mas *quase* sempre.

Vamos dar uma olhada em outro ECG de 12 derivações. Foque especialmente na derivação aVF, que é a melhor derivação para determinar a direção superior ou inferior.

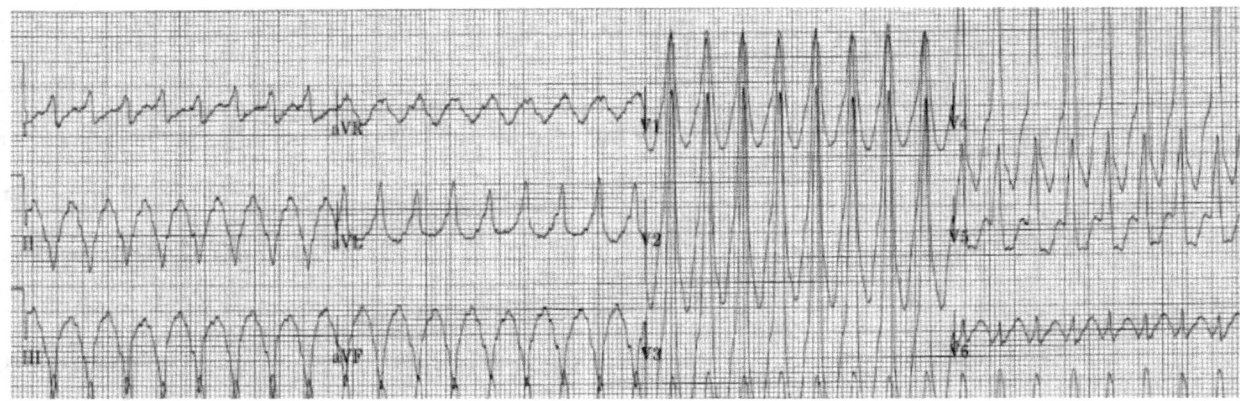

Figura 10-3

Agora isso não foi tão difícil, foi? O QRS na derivação V1 tinha uma morfologia semelhante à do BRD, o que nos diz que o impulso ventricular se originou no ventrículo ESQUERDO. Os complexos QRS em todas as derivações inferiores estavam apontando para baixo (ondas S profundas), o que indicava que o impulso estava se originando no ápice e *viajando para cima – um eixo superior*. Vamos tentar outro...

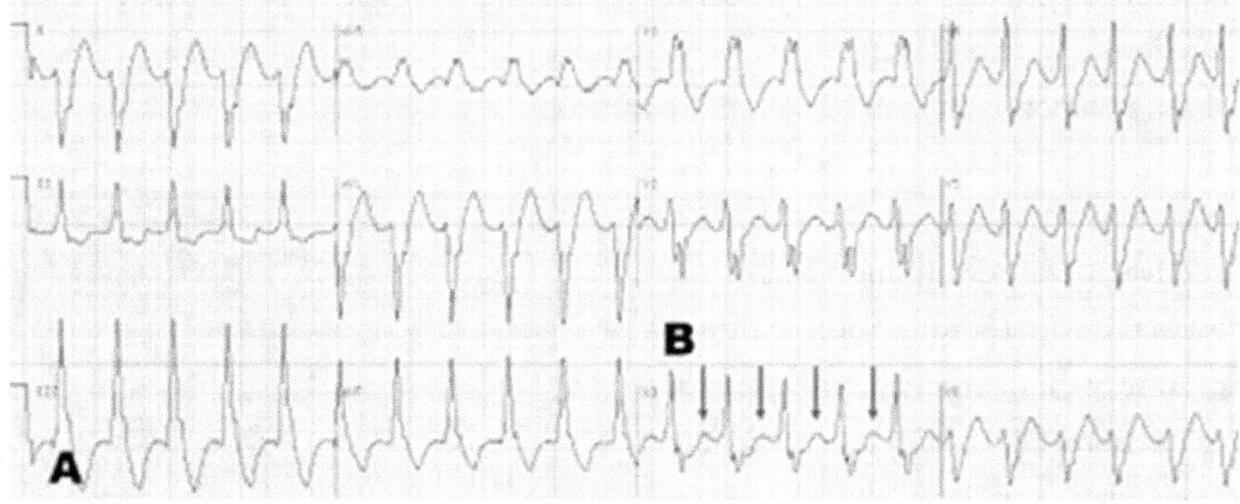

Figura 10-4

(Figura 10-4) Não preste atenção às letras e marcações. A derivação V1 manifesta um QRS com uma morfologia semelhante a BRD, o que significa que o impulso ventricular se originou no ventrículo esquerdo. Todos os complexos QRS nas derivações inferiores têm ondas R altas apontando para a área do ventrículo onde a origem do impulso estava localizada, neste caso, o trato de saída. O ventrículo direito tem um trato de saída (TSVD) e o ventrículo esquerdo também tem um trato de saída (TSVE). Então, o impulso que ativa o ventrículo esquerdo se originou no trato de saída do ventrículo esquerdo (TSVE). Taquicardias originadas no trato de saída direito ou esquerdo têm *as mesmas características e prognóstico e são tratadas da mesma forma.*

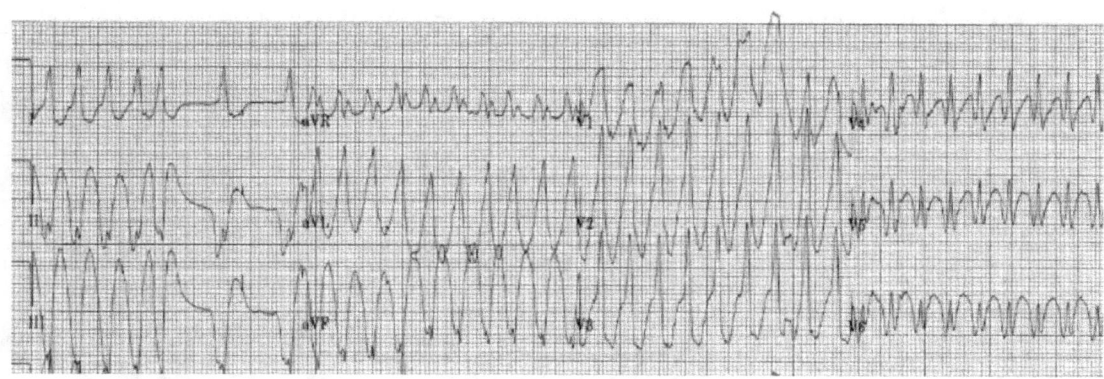

Figura 10-5

Com a Figura 10-5, o ECG se tornou mais complexo. No entanto, uma rápida olhada na Derivação V1 revela uma morfologia semelhante à do BRD (originando-se no ventrículo *esquerdo*) e ondas QS nas derivações inferiores, indicando que a origem do impulso está no ápice do ventrículo esquerdo.

LEMBRE-SE! | Complexos QRS com ondas R altas nas derivações inferiores indicam que o impulso está vindo da parte superior do ventrículo (trato de saída) e complexos QRS com ondas S profundas nas derivações inferiores significam que o impulso está vindo da parte inferior do ventrículo (ápice).

Vamos ver se você consegue manter sua velocidade enquanto os ECGs ficam ainda mais complicados.

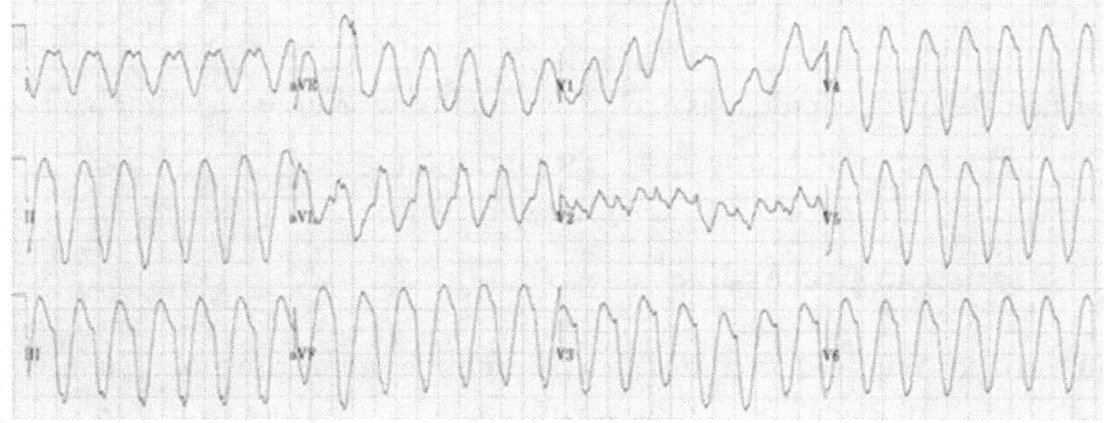

Figura 10-6

(Figura 10-6) A derivação V1 manifesta um QRS vertical monofásico que indica uma morfologia semelhante à do BRD (e origem no ventrículo esquerdo) e todas as derivações inferiores têm complexos QS indicando uma origem no ápice do ventrículo esquerdo.

OK... Esta próxima (Figura 10-7) requer alguma reflexão. Vou aumentar um pouco a comple
xidade...

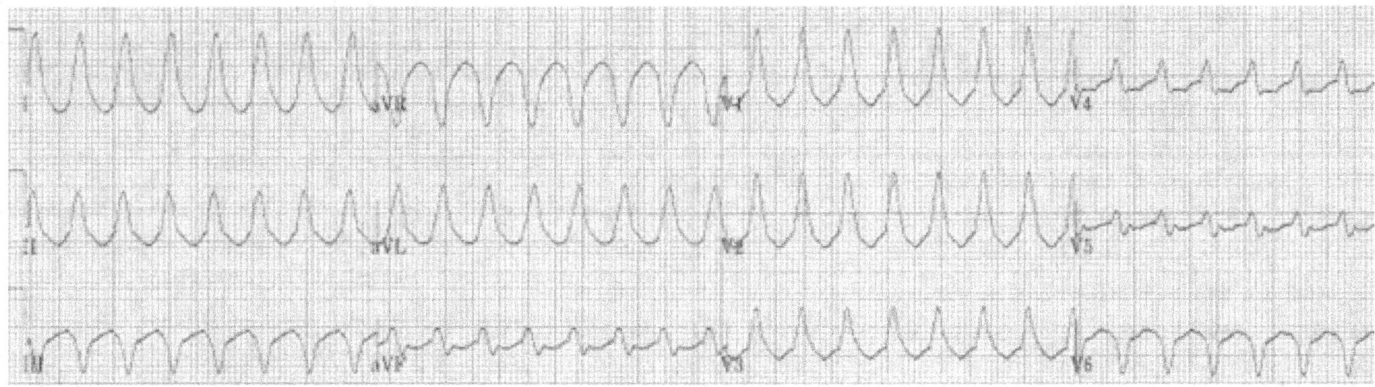

Figura 10-7

Os complexos QRS nas derivações inferiores confundiram você? As derivações II e aVF têm complexos QRS que são verticais, mas a derivação III tem um complexo QRS que é invertido.

Neste ECG (Figura 10-7), você se depara com uma situação em que nem todas as derivações inferiores estão em concordância: duas estão verticais e uma é negativa. O vetor médio de todas as derivações inferiores não estará apontando tão diretamente para baixo quanto antes. Aqui vai uma dica para você:

> **DICA |** A derivação aVF é a derivação superior-inferior por excelência. Ela não tem vetores direito ou esquerdo. Quando as derivações inferiores não são todas concordantes, baseie sua decisão na derivação aVF.

O ponto principal é que nem todas as derivações inferiores precisam apontar para cima para ter um eixo inferior (ou local de origem do trato de saída).

Etapa 3 – Transição precordial

Neste ponto, verifico a transição precordial para validar minha impressão e localizar mais especifica-mente o foco ectópico. Isso é rápido e fácil, desde que você esteja familiarizado com a interpretação da transição, então aqui está - "em poucas palavras": os focos ectópicos do lado esquerdo terão tran-sições precordiais iniciais variando de antes da derivação V1 até em torno da derivação V3. Quanto *mais cedo* a transição, mais à esquerda a localização do foco ectópico no ventrículo esquerdo. Os focos ectópicos do lado direito terão transições tardias, de em torno da derivação V4 até além da derivação V6. Quanto *mais tarde* a transição, mais à direita o foco ectópico no ventrículo direito.

Como é quando uma transição do lado esquerdo ocorre antes da derivação V1? Há uma onda R dominante na derivação V1 que continua ao longo das derivações precordiais. Uma transição tardia além da derivação V6 manifestará um complexo rS na derivação V6. Quanto mais próxima a transição estiver da derivação V3 (qualquer ventrículo), mais próximo o foco estará do septo interventricular.

Etapa 4 – Uma onda R inicial na derivação aVR ou ÂQRS no quadrante superior direito?

Em seguida, inspecione a derivação aVR. Se a deflexão inicial for uma onda R dominante, então um diagnóstico de taquicardia ventricular é fortemente sugerido.

Verifique as derivações I e aVF para ver se o eixo QRS médio (ÂQRS) está no *quadrante noroeste* ("Terra de Ninguém"), caracterizado por complexos QRS negativos nas derivações I e aVF. Se sim, é um bom indicador de um ritmo ventricular ectópico (TV) – mas... não é 100% preciso. Medicamentos antiarrítmicos de classe 1c em níveis tóxicos – especialmente flecainida – podem causar isso. A hipercalemia também pode resultar em eixos QRS médios no quadrante NW. Se você sabe que o paciente não está tomando nenhum agente antiarrítmico de classe 1c e não está apresentando hipercalemia, então você certamente pode manter sua impressão de taquicardia ventricular.

Etapa 5 – Bloqueio de ramo clássico nas derivações V1 ou V6?

Verifique as derivações V1 e V6 para ver se *uma delas* representa uma morfologia clássica de BRD ou uma morfologia clássica de BRE. Se *apenas uma das duas derivações* manifestar um padrão clássico, então um diagnóstico de TSV com aberração é fortemente favorecido. Se *nem a derivação V1 nem a derivação V6* manifestarem um padrão clássico de bloqueio de ramo, então é muito provável que haja TV.

Resumo do "Início em 5 etapas"

1. Observe a derivação V1 e determine *em qual ventrículo* o ritmo está se originando.

2. Observe as derivações II, III e aVF para determinar se o impulso está se originando no *trato de saída* ou no *ápice*.

3. Verifique a *transição precordial* para determinar mais exatamente onde o impulso ventricular está se originando.

4. Existe uma onda R dominante na derivação aVR? Observe as derivações I e aVF para ver se o vetor de impulso está direcionado para o "quadrante noroeste". Se sim (e não há medicamentos antiarrítmicos de Classe I ou hipercalemia), isso sugeriria fortemente uma origem do impulso no ventrículo inferior; portanto, a taquicardia ventricular é favorecida.

5. Verifique as derivações V1 e V6 para ver se alguma delas manifesta um padrão clássico de bloqueio de ramo – direito ou esquerdo. Se apenas uma manifesta um padrão clássico, *a taquicardia supraventricular com aberrância é favorecida.*

Só para não haver mal-entendidos | O "início em 5 etapas" é a abordagem que eu uso *antes de iniciar* um algoritmo. NÃO é oferecido para ser um algoritmo testado ou comprovado. *Ele não substitui um algoritmo.* Eu ainda dependo de um ou mais algoritmos nos quais me tornei proficiente em usar devido à prática, prática, prática!

Leitura recomendada:

Lam P, MD, Saba S, MD. Approach to the Evaluation and Management of Wide Complex Tachycardias. Indian Pacing and Electrophysiology Journal. 2(4): 120-126 (2002).

I have found the Indian Pacing and Electrophysiology Journal to be a great source of review articles often focusing on topics for the non-specialist.

Katritsis DG, and Brugada J. Differential Diagnosis of Wide QRS Tachycardias. Arrhythmia & Electrophysiology Review. 2020;9(3):155–60.

Kashou AH, MD, et al. Wide Complex Tachycardia Differentiation: A Reappraisal of the State-of-the-Art. J Am Heart Assoc. 2020;9:e016598. DOI: 10.1161/JAHA.120.016598.

Garner JB, Miller JM. Wide complex tachycardia—ventricular tachycardia or not ventricular tachycardia, that remains the question. Arrhythm Electrophysiol Rev. 2013;2:23–29.

Chapter II

Os Algoritmos e Métodos

Existem muitos algoritmos, métodos e critérios para diagnosticar taquicardias complexas amplas. E mais são publicados todos os dias! Eu escolhi discutir e treinar você em profundidade usando aqueles que são mais adequados para uso em situações urgentes e emergentes. Muitos algoritmos publicados não são viáveis para uso em casos estressantes e emergentes. Alguns exigem a medição de até sete critérios e, em seguida, a atribuição de valores ponderados a eles, enquanto outros nada mais são do que critérios não validados e "selecionados" de outros algoritmos e métodos publicados. Muitos não têm estudos de validação ou estudos de validação que não conseguem substanciar as alegações feitas sobre o estudo de derivação. Aqui estão alguns conselhos para avaliar algoritmos e métodos quanto à sua viabilidade de uso e confiabilidade.

Alguns parágrafos são normalmente incluídos apontando como *outros* algoritmos e métodos não foram considerados tão precisos em estudos de validação, mas de alguma forma os deles permanecerão precisos e confiáveis... até que, é claro, o primeiro estudo de validação independente seja publicado, no qual seu método seja considerado tão insensível, não específico e/ou impreciso quanto os outros.

Por que isso acontece? Há várias explicações possíveis: os autores originais podem simplesmente ser mais hábeis e habilidosos em usar seu próprio método, ou a população de pacientes que eles estudaram pode ter produzido por acaso taquidisritmias que eram mais passíveis de reconhecimento por seu algoritmo ou método. Ou talvez a omissão selecionada de certos tipos de taquidisritmias aumentou a sensibilidade e/ou especificidade de seu método.

Agora vamos falar sobre alguns "estudos de validação". Se você leu tantos estudos de "validação" quanto eu, começará a notar que alguns realmente alteram os métodos usados nos estudos de derivação para que eles não sejam mais o mesmo algoritmo ou método do artigo original; ou eles interpretam os métodos de maneiras nunca pretendidas pelos autores originais. Exemplo: alguns autores que criticam o algoritmo de Brugada insistem em afirmar que o Primeiro Passo foi criado para decidir se havia alguma concordância das derivações precordiais - e é isso que eles estão procurando no Primeiro Passo. Essa deve ser uma das desinformações mais flagrantes e flagrantes que já vi! *Não há absolutamente nenhuma menção de concordância no artigo de Brugada* e Brugadas et al. declaram muito clara e especificamente como eles chegaram a incluir o Primeiro Passo... e *não teve nada a ver com concordância!*

1. **Entenda que CADA algoritmo e método tem falhas *embutidas!***

   Por favor, entenda que você *nunca* alcançará 100% de precisão com nenhum dos algoritmos ou métodos porque a *falha é embutida*. Eis o motivo de eu dizer isso: *nenhum dos algoritmos ou métodos leva em consideração todos os tipos de taquicardias de complexo amplo*. A AVRT antidrômica geralmente não é incluída nos estudos; taquicardias fasciculares e de ramo frequentemente também não são incluídas. Tais omissões resultarão em um determinado algoritmo ou método sendo insensível a essas taquidisritmias. Por que essas diferentes taquidisritmias são omitidas do estudo de derivação? Talvez porque elas tornariam o método muito difícil, incômodo ou menos específico. Por suas omissões, o algoritmo ou método parecerá mais sensível e mais específico. Isso sempre parece bom quando se tenta promover o próprio estudo. Mas a resposta pode realmente estar no nº 2 (próximo)...

2. **Os pacientes no estudo de derivação não são como SEUS pacientes.**

   Vamos encarar... é realmente difícil adquirir pacientes que estão tendo episódios de taquicardias complexas amplas para estudá-los, e é especialmente difícil localizar e estudar os tipos mais raros. Portanto, a maioria desses pacientes tinha *estudos eletrofisiológicos programados*, e muitas das taquidisritmias foram *induzidas artificialmente no laboratório de EP*. Muitos desses pacientes podem ou não ter uma quantidade aumentada de doença cardíaca orgânica, o que pode ser diferente dos seus pacientes. Além disso, as condições de início das disritmias são diferentes das dos seus pacientes.

3. **Onde encontrar as informações que acabamos de discutir**

   Normalmente, você pode encontrar informações sobre quais disritmias foram excluídas e como as gravações das disritmias foram obtidas em dois subtítulos em qualquer artigo de periódico: MÉTODOS e LIMITAÇÕES. Sempre dê uma olhada nessas seções se tiver dúvidas sobre a precisão e/ou confiabilidade do algoritmo ou método que eles estão promovendo.

Lembre-se disto!

Sempre esteja ciente de que todos os algoritmos e métodos permitem apenas um diagnóstico – *taquicardia ventricular*. "Mas espere", você diz. "Se não for taquicardia ventricular, então é TSV com aberração!"

TVS não é um diagnóstico! É apenas um termo geral para pelo menos oito (possivelmente mais) diagnósticos. É semelhante a dizer a um paciente: "Seu diagnóstico é *doença*."

É taquicardia sinusal, taquicardia sinusal reentrante, taquicardia atrial, flutter atrial, fibrilação atrial, taquicardia juncional, taquicardia atrial multifocal, AVNRT, AVRT ou taquicardia juncional recíproca permanente? O prognóstico e o tratamento dessas várias disritmias são bem diferentes – algumas são relativamente benignas, enquanto outras têm potencial para episódios com resultados fatais. Algumas são muito propícias à cardiomiopatia induzida por taquicardia, enquanto outras não.

TVS é um *pseudodiagnóstico!* Concedido, se você estiver gerenciando o paciente em um pronto-socorro ou centro de atendimento de urgência, provavelmente não conseguirá chegar a um diagnóstico definitivo. Mas você *deve* entender isso e é muito importante que um diagnóstico definitivo seja feito eventualmente. Um diagnóstico de um AVNRT é geralmente benigno, mas um AVRT significa que o paciente tem uma via acessória *que pode ser fatal no caso de uma fibrilação atrial ou flutter atrial!*

Chapter 12

O Algoritmo de Brugada

O algoritmo de Brugada consiste em quatro etapas. Duas são fáceis, duas exigirão alguma prática e algumas podem exigir o uso de paquímetros e/ou uma lente de aumento (se você não estiver usando paquímetros digitais). A terceira etapa (identificar a dissociação AV) requer prática e experiência. A quarta etapa (critérios morfológicos) sempre foi vista como a mais problemática porque as pessoas tentam memorizar os critérios morfológicos e é muito difícil lembrar - especialmente sob estresse! Vou lhe ensinar todas as quatro etapas e não haverá problemas de memória. Veja como o algoritmo de Brugada funciona: as três primeiras etapas são redigidas de forma que qualquer resposta "Sim!" indique taquicardia ventricular. Você para na primeira resposta "Sim!" porque você tem seu diagnóstico naquele ponto; não há necessidade de ir mais longe. Isso é *importante* porque *as etapas com melhor especificidade e precisão são colocadas primeiro.* Caso contrário, você pode se encontrar em uma situação paradoxal na qual uma resposta "Sim" na Etapa 2 indicando um diagnóstico de TV pode ser seguida por um resultado na Etapa 4 que sugere o diagnóstico (incorreto) de TVS com aberração. Evite isso parando na primeira resposta "Sim".

Na Etapa 4, uma resposta "SIM!" ainda diagnosticará taquicardia ventricular usando a "Modificação de Jones" da Etapa 4, mas a pergunta será feita de forma diferente. Isso é o mesmo que a terceira etapa do Algoritmo Vereckei nº 1 (2007).

Etapa 1: Há ausência de um complexo RS em todas as derivações precordiais?

Isso se refere aos complexos rS, RS ou Rs, embora você geralmente veja um complexo rS se algum estiver presente. Algumas pessoas interpretam isso como se a ausência de complexos RS indicasse que os Brugadas estão procurando *concordância*.

PARE AGORA MESMO! | Concordância precordial significa que os complexos QRS em todas as derivações precordiais são estritamente monofásicos – ondas R monofásicas ou ondas QS monofásicas e todas têm a mesma polaridade.

Dizer que a Etapa 1 é uma busca por concordância precordial é *desinformação total!* Ainda é possível ter uma onda QR ou rSR′. Quando a concordância foi descrita pela primeira vez, ela foi definida como todos os complexos QRS *monofásicos* positivos (ou seja, ondas R monofásicas) ou todos os complexos QRS *monofásicos* negativos (ou seja, complexos QS monofásicos). Ultimamente, algumas pessoas estão definindo-a como complexos QRS "principalmente" positivos ou complexos QRS "principalmente" negativos na "maioria" das derivações precordiais. Isso não está correto! Além do mais, as pessoas que dependem das definições "principalmente" não sugerem a que "principalmente" se refere. Em seu artigo original no qual apresentaram esses critérios, Brugadas et al. *nunca mencionaram ou mesmo fizeram alusão à palavra concordância*. **Concordância não faz parte dos critérios ou algoritmo de Brugada**.

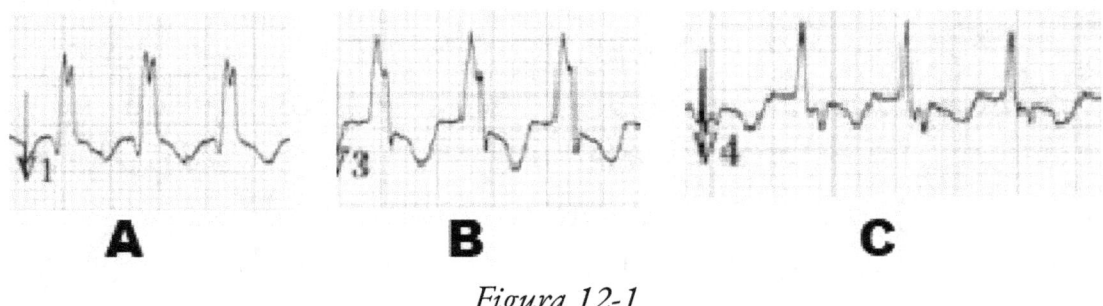

Figura 12-1

Para relembrar (Figura 12-1)...

A é um complexo qR. Ele desqualifica automaticamente as derivações precordiais da consideração de concordância, pois não é monofásico. Ele também estabelece a ausência de um BRD clássico e completo na derivação V1. Mas ele ainda pode estar presente e não ser contado como um complexo RS.

B é um complexo Rs. Ele leva a uma resposta "NÃO!" na Etapa 1 do algoritmo de Brugada e também desqualifica as derivações precordiais da consideração de concordância. Você notou algo mais incomum nesta derivação*?

C também é um complexo Rs com as mesmas desqualificações. Ele também tem o mesmo achado incomum.*

*PEARL | Quando você vê uma onda T invertida imediatamente após uma onda S, sempre considere a presença de *isquemia – se há taquicardia ou não*. Isso é chamado de anormalidade de repolarização *primária* e é muito anormal. Isquemia é uma causa conhecida de taquicardia ventricular.

Aqui está um exemplo de um ECG sem quaisquer complexos RS nas derivações precordiais, mas também sem nenhuma forma de concordância (Figura 12-2):

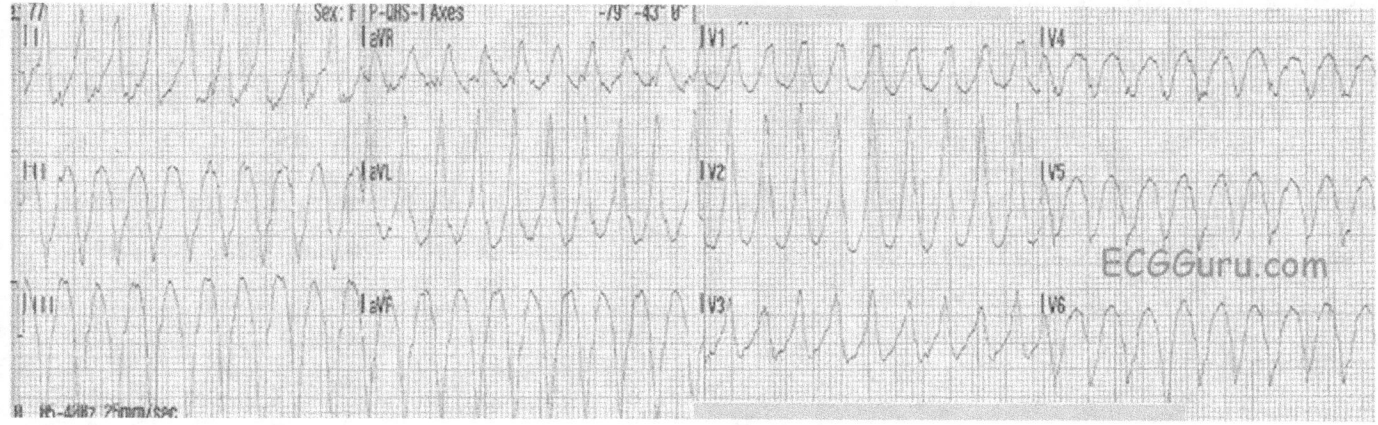

Figura 12-2

Retornando à Etapa 1: Se a resposta for "Sim!", temos um diagnóstico de taquicardia ventricular e PARAMOS; caso contrário, prosseguimos para...

Etapa 2: Se um ou mais complexos RS estiverem presentes, algum deles tem um nadir de R para S inicial > 100 ms?

Observe que os Brugadas foram muito específicos sobre o uso das palavras *maior que (>) e não "igual ou maior que" (≥)*. Esta medição é feita do *início* da onda R, onde ela deixa a linha de base (não o pico) até o *nadir* (o pico mais baixo) da onda S. Não se preocupe com o que fazer se houver uma onda q, porque esta etapa se aplica apenas a **complexos RS bifásicos**. O raciocínio por trás desta medição é que, na taquicardia ventricular, a onda de despolarização se origina no miocárdio e viaja através do miocárdio por propagação de célula para célula. Isso causará uma inscrição inicial mais lenta no papel do ECG. Por outro lado, uma onda de despolarização originada nos átrios e entrando nos ventrículos através do sistema His-Purkinje terá uma inscrição inicial no ECG que é mais rápida devido à condução através das vias de condução normais até o ponto em que um bloqueio ou atraso é encontrado.

Neste ponto, há um problema em seu raciocínio: este conceito – que é de fato razoável e válido – diz respeito *apenas* à ectopia ventricular originada no miocárdio funcional. Mas três taquicardias ventriculares podem se desenvolver dentro do próprio sistema His-Purkinje (HPS): *taquicardia fascicular* que é *benigna* e taquicardia de ramo *e taquicardia interfascicular* que são *altamente perigosas*. Todas essas taquidisritmias podem ter medições de nadir R-para-S menores que 100 ms (e frequentemente menores que 80 ms). Ainda é possível que elas sejam detectadas pelo algoritmo de Brugada e corretamente diagnosticadas como taquicardia ventricular, mas também há uma chance significativa de que elas sejam perdidas.

O algoritmo de Brugada também não é sensível a impulsos que entram nos ventrículos por meio de uma via acessória anterógrada. O Brugadas não distinguiu entre um impulso anterógrado que entra nos ventrículos por meio de uma via acessória e taquicardia ventricular, uma vez que ambos os impulsos se originaram no miocárdio ventricular, então *um AVRT antidrômico será contado como taquicardia ventricular.*

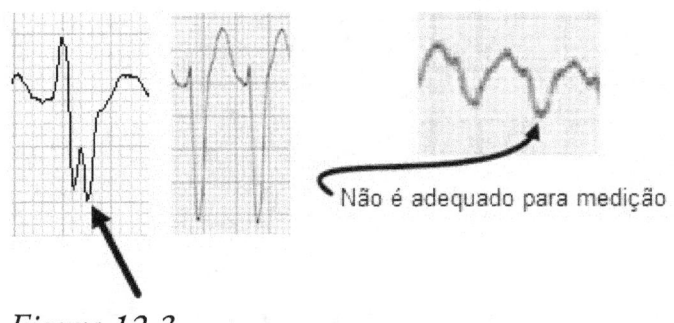

Não é adequado para medição

Figura 12-3

Observe na Figura 12-3 que se houver mais de um nadir na onda S, você mede até o *segundo* nadir porque está medindo a duração. Além disso, o nadir deve chegar a um ponto suficiente para que uma medição exata possa ser feita; um nadir arredondado não pode ser usado.

Os Brugadas também deixam bem claro que um nadir R-para-S que é igual a 100 ms não pode ser considerado uma resposta "SIM!". Eles tiveram várias taquicardias supraventriculares com condução aberrante que eram *exatamente* 100 ms. Todas as taquicardias ventriculares eram *maiores que* 100 ms. Então, exatamente 100 ms recebem uma resposta "NÃO!".

Os dois trechos na Figura 12-4 (abaixo) são da Derivação V1 (pacientes diferentes) registrados durante taquicardias ventriculares documentadas. Em A, não há necessidade de medições com paquímetro. Você pode ver facilmente que o nadir R-para-S será maior que 100 ms (são 2,5 quadrados pequenos). O complexo rS em B é muito próximo de 100 mseg. Aqui está a diferença que você deve aprender – o QRS largo se desenvolveu no *miocárdio ventricular* e é largo – provavelmente – por dois motivos: 1) condução lenta de célula para célula e 2) muito provavelmente doença cardíaca estrutural tornando a condução ainda mais problemática. Esta TV é muito perigosa! O rS mais estreito (B) é do *trato de saída do ventrículo direito,* muito provavelmente no septo interventricular ou muito próximo dele. Existem vias próximas que podem facilitar a condução de um impulso, então ele tende a ser mais estreito e melhor formado. Compare as duas ondas r e as duas descidas da onda S. Observe a diferença sutil nas inclinações. Esta taquicardia ventricular é considerada *benigna* (se não ocorrer com muita frequência). ***Mais sobre isso começando no Capítulo 19...***

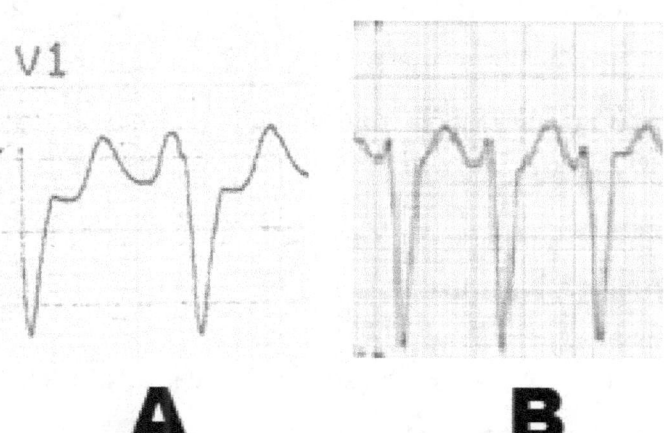

A   **B**

Figura 12-4

Se a resposta for "Sim!", temos um diagnóstico de taquicardia ventricular e PARAMOS; caso contrário, prosseguimos para...

Etapa 3: Há evidências de dissociação AV?

O reconhecimento da dissociação AV e dissociação VA requer *estudo, prática* e *experiência.* Tenha em mente que a evidência de dissociação AV ou VA é visível em apenas cerca de 20% das taquicardias de complexo largo. Se os sinais estiverem presentes — e você for *experiente* e *habilidoso* em reconhecer esses sinais — não deve levar mais do que 20 segundos para localizá-los. Portanto, se você não for tão experiente em reconhecer os sinais de dissociação AV ou VA, não gaste mais do que 20 segundos procurando por eles se estiver no processo de tratamento de um paciente com taquicardia de complexo largo. Esta apostila lhe deu as ferramentas necessárias para realizar esta tarefa (Capítulos 9 e 24), então pesquise on-line por taquicardias de complexo largo e pratique, pratique, pratique! Já discutimos a dissociação AV detalhadamente, então se a resposta for "Sim!" temos um diagnóstico de taquicardia ventricular e PARAMOS; caso contrário, prosseguimos para...

Etapa 4: Os critérios morfológicos para taquicardia ventricular estão presentes tanto na derivação V1 quanto na derivação V6?

Esta é a etapa que dá ao algoritmo de Brugada sua má reputação como um algoritmo "difícil de lembrar". Há uma tremenda diferença entre memorização mecânica e compreensão dos conceitos e razões por trás de algo.

PÉROLA | Se você *entender* algo, não precisará memorizá-lo. Quando foi a última vez que você esqueceu que o fogo vai queimar você?

Se eu lhe desse 100 pedaços de papel numerados de 1 a 100, então colocasse aleatoriamente 96 deles na Caixa A e 4 na Caixa B, então lhe dissesse para memorizar o conteúdo de cada caixa, você tentaria seriamente memorizar os 96 números na Caixa A? No entanto, muitas pessoas tentam memorizar os "96 números na Caixa A" quando se trata de aprender o quarto passo do algoritmo de Brugada, tentando memorizar todas as exceções a um padrão clássico de bloqueio de ramo. No entanto, não vamos culpá-los; é mais ou menos assim que é apresentado no artigo original de Brugada. Vamos aprender como usar os critérios morfológicos no Quarto Passo.

Aprendendo o Quarto Passo do Algoritmo de Brugada

A primeira coisa a fazer é decidir sobre a morfologia do QRS na Derivação V1. Você já aprendeu como fazer isso. Depois de decidir qual morfologia está presente, você tem apenas dois leads a considerar: V1 e V6. Não avaliamos os leads de membros no Algoritmo de Brugada, exceto durante o Passo 3 - a busca pela dissociação AV.

Morfologia semelhante a BRD

Qualquer coisa diferente desse padrão em V1 com esses dois padrões em V6 aponta para taquicardia ventricular (Figura 12-5):

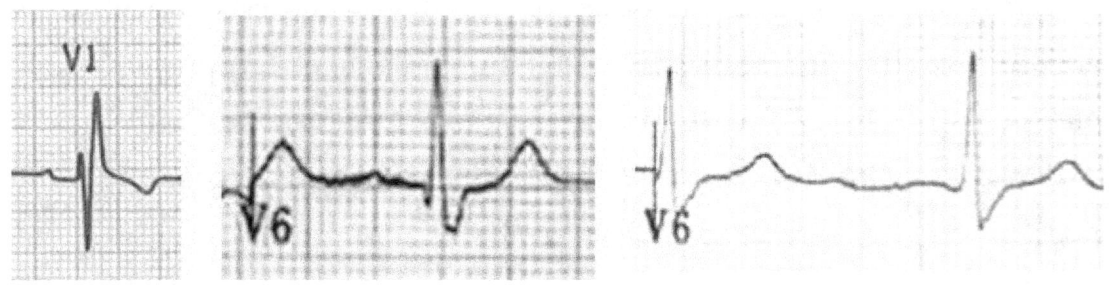

Figura 12-5

Então, com uma morfologia semelhante à do BRD, se o complexo QRS na derivação V1 for qualquer coisa diferente do rSR′ trifásico clássico do BRD completo, a TV é favorecida.

Deixe-me destacar algumas coisas sobre o padrão clássico e completo do BRD (cBRD) na derivação V1:

1. Ele é produzido por impulsos viajando pelo feixe de His seguido pelo sistema de Purkinje (ramos do feixe, fascículos). Apenas duas outras disritmias podem produzir essa morfologia exata e ambas são raras: *taquicardia de ramo do feixe* e *taquicardia fascicular*. Felizmente, a letal é a mais rara das duas.

2. O padrão de um BRD clássico e completo *não* inclui uma onda r alta. Ele inclui uma onda R′ alta.

3. Um impulso ectópico originado no miocárdio ventricular funcional *não pode produzir esse mesmo padrão*. Ele simplesmente não pode fazer isso! No entanto, a taquicardia ventricular originada em ou perto de uma fibra condutora pode! A semelhança mais próxima é simplesmente uma deflexão no mesmo lado da linha de base (semelhante a BRD) que *tem muito pouco a ver com a origem do impulso* – apenas nos diz qual ventrículo foi ativado primeiro! Um impulso ectópico pode se originar em qualquer ventrículo e um impulso supraventricular pode *ativar* qualquer ventrículo primeiro. *Identificar qual ventrículo foi ativado primeiro não nos dá um diagnóstico – apenas nos dá um ponto de partida em nossa análise da disritmia.*

Passando para a derivação V6, os mesmos critérios são válidos, exceto para um complexo RS. Se houver um complexo RS, a razão R/S deve ser maior que 1,0 (altura da onda R maior que a profundidade da onda S) para indicar um padrão clássico e completo de BRD na derivação V6. Lembre-se: **para diagnosticar taquicardia ventricular, os critérios para BRD clássico e completo devem estar AUSENTES em ambas as derivações, não apenas em uma!**

> **DICA |** Os critérios morfológicos têm menos especificidade do que o primeiro, segundo ou terceiro passos. Para uma discussão mais detalhada, veja: "Leia isto! – O problema que ninguém menciona..." no final deste capítulo.

Para resumir:

Derivação V1: Qualquer coisa diferente de alguma variação de rSR′ *sugere* taquicardia ventricular. Uma rSR′, no entanto, *não descarta taquicardia ventricular.*

Derivação V6: Qualquer coisa diferente de alguma variação de qRs sugere taquicardia ventricular, *a menos que seja um complexo RS*, caso em que a onda R deve ser mais alta do que a profundidade da onda S para fechar o diagnóstico de taquicardia supraventricular. Esta estipulação sempre levanta uma questão...

E se houver um complexo rS na derivação V6 com um padrão clássico de BRD na derivação I e um padrão de bloqueio fascicular anterior observado nas derivações dos membros? Isso cria um problema ao usar o algoritmo de Brugada? Afinal, o algoritmo de Vereckei (discutido mais tarde) leva o bloqueio fascicular anterior em consideração.

A resposta é "Não, não cria um problema." Primeiro, *a presença de um padrão clássico de BRD na derivação V1 durante a Etapa 4 resultará automaticamente no diagnóstico de TSV com aberrância.* Lembre-se: *uma morfologia clássica de ramo* em apenas uma das duas derivações – V1 ou V6 – é tudo o que é necessário para DESLIGAR taquicardia ventricular. Um problema potencial aqui seria a taquicardia fascicular posterior - uma taquicardia ventricular surgindo no fascículo posterior do ventrículo esquerdo ou muito próximo a ele.

PÉROLA | Um BRD completo com complexos rS nas derivações II, III e aVF indica um bloqueio fascicular anterior somente quando há condução normal acima da divisão do feixe de His nos ramos direito e esquerdo). Durante um ritmo ectópico, como taquicardia ventricular, esse padrão *não indica bloqueio - ele indica a origem do ritmo ectópico do fascículo posterior ou muito próximo a ele.*

Morfologia semelhante a BRE

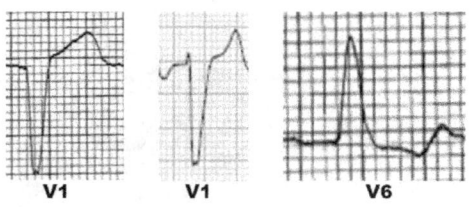

Figura 12-6

Com morfologia semelhante à BRE, quando analisamos a derivação V1, precisamos fazer um pouco mais de medições e também entender que agora faremos a mesma medição do **nadir inicial de R para S** como na Etapa 2. Neste ponto, como ainda não fizemos um diagnóstico de taquicardia ventricular (ou não estaríamos fazendo esta etapa), os Brugadas vão nos deixar baixar nossos padrões e agora permitirão uma medição maior que (>) 60 mseg para fazer um diagnóstico em vez de maior que 100 mseg. (Isso está de acordo com os critérios originais de Kindwall que estabeleceram os critérios morfológicos para BRE em 1988.) Mesmo que isso não se qualifique, uma onda r maior que 30 mseg de duração na derivação V1 é sugestiva de taquicardia ventricular. Se isso não funcionar, qualquer entalhe na onda S se qualificará. Lembre-se: como esta é *apenas a Derivação V1 sendo considerada* *neste momento,* não podemos diagnosticar taquicardia ventricular a menos que a Derivação V6 também não manifeste nenhum sinal de morfologia clássica de BRE. Para diagnosticar taquicardia ventricular, AMBAS as Derivações V1 e V6 não devem ter nenhuma deflexão indicando um BRE clássico. Se necessário, consulte a Figura 12-6 (trecho do meio) para refrescar sua memória de uma morfologia clássica de BRE.

Na Derivação V6, a principal coisa a lembrar é que um Q ou q ou QS é altamente sugestivo de taquicardia ventricular. Brugadas também incluiu a presença de uma onda R monofásica na derivação V6 como uma indicação de TSV-A (um padrão clássico e completo de BRE) em vez de TV, mas não confie muito nessa descoberta: é verdade, ela estava presente em 31/31 (100%) pacientes com TSV-A, mas também estava presente em 29/35 (83%) pacientes com TV — nada muito discriminatório.

> **DICA |** Por que um entalhe na descida da onda S é tão importante, além de ser um sinal de um infarto do miocárdio anterior? Na presença de um BRE completo, a onda S representa a ativação tardia do ventrículo esquerdo. A localização do entalhe na *porção inferior da descida da onda S* localiza especificamente o antigo IM no ventrículo esquerdo — o local mais comum para IMs. *Sem um BRE, você não conseguiria vê-lo.*

Os Brugadas não especificaram onde na onda S o entalhe precisava estar, mas o sinal de Cabrera (indicativo de um IM anterior no BRE) é um *entalhe na subida* da onda S e o sinal de Josephson é um *entalhe na descida* da onda S perto do nadir. Então parece que os Brugadas estão confiando em estatísticas.

Sinal de Cabrera: entalhe na subida da onda S na derivação V1, mas *apenas na presença de BRE completo*

Sinal de Josephson: entalhe na descida da onda S "perto" do nadir (também *apenas durante BRE completo*)

> **PÉROLA |** Um auxílio de memória aqui: Tanto CaBrera quanto "suBida" são escritos com "B"..

DICA | A questão do entalhe como auxílio diagnóstico diz respeito *apenas* ao entalhe visto com uma morfologia semelhante a um bloqueio de ramo esquerdo. O fato de os entalhes estarem *no declive próximo ao nadir* ou *no declive ascendente da onda S* indica a porção do QRS representativa da ativação ventricular esquerda. Os primeiros 40 ms ou mais representariam a ativação do ventrículo direito.

Para resumir:

Derivação V1: Sinais de propagação lenta inicial devido à origem no miocárdio periférico – nadir de R para S > 60 mseg, duração da onda R > 30 mseg em um complexo rS ou um entalhe na onda S

Derivação V6: A presença de qualquer onda Q ou q (incluindo QS)

A modificação de Jones da etapa 4

A questão permanece: "AMBAS as derivações V1 e V6 FALHAM em demonstrar uma morfologia clássica de bloqueio de ramo?"

Se "SIM!", então o diagnóstico é taquicardia ventricular. Se "NÃO!", então o diagnóstico é taquicardia supraventricular com aberração. Isso mantém o padrão original de "SIM!" = TV e "NÃO!" = TSV-A.

Embora ajude saber todas as apresentações possíveis dos complexos QRS dos critérios morfológicos, não é necessário. Apenas aprenda — *completamente* — como os critérios clássicos para BRD e BRE se parecem em AMBAS as derivações V1 e V6 e saiba que *qualquer coisa diferente dá suporte à taquicardia ventricular*. O Método Jones da Etapa 4 não é sobre aprender *todas as exceções* — é sobre aprender a *REGRA!*

Em meus anos de ensino, descobri que, embora a maioria dos meus alunos esteja bastante familiarizada com os padrões clássicos na derivação V1, eles geralmente não têm ideia de como o padrão clássico deve se parecer na derivação V6 — para qualquer morfologia de bloqueio de ramo. Aprenda agora para que você não precise se preocupar com isso quando um paciente TCL real chegar.

Mais pensamentos sobre o algoritmo de Brugada

Quanto mais você se aprofunda no algoritmo, menos discriminatórios são os critérios.
As três primeiras etapas são muito boas para distinguir entre taquicardia supraventricular com
condução aberrante (TSV-A) e TV. No entanto, quando você chega aos critérios morfológicos,
a diferença entre as duas disritmias se torna cada vez menos distinta. Por exemplo, na morfologia
semelhante à BRE, um R monofásico na derivação V6 supostamente favorece a TSV-A em vez da
TV porque 100% dos pacientes (31 de 31) com TSV-A tiveram esse achado; no entanto, 83% dos
pacientes com TV (29 de 35) *também* tiveram uma onda R monofásica. Isso significa que você
tem apenas 1 em 5 chances de fazer um diagnóstico correto e garantido de TSV-A com base nesse
critério.

O que exatamente É a **Modificação de Jones** da Etapa 4? A Modificação de Jones simplesmente
afirma que, em vez de procurar todas as diferentes exceções a um bloqueio de ramo clássico
nas derivações V1 e V6, basta lembrar exatamente como um bloqueio de ramo clássico deve se
parecer em ambas as derivações. Qualquer coisa diferente significa que NÃO é um bloqueio de
ramo clássico. Em outras palavras, por que aprender os padrões clássicos MAIS todas as exceções
concebíveis *quando você só precisa conhecer os padrões clássicos?*

Todos os números envolvidos em medições comparativas são maiores que (>), não iguais ou
maiores que (≥). Isso inclui

1. nadir R-para-S em qualquer derivação precordial > 100 ms (padrão semelhante ao BRD,
   Etapa 2),

2. **nadir R-para-S na derivação V1 > 60 ms** (padrão semelhante ao BRE, critérios morfológicos: Etapa 4) e

3. **onda R na derivação V1 > 30 ms** (padrão semelhante ao BRE, critérios morfológicos:
   Etapa 4).

Apesar de todos os diferentes padrões morfológicos envolvidos, você só precisa se lembrar de seis
complexos (e você já conhece todos ou a maioria deles):

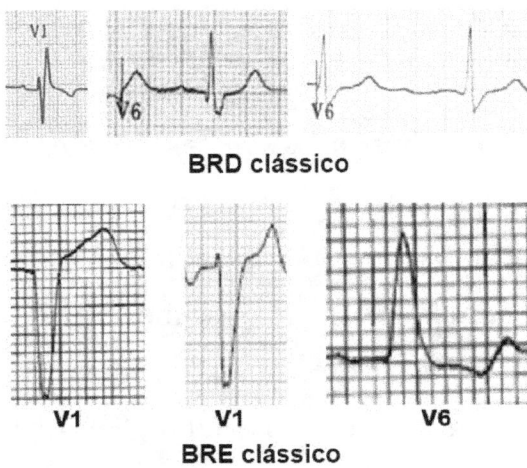

BRD clássico

BRE clássico

Figura 12-7

O trifásico clássico (rSR') na derivação V1 e o qRs ou Rs na derivação V6 para morfologia clássica de BRD e o rS ou QS na derivação V1 e a onda R monofásica na derivação V6 para morfologia clássica de BRE. Se esses padrões estiverem ausentes em AMBAS as derivações V1 e V6, o diagnóstico é taquicardia ventricular.

Você precisa se lembrar de apenas três números: 100, 60 e 30 (que são todos mseg)

A medição do nadir de R para S aparece duas vezes:

A primeira vez que aparece na **Etapa 2**, onde o corte é > 100 mseg (nossos padrões ainda são altos nesse ponto). A medição na Etapa 2 se aplica a qualquer derivação precordial (e apenas derivações precordiais).

A segunda vez que aparece é na **Etapa 4** (critérios morfológicos, derivação V1) para morfologia semelhante a BRE, onde o corte é reduzido para 60 mseg. A medição na Etapa 4 se aplica somente à Derivação V1 e à morfologia semelhante a BRE.

Leia isto! – O problema que ninguém menciona...

De acordo com a quarta Etapa do Algoritmo de Brugada, se a Derivação V1 ou a Derivação V6 manifestar um padrão clássico de BRD, então o diagnóstico é TSV com condução aberrante. Mas há um problema que nunca vi mencionado em relação aos Critérios de Brugada:

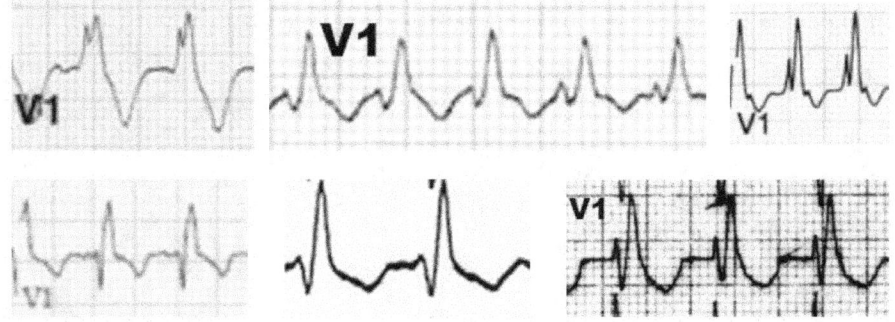

Figura 12-8 | Todos os trechos são de taquicardias ventriculares documentadas!

Taquicardia ventricular – sob certas circunstâncias e dependendo do tipo de taquicardia – também pode se apresentar com um padrão clássico de BRD na derivação V1 (Figura 12-8). Se você estiver baseando seu diagnóstico na quarta etapa e especificamente no fato de que há uma morfologia clássica de BRD na derivação V1 – você pode estar diagnosticando uma taquicardia ventricular como uma TSV. ***Este é um erro muito perigoso!*** Também pode ocorrer ao usar o Método de Tempo de Pico da Derivação II.

Diagnosticar erroneamente uma TSV como uma TV não apresentará nenhum perigo imediato ao paciente. Se você diagnosticar erroneamente uma TSV e tratá-la como uma TV – o que você fez? Você acabou de tratar uma TSV, porque o tratamento é muito semelhante – ou o mesmo!

No entanto, se você diagnosticar erroneamente uma TV como uma TSV, o que pode acontecer? Digamos que você dê várias doses de adenosina e não funcione. Muitos tentariam verapamil – o que poderia ser desastroso!

Se você estiver dependendo do quarto passo do Algoritmo de Brugada para fazer seu diagnóstico – e há uma morfologia clássica de BRD na Derivação V1 – tenha muito, muito cuidado. Valide sua impressão com outros critérios ou algoritmos. Se você ainda questionar seu diagnóstico, realize uma cardioversão D/C.

NUNCA dê verapamil a um paciente com taquicardia de complexo largo se...

1. você não estiver convencido do diagnóstico de uma taquicardia fascicular ou mesmo de uma taquicardia do trato de saída, e

2. você tiver pouca experiência no tratamento de um paciente com colapso cardiovascular profundo.

Leitura recomendada:

Brugada P, Brugada J, Mont L, Smeets J, Andries EW. A new approach to the differential diagnosis of a regular tachycardia with a wide QRS complex. Circulation. 1991;83:1649–1659.

Clássico! Este é o primeiro método para diferenciar taquicardias de complexo largo com uma abordagem passo a passo.

Jastrzebski M, Kukla P, Czarnecka D, and Kawecka-Jaszcz K. Comparison of five electrocardiographic methods for differentiation of wide QRS-complex tachycardias. Europace. (2012) 14, 1165–1171 doi:10.1093/europace/eus015.

Kindwall KE, MD, Brown J, RN, Josephson ME, MD. Electrocardiographic Criteria for Ventricular Tachycardia in Wide Complex Left Bundle Branch Block Morphology Tachycardias. Am J Cardiol. 1988;61:1279-1283.

Praticando com o Algoritmo de Brugada

Algoritmo de Brugada

1. Há uma falta de complexos RS (rS, RS, Rs) em todas as derivações precordiais? (Somente complexos bifásicos!)
2. Se um ou mais complexos RS estiverem presentes, algum deles tem um nadir R-para-S > 100 ms?
3. Há alguma evidência de dissociação AV em qualquer uma das doze derivações no ECG?
4. Os critérios morfológicos para TV são atendidos em V1 e V6?

Critérios morfológicos: padrão semelhante ao BRD (procurando TV)

1. Há algo além de um padrão rSR' trifásico clássico na derivação V1?
2. Há algo além de um padrão aRs trifásico clássico na derivação V6?
    a. Se sim, é um complexo RS?
    b. Se um complexo RS estiver presente, a razão R/S é < 1,0 (ou seja, a profundidade da onda S é maior que a altura da onda R?

Critérios morfológicos: padrão semelhante ao BRE (procurando por VT)

1. O nadir R-para-S é > 60 ms (1,5 quadrados pequenos) na derivação V1?
    a. Se não, a duração da onda r na derivação V1 é > 30 ms?
    b. Se não, há algum entalhe na onda S?
2. Há algum Q ou QS presente na derivação V6?

ECG No. 1

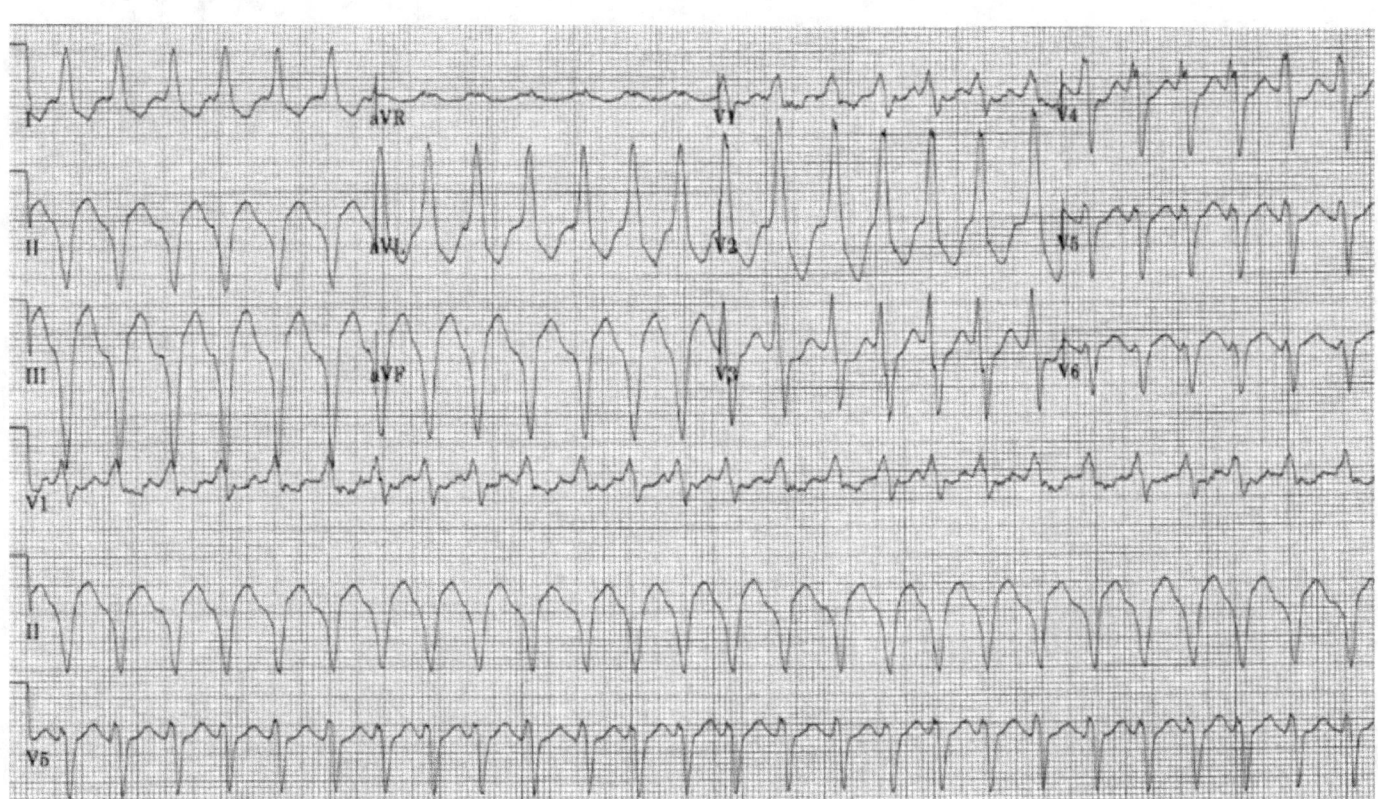

Figura 12-9

Algoritmo de Brugada

1. Há uma falta de complexos RS (rS, RS, Rs) em todas as derivações precordiais? (Somente complexos bifásicos!)
2. Se um ou mais complexos RS estiverem presentes, algum deles tem um nadir R-para-S > 100 ms?
3. Há alguma evidência de dissociação AV em qualquer uma das doze derivações no ECG?
4. Os critérios morfológicos para TV são atendidos em V1 e V6?

Critérios morfológicos: padrão semelhante ao BRD (procurando TV)

1. Há algo além de um padrão rSR' trifásico clássico na derivação V1?
2. Há algo além de um padrão aRs trifásico clássico na derivação V6?
   a. Se sim, é um complexo RS?
   b. Se um complexo RS estiver presente, a razão R/S é < 1,0 (ou seja, a profundidade da onda S é maior que a altura da onda R?

Critérios morfológicos: padrão semelhante ao BRE (procurando por VT)

1. O nadir R-para-S é > 60 ms (1,5 quadrados pequenos) na derivação V1?
   a. Se não, a duração da onda r na derivação V1 é > 30 ms?
   b. Se não, há algum entalhe na onda S?
2. Há algum Q ou QS presente na derivação V6?

ECG No. 2

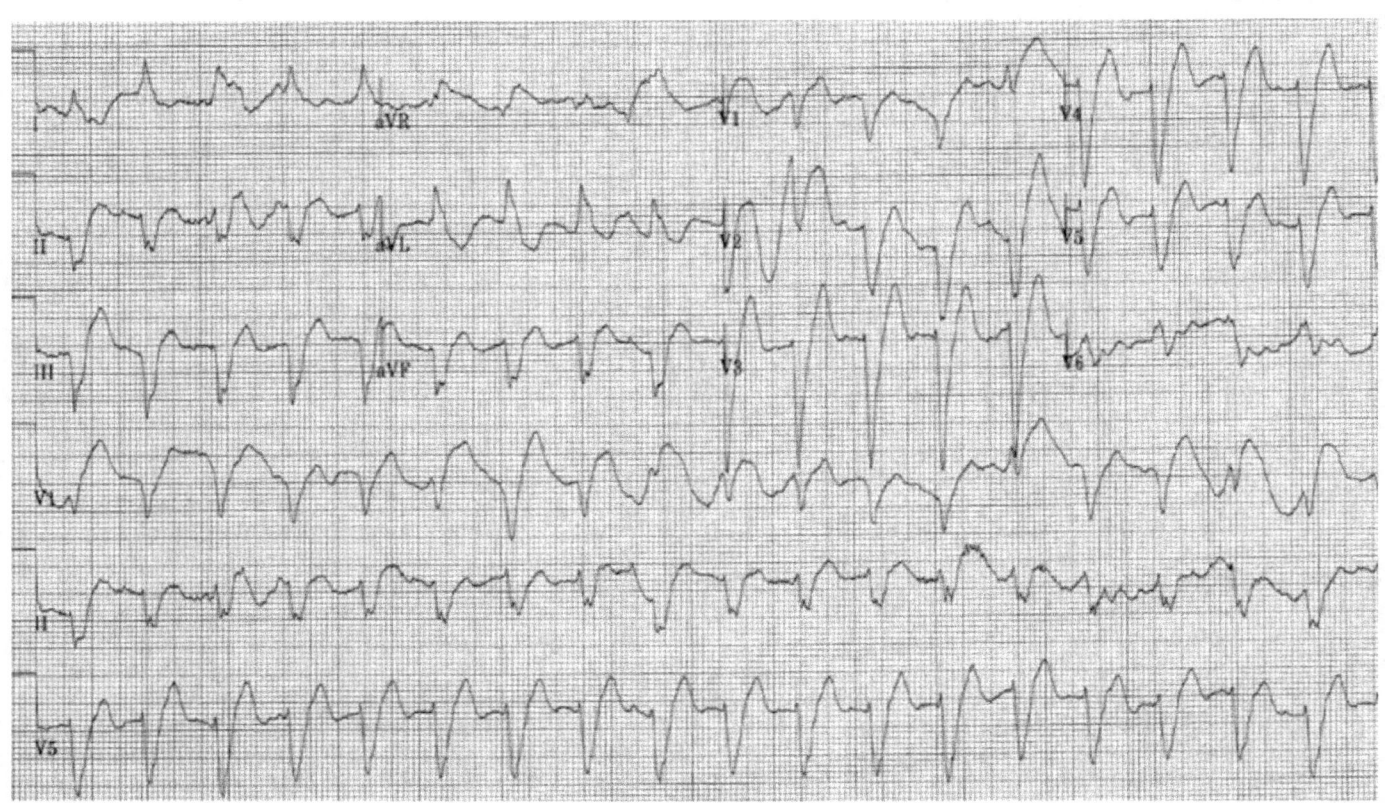

Figura 12-10

Algoritmo de Brugada

1. Há uma falta de complexos RS (rS, RS, Rs) em todas as derivações precordiais? (Somente complexos bifásicos!)
2. Se um ou mais complexos RS estiverem presentes, algum deles tem um nadir R-para-S > 100 ms?
3. Há alguma evidência de dissociação AV em qualquer uma das doze derivações no ECG?
4. Os critérios morfológicos para TV são atendidos em V1 e V6?

Critérios morfológicos: padrão semelhante ao BRD (procurando TV)

1. Há algo além de um padrão rSR' trifásico clássico na derivação V1?
2. Há algo além de um padrão aRs trifásico clássico na derivação V6?
   a. Se sim, é um complexo RS?
   b. Se um complexo RS estiver presente, a razão R/S é < 1,0 (ou seja, a profundidade da onda S é maior que a altura da onda R?

Critérios morfológicos: padrão semelhante ao BRE (procurando por VT)

1. O nadir R-para-S é > 60 ms (1,5 quadrados pequenos) na derivação V1?
   a. Se não, a duração da onda r na derivação V1 é > 30 ms?
   b. Se não, há algum entalhe na onda S?
2. Há algum Q ou QS presente na derivação V6?

ECG No. 3

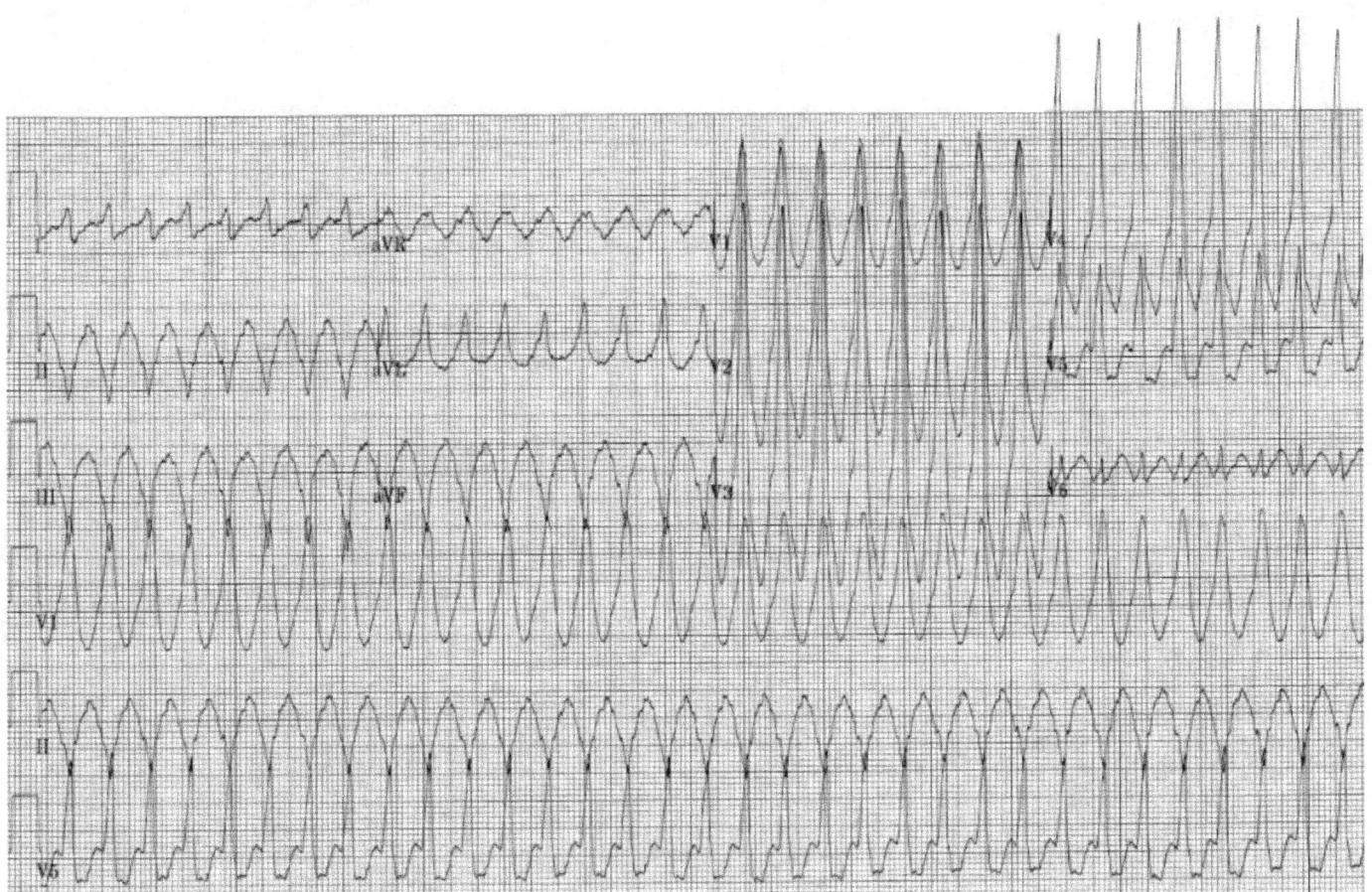

Figura 12-11

Algoritmo de Brugada

1. Há uma falta de complexos RS (rS, RS, Rs) em todas as derivações precordiais? (Somente complexos bifásicos!)
2. Se um ou mais complexos RS estiverem presentes, algum deles tem um nadir R-para-S > 100 ms?
3. Há alguma evidência de dissociação AV em qualquer uma das doze derivações no ECG?
4. Os critérios morfológicos para TV são atendidos em V1 e V6?

Critérios morfológicos: padrão semelhante ao BRD (procurando TV)

1. Há algo além de um padrão rSR' trifásico clássico na derivação V1?
2. Há algo além de um padrão aRs trifásico clássico na derivação V6?
   a. Se sim, é um complexo RS?
   b. Se um complexo RS estiver presente, a razão R/S é < 1,0 (ou seja, a profundidade da onda S é maior que a altura da onda R?

Critérios morfológicos: padrão semelhante ao BRE (procurando por VT)

1. O nadir R-para-S é > 60 ms (1,5 quadrados pequenos) na derivação V1?
   a. Se não, a duração da onda r na derivação V1 é > 30 ms?
   b. Se não, há algum entalhe na onda S?
2. Há algum Q ou QS presente na derivação V6?

ECG No. 4

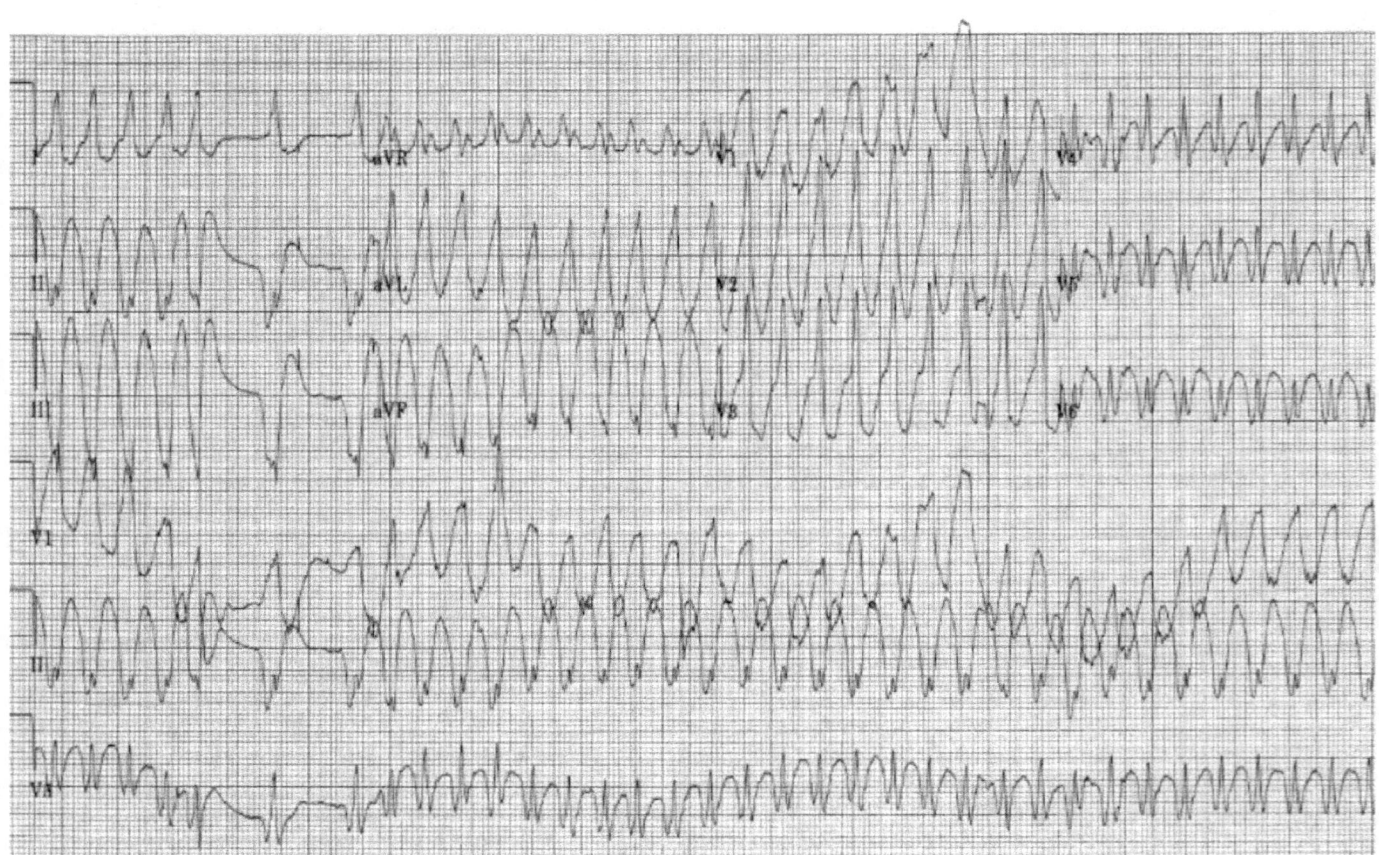

Figura 12-12

Algoritmo de Brugada

1. Há uma falta de complexos RS (rS, RS, Rs) em todas as derivações precordiais? (Somente complexos bifásicos!)
2. Se um ou mais complexos RS estiverem presentes, algum deles tem um nadir R-para-S > 100 ms?
3. Há alguma evidência de dissociação AV em qualquer uma das doze derivações no ECG?
4. Os critérios morfológicos para TV são atendidos em V1 e V6?

Critérios morfológicos: padrão semelhante ao BRD (procurando TV)

1. Há algo além de um padrão rSR' trifásico clássico na derivação V1?
2. Há algo além de um padrão aRs trifásico clássico na derivação V6?
   a. Se sim, é um complexo RS?
   b. Se um complexo RS estiver presente, a razão R/S é < 1,0 (ou seja, a profundidade da onda S é maior que a altura da onda R?

Critérios morfológicos: padrão semelhante ao BRE (procurando por VT)

1. O nadir R-para-S é > 60 ms (1,5 quadrados pequenos) na derivação V1?
   a. Se não, a duração da onda r na derivação V1 é > 30 ms?
   b. Se não, há algum entalhe na onda S?
2. Há algum Q ou QS presente na derivação V6?

ECG No. 5

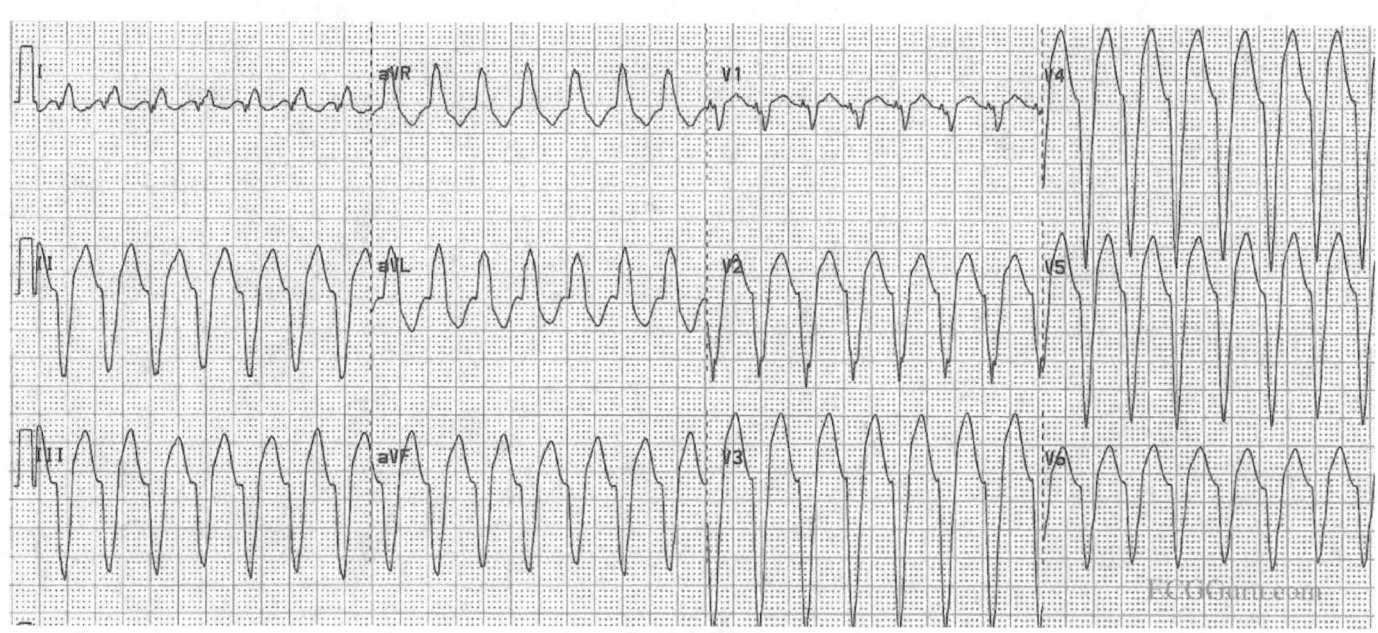

Figura 12-13

Algoritmo de Brugada

1. Há uma falta de complexos RS (rS, RS, Rs) em todas as derivações precordiais? (Somente complexos bifásicos!)
2. Se um ou mais complexos RS estiverem presentes, algum deles tem um nadir R-para-S > 100 ms?
3. Há alguma evidência de dissociação AV em qualquer uma das doze derivações no ECG?
4. Os critérios morfológicos para TV são atendidos em V1 e V6?

Critérios morfológicos: padrão semelhante ao BRD (procurando TV)

1. Há algo além de um padrão rSR' trifásico clássico na derivação V1?
2. Há algo além de um padrão aRs trifásico clássico na derivação V6?
   a. Se sim, é um complexo RS?
   b. Se um complexo RS estiver presente, a razão R/S é < 1,0 (ou seja, a profundidade da onda S é maior que a altura da onda R?

Critérios morfológicos: padrão semelhante ao BRE (procurando por VT)

1. O nadir R-para-S é > 60 ms (1,5 quadrados pequenos) na derivação V1?
   a. Se não, a duração da onda r na derivação V1 é > 30 ms?
   b. Se não, há algum entalhe na onda S?
2. Há algum Q ou QS presente na derivação V6?

ECG No. 6

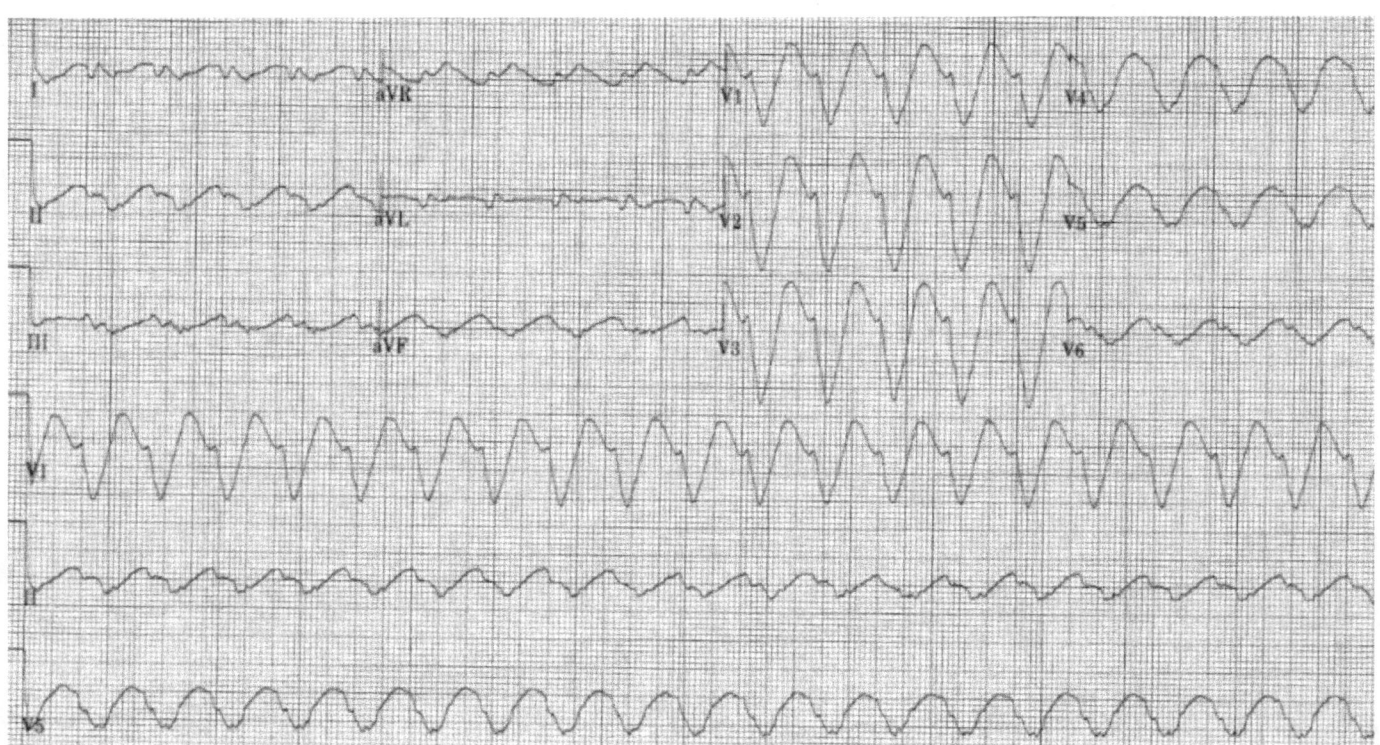

Figure 12-14

Algoritmo de Brugada

1. Há uma falta de complexos RS (rS, RS, Rs) em todas as derivações precordiais? (Somente complexos bifásicos!)
2. Se um ou mais complexos RS estiverem presentes, algum deles tem um nadir R-para-S > 100 ms?
3. Há alguma evidência de dissociação AV em qualquer uma das doze derivações no ECG?
4. Os critérios morfológicos para TV são atendidos em V1 e V6?

Critérios morfológicos: padrão semelhante ao BRD (procurando TV)

1. Há algo além de um padrão rSR' trifásico clássico na derivação V1?
2. Há algo além de um padrão aRs trifásico clássico na derivação V6?
   a. Se sim, é um complexo RS?
   b. Se um complexo RS estiver presente, a razão R/S é < 1,0 (ou seja, a profundidade da onda S é maior que a altura da onda R?

Critérios morfológicos: padrão semelhante ao BRE (procurando por VT)

1. O nadir R-para-S é > 60 ms (1,5 quadrados pequenos) na derivação V1?
   a. Se não, a duração da onda r na derivação V1 é > 30 ms?
   b. Se não, há algum entalhe na onda S?
2. Há algum Q ou QS presente na derivação V6?

ECG No. 7

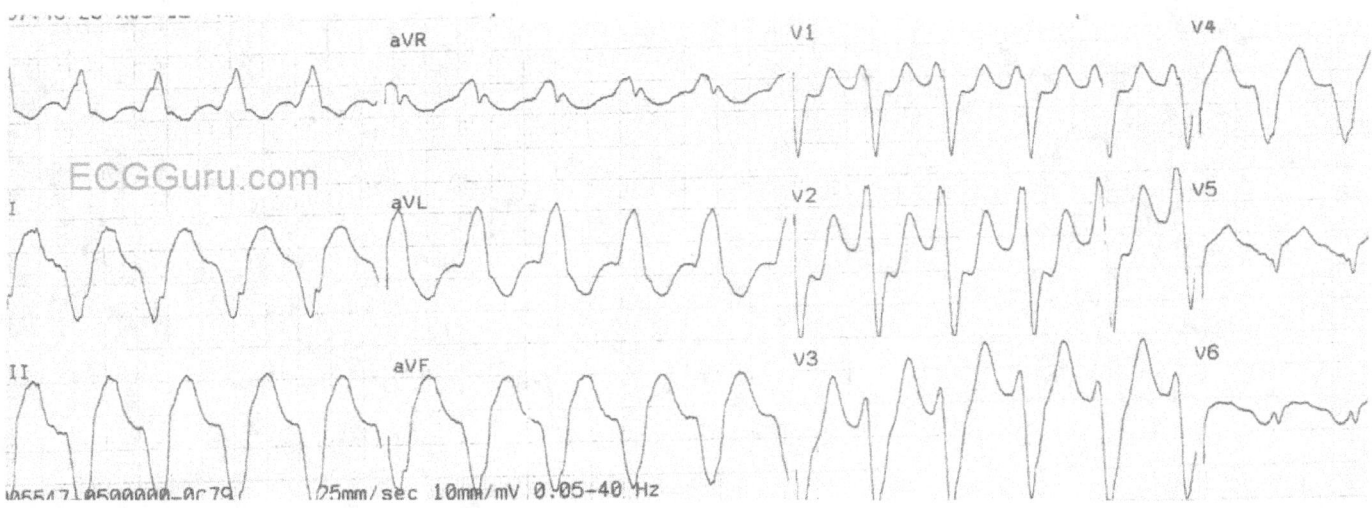

Figura 12-15

Algoritmo de Brugada

1. Há uma falta de complexos RS (rS, RS, Rs) em todas as derivações precordiais? (Somente complexos bifásicos!)
2. Se um ou mais complexos RS estiverem presentes, algum deles tem um nadir R-para-S > 100 ms?
3. Há alguma evidência de dissociação AV em qualquer uma das doze derivações no ECG?
4. Os critérios morfológicos para TV são atendidos em V1 e V6?

Critérios morfológicos: padrão semelhante ao BRD (procurando TV)

1. Há algo além de um padrão rSR' trifásico clássico na derivação V1?
2. Há algo além de um padrão aRs trifásico clássico na derivação V6?
   a. Se sim, é um complexo RS?
   b. Se um complexo RS estiver presente, a razão R/S é < 1,0 (ou seja, a profundidade da onda S é maior que <u>a</u> altura da onda R?

Critérios morfológicos: padrão semelhante ao BRE (procurando por VT)

1. O nadir R-para-S é > 60 ms (1,5 quadrados pequenos) na derivação V1?
   a. Se não, a duração da onda r na derivação V1 é > 30 ms?
   b. Se <u>não</u>, há algum entalhe na onda S?
2. Há algum Q ou QS presente na derivação V6?

ECG No. 8

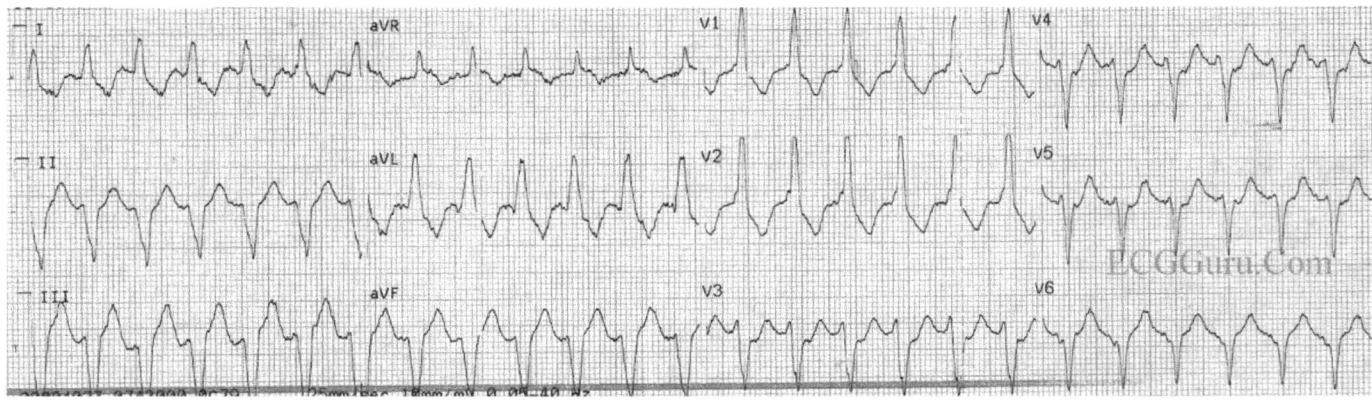

Figura 12-16

Algoritmo de Brugada

1. Há uma falta de complexos RS (rS, RS, Rs) em todas as derivações precordiais? (Somente complexos bifásicos!)
2. Se um ou mais complexos RS estiverem presentes, algum deles tem um nadir R-para-S > 100 ms?
3. Há alguma evidência de dissociação AV em qualquer uma das doze derivações no ECG?
4. Os critérios morfológicos para TV são atendidos em V1 e V6?

Critérios morfológicos: padrão semelhante ao BRD (procurando TV)

1. Há algo além de um padrão rSR' trifásico clássico na derivação V1?
2. Há algo além de um padrão aRs trifásico clássico na derivação V6?
   a. Se sim, é um complexo RS?
   b. Se um complexo RS estiver presente, a razão R/S é < 1,0 (ou seja, a profundidade da onda S é maior que a altura da onda R?

Critérios morfológicos: padrão semelhante ao BRE (procurando por VT)

1. O nadir R-para-S é > 60 ms (1,5 quadrados pequenos) na derivação V1?
   a. Se não, a duração da onda r na derivação V1 é > 30 ms?
   b. Se não, há algum entalhe na onda S?
2. Há algum Q ou QS presente na derivação V6?

ECG No. 9

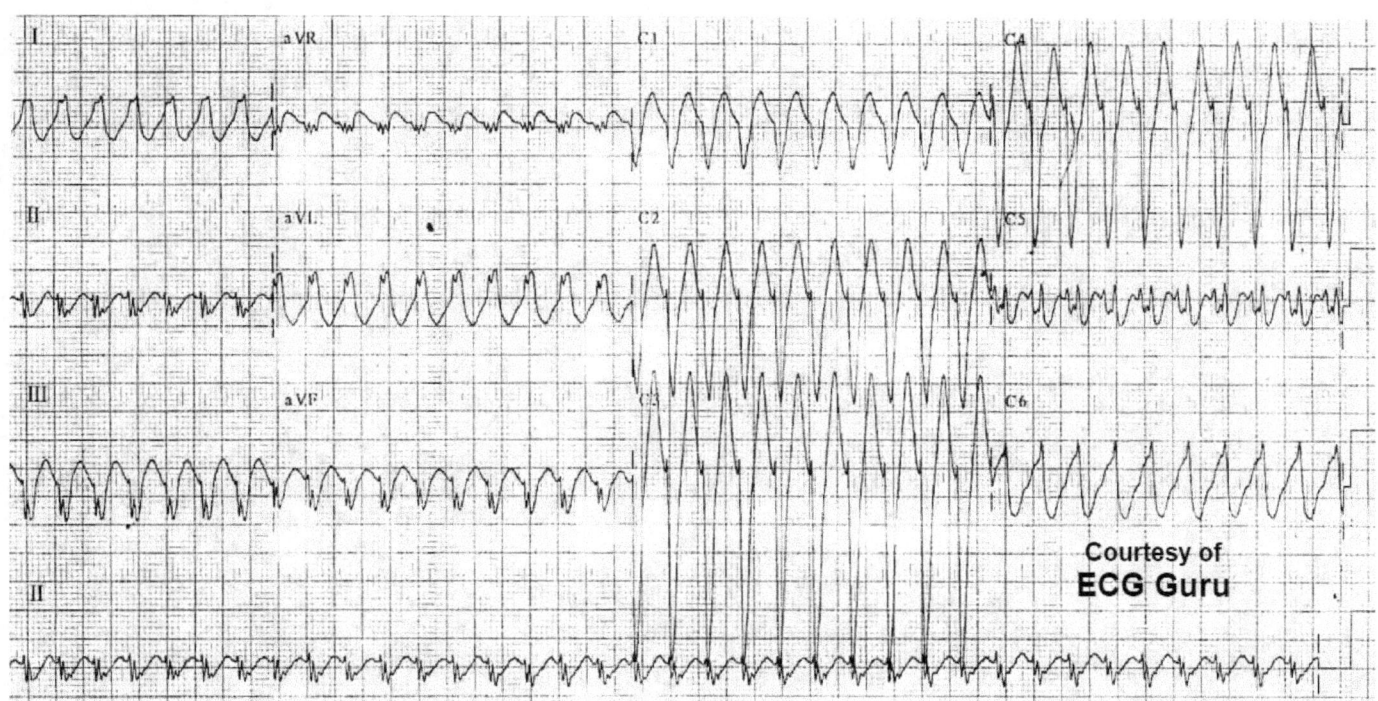

Figura 12-17

Algoritmo de Brugada

1. Há uma falta de complexos RS (rS, RS, Rs) em todas as derivações precordiais? (Somente complexos bifásicos!)
2. Se um ou mais complexos RS estiverem presentes, algum deles tem um nadir R-para-S > 100 ms?
3. Há alguma evidência de dissociação AV em qualquer uma das doze derivações no ECG?
4. Os critérios morfológicos para TV são atendidos em V1 e V6?

Critérios morfológicos: padrão semelhante ao BRD (procurando TV)

1. Há algo além de um padrão rSR' trifásico clássico na derivação V1?
2. Há algo além de um padrão aRs trifásico clássico na derivação V6?
   a. Se sim, é um complexo RS?
   b. Se um complexo RS estiver presente, a razão R/S é < 1,0 (ou seja, a profundidade da onda S é maior que a altura da onda R?

Critérios morfológicos: padrão semelhante ao BRE (procurando por VT)

1. O nadir R-para-S é > 60 ms (1,5 quadrados pequenos) na derivação V1?
   a. Se não, a duração da onda r na derivação V1 é > 30 ms?
   b. Se não, há algum entalhe na onda S?
2. Há algum Q ou QS presente na derivação V6?

ECG No. 10

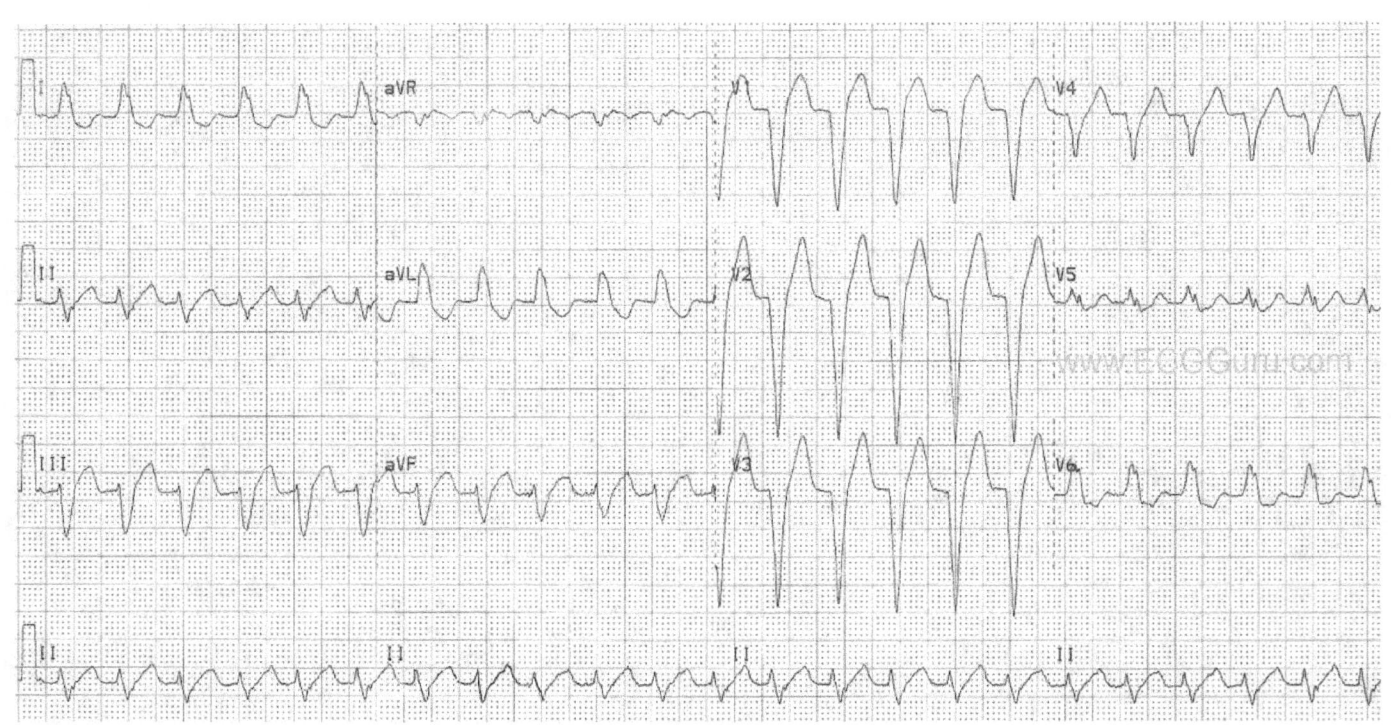

Figura 12-18

Chapter 13

Os Algoritmos de Vereckei

Algoritmo Vereckei nº 1 (2007, não limitado à derivação aVR)

Em 2007, o Dr. Andras Vereckei introduziu o primeiro de dois algoritmos para o diagnóstico diferencial de taquicardias de complexo amplo. Como o algoritmo de Brugada, ele consiste em quatro etapas em um formato de árvore de decisão passo a passo. Vereckei sentiu que o uso dos critérios morfológicos no algoritmo de Brugada dificultava o uso em situações clínicas práticas e possivelmente contribuía para menos precisão. Seu objetivo era criar um algoritmo que não dependesse dos critérios morfológicos... e ele (quase) o fez!

Etapa 1: Há evidências de dissociação AV presente?

Esta etapa é a mesma que a Etapa 3 do Algoritmo de Brugada e sofre dos mesmos problemas. A dissociação AV é diagnosticada apenas em cerca de 20% das taquicardias de complexo amplo. É vista quase exclusivamente em taquicardias ventriculares. Ou simplesmente não está presente, ou está presente, mas frequentemente é difícil de detectar, exceto pelo eletrocardiografista mais experiente e habilidoso (isto é, VOCÊ!). Embora não seja 100% prova de que a taquicardia ventricular é a causa, outras condições além da taquicardia ventricular que causam dissociação AV durante uma taquicardia de complexo amplo são tão raras que sua probabilidade é insignificante.

Tenha cuidado para não confundir *associação* VA com *dissociação* AV.

PÉROLA | A presença de ondas P ou P' em uma taquicardia de complexo amplo não prova necessariamente nada. Portanto, você deve saber *como interpretá-las* quando as encontrar!

Com a associação VA, uma onda P′ retrógrada *aparece no mesmo intervalo R-P′ após cada complexo QRS*. Essas ondas P′ estão sendo produzidas por um impulso que viaja pelo feixe de His, cruzando o nó AV retrógrado e, em seguida, excitando os átrios. *"Mas espere um minuto!"*, você exclama. *"Isso não é evidência de taquicardia ventricular?"* Infelizmente, não. Uma AVRT antidrômica se apresentando como uma taquicardia de complexo amplo pode fazer *a mesma coisa!* Até mesmo uma taquicardia ortodrômica com um bloqueio de ramo fixo ou relacionado à frequência pode se apresentar dessa forma.

No entanto, se houver ondas P′ aparecendo em um intervalo R-P′ fixo, e de repente uma não aparecer – olhe bem de perto! Se não houver alteração no ritmo ventricular, então você está vendo um *bloqueio ventriculoatrial* e evidência de *dissociação VA!* Um bloqueio VA é evidência definitiva de um ritmo ventricular ectópico – *ainda mais do que a dissociação AV!*

> **Para sua informação |** Se a dissociação AV não é 100% garantia de taquicardia ventricular, então que outras disritmias podem causá-la? 1) AVNRT **MAIS** um bloqueio da via comum superior **MAIS** condução aberrante e 2) taquicardia juncional (muito rara!) **MAIS** condução aberrante COM um bloqueio retrógrado nos átrios.

Como recomendei antes, se você for muito experiente e habilidoso em reconhecer a dissociação AV, provavelmente a encontrará em cerca de 20 segundos. Caso contrário, e você estiver no processo de tratamento de um paciente que atualmente apresenta uma taquicardia de complexo amplo, não gaste mais do que cerca de 20 segundos procurando por ela antes de continuar com o tratamento do seu paciente (o que inclui concluir o restante do algoritmo ou passar para a cardioversão DC).

Assim como no Algoritmo de Brugada, se sua resposta à Etapa 1 for "SIM!", então PARE. Você acaba de diagnosticar taquicardia ventricular.

Etapa 2: Há uma onda R inicial presente na Derivação aVR?

Novamente, tenha muito cuidado aqui! Parece uma pergunta muito simples, mas NÃO é! O que a maioria das discussões sobre esta etapa do Primeiro algoritmo de Vereckei não menciona é que Vereckei NÃO está se referindo a TODAS as ondas R, apenas *ondas R monofásicas e ondas RS, onde a onda R é grande e pelo menos semelhante em amplitude à onda S*. Ele exclui especificamente os complexos rS! O motivo da exclusão dos complexos rS é porque eles podem ocorrer:

1. como uma variante normal

2. durante uma TSV com um vetor inicial direcionado superiormente,

3. devido a um infarto do miocárdio inferior anterior e

4. devido à ativação do ventrículo por um trato de bypass acessório (tratos *atriofasciculares* e *nodofasciculares*).

O que VOCÊ acha desses complexos QRS da Derivação aVR (Figura 13-1)? As ondas R se qualificam para uso no algoritmo First Vereckei? Escolha "Y" (SIM!) ou "N" (NÃO!).

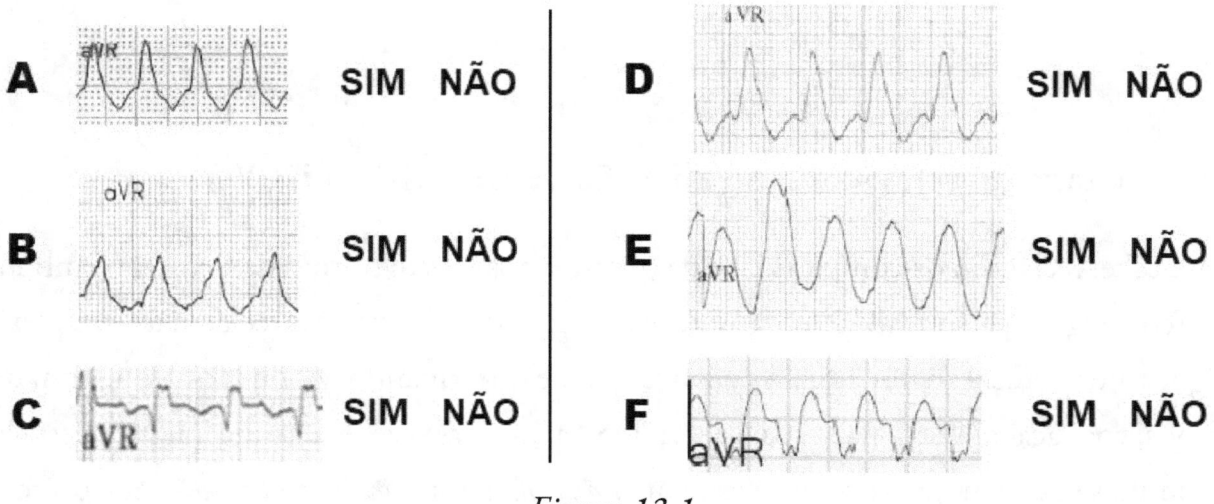

Figura 13-1

Respostas à Figura 13-1:

(A) Sim

(B) Sim

(C) Não, há uma onda Q inicial

(D) Não, há uma onda Q inicial

(E) Sim

(F) Não, há um complexo rS

Se sua resposta para a Etapa 2 for "SIM!", então PARE. Você acaba de diagnosticar taquicardia ventricular.

Etapa 3: A morfologia do QRS é diferente do bloqueio de ramo clássico ou do bloqueio fascicular anterior ou posterior clássico?

Então, o que temos aqui? Não é nada mais do que os critérios morfológicos — mas Vereckei está abordando isso "pela porta dos fundos" (por assim dizer) — assim como eu fiz com a *Modificação de Jones* na Etapa 4 do Algoritmo de Brugada. Em vez de pedir para você verificar todas as morfologias possíveis do QRS além da morfologia clássica, ele está indo direto ao cerne da questão e simplesmente perguntando se a morfologia clássica do bloqueio de ramo está presente ou não. Ele também inclui a morfologia clássica dos bloqueios fasciculares anteriores e posteriores que não são mencionados no Algoritmo de Brugada (ou no artigo original, nesse caso). Observe que ele não menciona nenhuma derivação *específica* — particularmente a Derivação V1.

Se sua resposta para a Etapa 3 for "SIM!", então PARE. Você acabou de diagnosticar taquicardia ventricular.

Etapa 4: A taxa de velocidade de ativação ventricular (Vi / Vt)

OK... Vereckei reclamou da complexidade da quarta etapa do Algoritmo de Brugada (embora certamente com alguma justificativa), então é aqui que a maioria das pessoas reclama da complexidade dos Algoritmos Vereckei nº 1 e nº 2. As chances são de que, quando você usa qualquer um desses algoritmos, você acabará aqui na Etapa 4 cerca de 50 a 60% das vezes e terá que lidar com esta etapa! Haverá muitas vezes em que você simplesmente *não conseguirá concluir esta etapa* devido ao tipo ou qualidade das morfologias do QRS no traçado do WCT.

"Bem", você diz. "Vou apenas encontrar um bom exemplo de uma onda R monofásica, medir 0,04 segundos (um pequeno quadrado) do início e um pequeno quadrado atrás do final do QRS. Se a medição do início (Vi) for mais alta, então o WCT é uma taquicardia supraventricular. Se o início (Vi) for da mesma altura ou menor que a medida de término (Vt), então é taquicardia ventricular. Simples... não?

NÃO! Aqui está o problema... em nenhum momento no estudo de derivação do Primeiro Algoritmo de Vereckei (2007) Vereckei et al. usaram *um R monofásico* para calcular (Vi / Vt). Todos os cálculos usando a razão de velocidade de ativação ventricular (Vi / Vt) usaram apenas complexos QRS *bifásicos* ou *multifásicos*. E eles foram muito claros sobre isso!

Por quê? Eles nunca declararam precisamente, mas na minha opinião, uma onda R monofásica na Derivação aVR teria diagnosticado taquicardia ventricular na Etapa 2; um R monofásico em qualquer outra derivação sugeriria fortemente um impulso viajando para longe do polo positivo da Derivação aVR (ombro direito), o que seria mais sugestivo de uma TSV com aberrância.

> **Lembre-se! |** Vereckei et al. estão tentando *provar* que a TCL é taquicardia ventricular. TSV com aberrância será *um diagnóstico de exclusão*.

As instruções neste – o Primeiro Algoritmo de Vereckei são para *encontrar o QRS com o início mais visível e mais rápido*. E você pode usar *qualquer* derivação – não apenas a derivação aVR! O diagrama QRS na Figura 13-2 é muito semelhante ao usado no artigo original de 2007. Veja a próxima seção, "Algoritmo Vereckei nº 2 (2008, O Algoritmo aVR) para uma discussão sobre a morfologia do QRS escolhida naquela versão do algoritmo.

DICA | Em nenhum ponto em nenhum dos algoritmos de Vereckei a razão de velocidade de ativação ventricular (Vi/Vt) é calculada usando uma onda R monofásica. Eu sei que seria mais fácil, mas isso simplesmente não pode acontecer!

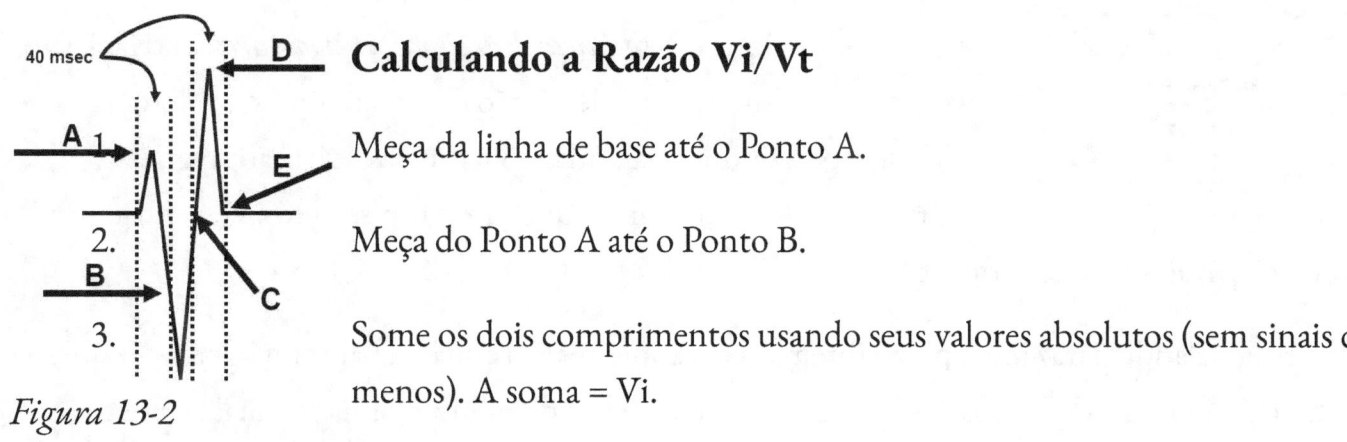

Calculando a Razão Vi/Vt

Meça da linha de base até o Ponto A.

Meça do Ponto A até o Ponto B.

Some os dois comprimentos usando seus valores absolutos (sem sinais de menos). A soma = Vi.

Figura 13-2

4. Meça do Ponto C até o Ponto D.

5. Meça do Ponto D até a linha de base no Ponto E.

6. Some os dois comprimentos usando seus valores absolutos (sem sinais de menos). A soma = Vt.

7. Agora divida Vi / Vt.

Se for igual ou menor que 1,0 – taquicardia ventricular

Se for maior que 1,0 – TSV com aberração

Se sua resposta à Etapa 4 for ≤ 1,0, você acabou de diagnosticar *taquicardia ventricular*. Caso contrário, o diagnóstico é *taquicardia supraventricular* por exclusão.

Mais pensamentos sobre o Algoritmo Vereckei nº 1

Enquanto o algoritmo Brugada usou apenas as derivações precordiais, exceto para a Etapa 3 (a busca pela dissociação AV), o Algoritmo Vereckei nº 1 *não se limita às derivações precordiais ou de membros* – exceto para a Etapa 2, que lida apenas com a Derivação aVR.

Algoritmo Vereckei nº 2 (2008, The aVR Algorithm)

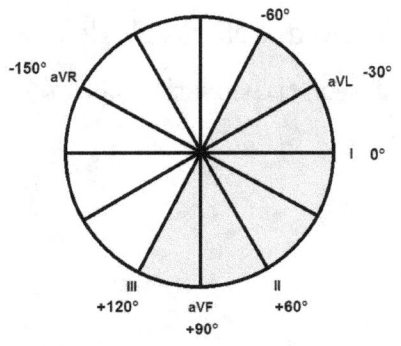

Figura 13-3

Em 2008, Vereckei et al produziram uma segunda versão de seu algoritmo. O que era único sobre esse algoritmo (na época) era que ele era limitado a examinar apenas uma derivação – a derivação aVR. Eles se concentraram na derivação aVR porque, durante o *ritmo sinusal* normal e a maioria das *taquicardias supraventriculares*, a ativação dos ventrículos se afastava da derivação do braço direito (polo positivo aVR), produzindo uma onda QS naquela derivação (Figura 13-3). Portanto, eles raciocinaram que um impulso ectópico ventricular estaria viajando na direção oposta.

Um vetor viajando para cima e para a direita, verticalmente para cima ou para cima e para a esquerda (área branca no HRG, Figura 13-3), ainda seria registrado como uma onda R inicial na derivação aVR, desde que o vetor estivesse entre +120° e -60° na grade de referência hexaxial (Figura 13-3, área sombreada) e no mesmo lado do polo positivo para a derivação aVR. E eles estavam certos. O único problema: disritmias diferentes de taquicardia ventricular podem resultar nos mesmos vetores, como *taquicardia fascicular posterior, taquicardia de ramo, infartos do miocárdio anteriores* e *tratos de bypass acessórios*.

Etapa 1: Há uma onda R inicial?

Novamente, isso se refere apenas a uma R monofásica ou uma RS, mas não a uma rS – até a Etapa 2. A onda R deve ser pelo menos tão grande ou maior que a onda S (R ≥ S).

Se sua resposta à Etapa 1 for "SIM!", então PARE. Você acabou de diagnosticar taquicardia ventricular.

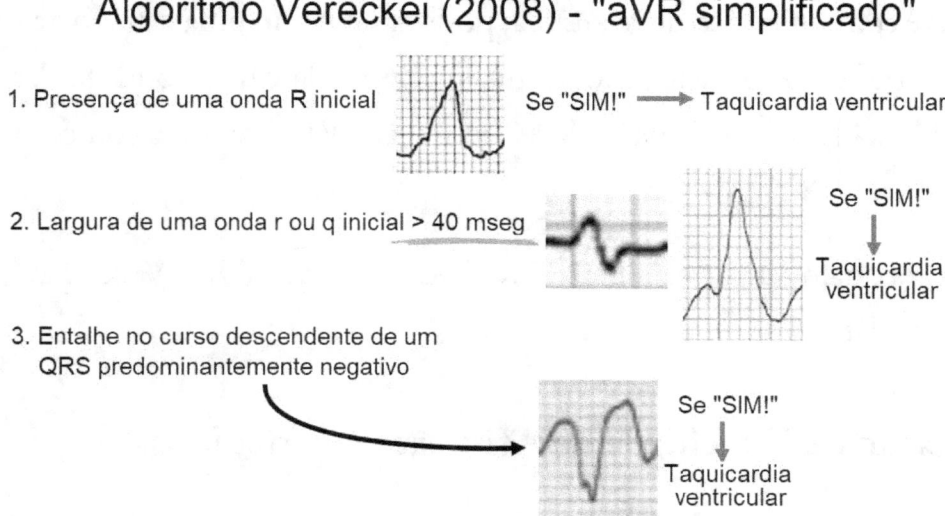

Figura 13-4 Os três primeiros passos

Etapa 2: Há uma onda r ou q inicial > 40 ms?

Em alguns critérios, você pode ver um valor como > 30 ms, enquanto outro artigo listará o mesmo valor como > 40 ms. Isso não é muito incomum, e o motivo é prático – medir 40 ms em um ECG impresso de 12 derivações é mais fácil e confiável do que tentar medir 30 ms sem o uso de paquímetros digitais. A largura > 40 ms indica um início lento da despolarização, o que sugere que sua origem está no miocárdio ventricular funcional. Este conceito foi retirado dos critérios de Kindwall et al de 1988. Esses foram quatro critérios que foram desenvolvidos para diagnosticar taquicardias complexas amplas com uma morfologia semelhante à do BRE. Eles não foram organizados em um algoritmo passo a passo – apenas uma lista de quatro critérios.

Se sua resposta à Etapa 2 for "SIM!", então PARE. Você acabou de diagnosticar taquicardia ventricular.

Etapa 3: Há um entalhe no ramo descendente de um QRS de início negativo e predominantemente negativo?

A identificação de um entalhe na descida da onda S como um sinal sugestivo de taquicardia ventricular foi inicialmente introduzida por Mark Josephson, MD em 1988 com os critérios de Kindwall (Josephson também foi um dos autores). No entanto, foi reservado para as derivações V1 e V2 em taquicardias complexas amplas *com uma morfologia semelhante ao bloqueio do ramo esquerdo*. Foi significativo como um sinal de um infarto do miocárdio anterior anterior do ventrículo esquerdo. Os infartos deixam cicatrizes no miocárdio que podem se tornar um foco de taquicardia reentrante. Quando não serve como um foco de reentrada, pode atuar como uma causa para desaceleração da condução e, portanto, o aparecimento de um entalhe na descida da onda S. Vereckei aplica o conceito de uma descida entalhada da onda S à derivação aVR, usando-a como um sinal geral de condução lenta.

Se sua resposta para qualquer parte da Etapa 3 for "SIM!", então PARE. Você acaba de diagnosticar taquicardia ventricular.

Etapa 4: A Razão de Velocidade de Ativação Ventricular

Isso continua o mesmo que no Algoritmo de Vereckei nº 1, exceto que apenas o QRS na derivação aVR – e apenas a derivação aVR – pode ser usado (consulte novamente a Figura 13-2). Supõe-se que o QRS será *bifásico* ou *multifásico* porque se for monofásico o diagnóstico de taquicardia ventricular já teria sido feito na Etapa 1.

Se sua resposta para a Etapa 4 for ≤ 1,0, então você acaba de diagnosticar taquicardia ventricular. Caso contrário, o diagnóstico é taquicardia supraventricular.

Mais pensamentos sobre o Algoritmo de Vereckei nº 2

O problema com a quarta etapa do Algoritmo de Vereckei nº 2 é o mesmo que com o Algoritmo de Vereckei nº 1.

Dois algoritmos limitam o uso a apenas uma derivação: o **Algoritmo Vereckei nº 2** usando a derivação aVR e o **Método de pico de tempo de onda R** da derivação II – Pava (que será discutido a seguir). O uso de qualquer um dos métodos depende da capacidade de visualizar as deflexões nas derivações com precisão. E lembre-se, ao usar a Etapa 4 dos Algoritmos Vereckei, você deve usar um QRS *bifásico* ou *multifásico*. Você não deve fazer medições da razão Vi/Vt em ondas R monofásicas na derivação aVR ao usar este algoritmo. Se estiver, *então você perdeu o diagnóstico duas etapas antes!*

Usando qualquer um dos Algoritmos Vereckei, a taquicardia supraventricular antidrômica provavelmente será diagnosticada como taquicardia ventricular. Isso também acontece com o algoritmo Brugada.

O Segundo Algoritmo Vereckei (aVR) divide as taquicardias ventriculares em dois grupos para fins de diagnóstico usando este algoritmo. O *primeiro* grupo são aquelas taquidisritmias originadas na área apical e caracterizadas por uma onda R dominante inicial na derivação aVR. O *segundo* grupo são aquelas taquidisritmias que surgem em outras partes do miocárdio em funcionamento que se apresentam com desaceleração inicial no complexo QRS.

Embora todos queiramos ser o mais precisos possível em nossos diagnósticos, confundir uma TSV com uma TV não deve resultar em um resultado ruim para o paciente. O paciente normalmente ainda se sairá muito bem. Confundir uma TV com uma TSV, no entanto, pode levar a um resultado muito ruim para o paciente. Seja muito cauteloso com qualquer algoritmo, método ou critério em que um erro provavelmente envolverá o diagnóstico de uma TV como uma TSV!

Leitura recomendada:

Dendi R, Josephson ME. A new algorithm in the differential diagnosis of wide complex tachycardia – Editorial. European Heart Journal. (2007) 28, 525–526.

Kindwall KE, MD, Brown J, RN, Josephson ME, MD. Electrocardiographic Criteria for Ventricular Tachycardia in Wide Complex Left Bundle Branch Block Morphology Tachycardias. Am J Cardiol. 1988;61:1279-1283.

Vereckei A, Duray G, Szenasi G, Altemose GT, Miller JM. Application of a new algorithm in the differential diagnosis of wide QRS complex tachycardia. Eur Heart J. 2007;28:589–600.

Vereckei A, Duray G, Szenasi G, Altemose GT, Miller JM. New algorithm using only lead aVR for differential diagnosis of wide QRS complex tachycardia. Heart Rhythm. 2008;5:89–98.

Vereckei A, MD, et al. The Application of a New, Modified Algorithm for the Differentiation of Regular Ventricular and Pre-Excited Tachycardias. Heart, Lung and Circulation. (2023) 32, 719–725.

Praticando com os Algoritmos de Vereckei (#1 e #2)

Algoritmo Vereckei n̲º 1

Etapa 1: A dissociação AV está presente?
Etapa 2: Há uma onda R inicial na derivação aVR? (Não pode ser um rS)
Etapa 3: A morfologia do QRS é diferente do bloqueio de ramo clássico ou bloqueio fascicular?
Etapa 4: Razão de velocidade de ativação ventricular (Vi / Vt)

Algoritmo Vereckei nº 2 (somente derivação aVR)

Etapa 1: Há uma onda R inicial? (Não pode ser um rS)
Etapa 2: Há uma onda r ou q inicial > 40 ms?
Etapa 3: Há um entalhe no ramo descendente de um QRS de início negativo e predominantemente negativo?
Etapa 4: Razão de velocidade de ativação ventricular (Vi / Vt)

ECG No. 1

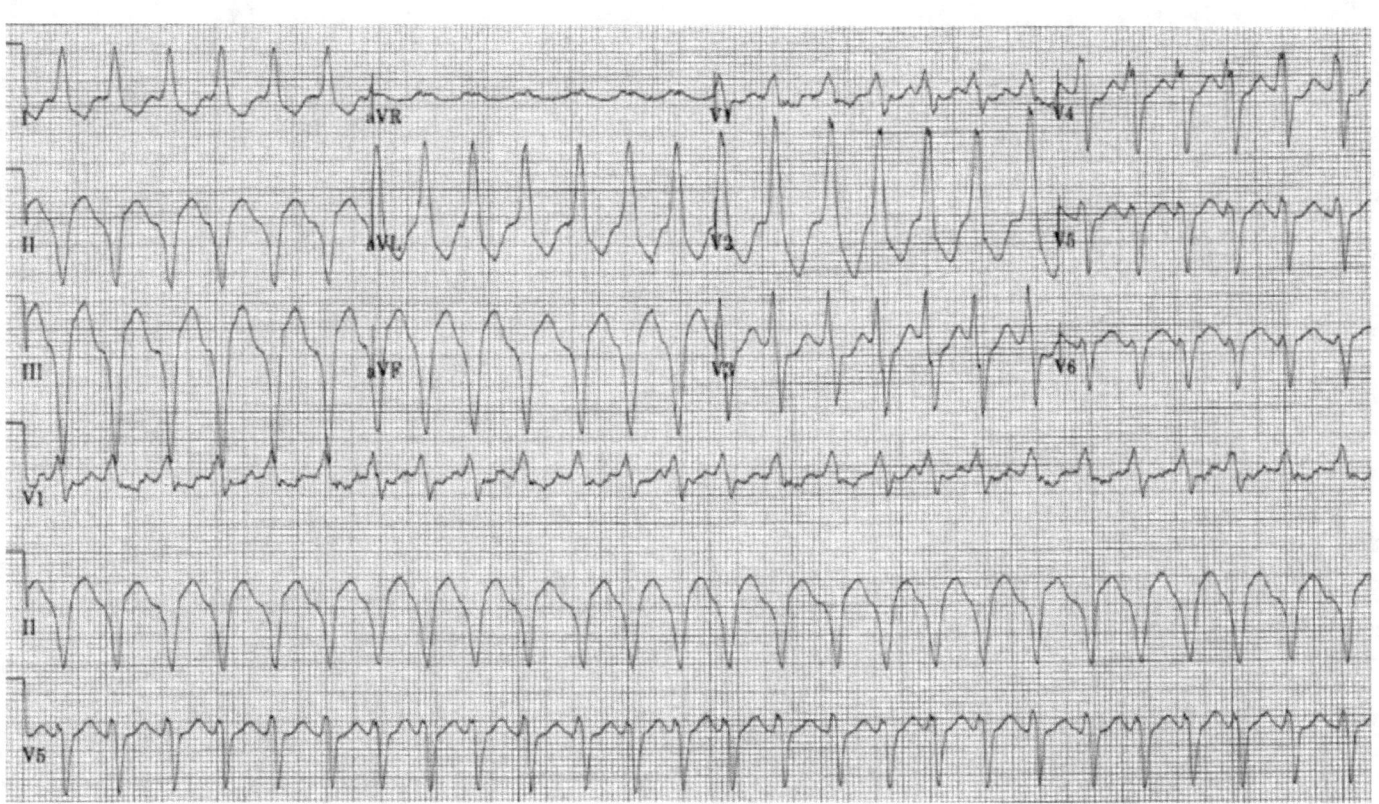

Figura 13-5

Algoritmo Vereckei n̲º 1

Etapa 1: A dissociação AV está presente?
Etapa 2: Há uma onda R inicial na derivação aVR? (Não pode ser um rS)
Etapa 3: A morfologia do QRS é diferente do bloqueio de ramo clássico ou bloqueio fascicular?
Etapa 4: Razão de velocidade de ativação ventricular (Vi / Vt)

Algoritmo Vereckei nº 2 (somente derivação aVR)

Etapa 1: Há uma onda R inicial? (Não pode ser um rS)
Etapa 2: Há uma onda r ou q inicial > 40 ms?
Etapa 3: Há um entalhe no ramo descendente de um QRS de início negativo e predominantemente negativo?
Etapa 4: Razão de velocidade de ativação ventricular (Vi / Vt)

ECG No. 2

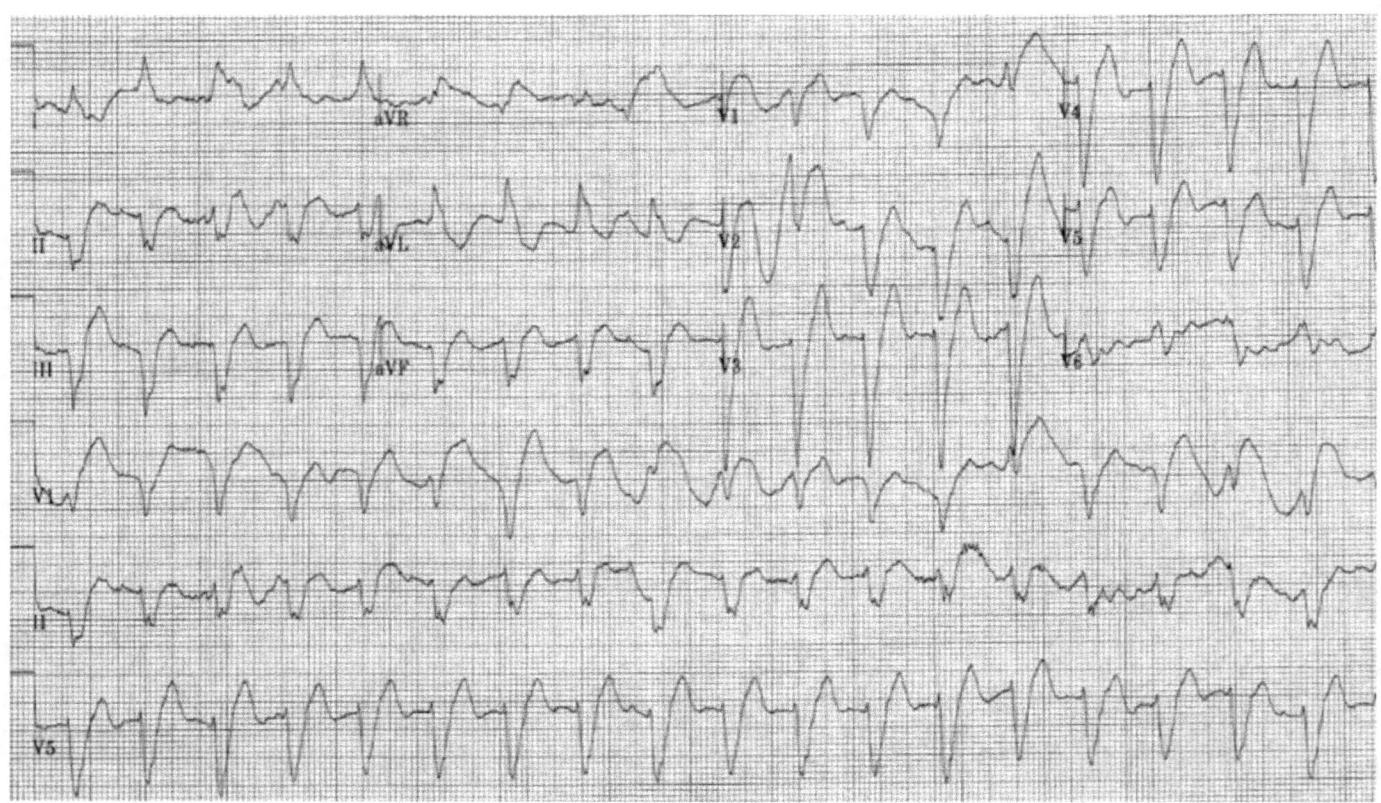

Figura 13-6

Algoritmo Vereckei nº 1

Etapa 1: A dissociação AV está presente?
Etapa 2: Há uma onda R inicial na derivação aVR? (Não pode ser um rS)
Etapa 3: A morfologia do QRS é diferente do bloqueio de ramo clássico ou bloqueio fascicular?
Etapa 4: Razão de velocidade de ativação ventricular (Vi / Vt)

Algoritmo Vereckei nº 2 (somente derivação aVR)

Etapa 1: Há uma onda R inicial? (Não pode ser um rS)
Etapa 2: Há uma onda r ou q inicial > 40 ms?
Etapa 3: Há um entalhe no ramo descendente de um QRS de início negativo e predominantemente negativo?
Etapa 4: Razão de velocidade de ativação ventricular (Vi / Vt)

ECG No. 3

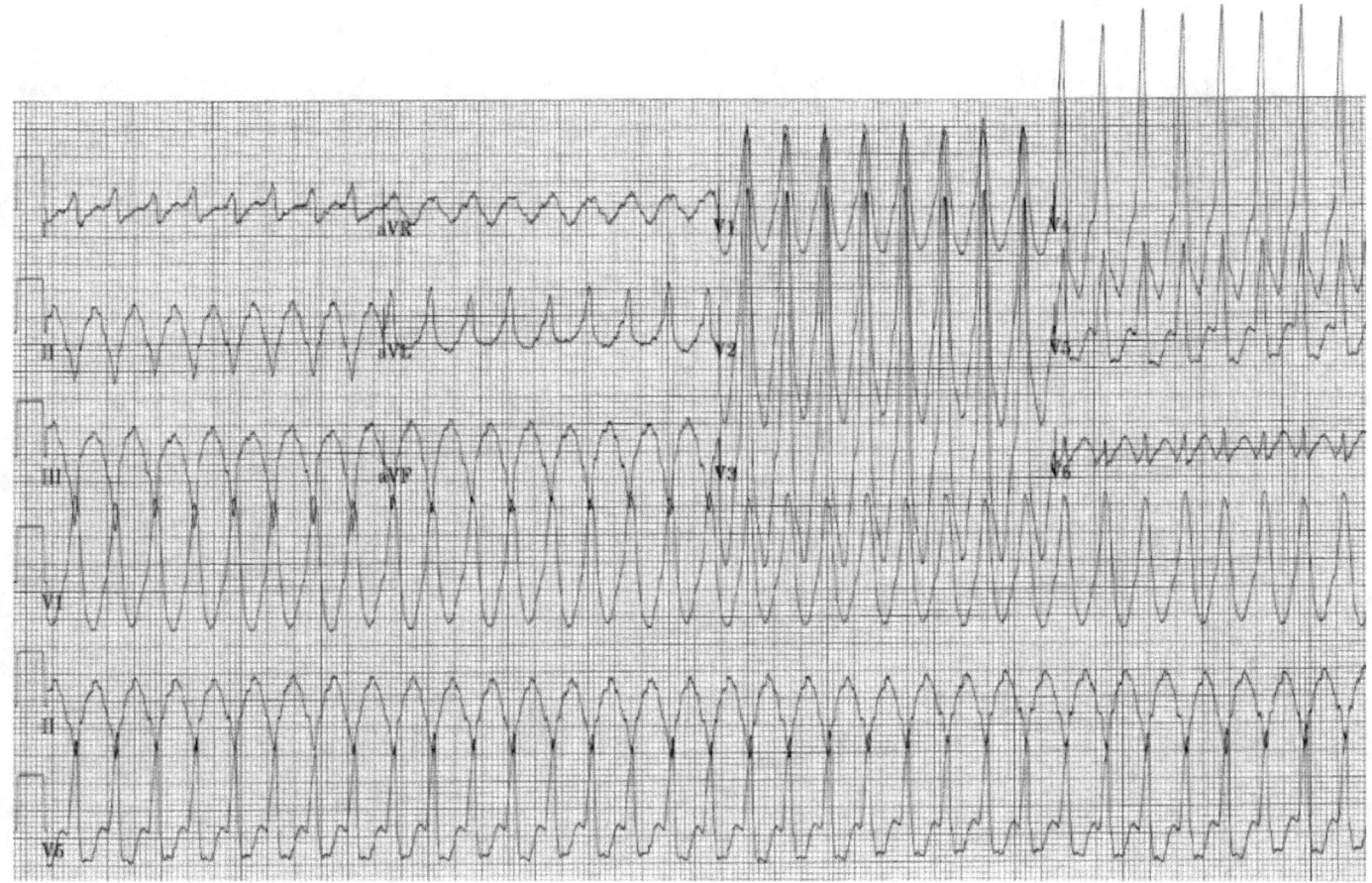

Figura 13-7

Algoritmo Vereckei n̲º 1

Etapa 1: A dissociação AV está presente?

Etapa 2: Há uma onda R inicial na derivação aVR? (Não pode ser um rS)

Etapa 3: A morfologia do QRS é diferente do bloqueio de ramo clássico ou bloqueio fascicular?

Etapa 4: Razão de velocidade de ativação ventricular (Vi / Vt)

Algoritmo Vereckei nº 2 (somente derivação aVR)

Etapa 1: Há uma onda R inicial? (Não pode ser um rS)

Etapa 2: Há uma onda r ou q inicial > 40 ms?

Etapa 3: Há um entalhe no ramo descendente de um QRS de início negativo e predominantemente negativo?

Etapa 4: Razão de velocidade de ativação ventricular (Vi / Vt)

ECG No. 4

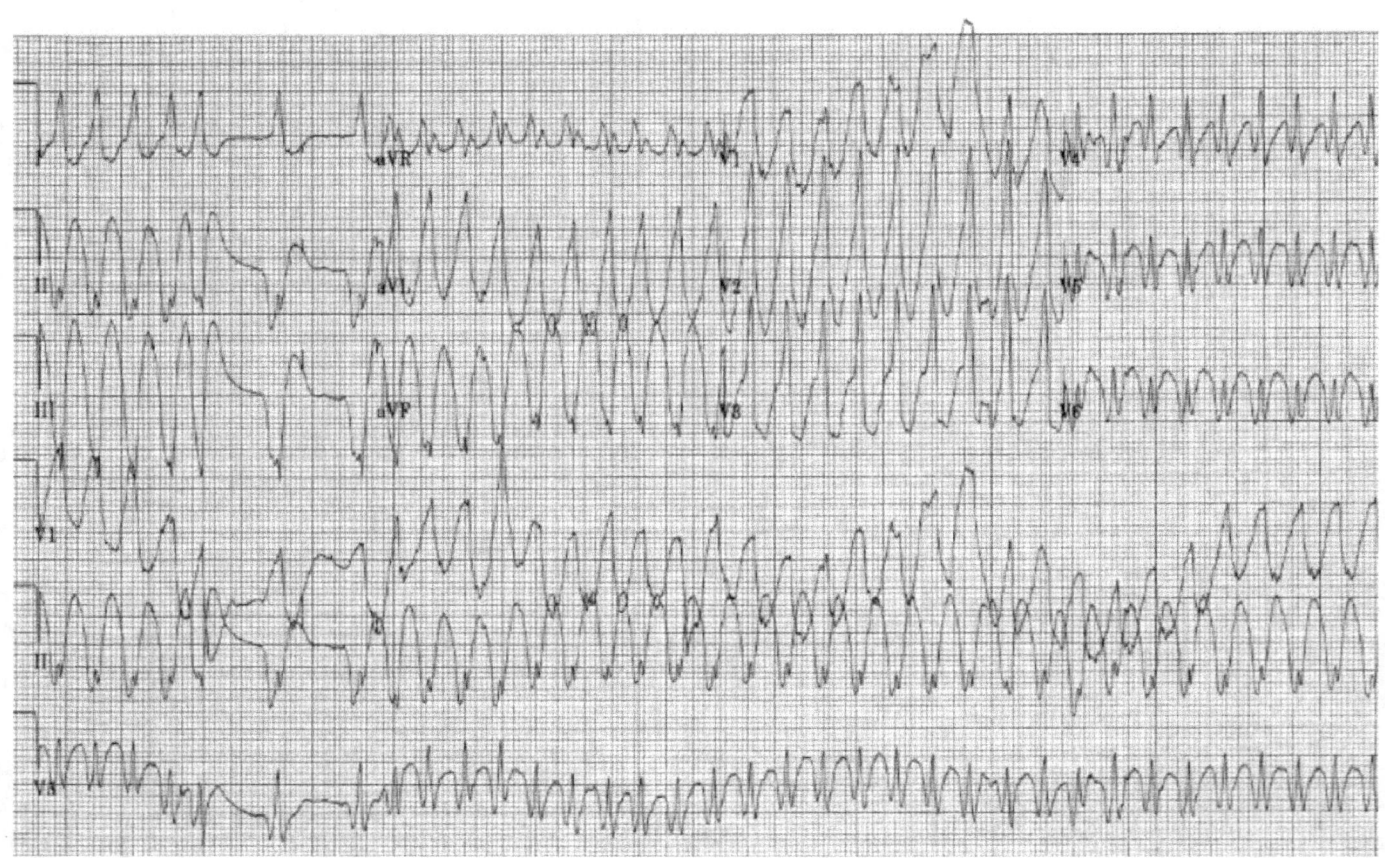

Figura 13-8

Algoritmo Vereckei nº 1

Etapa 1: A dissociação AV está presente?

Etapa 2: Há uma onda R inicial na derivação aVR? (Não pode ser um rS)

Etapa 3: A morfologia do QRS é diferente do bloqueio de ramo clássico ou bloqueio fascicular?

Etapa 4: Razão de velocidade de ativação ventricular (Vi / Vt)

Algoritmo Vereckei nº 2 (somente derivação aVR)

Etapa 1: Há uma onda R inicial? (Não pode ser um rS)

Etapa 2: Há uma onda r ou q inicial > 40 ms?

Etapa 3: Há um entalhe no ramo descendente de um QRS de início negativo e predominantemente negativo?

Etapa 4: Razão de velocidade de ativação ventricular (Vi / Vt)

ECG No. 5

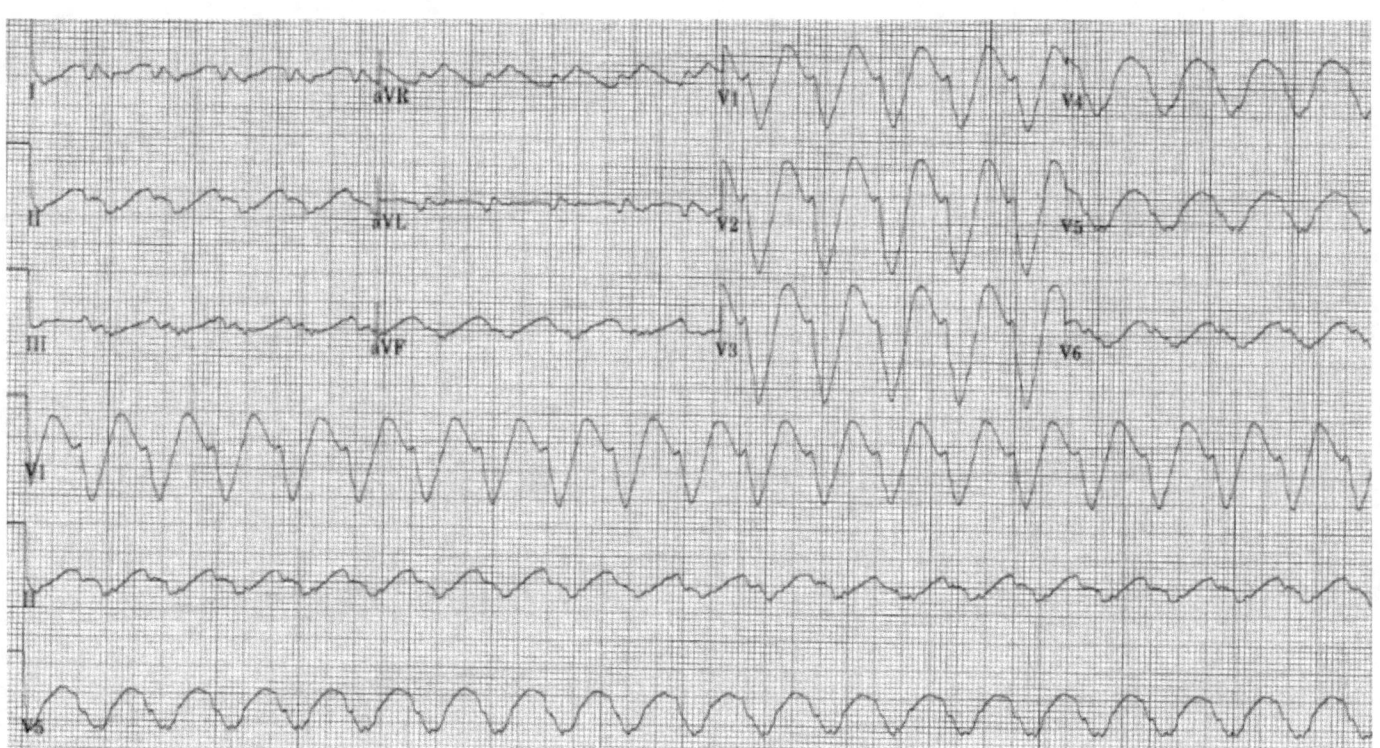

Figura 13-9

Algoritmo Vereckei n<u>o</u> 1

Etapa 1: A dissociação AV está presente?

Etapa 2: Há uma onda R inicial na derivação aVR? (Não pode ser um rS)

Etapa 3: A morfologia do QRS é diferente do bloqueio de ramo clássico ou bloqueio fascicular?

Etapa 4: Razão de velocidade de ativação ventricular (Vi / Vt)

Algoritmo Vereckei nº 2 (somente derivação aVR)

Etapa 1: Há uma onda R inicial? (Não pode ser um rS)

Etapa 2: Há uma onda r ou q inicial > 40 ms?

Etapa 3: Há um entalhe no ramo descendente de um QRS de início negativo e predominantemente negativo?

Etapa 4: Razão de velocidade de ativação ventricular (Vi / Vt)

ECG No. 6

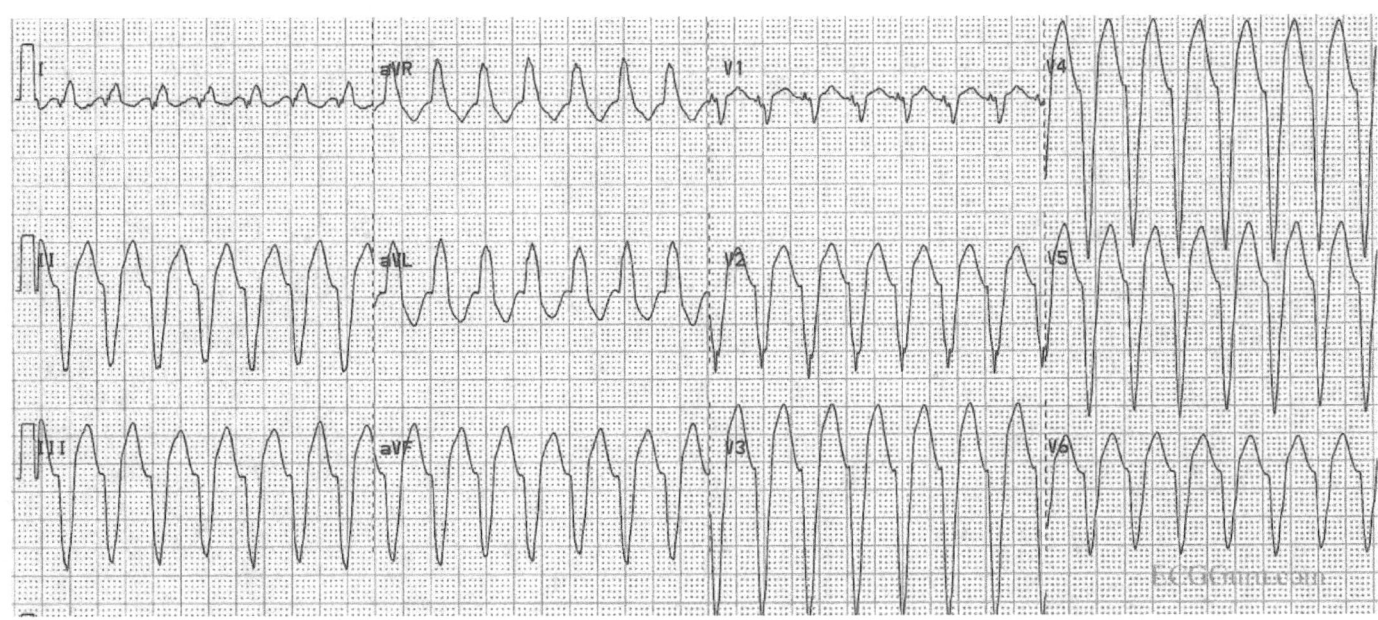

Figura 13-10

Algoritmo Vereckei nº 1

Etapa 1: A dissociação AV está presente?
Etapa 2: Há uma onda R inicial na derivação aVR? (Não pode ser um rS)
Etapa 3: A morfologia do QRS é diferente do bloqueio de ramo clássico ou bloqueio fascicular?
Etapa 4: Razão de velocidade de ativação ventricular (Vi / Vt)

Algoritmo Vereckei nº 2 (somente derivação aVR)

Etapa 1: Há uma onda R inicial? (Não pode ser um rS)
Etapa 2: Há uma onda r ou q inicial > 40 ms?
Etapa 3: Há um entalhe no ramo descendente de um QRS de início negativo e predominantemente negativo?
Etapa 4: Razão de velocidade de ativação ventricular (Vi / Vt)

ECG No. 7

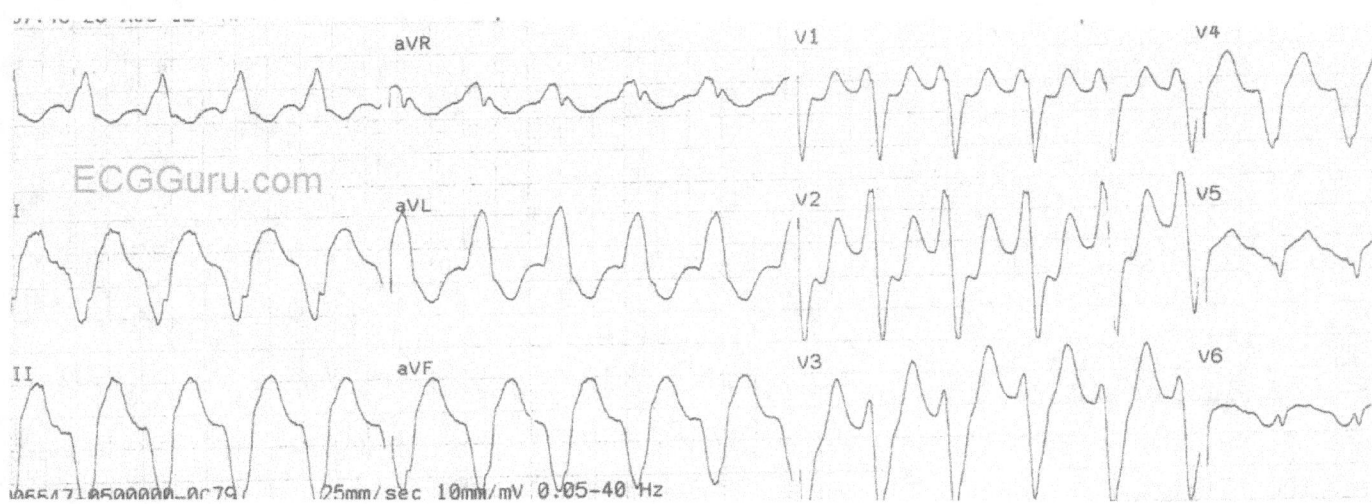

Figura 13-11

Algoritmo Vereckei nº 1

Etapa 1: A dissociação AV está presente?
Etapa 2: Há uma onda R inicial na derivação aVR? (Não pode ser um rS)
Etapa 3: A morfologia do QRS é diferente do bloqueio de ramo clássico ou bloqueio fascicular?
Etapa 4: Razão de velocidade de ativação ventricular (Vi / Vt)

Algoritmo Vereckei nº 2 (somente derivação aVR)

Etapa 1: Há uma onda R inicial? (Não pode ser um rS)
Etapa 2: Há uma onda r ou q inicial > 40 ms?
Etapa 3: Há um entalhe no ramo descendente de um QRS de início negativo e predominantemente negativo?
Etapa 4: Razão de velocidade de ativação ventricular (Vi / Vt)

ECG No. 8

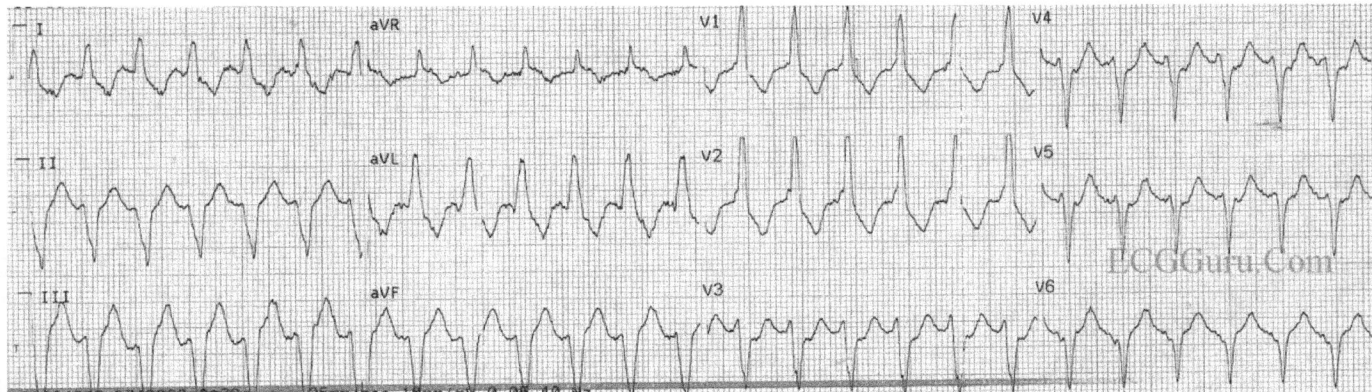

Figura 13-12

Algoritmo Vereckei n<u>º</u> 1

Etapa 1: A dissociação AV está presente?
Etapa 2: Há uma onda R inicial na derivação aVR? (Não pode ser um rS)
Etapa 3: A morfologia do QRS é diferente do bloqueio de ramo clássico ou bloqueio fascicular?
Etapa 4: Razão de velocidade de ativação ventricular (Vi / Vt)

Algoritmo Vereckei nº 2 (somente derivação aVR)

Etapa 1: Há uma onda R inicial? (Não pode ser um rS)
Etapa 2: Há uma onda r ou q inicial > 40 ms?
Etapa 3: Há um entalhe no ramo descendente de um QRS de início negativo e predominantemente negativo?
Etapa 4: Razão de velocidade de ativação ventricular (Vi / Vt)

ECG No. 9

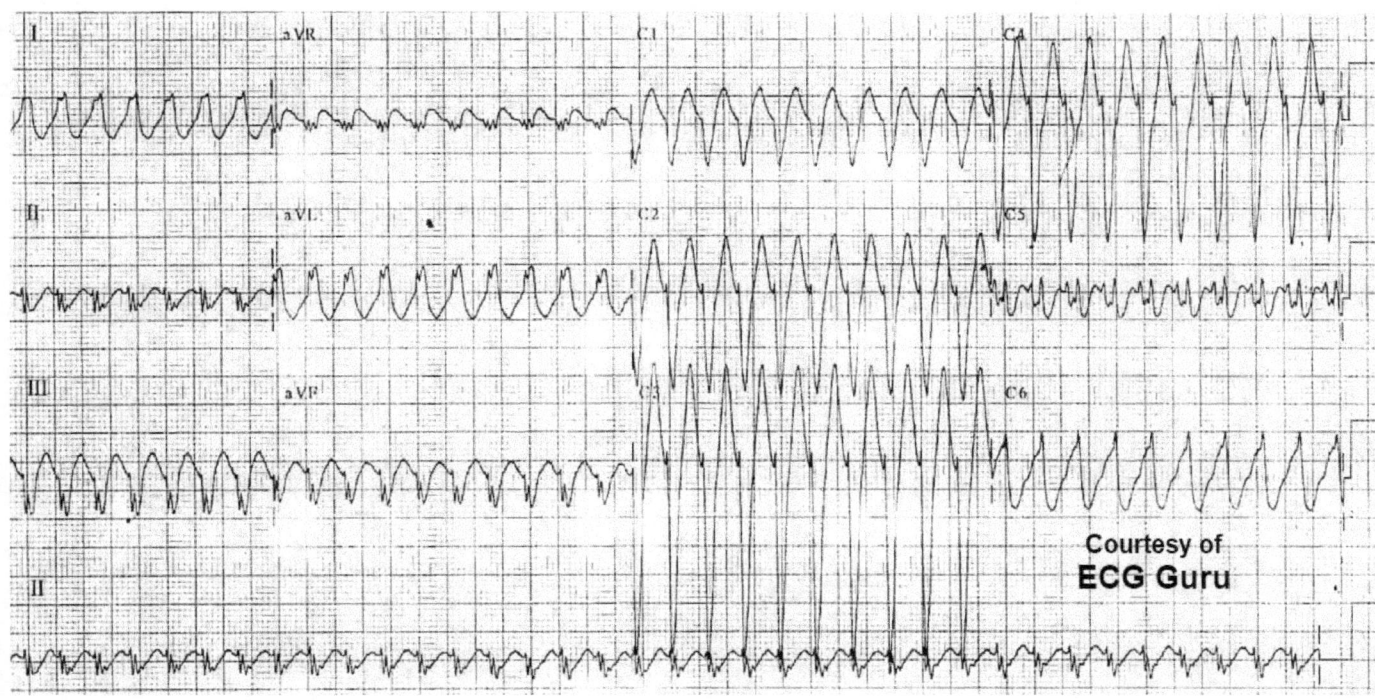

Figure 13-13

Algoritmo Vereckei n̲º 1

Etapa 1: A dissociação AV está presente?

Etapa 2: Há uma onda R inicial na derivação aVR? (Não pode ser um rS)

Etapa 3: A morfologia do QRS é diferente do bloqueio de ramo clássico ou bloqueio fascicular?

Etapa 4: Razão de velocidade de ativação ventricular (Vi / Vt)

Algoritmo Vereckei nº 2 (somente derivação aVR)

Etapa 1: Há uma onda R inicial? (Não pode ser um rS)

Etapa 2: Há uma onda r ou q inicial > 40 ms?

Etapa 3: Há um entalhe no ramo descendente de um QRS de início negativo e predominantemente negativo?

Etapa 4: Razão de velocidade de ativação ventricular (Vi / Vt)

ECG No. 10

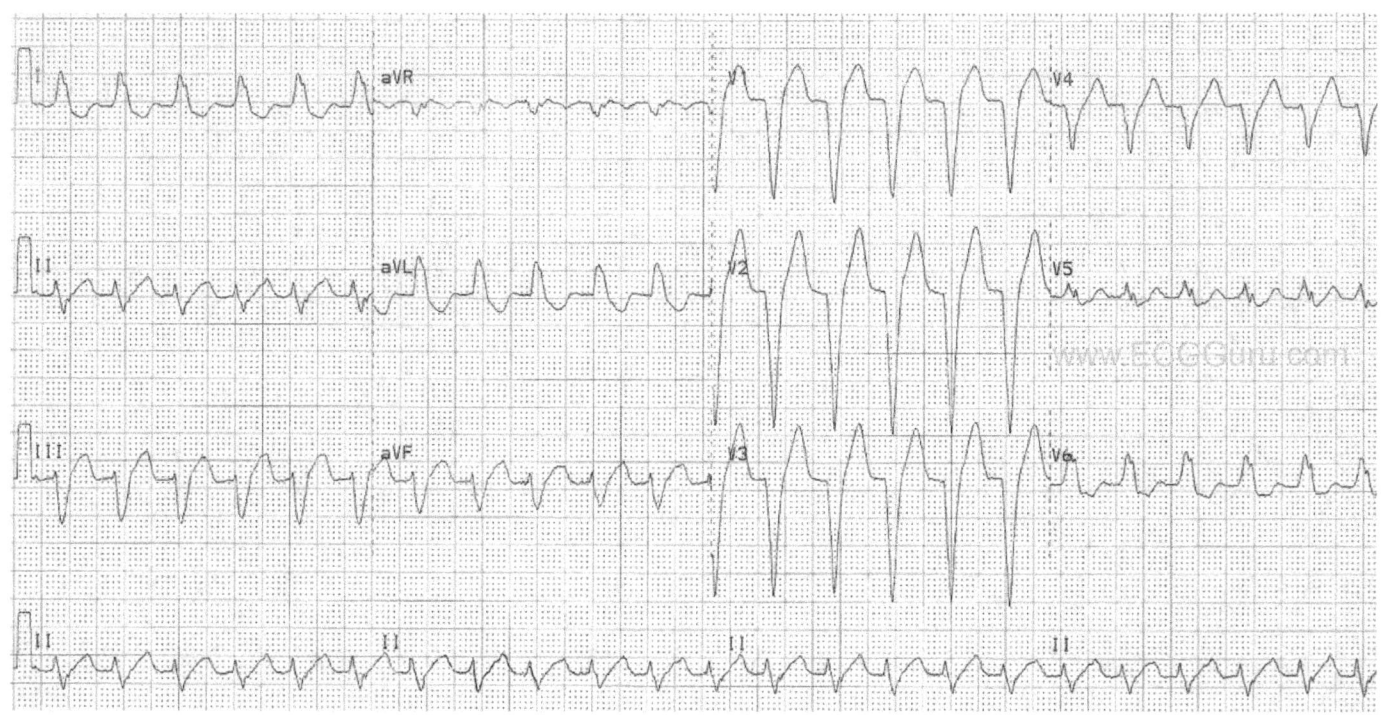

Figura 13-14

Chapter 14

O tempo de pico da onda R (TPOR)

Método Pava

Como medir o tempo de pico da onda R (método Pava)

O tempo de pico da onda R (TPOR), ou "método Pava", foi introduzido em 2010. Além do algoritmo Vereckei nº 2, ele é baseado nas descobertas em apenas uma derivação: derivação II. A base desse valor é muito semelhante à razão de velocidade de ativação ventricular - ritmos ventriculares ectópicos serão lentos desde o início da deflexão porque o impulso está sendo conduzido de célula para célula. O tempo de pico da onda R substitui a terminologia antiga: *deflexão intrinsecamente*.

Há uma pequena "peculiaridade" em relação ao TPOR... apesar do nome, *ele não requer a presença de uma onda R*. Como Pava et al o definiram como: "[a] duração do QRS desde o início da despolarização até a *primeira mudança da polaridade*, independentemente de a deflexão do QRS ser positiva ou negativa." E, diferentemente da razão de velocidade de ativação ventricular, *não há restrição quanto à morfologia do QRS a ser usada*.

Como medir o TPOR (Figura 14-1):

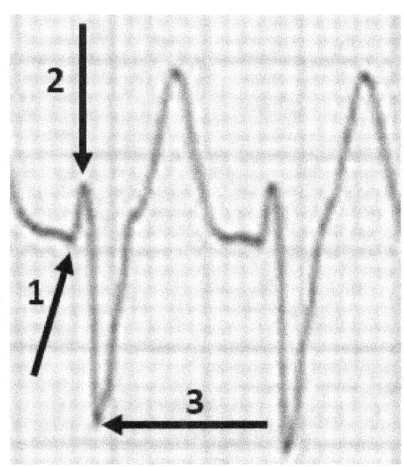

Figura 14-1

Meça a partir do início da primeira deflexão do QRS, seja um Q, um R ou um S (seta rotulada como "1"). Em seguida, identifique a primeira mudança na polaridade (seta rotulada como "2"). Observe que, neste caso, a primeira mudança na polaridade é onde a inclinação ascendente da onda R atinge seu pico e, em seguida, começa uma inclinação descendente. *Não está no nadir da onda S* (seta rotulada como "3"). Você consegue determinar quantos mseg estão entre a primeira seta (1) e a segunda seta (2)? É ≥ 50 mseg? Tem certeza — mesmo com a derivação II ampliada muitas vezes?

Aqui está uma derivação II negativa (Figura 14-2). Primeiro, você deve identificar o início do QRS. Ele precisa ser o mais exato possível porque estamos medindo em milissegundos! Medimos do início da deflexão do QS até seu nadir, que representa a primeira mudança na polaridade.

Tenha muito cuidado com suas medições. Aqui estão duas coisas que você NÃO PODE fazer:

1. você NÃO PODE mudar para uma derivação diferente porque medi-la será mais fácil. Você deve usar a derivação II e SOMENTE a derivação II!

2. você NÃO PODE "ignorar" uma mudança de polaridade porque ela é pequena e/ou está no início da deflexão!

Aqui está um exemplo (Figura 14-2):

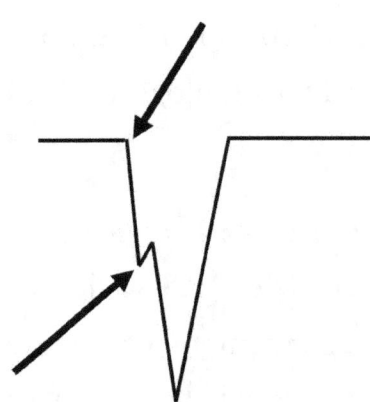

NÃO fique tentado a medir do início do QRS até o nadir da onda S. Da mesma forma, se o QRS começa com uma onda Q, o início do QRS é o início da onda Q e a primeira mudança na polaridade será o nadir da onda Q.

Figura 14-2

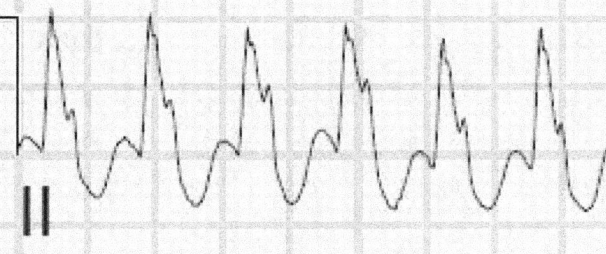

Figura 14-3

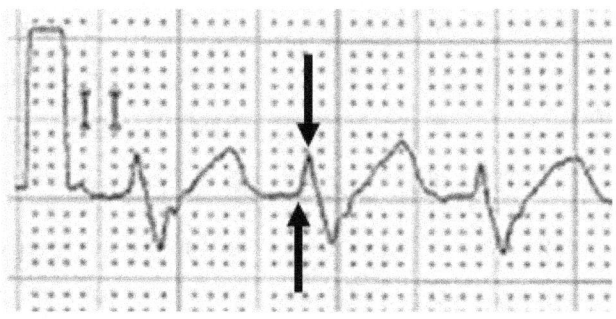

Figura 14-4

Vamos dar uma olhada na Figura 14-3. Esta morfologia é um qR com uma onda R entalhada. Aqui vai uma pergunta para você: onde a onda q começa? A primeira mudança na polaridade seria o nadir da onda q, mas de onde medimos? Você não poderá usar esta Derivação II, então é melhor ter outro algoritmo aceitável que possa usar. A Figura 14-4 é muito mais fácil.

DICA | Só porque apenas uma única derivação está envolvida, não presuma que usar o algoritmo ou método será fácil! É melhor ser proficiente em usar um segundo algoritmo (diferente), se necessário.

Leitura recomendada:

Jastrzebski M, Kukla P, Czarnecka D, and Kawecka-Jaszcz K. Comparison of five electrocardiographic methods for differentiation of wide QRS-complex tachycardias. Europace. (2012) 14, 1165–1171 doi:10.1093/europace/eus015.

Pava LF, Perafan P, Badiel M, et al. R-Wave peak time at DII: a new criterion for differentiating between wide complex QRS tachycardias. Heart Rhythm. 2010;7:922–926.

Szelényi ZDG, Katona G, Fritúz G, et al. Comparison of the "real-life" diagnostic value of two recently published electrocardiogram methods for the differential diagnosis of wide QRS complex tachycardias. Acad Emerg Med. 20(11); November 2013; pp. 1121-1130.

Praticando o Método do Tempo de Pico da Onda R (Pava)

Meça do início da primeira deflexão do QRS até a primeira mudança na polaridade, seja positiva ou negativa. Se a duração for ≥ 50 mseg, o diagnóstico é taquicardia ventricular; caso contrário, é taquicardia supraventricular. Estou facilitando para você – ampliei esses trechos, mas também coloquei um tamanho mais realista ao lado do primeiro (se seus ECGs forem impressos em papel)! Lembre-se: o tempo de pico da onda R deve ser de pelo menos 50 mseg; 49 mseg não se qualifica!

Trecho de ECG Nº 1

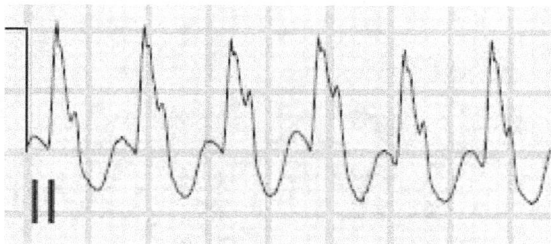

Figura 14-5

Trecho de ECG Nº 2

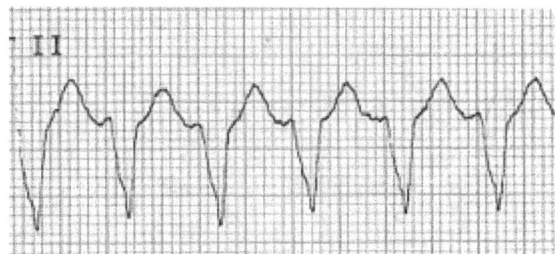

Figura 14-6

Trecho de ECG Nº 3

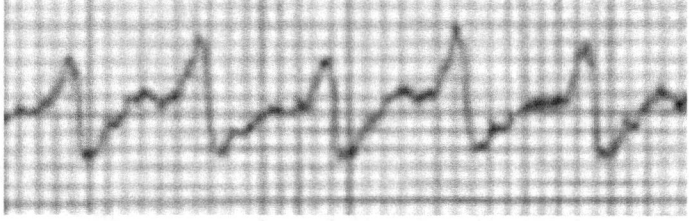

Figura 14-7

Trecho de ECG Nº 4

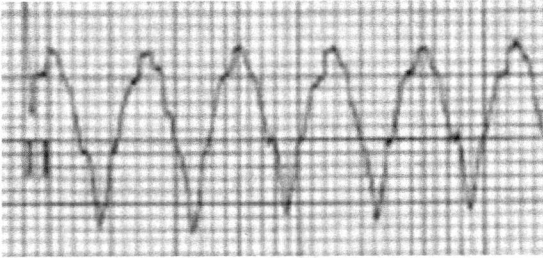

Figura 14-8

Trecho de ECG Nº 5

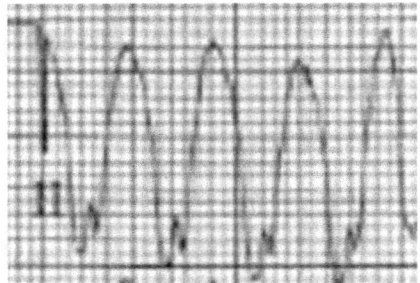

Figura 14-9

Trecho de ECG Nº 6

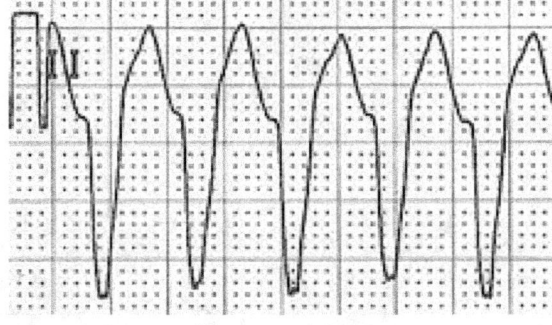

Figura 14-10

Trecho de ECG Nº 7

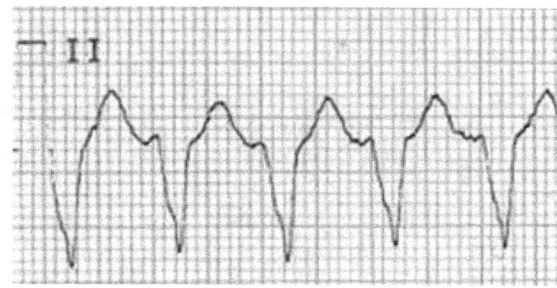

Figura 14-11

Trecho de ECG Nº 8

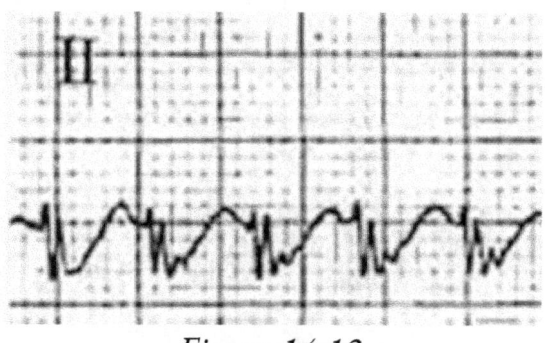

Figura 14-12

Trecho de ECG Nº 9

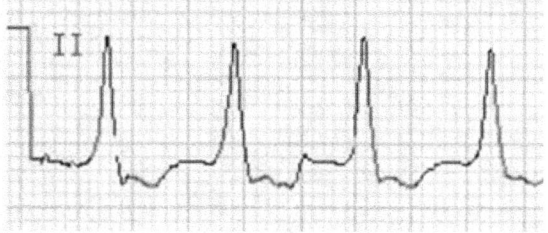

Figura 14-13

Trecho de ECG Nº 10

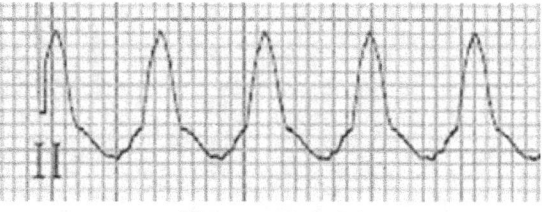

Figura 14-14

Chapter 15

Método dos Derivações Braquiais

Em 2019, surgiu um novo algoritmo para distinguir entre taquicardia ventricular (TV) e taquicardia supraventricular com condução aberrante (TVS-A). Foi publicado no periódico da prestigiosa Heart Rhythm Society, "Heart Rhythm". Dezessete autores foram listados — um grupo muito internacional. A premissa parece plausível e certamente é utilizável em situações tensas e emergentes. Sua única fraqueza parece ser várias exceções não cobertas pelo algoritmo e a falta de estudos de validação independentes.

Critérios do "Método dos Derivações Braquiais"

O método dos derivações braquiais consiste em três (3) critérios. Se algum critério for atendido, o diagnóstico é TV. Os critérios são:

Etapa 1: Presença de uma onda R monofásica na derivação aVR

Vereckei et al. apresentaram um critério semelhante em 2007 (eles também permitiram uma onda Rs). Isso representa um impulso ventricular ectópico viajando diretamente em direção ao polo positivo da derivação aVR – algo que um impulso supraventricular entrando nos ventrículos através do nó AV e ramos do feixe dificilmente faria.

Etapa 2: Complexos QRS predominantemente NEGATIVOS nas derivações padrão I, II e III

A morfologia exata dos complexos QRS nessas derivações não é importante, desde que os complexos QRS sejam predominantemente (líquidos) NEGATIVOS. Eles não precisam ser complexos QS monofásicos. Isso é muito parecido com a síndrome S1S2S3 e indica um eixo QRS médio muito para a direita.

Etapa 3: Complexos QRS opostos nas derivações dos membros (OQL)

Complexos QRS concordantes monofásicos em todas as derivações INFERIORES (derivações II, III e aVF), R monofásico ou QS monofásico.

Complexos QRS concordantes monofásicos envolvendo duas ou mais das derivações dos membros restantes (I, aVR e aVL) de POLARIDADE OPOSTA às derivações inferiores.

DICA | Observe a grade de referência hexaxial (HRG): a única área na grade onde todas as três derivações dos membros opostos (I, aVR, aVL) serão positivas é entre -60° e -90°.

Aqui está um ECG (somente derivações dos membros) que demonstra "complexos QRS opostos nas derivações dos membros (OQL)" (Figura 15-1):

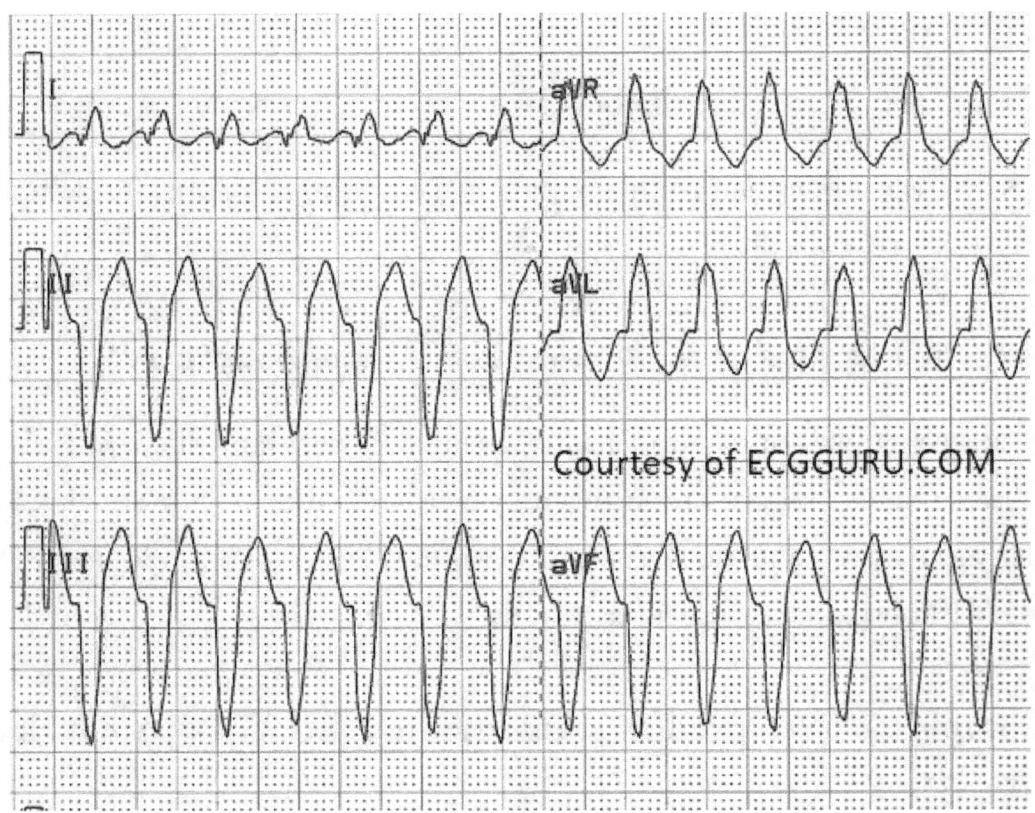

Figura 15-1

A etapa OQL é baseada nas diferentes direções de despolarizações tomadas pelas TSVs que entram nos ventrículos através do nó AV e sistema His-Purkinje e VTs que tendem a se originar no ventrículo superior (trato de saída) ou ventrículo inferior (ápice). Enquanto a especificidade era alta, a sensibilidade era baixa. A etapa 1 ("R monofásico na derivação aVR") e a etapa 2 ("complexos

QRS predominantemente negativos nas derivações I, II e III") foram adicionadas para aumentar a sensibilidade. A etapa 1 é baseada no algoritmo de Vereckei, que sugere que um impulso ventricular gerado ectopicamente apontará para o polo positivo da derivação aVR. A etapa 2 é baseada na mesma suposição ("eixo QRS médio no quadrante noroeste").

Vamos pensar sobre isso...

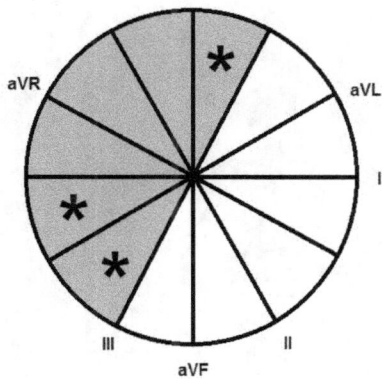

O passo 1 é procurar um vetor médio que estará localizado entre +120° e -60°. Isso incluirá a área sombreada nesta Grade de Referência Hexaxial (Figura 15-3):

Figura 15-2

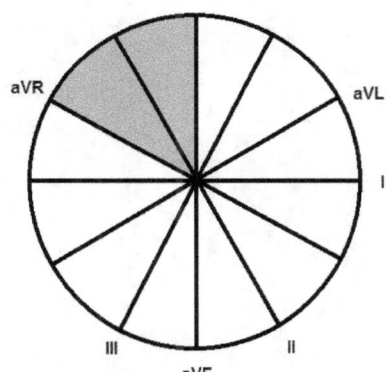

A etapa 2 está procurando um vetor médio que estará localizado entre -150° e -90°:

A área sombreada é mais restritiva e representa a única área na Grade de Referência Hexaxial (GRH) que resultaria em complexos QRS líquidos negativos em todas as derivações de membros padrão (derivações I, II e III).

Figura 15-3

Uma onda R dominante na derivação aVR incluiria vetores fora do quadrante superior direito ("noroeste") (observe os asteriscos na Figura 15-2). A etapa 2 seria obviamente muito mais específica para vetores no quadrante superior direito.

PÉRLOA | A Figura 15-3 é um diagrama que você deve lembrar se leva a sério o aprendizado de mais eletrocardiografia. Você eventualmente encontrará o achado S1S2S3, que geralmente é mencionado em relação à tensão cardíaca direita grave - frequentemente em associação com cor pulmonale agudo e como um sinal de embolismo pulmonar. Quando há ondas S profundas em todas as três derivações padrão (derivações I, II e III), isso indica que o ventrículo direito está despolarizando tardiamente porque está sob muita tensão! Isso enviará o vetor QRS médio (ÂQRS) para a direita naquela porção do quadrante superior direito da Grade de Referência Hexaxial.

Leitura recomendada:

Chen Q, Xu J, Gianni C, et al. [published online September 20, 2019]. Heart Rhythm. doi: 10.1016/j.hrthm.2019.09.021

Sison CP, MD. ECG Limb Lead Algorithm: Sensitive, Specific for Wide Complex Tachycardia Diagnosis.

https://www.thecardiologyadvisor.com//home/topics/arrhythmia/limb-lead-algorithm-sensitive-specific-for-wide-qrs-complex-tachycardia-diagnosis-on-electrocardiogram/

Praticando o Método dos Derivações Braquiais

Algoritmo de derivações de membros (OQL)

Etapa 1: Presença de um R monofásico na derivação aVR

Etapa 2: Complexos QRS predominantemente NEGATIVOS nas derivações padrão I, II e III

Etapa 3: Complexos QRS opostos nas derivações de membros (OQL)

Complexos QRS concordantes monofásicos em todas as derivações INFERIORES (derivações II, III e aVF), R monofásico ou QS monofásico

Complexos QRS concordantes monofásicos envolvendo duas ou mais das derivações de membros restantes (I, aVR e aVL) de POLARIDADE OPOSTA às derivações inferiores

ECG Nº 1

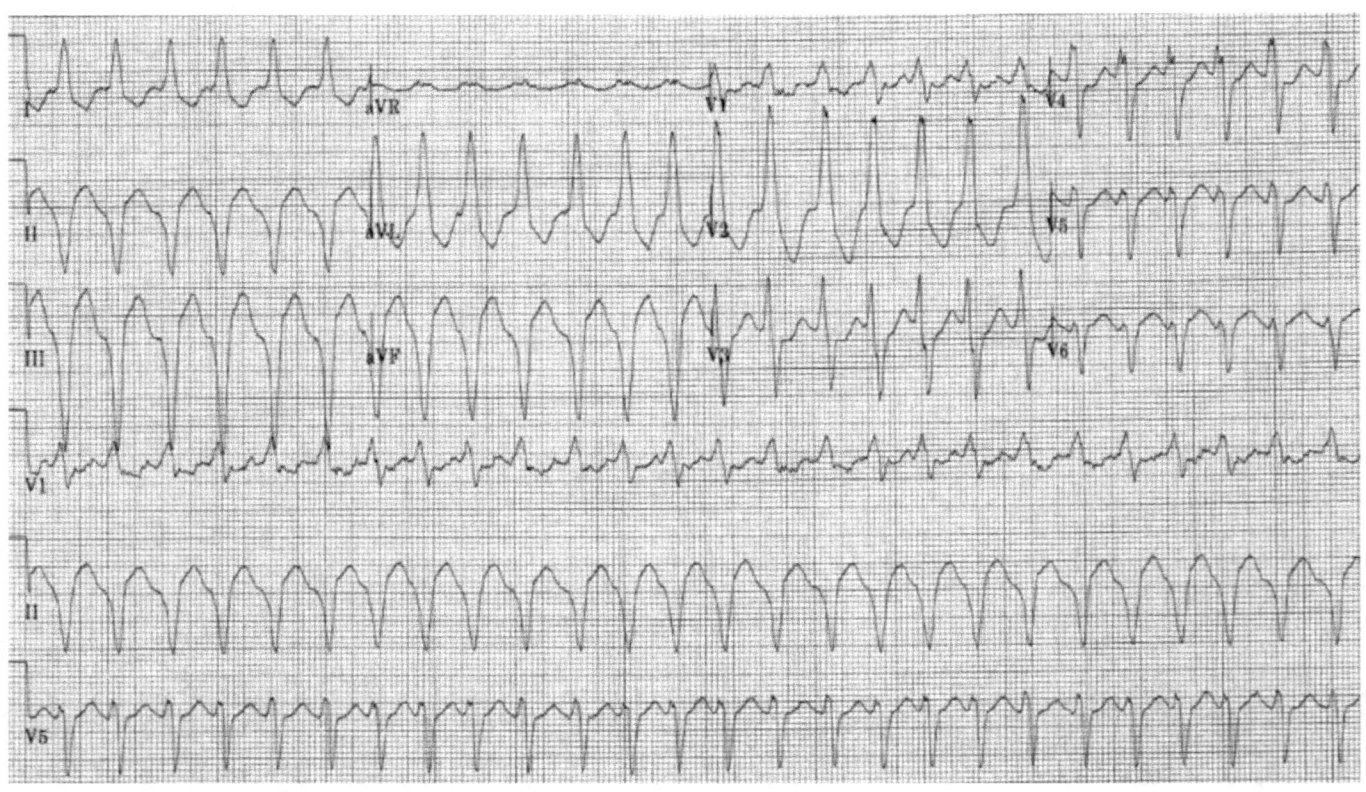

Figura 15-4

Algoritmo de derivações de membros (OQL)

Etapa 1: Presença de um R monofásico na derivação aVR

Etapa 2: Complexos QRS predominantemente NEGATIVOS nas derivações padrão I, II e III

Etapa 3: Complexos QRS opostos nas derivações de membros (OQL)

Complexos QRS concordantes monofásicos em todas as derivações INFERIORES (derivações II, III e aVF), R monofásico ou QS monofásico

Complexos QRS concordantes monofásicos envolvendo duas ou mais das derivações de membros restantes (I, aVR e aVL) de POLARIDADE OPOSTA às derivações inferiores

ECG Nº 2

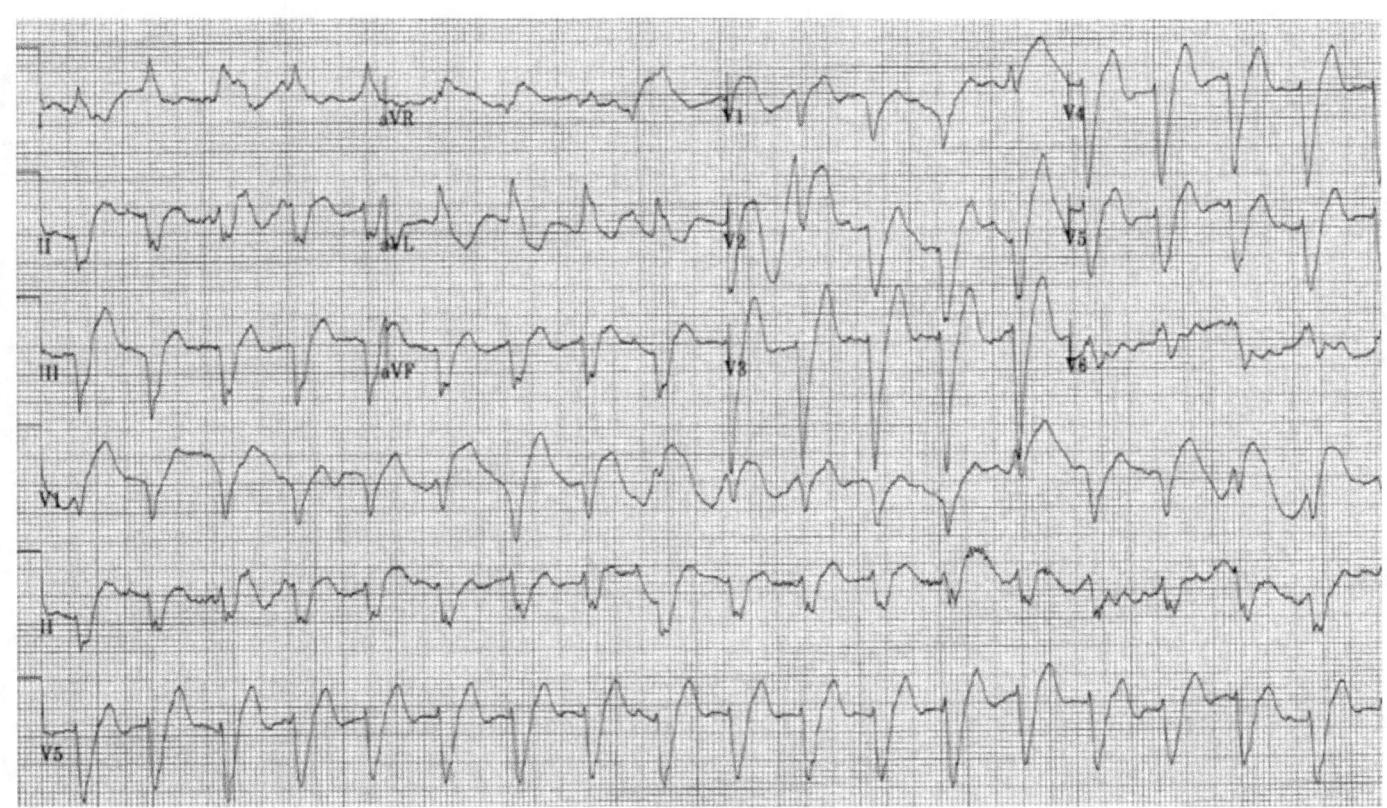

Figura 15-5

Algoritmo de derivações de membros (OQL)

Etapa 1: Presença de um R monofásico na derivação aVR

Etapa 2: Complexos QRS predominantemente NEGATIVOS nas derivações padrão I, II e III

Etapa 3: Complexos QRS opostos nas derivações de membros (OQL)

Complexos QRS concordantes monofásicos em todas as derivações INFERIORES (derivações II, III e aVF), R monofásico ou QS monofásico

Complexos QRS concordantes monofásicos envolvendo duas ou mais das derivações de membros restantes (I, aVR e aVL) de POLARIDADE OPOSTA às derivações inferiores

ECG Nº 3

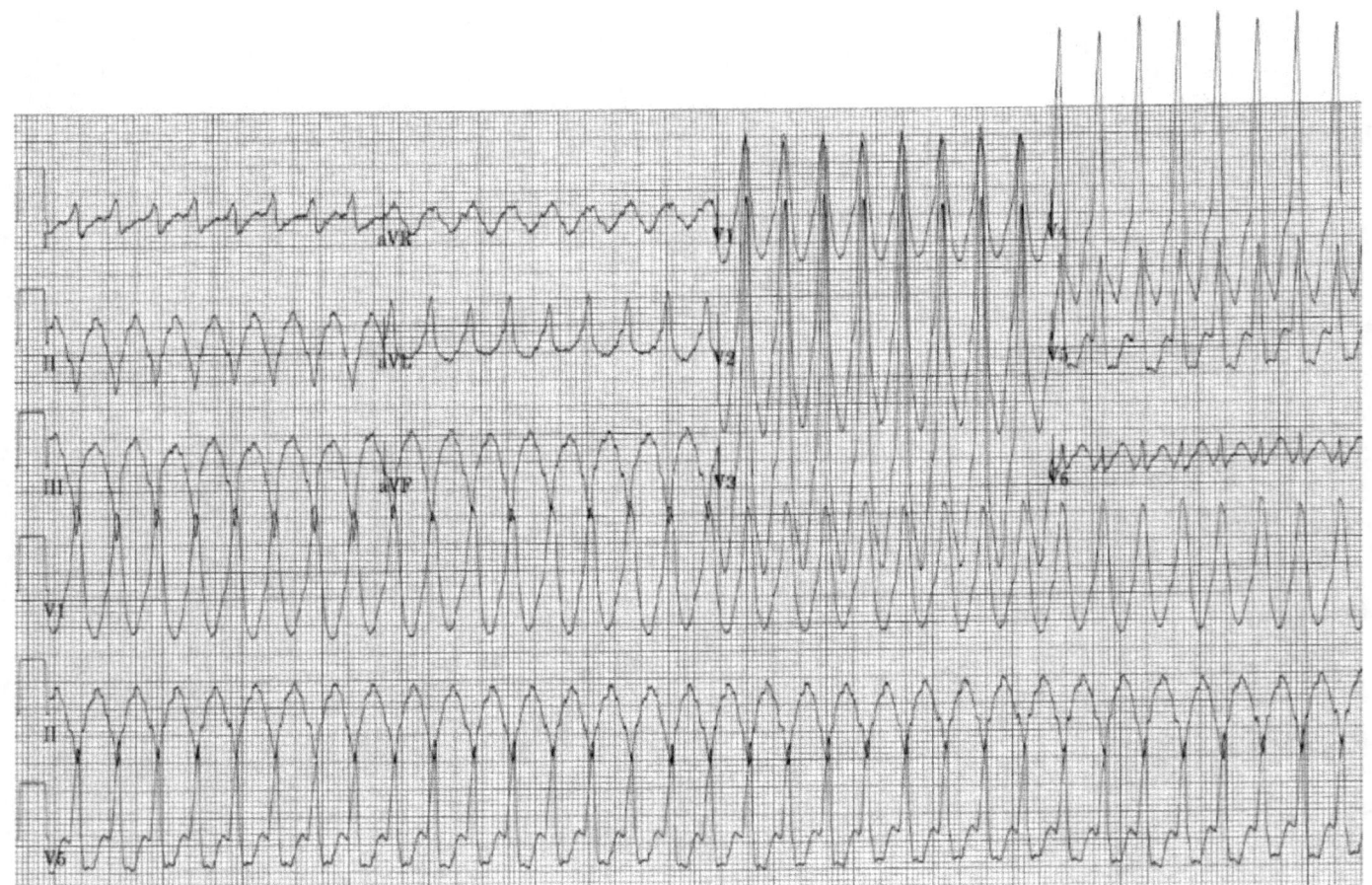

Figura 15-6

Algoritmo de derivações de membros (OQL)

Etapa 1: Presença de um R monofásico na derivação aVR

Etapa 2: Complexos QRS predominantemente NEGATIVOS nas derivações padrão I, II e III

Etapa 3: Complexos QRS opostos nas derivações de membros (OQL)

Complexos QRS concordantes monofásicos em todas as derivações INFERIORES (derivações II, III e aVF), R monofásico ou QS monofásico

Complexos QRS concordantes monofásicos envolvendo duas ou mais das derivações de membros restantes (I, aVR e aVL) de POLARIDADE OPOSTA às derivações inferiores

ECG Nº 4

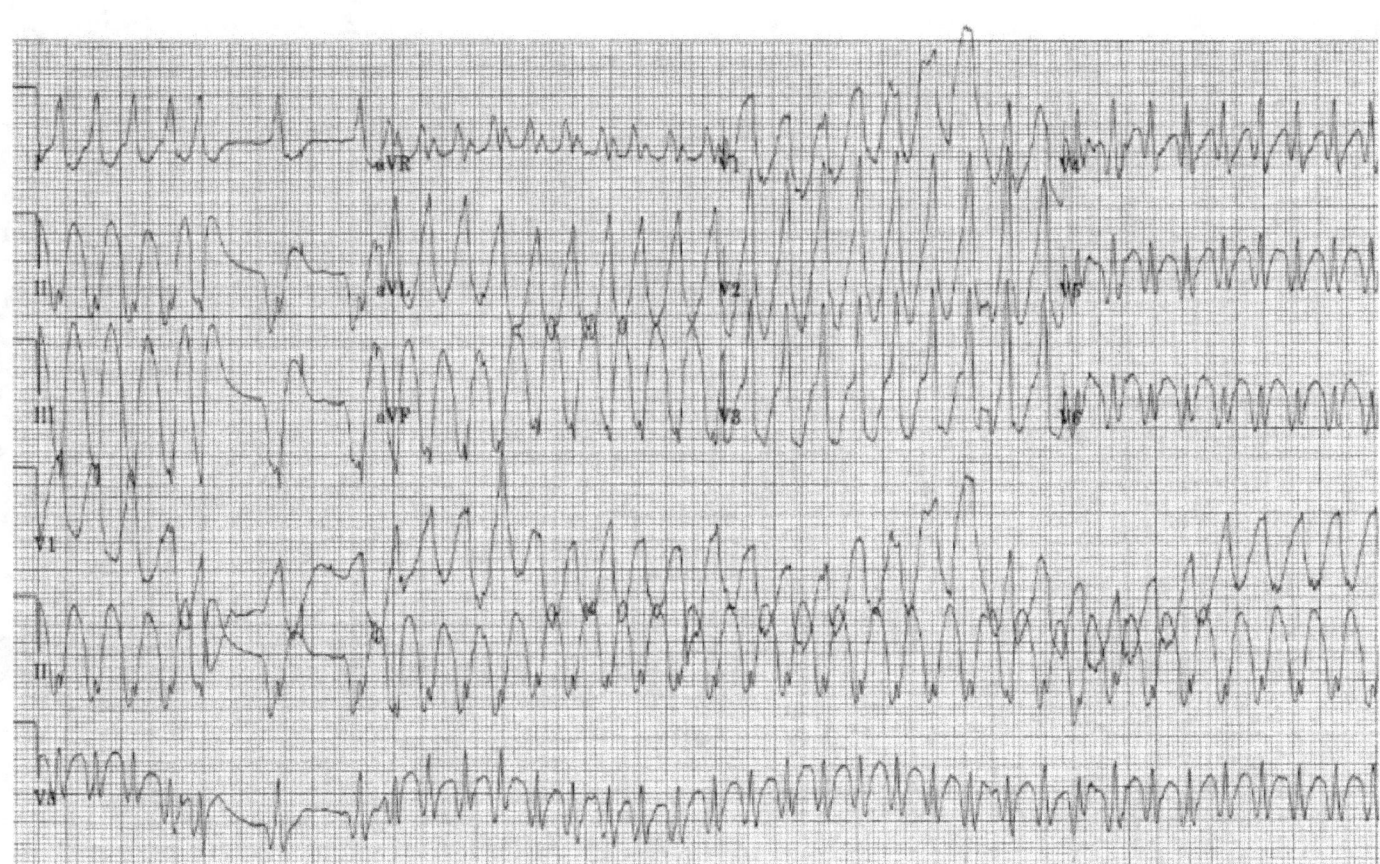

Figura 15-7

Algoritmo de derivações de membros (OQL)

Etapa 1: Presença de um R monofásico na derivação aVR

Etapa 2: Complexos QRS predominantemente NEGATIVOS nas derivações padrão I, II e III

Etapa 3: Complexos QRS opostos nas derivações de membros (OQL)

Complexos QRS concordantes monofásicos em todas as derivações INFERIORES (derivações II, III e aVF), R monofásico ou QS monofásico

Complexos QRS concordantes monofásicos envolvendo duas ou mais das derivações de membros restantes (I, aVR e aVL) de POLARIDADE OPOSTA às derivações inferiores

ECG Nº 5

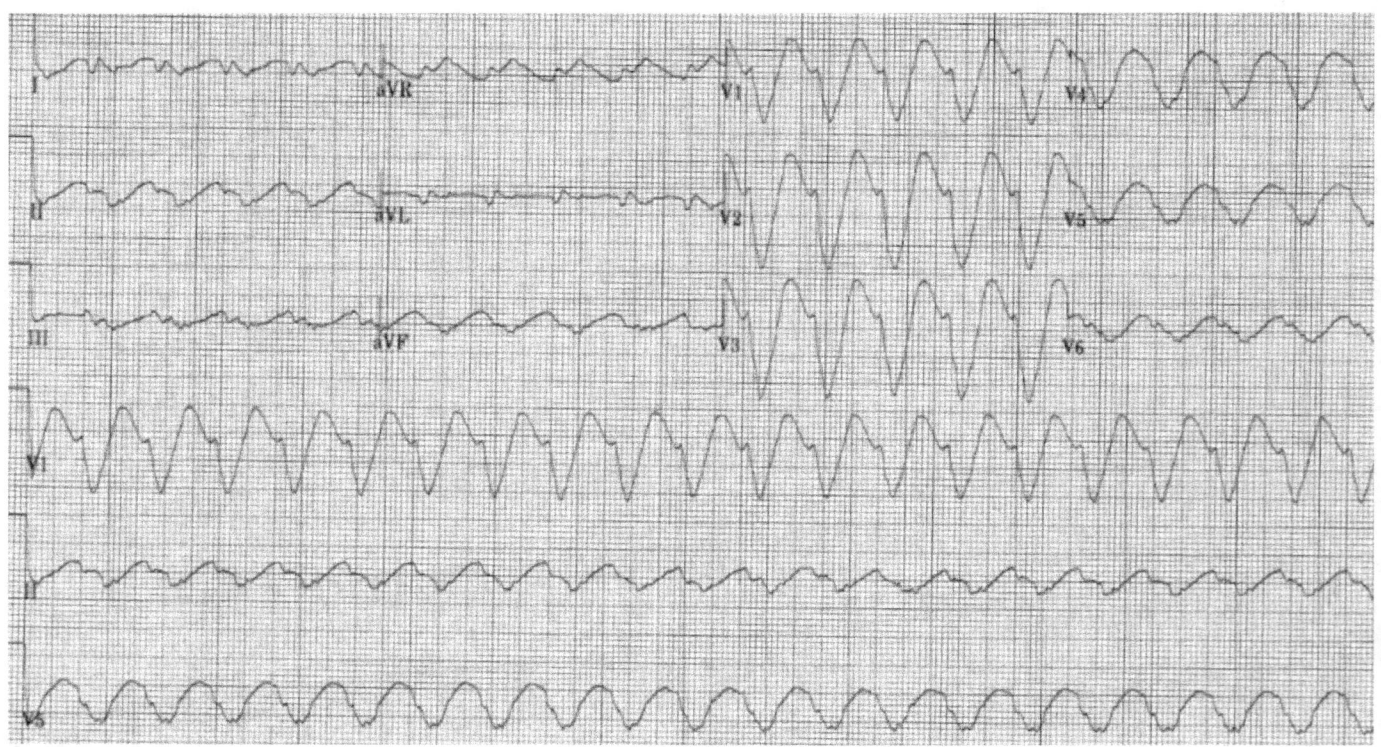

Figura 15-8

Algoritmo de derivações de membros (OQL)

Etapa 1: Presença de um R monofásico na derivação aVR

Etapa 2: Complexos QRS predominantemente NEGATIVOS nas derivações padrão I, II e III

Etapa 3: Complexos QRS opostos nas derivações de membros (OQL)

Complexos QRS concordantes monofásicos em todas as derivações INFERIORES (derivações II, III e aVF), R monofásico ou QS monofásico

Complexos QRS concordantes monofásicos envolvendo duas ou mais das derivações de membros restantes (I, aVR e aVL) de POLARIDADE OPOSTA às derivações inferiores

ECG Nº 6

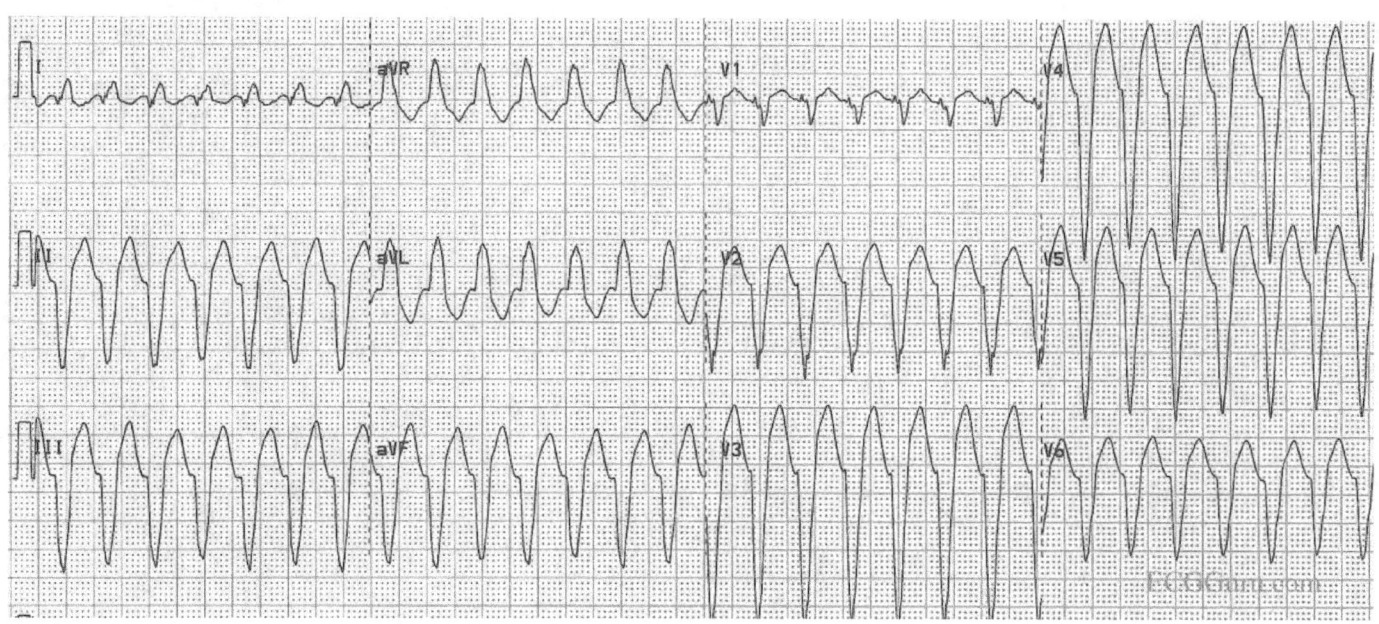

Figura 15-9

Algoritmo de derivações de membros (OQL)

Etapa 1: Presença de um R monofásico na derivação aVR

Etapa 2: Complexos QRS predominantemente NEGATIVOS nas derivações padrão I, II e III

Etapa 3: Complexos QRS opostos nas derivações de membros (OQL)

Complexos QRS concordantes monofásicos em todas as derivações INFERIORES (derivações II, III e aVF), R monofásico ou QS monofásico

Complexos QRS concordantes monofásicos envolvendo duas ou mais das derivações de membros restantes (I, aVR e aVL) de POLARIDADE OPOSTA às derivações inferiores

ECG Nº 7

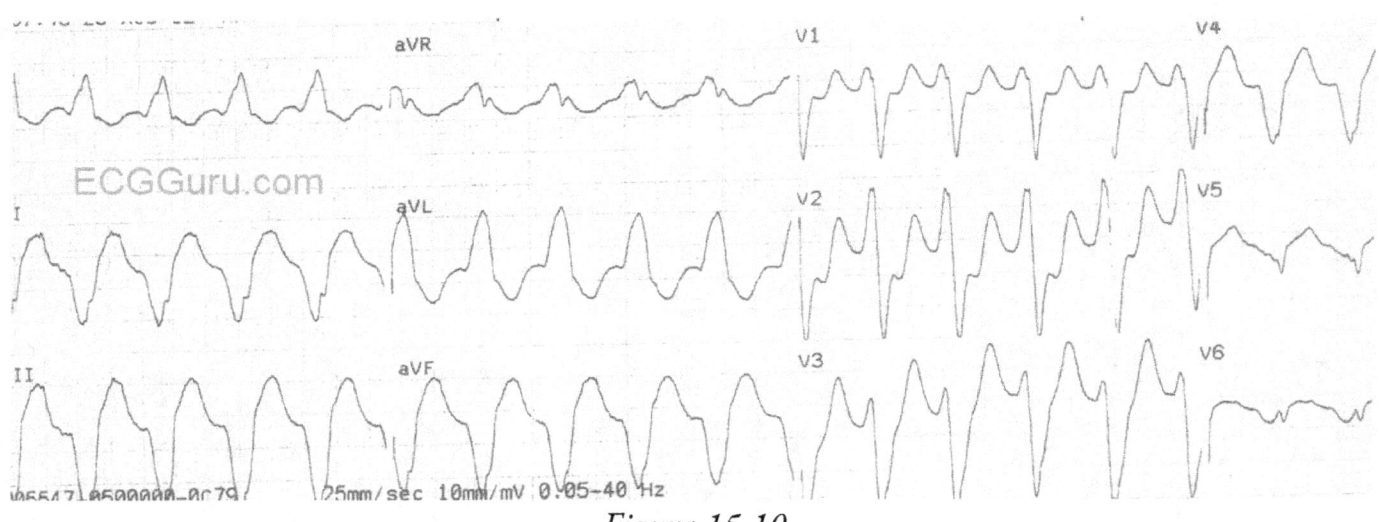

Figura 15-10

Algoritmo de derivações de membros (OQL)

Etapa 1: Presença de um R monofásico na derivação aVR

Etapa 2: Complexos QRS predominantemente NEGATIVOS nas derivações padrão I, II e III

Etapa 3: Complexos QRS opostos nas derivações de membros (OQL)

> Complexos QRS concordantes monofásicos em todas as derivações INFERIORES (derivações II, III e aVF), R monofásico ou QS monofásico

> Complexos QRS concordantes monofásicos envolvendo duas ou mais das derivações de membros restantes (I, aVR e aVL) de POLARIDADE OPOSTA às derivações inferiores

ECG Nº 8

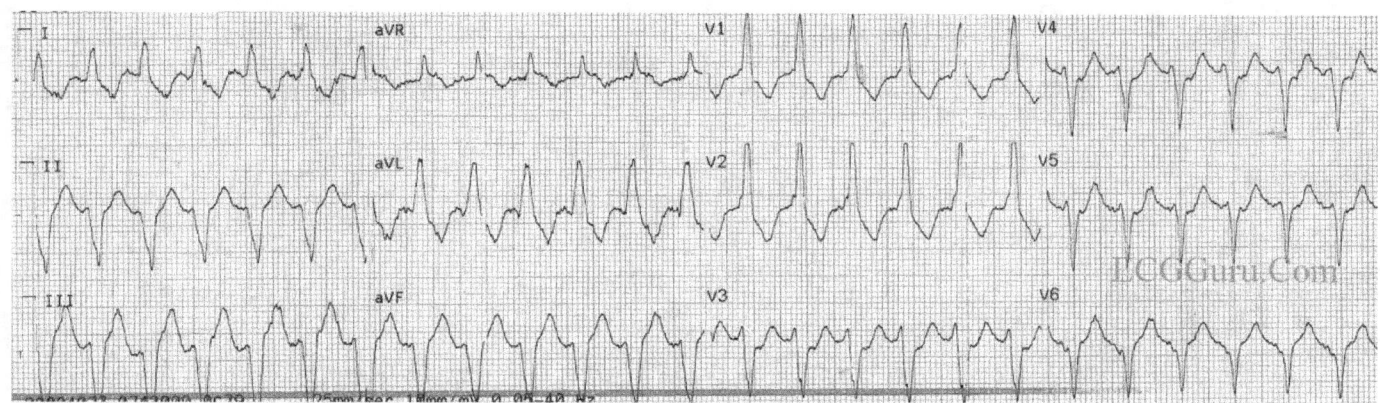

Figura 15-11

Algoritmo de derivações de membros (OQL)

Etapa 1: Presença de um R monofásico na derivação aVR

Etapa 2: Complexos QRS predominantemente NEGATIVOS nas derivações padrão I, II e III

Etapa 3: Complexos QRS opostos nas derivações de membros (OQL)

Complexos QRS concordantes monofásicos em todas as derivações INFERIORES (derivações II, III e aVF), R monofásico ou QS monofásico

Complexos QRS concordantes monofásicos envolvendo duas ou mais das derivações de membros restantes (I, aVR e aVL) de POLARIDADE OPOSTA às derivações inferiores

ECG Nº 9

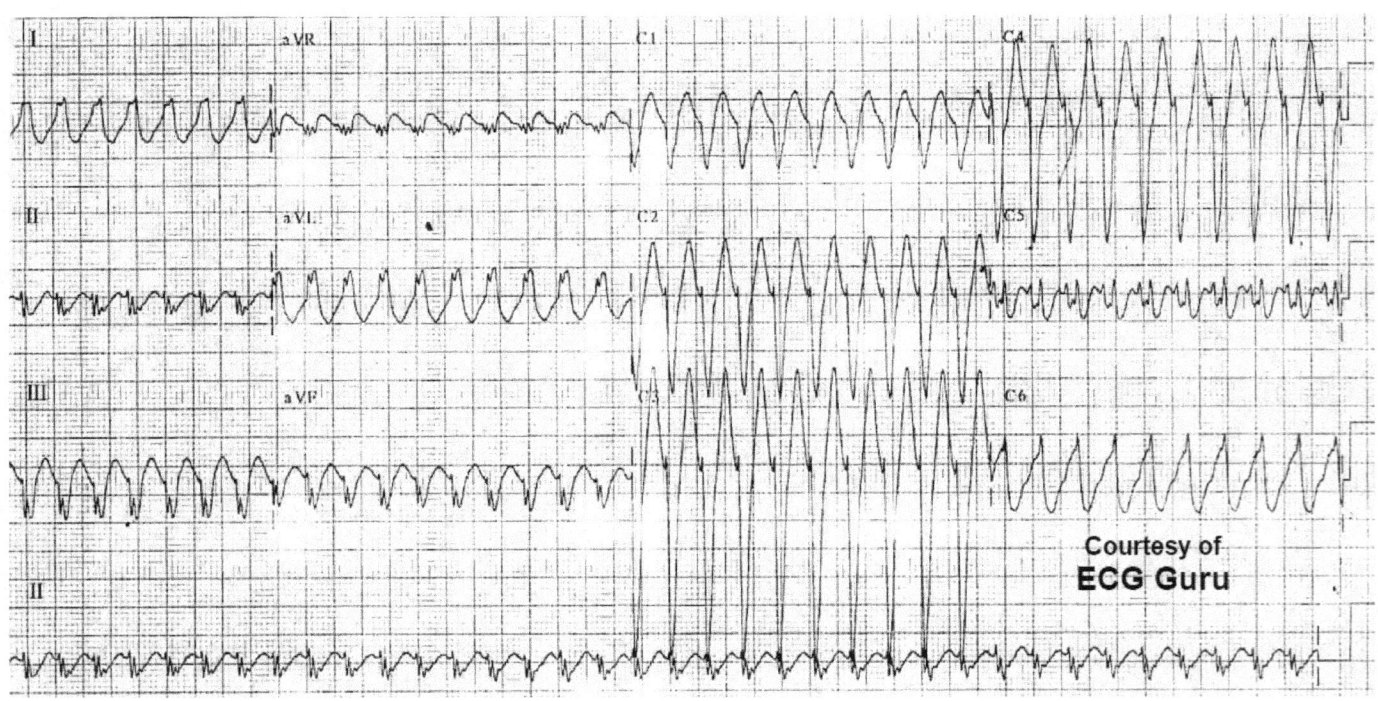

Figura 15-12

Algoritmo de derivações de membros (OQL)

Etapa 1: Presença de um R monofásico na derivação aVR

Etapa 2: Complexos QRS predominantemente NEGATIVOS nas derivações padrão I, II e III

Etapa 3: Complexos QRS opostos nas derivações de membros (OQL)

Complexos QRS concordantes monofásicos em todas as derivações INFERIORES (derivações II, III e aVF), R monofásico ou QS monofásico

Complexos QRS concordantes monofásicos envolvendo duas ou mais das derivações de membros restantes (I, aVR e aVL) de POLARIDADE OPOSTA às derivações inferiores

ECG Nº 10

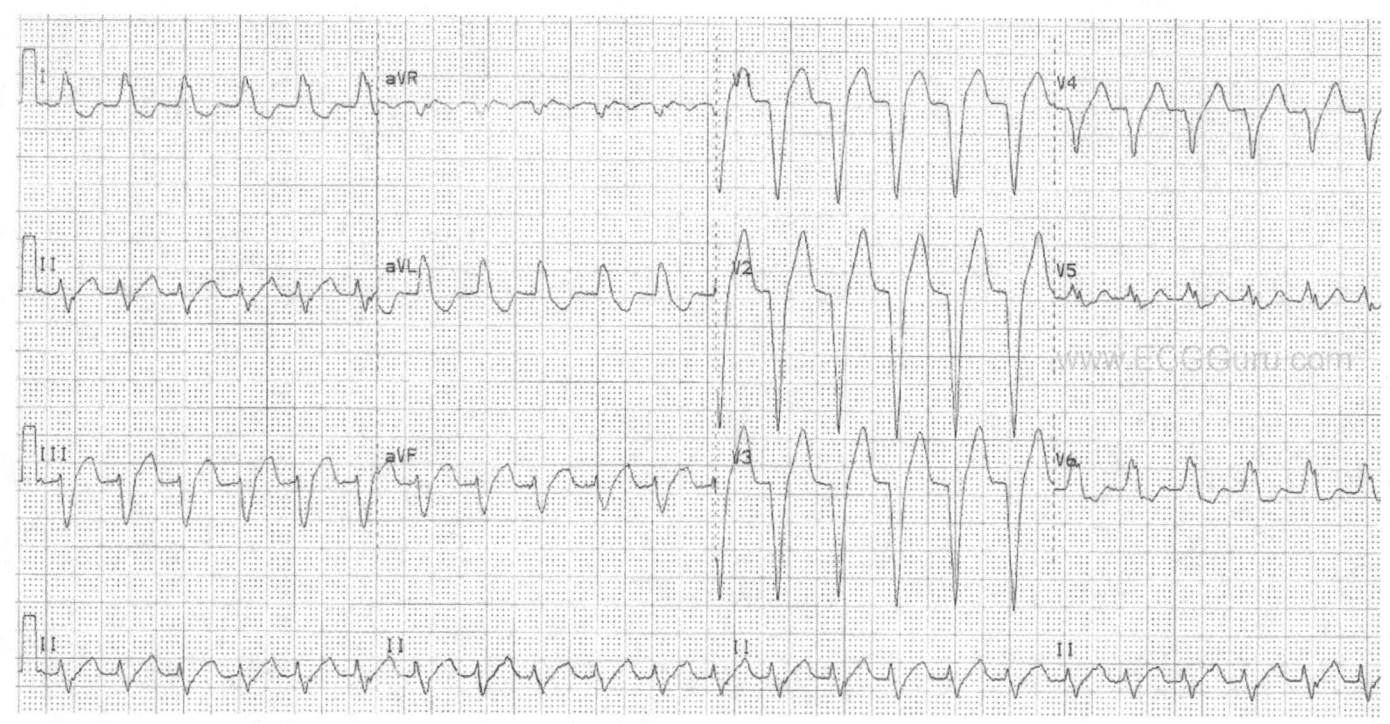

Figura 15-13

Chapter 16

O Algoritmo de Basileia

O algoritmo mais novo é o algoritmo Basel introduzido em 2022. Ele consiste em apenas três etapas. Uma resposta afirmativa a quaisquer *duas das três etapas* diagnostica *taquicardia ventricular*. É simples e tem até o endosso e aprovação de ninguém menos que o próprio Dr. Pedro Brugada. Este algoritmo é único por causa do primeiro critério. O primeiro critério, Etapa 1, é uma questão clínica! Nenhum dos outros algoritmos ou métodos faz uma questão clínica. Esta etapa tem implicações importantes. Aqui está o porquê:

Digamos que você é apresentado a uma taquicardia ampla e complexa e *não é informado* sobre o paciente. Se você adivinhar taquicardia ventricular *sem saber nada sobre o paciente*, você estará correto 80% das vezes! Se, no entanto, você for apresentado ao mesmo ECG e informado de que o paciente tem *alguma forma de doença cardíaca estrutural – IM anterior, cardiomiopatia com fração de ejeção ≤ 35%, insuficiência cardíaca congestiva ou episódios de angina de peito* – e então diagnosticar taquicardia ventricular, você estará correto 95% das vezes! ***Noventa e cinco por cento!*** Você estará errado apenas cinco vezes em cem! Então, se a resposta à primeira pergunta do Algoritmo de Basileia ("O paciente tem alguma forma de doença cardíaca estrutural?") for "SIM!", então você já diagnosticou taquicardia ventricular com 95% de precisão! Que outro algoritmo ou método é tão preciso? Deixe-me responder a essa pergunta para você – "NENHUM!"

Essa foi uma pergunta que foi colocada como uma solução para o problema de distinguir taquicardia ventricular de taquicardia supraventricular há muitos anos. Até onde sei, ela nunca foi refutada, mas também nunca foi seriamente aceita por "autoridades" médicas.

DICA | Como você aprende rapidamente na medicina, você simplesmente não pode confiar em dados que não sejam complexos, confusos ou levemente enganosos.

Até o Dr. Pedro Brugada foi levado a se perguntar o quanto mais preciso o Algoritmo de Brugada seria se essa questão fosse o primeiro passo.

Ainda assim, o Algoritmo de Basel não é 100% preciso, mas é simples, muito fácil de usar sob estresse, muito rápido para chegar a um diagnóstico e quase tão preciso quanto o Algoritmo de Brugada.

Etapa 1: Presença de *características clínicas de alto risco* (ou seja, evidência de alguma forma de doença cardíaca estrutural)

Características clínicas de alto risco significam – especificamente – um histórico de infarto do miocárdio, um histórico de insuficiência cardíaca congestiva com fração de ejeção do ventrículo esquerdo ≤ 35% ou um cardioversor-desfibrilador implantável implantado ou terapia de ressincronização cardíaca/desfibrilador.

Etapa 2: Tempo da derivação II até a primeira mudança na polaridade > 40 ms

Esta etapa pode parecer o Método do Tempo de Pico da Onda R da Derivação II (Pava) – mas não é. Nesse método, o ponto de corte para o "início até a primeira mudança na polaridade" é ≥ 50 ms. Aqui, é > 40 ms (observe que o "igual" desapareceu).

> **DICA |** Embora o Algoritmo de Basel use DUAS derivações em vez de uma, *o requisito de uma morfologia QRS que seja passível de análise ainda* se mantém e, infelizmente, nem sempre está presente.

Etapa 3: Tempo de derivação aVR para a primeira mudança na polaridade > 40 mseg

Embora a Etapa 3 do Algoritmo de Basel seja considerada semelhante à Etapa 2 do Algoritmo de Vereckei nº 1, ela é diferente. No Algoritmo de Vereckei nº 1, não há menção de que o "pico" ou "primeira mudança na polaridade" seja maior ou menor que 40 mseg. As etapas 2 e 3 do Algoritmo de Basel mencionam "tempo para o pico", mas mais adiante no artigo original, os autores especificam que "pico" realmente significa "primeira mudança na polaridade", assim como no método Pava. No Algoritmo de Basel, no entanto, "primeira mudança na polaridade" se aplica tanto à Etapa 2 quanto à Etapa 3. Aqui, tomei a liberdade de substituir as palavras "primeira mudança na polaridade" por "pico" para evitar confusão.

O Algoritmo de Basel funcionará para você? Tente usar os seguintes exemplos de TCL e descubra você mesmo!

LEMBRE-SE! | Você precisa de respostas afirmativas para pelo menos duas das três etapas para diagnosticar taquicardia ventricular.

Leitura recomendada:

Moccetti F, Yadava M, Latifi Y, et al. Simplified integrated clinical and electrocardiographic algorithm for differentiation of wide QRS-complex tachycardia: the Basel algorithm. J Am Coll Cardiol EP. 2022;8(7):831–839.

Praticando o Algoritmo de Basiléia

Algoritmo de Basel

Etapa 1: Presença de características clínicas de alto risco (ou seja, evidência de alguma forma de doença cardíaca estrutural)

- a. Histórico de infarto do miocárdio
- b. Histórico de insuficiência cardíaca congestiva com fração de ejeção do ventrículo esquerdo ≤ 35%
- c. Histórico de um cardioversor-desfibrilador implantado
- d. Terapia de sincronização cardíaca-desfibrilador

Etapa 2: QRS na derivação II tempo do início até a primeira mudança na polaridade > 40 ms

Etapa 3: QRS na derivação aVR tempo do início até a primeira mudança na polaridade > 40 ms

ECG Nº 1

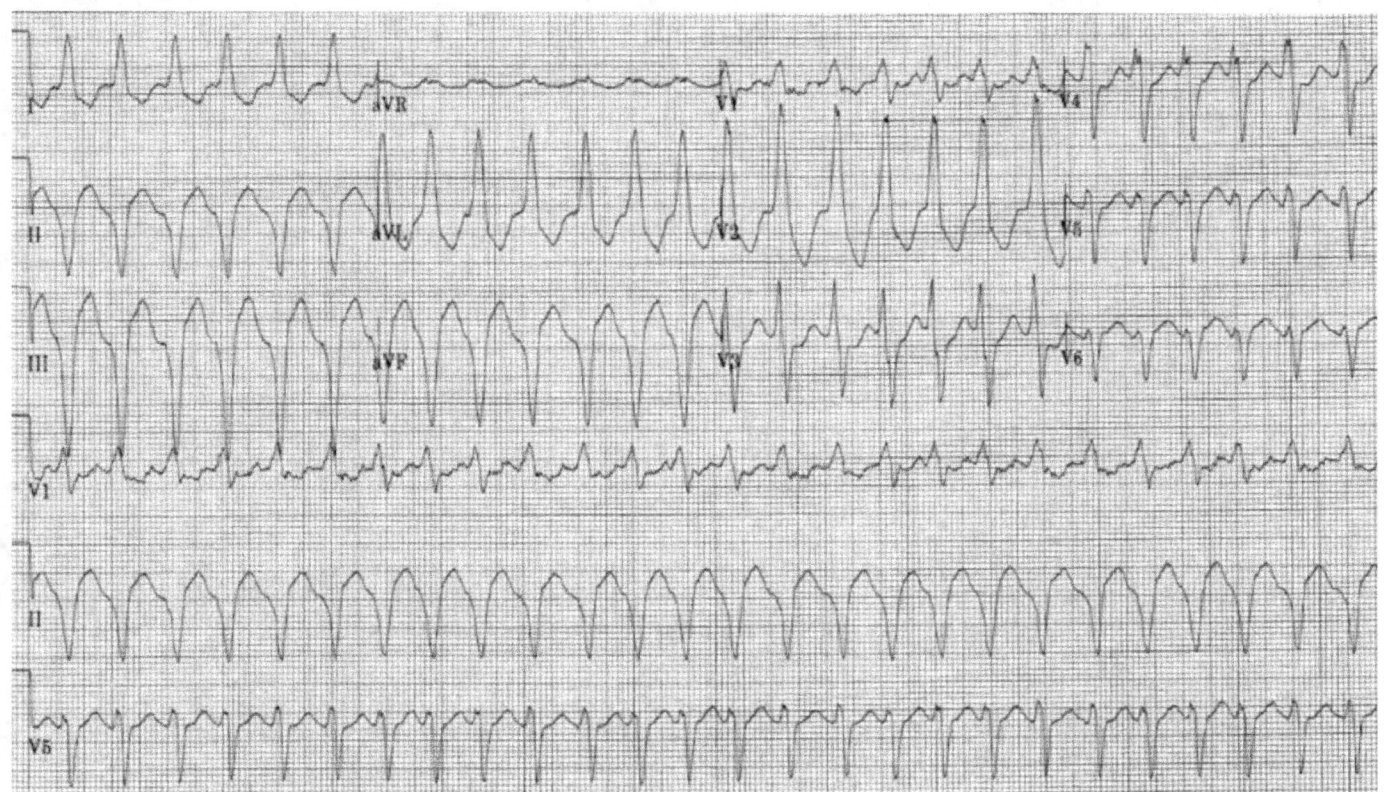

Figura 16-1

Algoritmo de Basel

Etapa 1: Presença de características clínicas de alto risco (ou seja, evidência de alguma forma de doença cardíaca estrutural)

    a. Histórico de infarto do miocárdio
    b. Histórico de insuficiência cardíaca congestiva com fração de ejeção do ventrículo esquerdo ≤ 35%
    c. Histórico de um cardioversor-desfibrilador implantado
    d. Terapia de sincronização cardíaca-desfibrilador

Etapa 2: QRS na derivação II tempo do início até a primeira mudança na polaridade > 40 ms

Etapa 3: QRS na derivação aVR tempo do início até a primeira mudança na polaridade > 40 ms

ECG № 2

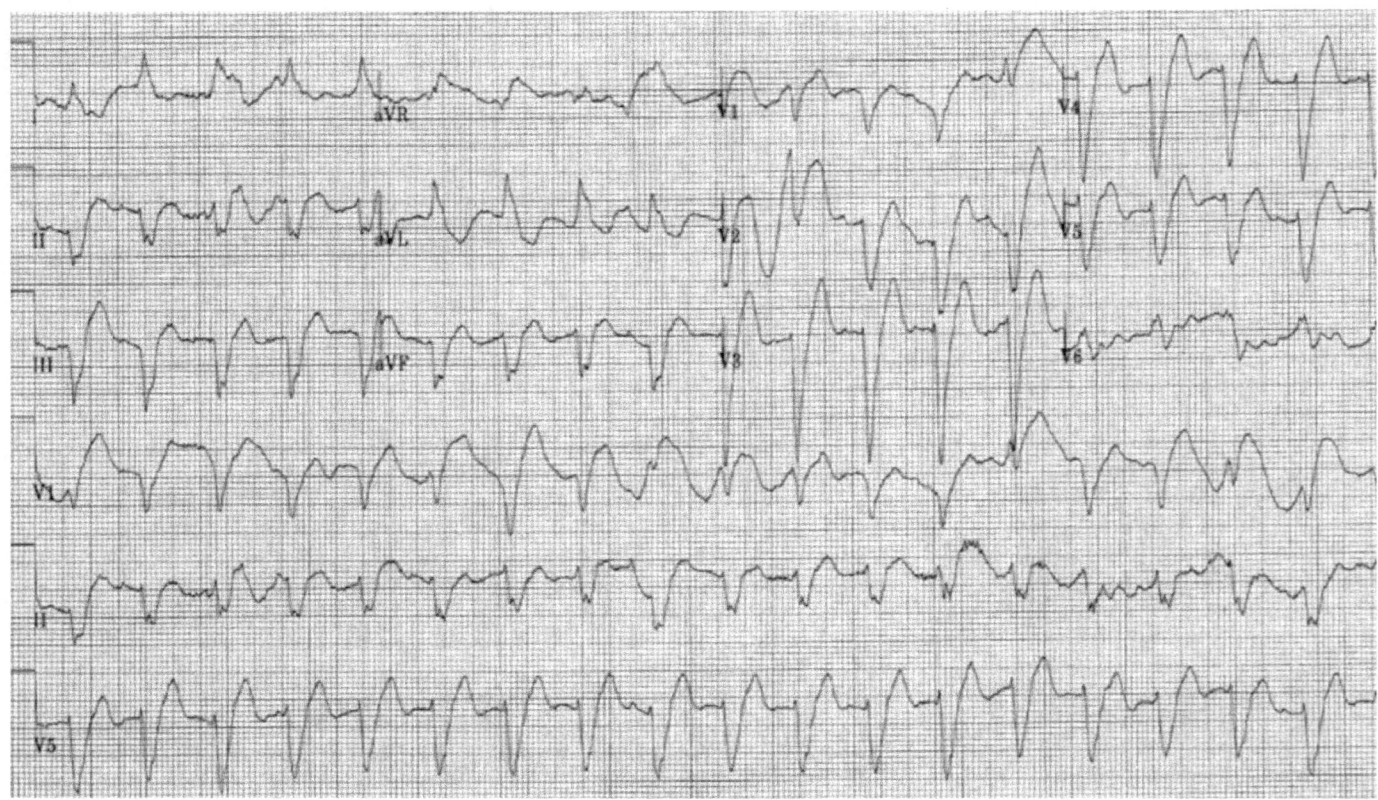

Figura 16-2

Algoritmo de Basel

Etapa 1: Presença de características clínicas de alto risco (ou seja, evidência de alguma forma de doença cardíaca estrutural)

   a. Histórico de infarto do miocárdio
   b. Histórico de insuficiência cardíaca congestiva com fração de ejeção do ventrículo esquerdo ≤ 35%
   c. Histórico de um cardioversor-desfibrilador implantado
   d. Terapia de sincronização cardíaca-desfibrilador

Etapa 2: QRS na derivação II tempo do início até a primeira mudança na polaridade > 40 ms

Etapa 3: QRS na derivação aVR tempo do início até a primeira mudança na polaridade > 40 ms

ECG Nº 3

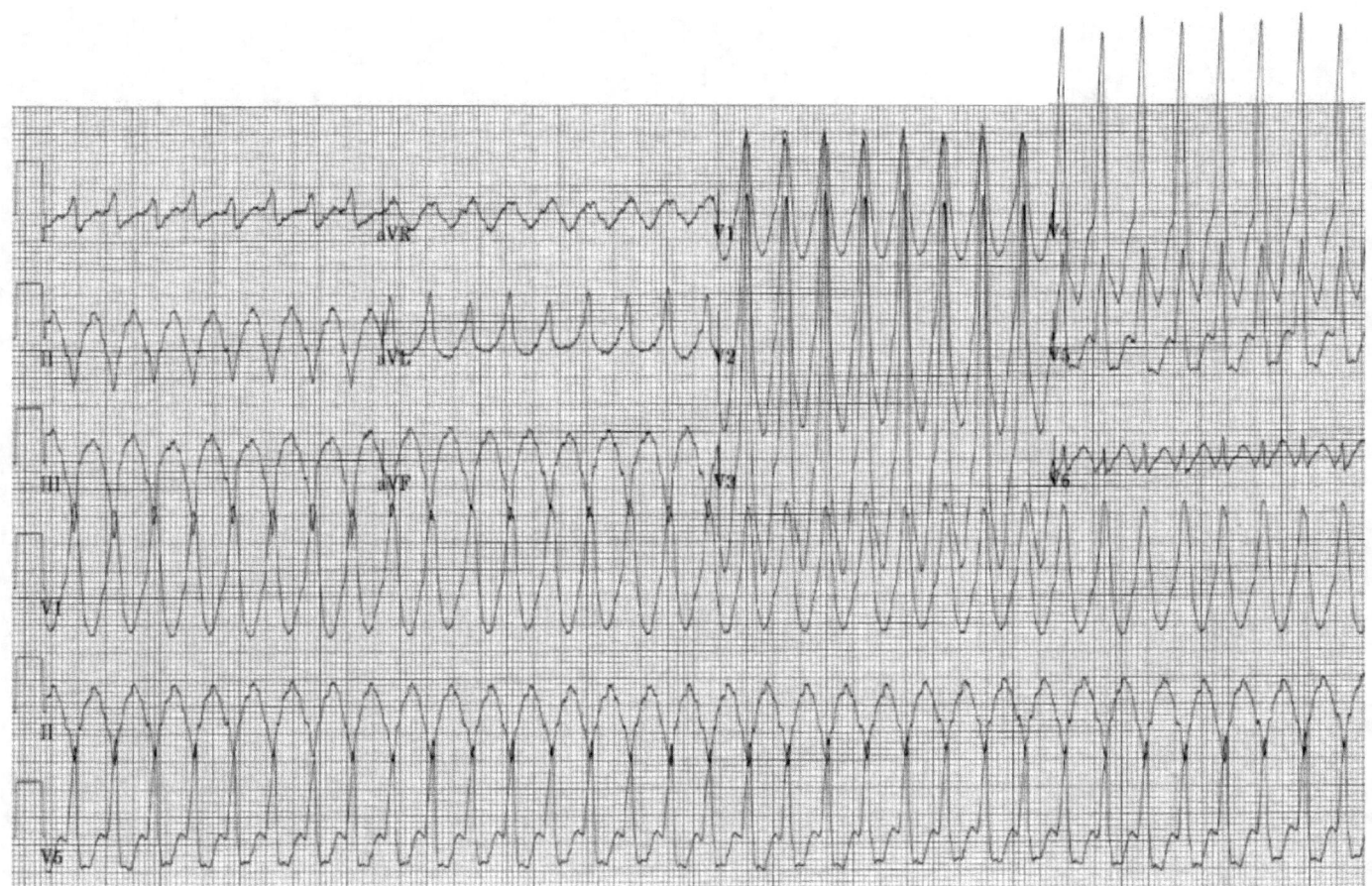

Figura 16-3

Algoritmo de Basel

Etapa 1: Presença de características clínicas de alto risco (ou seja, evidência de alguma forma de doença cardíaca estrutural)

 a. Histórico de infarto do miocárdio
 b. Histórico de insuficiência cardíaca congestiva com fração de ejeção do ventrículo esquerdo ≤ 35%
 c. Histórico de um cardioversor-desfibrilador implantado
 d. Terapia de sincronização cardíaca-desfibrilador

Etapa 2: QRS na derivação II tempo do início até a primeira mudança na polaridade > 40 ms

Etapa 3: QRS na derivação aVR tempo do início até a primeira mudança na polaridade > 40 ms

ECG Nº 4

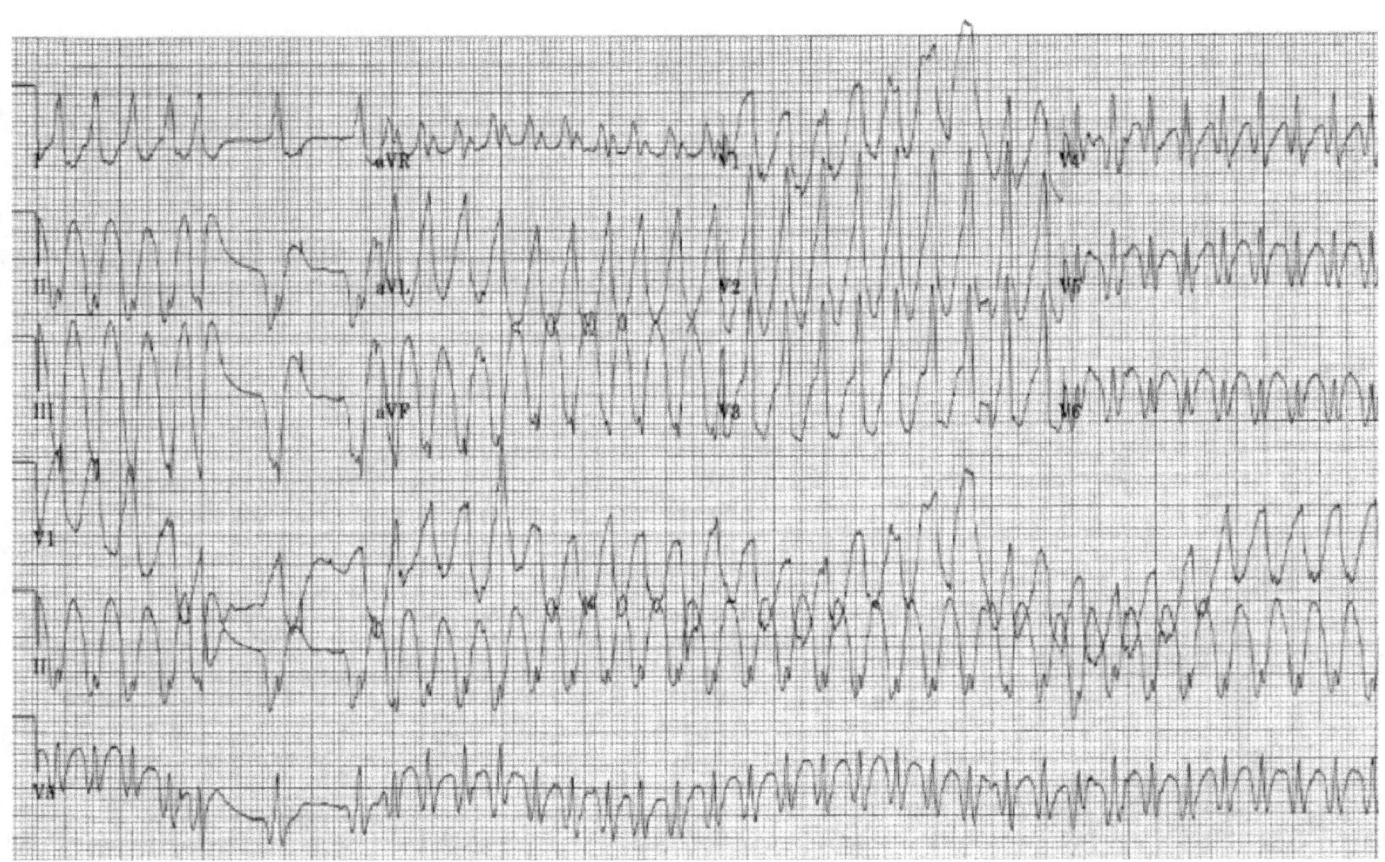

Figura 16-4

Algoritmo de Basel

Etapa 1: Presença de características clínicas de alto risco (ou seja, evidência de alguma forma de doença cardíaca estrutural)

    a. Histórico de infarto do miocárdio

    b. Histórico de insuficiência cardíaca congestiva com fração de ejeção do ventrículo esquerdo ≤ 35%

    c. Histórico de um cardioversor-desfibrilador implantado

    d. Terapia de sincronização cardíaca-desfibrilador

Etapa 2: QRS na derivação II tempo do início até a primeira mudança na polaridade > 40 ms

Etapa 3: QRS na derivação aVR tempo do início até a primeira mudança na polaridade > 40 ms

ECG Nº 5

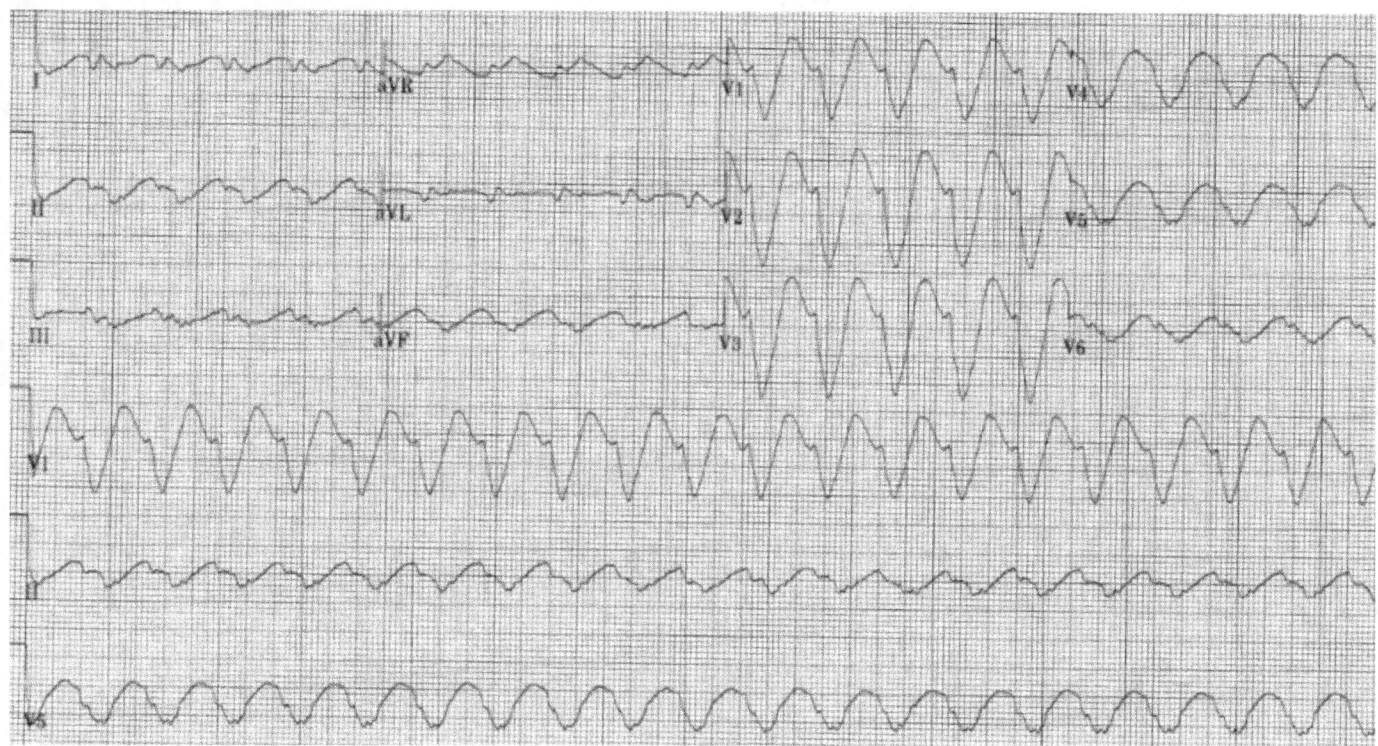

Figura 16-5

Algoritmo de Basel

Etapa 1: Presença de características clínicas de alto risco (ou seja, evidência de alguma forma de doença cardíaca estrutural)

    a. Histórico de infarto do miocárdio

    b. Histórico de insuficiência cardíaca congestiva com fração de ejeção do ventrículo esquerdo ≤ 35%

    c. Histórico de um cardioversor-desfibrilador implantado

    d. Terapia de sincronização cardíaca-desfibrilador

Etapa 2: QRS na derivação II tempo do início até a primeira mudança na polaridade > 40 ms

Etapa 3: QRS na derivação aVR tempo do início até a primeira mudança na polaridade > 40 ms

ECG Nº 6

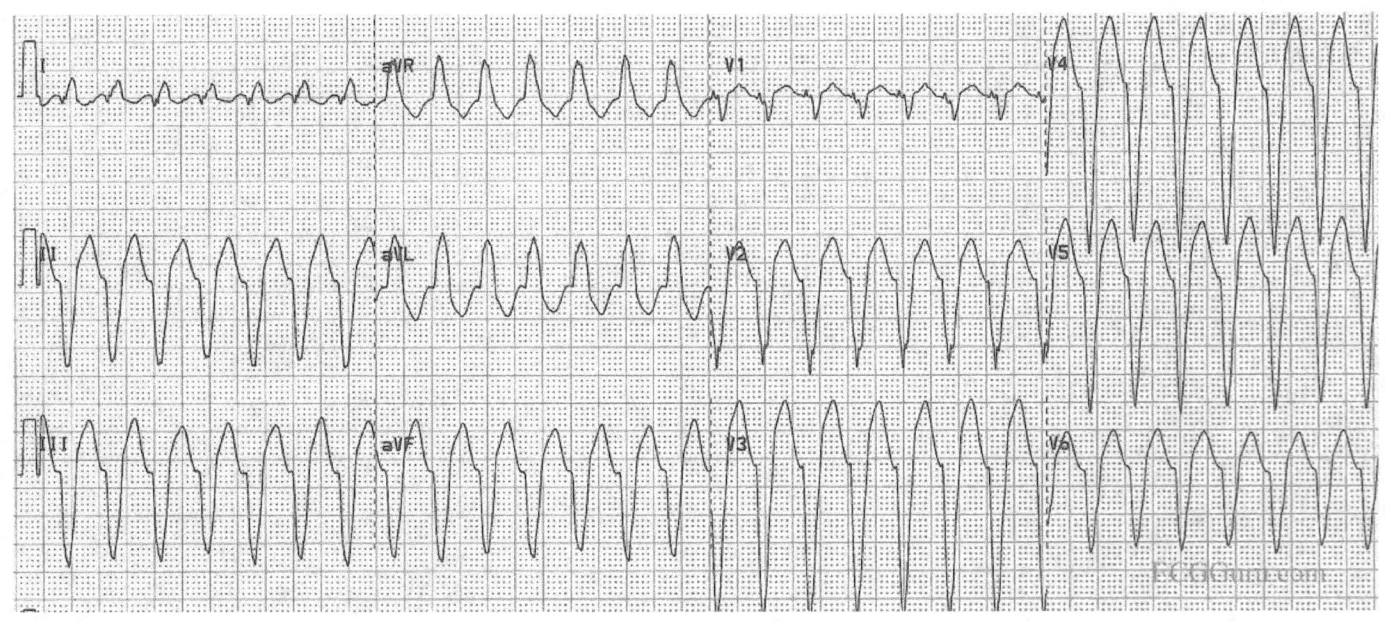

Figura 16-6

Algoritmo de Basel

Etapa 1: Presença de características clínicas de alto risco (ou seja, evidência de alguma forma de doença cardíaca estrutural)

   a. Histórico de infarto do miocárdio
   b. Histórico de insuficiência cardíaca congestiva com fração de ejeção do ventrículo esquerdo ≤ 35%
   c. Histórico de um cardioversor-desfibrilador implantado
   d. Terapia de sincronização cardíaca-desfibrilador

Etapa 2: QRS na derivação II tempo do início até a primeira mudança na polaridade > 40 ms

Etapa 3: QRS na derivação aVR tempo do início até a primeira mudança na polaridade > 40 ms

ECG Nº 7

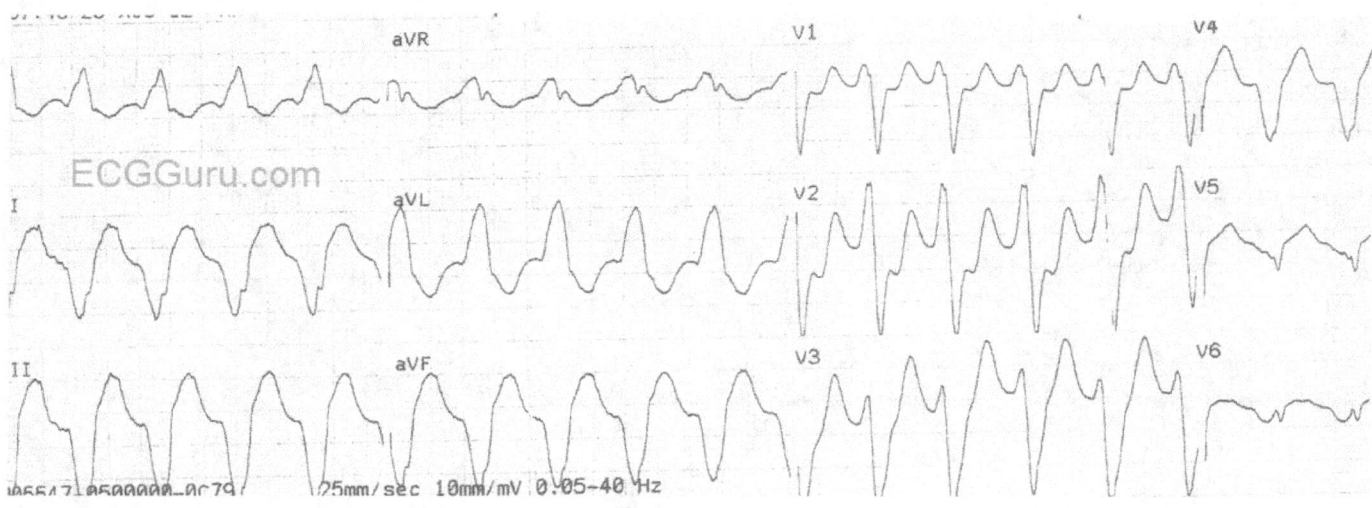

Figura 16-7

Algoritmo de Basel

Etapa 1: Presença de características clínicas de alto risco (ou seja, evidência de alguma forma de doença cardíaca estrutural)

   a. Histórico de infarto do miocárdio
   b. Histórico de insuficiência cardíaca congestiva com fração de ejeção do ventrículo esquerdo ≤ 35%
   c. Histórico de um cardioversor-desfibrilador implantado
   d. Terapia de sincronização cardíaca-desfibrilador

Etapa 2: QRS na derivação II tempo do início até a primeira mudança na polaridade > 40 ms

Etapa 3: QRS na derivação aVR tempo do início até a primeira mudança na polaridade > 40 ms

ECG Nº 8

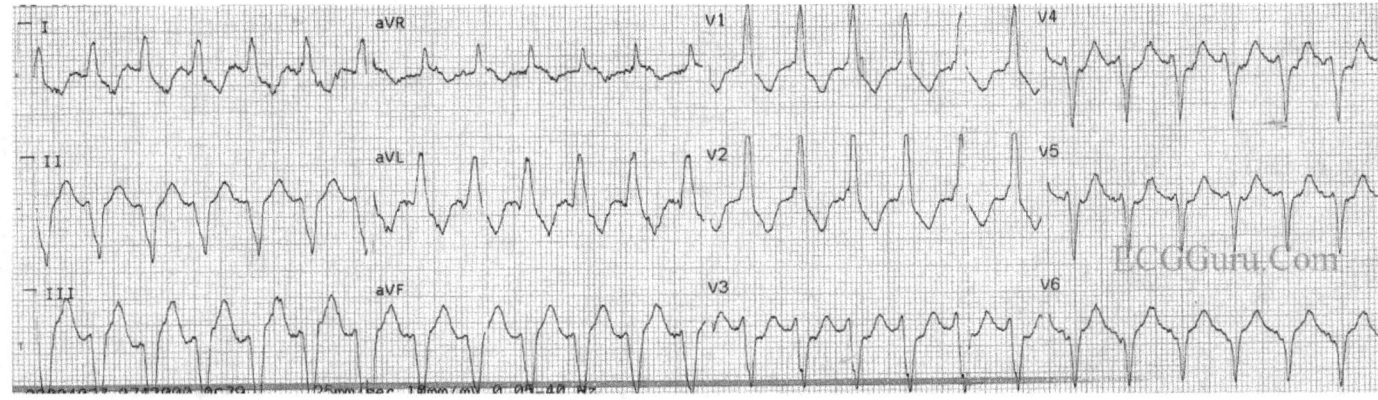

Figura 16-8

Algoritmo de Basel

Etapa 1: Presença de características clínicas de alto risco (ou seja, evidência de alguma forma de doença cardíaca estrutural)

a. Histórico de infarto do miocárdio
b. Histórico de insuficiência cardíaca congestiva com fração de ejeção do ventrículo esquerdo ≤ 35%
c. Histórico de um cardioversor-desfibrilador implantado
d. Terapia de sincronização cardíaca-desfibrilador

Etapa 2: QRS na derivação II tempo do início até a primeira mudança na polaridade > 40 ms

Etapa 3: QRS na derivação aVR tempo do início até a primeira mudança na polaridade > 40 ms

ECG Nº 9

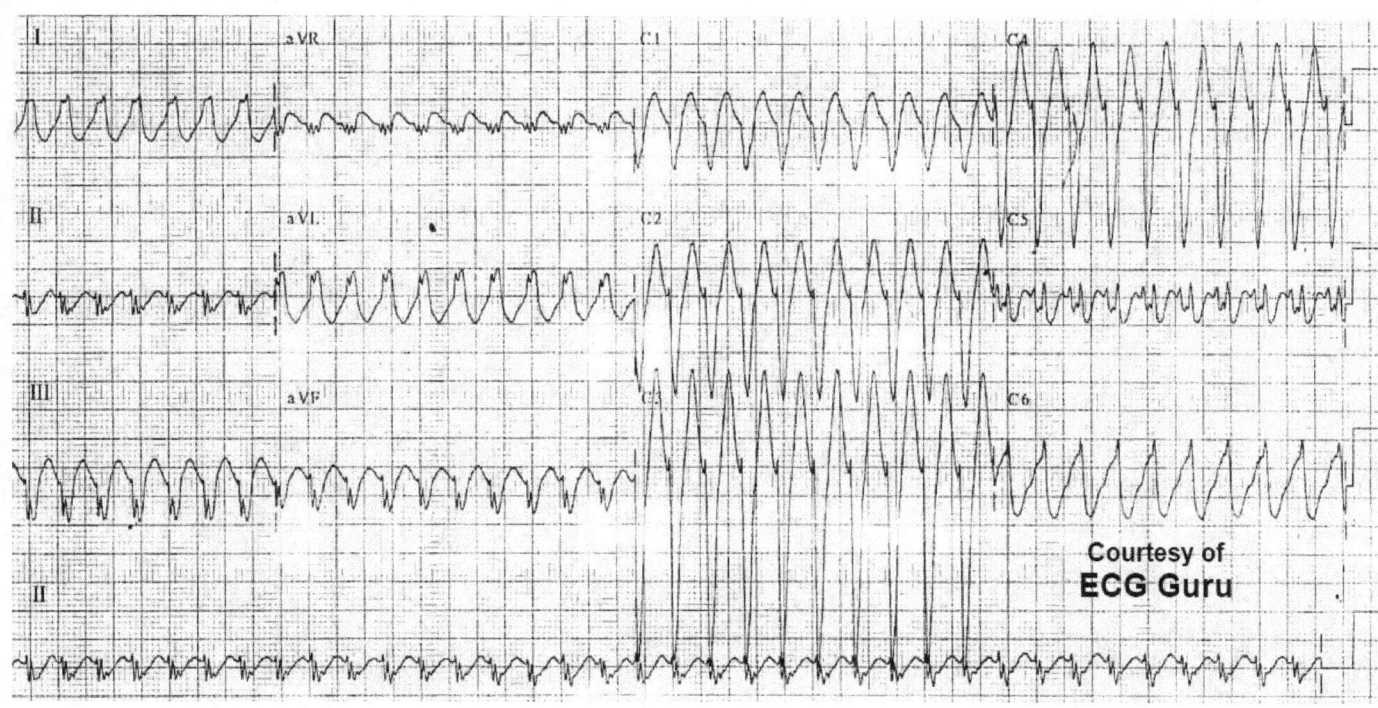

Figura 16-9

Algoritmo de Basel

Etapa 1: Presença de características clínicas de alto risco (ou seja, evidência de alguma forma de doença cardíaca estrutural)

   a. Histórico de infarto do miocárdio
   b. Histórico de insuficiência cardíaca congestiva com fração de ejeção do ventrículo esquerdo ≤ 35%
   c. Histórico de um cardioversor-desfibrilador implantado
   d. Terapia de sincronização cardíaca-desfibrilador

Etapa 2: QRS na derivação II tempo do início até a primeira mudança na polaridade > 40 ms

Etapa 3: QRS na derivação aVR tempo do início até a primeira mudança na polaridade > 40 ms

ECG Nº 10

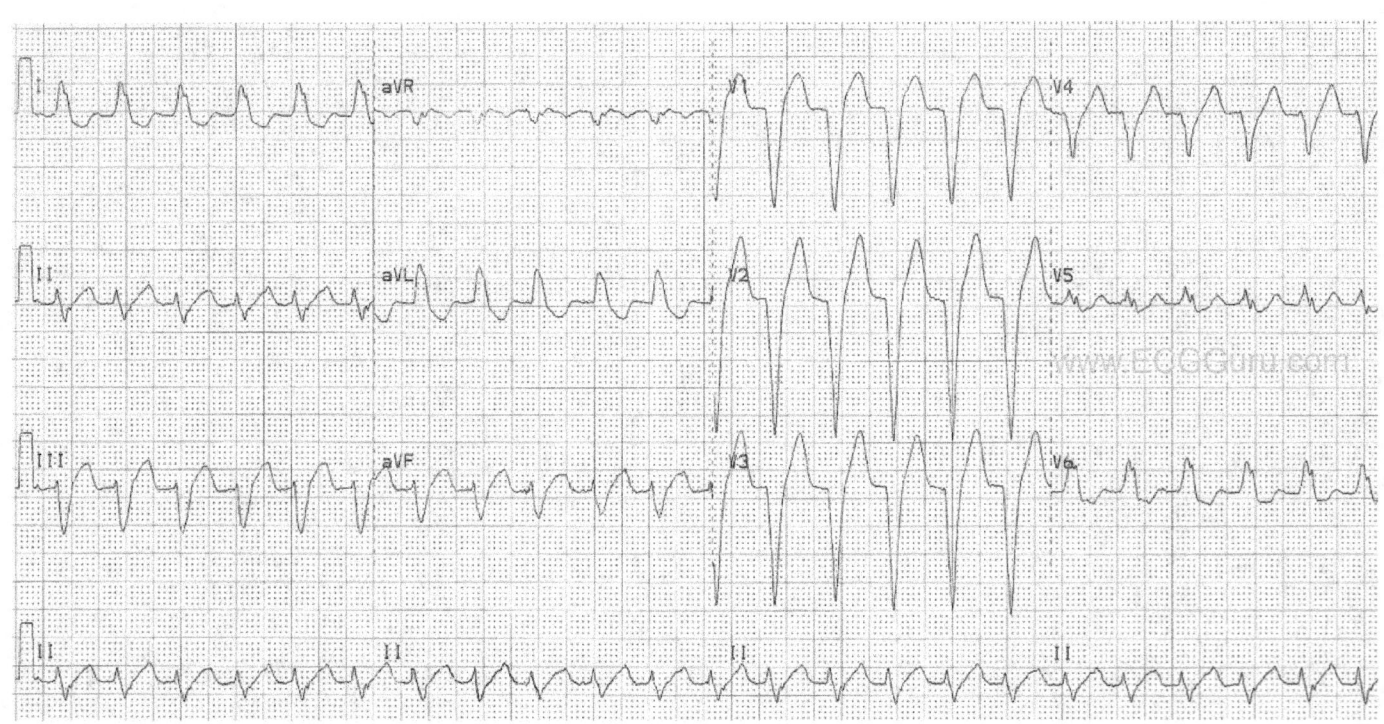

Figura 16-10

Chapter 17

Comparando os Algoritmos e Métodos

Vamos comparar esses diferentes algoritmos e métodos para:

Sensibilidade (Sn) / Especificidade (Sp)
Precisão

Método	Sn / Sp	Precisão
Algoritmo de Brugada	89.0% / 59.2%[1]	77.5%[1]
Algoritmo de Vereckei N° 1	Nota - 1	90.3%[4]
Algoritmo de Vereckei N° 2	87.1% / 48.0%[1]	71.9%[1]
Tempo de pico da onda R	60.0% / 82.7%[1]	68.8%[1]
Método dos derivações braquiais	66.3% / 59.6[2]	88%[2]
Algoritmo de Basilea	93% / 90%[3]	93%[3]

Tabela 17-1

1. Jastrzebski M, Kukla P, Czarnecka D, and Kawecka-Jaszcz K. Comparison of five electro-cardiographic methods for differentiation of wide QRS-complex tachycardias. *Europace*. 2012 Aug;14(8):1165-71

2. Chen Q, et al. Simple Electrocardiographic Criteria for Rapid Identification of Wide QRS Complex Tachycardia: The New Limb Lead Algorithm. *Heart Rhythm* (2019)

3. Moccetti F, et al. Simplified integrated clinical and electrocardiographic algorithm for differentiation of wide QRS-complex tachycardia: the Basel algorithm. *J Am Coll Cardiol EP*. 2022;8(7):831–839.

4. Vereckei A. Current algorithms for the diagnosis of wide QRS complex tachycardias. *Curr Cardiol Rev*. 2014 Aug;10(3):262-76.

Nota – 1 | Nenhum artigo de validação separado foi encontrado para o Primeiro Algoritmo de Vereckei. Artigos de validação foram encontrados para o Segundo Algoritmo de Vereckei (aVR) e os resultados indicaram menos Sn, Sp e precisão do que os publicados no artigo original. Optei por não postar dados aqui, pois não posso presumir que um estudo de validação chegaria aos mesmos valores que os autores.

Estas são minhas recomendações:

O Algoritmo de Brugada

O Algoritmo de Brugada requer a identificação da dissociação AV na Etapa 3, o que é problemático para aqueles com menos treinamento e experiência em eletrocardiografia. A Etapa 4 original também tem sido difícil para muitas pessoas em relação à memorização. No entanto, o uso do Método Jones da Etapa 4 torna mais fácil, rápido e menos difícil de lembrar. O Método Jones para a Etapa 4 do algoritmo de Brugada é essencialmente o mesmo que a Etapa 3 do Primeiro Algoritmo de Vereckei.

Algoritmo Vereckei nº 1 (2007)

O primeiro dos dois Algoritmos Vereckei requer a identificação da dissociação AV e o cálculo da *razão de velocidade de ativação ventricular*. A razão de velocidade de ativação ventricular é obtida dividindo o valor absoluto da voltagem positiva ou negativa alcançada durante os primeiros 40 ms de despolarização (complexo QRS) pela voltagem alcançada durante os últimos 40 ms de despolarização. Parece fácil, mas há algumas ressalvas importantes:

1. Você não pode medir uma onda R monofásica ou um complexo QS monofásico. A deflexão medida deve ser pelo menos bifásica e pode ter mais do que apenas duas deflexões (Rs ou rSR′).

2. Há também o problema de medir 40 ms. Isso seria fácil se a deflexão começasse ou terminasse em uma das linhas de grade verticais no papel de ECG, mas esse geralmente não é o caso! Lentes de aumento ou paquímetros digitais podem ser necessários.

Algoritmo Vereckei nº 2 (2008)

Esta segunda iteração do Algoritmo Vereckei é fácil para os três primeiros passos. Mas, como mencionado anteriormente, 50 a 60% das pessoas que usam este método acabarão se encontrando no Passo 4.

Método de Tempo de Pico da Onda R da Derivação II (Pava)

Quando você usa um método que envolve apenas uma derivação, você corre o risco de que apenas uma derivação tenha todas as informações necessárias para diagnosticar ou descartar taquicardia ventricular. A derivação em questão aqui é a Derivação II. Você já viu os problemas para encontrar um complexo QRS da Derivação II que seja passível de medição desde o início do QRS até a primeira mudança na polaridade.

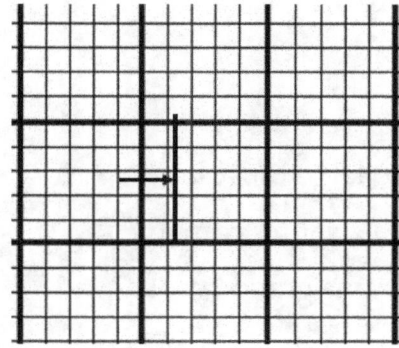

Figura 17-1

Aqui está uma ampliação de uma grade de ECG (Figura 17-1). No quadrado grande do meio, marquei 50 mseg da linha escura vertical grossa. Para medir 50 mseg, você deve adicionar um quadrado pequeno (40 mseg) e 10 mseg do quadrado pequeno a seguir. Este diagrama está muito ampliado. Quão bem você se sairá em tamanho normal (Figura 17-2)...?

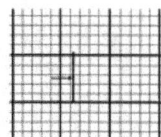

Figura 17-2

E se a primeira mudança na polaridade for em 52 mseg? Você verá isso... no pronto-socorro... ao cuidar de um paciente? Antes de presumir que usar apenas uma derivação será mais fácil, pense se você conseguirá ou não fazer qualquer medição, porque se não conseguir, *não poderá medir em nenhum outra derivação*. E nunca se esqueça: *você está apostando a vida do paciente em apenas uma derivação!*

O Método dos Derivações Braquiais

Embora o método da derivação de membro possa exigir um pouco de familiaridade antes de usá-lo, suas principais vantagens são que 1) você não precisa procurar por dissociação AV, 2) você não precisa fazer nenhuma medição ou cálculo e 3) você não será muito afetado por morfologias QRS irregulares ou incomuns. No entanto, a sensibilidade e a especificidade são um tanto sem brilho, com uma precisão de cerca de 88% - e isso é por seus próprios cálculos!

O Algoritmo de Basel

O Algoritmo de Basel consiste em apenas três etapas que são fáceis de usar e lembrar. ALÉM DISSO, tem a primeira etapa clínica que adiciona sensibilidade e especificidade – mas somente se a resposta for "SIM!"

A Etapa 2 é semelhante ao Método de Tempo de Pico da Onda R da Derivação II (Pava), então herdará os problemas associados à necessidade de um QRS que seja facilmente mensurável. O mesmo se aplica à Etapa 3. Sua sensibilidade e especificidade são muito boas e tem o endosso do Dr. Pedro Brugada, que participou do estudo de derivação que produziu o famoso Algoritmo de Brugada. No entanto, ainda não há estudos de validação.

> **PÉROLA |** Só porque um paciente com taquicardia de complexo largo está estável no momento do exame não significa que ele *permanecerá* estável. Pacientes com TV relacionada à cicatriz podem ficar estáveis por um tempo, mas há uma grande probabilidade de que eles possam entrar em colapso a qualquer momento. Nunca cometa o erro de assumir que um paciente com taquicardia de complexo amplo que está estável e alerta necessariamente tem um diagnóstico benigno. Se você olhar atentamente para todos os métodos, algoritmos e critérios - você não encontrará um único que mencione a aparência de um paciente estável.

Minhas recomendações:

1. O Algoritmo de Brugada

Este algoritmo é para intérpretes de ECG experientes. Se você for diagnosticar taquicardias complexas amplas, você deve ser avançado o suficiente para detectar rapidamente a dissociação AV quando ela estiver presente e confiante o suficiente para reconhecer rapidamente quando ela não estiver presente. A Etapa 4 não deve ser problema ao usar a modificação de Jones (que é essencialmente a mesma que a Etapa 3 no primeiro Algoritmo de Vereckei). Nenhum algoritmo ou método é mais preciso do que o Algoritmo de Brugada por qualquer estudo de validação *independente*.

2. O Algoritmo de Basileia

Embora não haja estudos de validação até o momento, o Algoritmo de Basileia é fácil de usar sob estresse e vem com um excelente endosso.

3. O Método dos Derivações Braquiais

Novamente, não há estudos de validação independentes. No entanto, não é uma abordagem difícil para taquicardias complexas amplas e não há grandes ressalvas além das usuais (veja abaixo).

4. Algoritmo Vereckei nº 1 e Algoritmo Vereckei (aVR) nº 2

Se você conseguir um diagnóstico dentro dos três primeiros passos, então esses algoritmos são muito bons e fáceis de usar moderadamente – mas esses são apenas os três primeiros passos! No entanto, 50 a 60% das vezes o diagnóstico dependerá da utilização do Passo 4 – *a razão da velocidade de ativação ventricular*. Isso será demais para a maioria dos clínicos lidar com o estresse e o tempo limitado associados ao tratamento de um paciente com taquicardia de complexo amplo. Com o Passo 1 do primeiro Algoritmo Vereckei, você terá que procurar por dissociação AV, o que exigirá experiência intermediária a avançada.

5. Critério de Tempo de Pico da Onda R (Pava) da Derivação II

Eu não uso esse critério como um método de primeira linha por três motivos:

1. Eu não me sinto confortável em tomar uma decisão crítica com base em apenas um QRS, que pode ser de clareza abaixo do ideal e não confiável se o tempo de pico estiver próximo de 50 ms.

2. A medição necessária pode levar a erro.

3. Um diagnóstico incorreto provavelmente resultará no diagnóstico de uma taquicardia ventricular como uma taquicardia supraventricular, o que pode levar a um tratamento muito complicado ou problemático.

Se o tempo de pico for amplo e facilmente visto como inequivocamente maior que 50 ms, então eu geralmente o uso para validar a impressão que já obtive usando um algoritmo ou método diferente.

Muitos desses estudos falharão quando apresentados com *AVRT antidrômico, taquicardia de ramo, taquicardia fascicular, taquicardia interfascicular* ou algumas *taquicardias reentrantes de Mahaim* (*atriofasciculares* ou *nodofasciculares*). A boa notícia é que essas taquicardias são *muito raras* ou pelo menos *muito, muito infrequentes*. Em relação à AVRT antidrômica: a síndrome de WPW devido a uma AVRT *ortodrômica*, embora não muito frequente, dificilmente poderia ser considerada rara; WPW devido a uma AVRT *antidrômica* é muito rara. "Quão rara?", você pergunta. Muitos médicos se aposentarão da prática sem nunca terem visto um AVRT antidrômico!

Vamos colocar as coisas em perspectiva...

A maioria das taquicardias supraventriculares com aberrância que estamos tentando distinguir da taquicardia ventricular terá condução aberrante principalmente devido a *uma aberrância fixa preexistente* ou *uma aberrância relacionada à frequência*. O AVRT antidrômico cairá bem no final da lista!

Devo usar um algoritmo ou método?

Nenhuma lei diz que você deve usar um dos algoritmos ou métodos, mas se você tentar gerenciar um paciente sem fazer isso e tiver um resultado ruim, você terá uma explicação muito difícil de dar. Eu recomendaria que você usasse um dos algoritmos que discuti, mesmo que não seja por outro motivo, para validar sua impressão.

Uma sugestão que ouço com frequência é "Por que não assumir que toda taquicardia de complexo amplo é taquicardia ventricular e simplesmente cardioverter todos?" Eu certamente concordaria se o paciente estivesse instável, mas NÃO se o paciente estivesse acordado, sem sofrimento agudo além de reclamar de palpitações e tivesse uma taquicardia passível de terapia medicamentosa. Nem todas as taquicardias ventriculares são perigosas; algumas respondem muito bem à adenosina, amiodarona, sotalol, β-bloqueadores ou verapamil.

Assumir que todos os WCTs são TV é automaticamente diagnosticar e rotular incorretamente até 20% dos seus pacientes. Podemos fazer melhor do que isso! No entanto, se você estiver lendo ECGs em um nível introdutório e tiver pouca experiência na interpretação de taquicardias complexas amplas, então eu concordaria que a cardioversão elétrica seria a forma mais segura de tratamento *para o paciente*. Sempre afirmei que o maior perigo durante uma cardioversão elétrica implementada corretamente virá de uma complicação da medicação usada para sedação e não do choque de 360 J.

UMA OBSERVAÇÃO | Durante meus anos como médico assistente de emergência em vários hospitais de ensino, ocasionalmente encontrei funcionários internos que achavam que apenas deixar o paciente ligeiramente sonolento era sedação suficiente. NÃO é! Também observei pacientes recebendo choques *imediatamente* após a agulha ser retirada da porta do tubo intravenoso e antes que a medicação fizesse efeito. NÃO FAÇA ISSO! Como alguém que teve o azar de receber 360 joules completos de (eletricidade *sem o benefício de sedação (ou aviso)*, posso garantir que não é uma experiência agradável!

Leitura recomendada:

Jastrzebski M, Kukla P, Czarnecka D, and Kawecka-Jaszcz K. Comparison of five electrocardiographic methods for differentiation of wide QRS-complex tachycardias. Europace. (2012) 14, 1165–1171 doi:10.1093/europace/eus015.

Vereckei A. Current algorithms for the diagnosis of wide QRS complex tachycardias. Curr Cardiol Rev. 2014 Aug;10(3):262-76.

Chapter 18

Taquicardias ventriculares devido a doença cardíaca estrutural

Estudamos os principais algoritmos, métodos e critérios para diferenciar taquicardias supraventriculares com condução aberrante de taquicardia ventricular. Agora vamos discutir a taquicardia ventricular especificamente.

A taquicardia ventricular não é uma disritmia *única* – é uma *coleção* de disritmias que têm sua origem em um ventrículo ou outro. E elas existem em um espectro muito amplo de gravidade: algumas são rapidamente letais, exigindo que o paciente seja cardiovertido ou desfibrilado imediatamente, enquanto algumas são tão benignas que não requerem tratamento algum.

Existem várias maneiras diferentes de categorizar taquicardias ventriculares. Vou começar dividindo-as primeiro em dois tipos de taquidisritmias:

1. Taquicardias ventriculares devido a *doença cardíaca estrutural*

2. Taquicardias ventriculares *idiopáticas* (sem doença cardíaca estrutural)

O que significa *doença cardíaca estrutural*? Doença cardíaca estrutural refere-se a uma *alteração física do miocárdio* (incluindo o *sistema de condução*) por um processo de doença.

1. Cicatrizes devido a infartos do miocárdio anteriores, cirurgia anterior ou ablações anteriores

2. Fibrose devido a cardiomiopatia ou envelhecimento

3. Depósitos fibrogordurosos no miocárdio devido a cardiomiopatia arritmogênica do ventrículo direito

4. Lesões discretas (nódulos sarcoides, depósitos amiloides, metástases)

O termo *idiopático* no contexto de taquicardia ventricular é usado de forma um pouco diferente do seu contexto usual. Normalmente, idiopático significa *de causa ou origem desconhecida*. Esse não é o caso aqui. No início, os médicos começaram a perceber que havia algumas taquicardias ventriculares ocorrendo em pessoas sem histórico prévio de doença cardíaca. A razão para isso — *naquela época* — era desconhecida, então essas taquicardias eram chamadas de "idiopáticas". Hoje, sabemos as origens e causas dessas taquicardias ventriculares "idiopáticas"... mas *ainda* as chamamos de *idiopáticas*. É dentro desse grupo de taquicardias ventriculares que se encontram algumas das taquidisritmias mais *letais* e algumas das mais *benignas*.

Vamos começar nossas discussões sobre taquicardia ventricular com aquelas devidas a doença cardíaca estrutural...

1. Taquicardia Ventricular Devido a Doença Cardíaca Estrutural

A taquicardia ventricular em um paciente com doença cardíaca estrutural é quase invariavelmente causada por reentrada. Quais são algumas das características eletrocardiográficas de uma taquicardia ventricular reentrante devido a doença cardíaca estrutural, ou seja, qual é sua **Assinatura Eletrocardiográfica?**

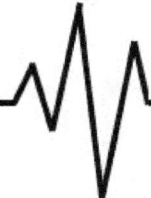

Assinatura eletrocardiográfica

Regularidade

Complexos QRS Monomórficos

Complexos QRS Amplos (frequentemente > 160 mseg)

Eixo do Plano Frontal Anormal

Regularidade

Quando eu era residente em medicina interna nos anos 70, ainda nos ensinavam que a taquicardia ventricular era um ritmo *irregular*. Isso é *parcialmente* verdade. Várias das TVs idiopáticas são de fato caracteristicamente irregulares, mas extremamente poucas das TVs reentrantes devido a doença cardíaca estrutural são irregulares. "Se são reentrantes, como podem ser irregulares?", você pergunta.

Cada foco reentrante tem um *circuito de reentrada* e *vias de entrada e saída* (Figura 18-1). Raramente, um bloqueio pode se desenvolver na via de saída – um *bloqueio de saída*. Por bloqueio,
estou me referindo a um *bloqueio de saída Mobitz I* ou *Mobitz II*. Por que não um bloqueio de
saída de primeiro grau ou um bloqueio de saída de terceiro grau? Pense nisso por um momento.
Como você saberia que um desses estava presente? Você não saberia!

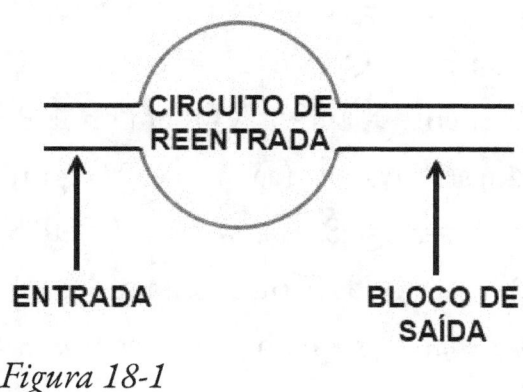

Figura 18-1

A principal razão, no entanto, para a ideia de que as
taquicardias ventriculares eram irregulares começou antes
que houvesse amplo conhecimento das vias acessórias.
Muitos casos de fibrilação atrial usando uma via acessória
como uma *via de espectador* (uma via entre átrios e ventrículos que não está agindo como parte de um circuito
de reentrada, mas mais como uma porta aberta) produziram taquicardias de complexo largo muito irregulares que
foram mal interpretadas como taquicardia ventricular, como esta (Figura 18-2):

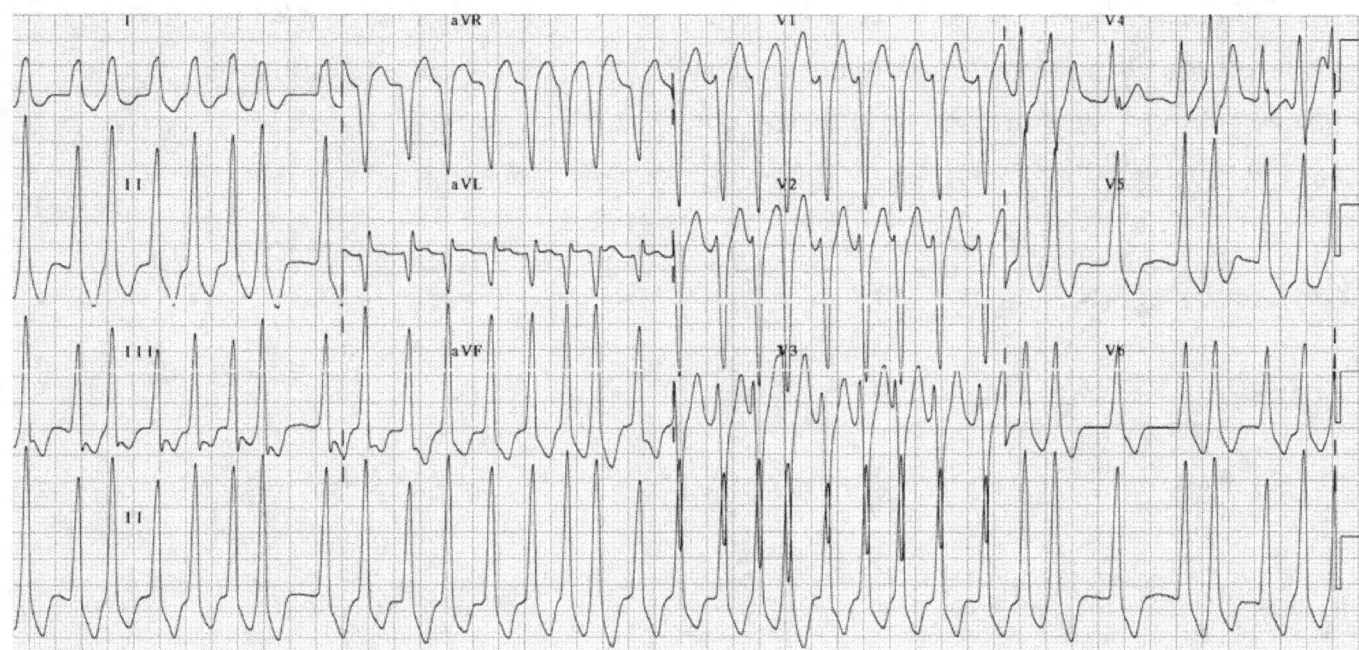

Figura 18-2

PÉROLA | Sempre desconfie muito de uma taquicardia ventricular monomórfica
que tenha um ritmo irregular. É possível que você esteja vendo uma fibrilação atrial
sendo transmitida por uma via acessória. Essa taquidisritmia pode ser tão letal quanto
a taquicardia ventricular e pode matar tão rapidamente - se não até mais rapidamente!

Complexos QRS monomórficos

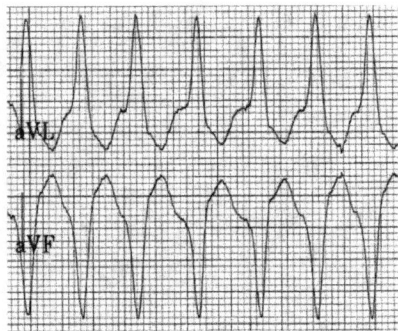

Figura 18-3

Taquicardias ventriculares reentrantes são quase sempre *monomórficas*. Agora, não confunda o termo *monomórfico* com *monofásico*. Monomórfico significa que todos os complexos QRS dentro de uma determinada derivação terão a mesma morfologia. Monofásico significa que um complexo QRS é totalmente POSITIVO sem onda q ou S ou totalmente NEGATIVO sem onda R ou r'. Isso é ABSOLUTO! As duas derivações (aVL e aVF) (Figura 18-3) à esquerda AMBAS exibem um QRS *monomórfico* (o QRS *é exatamente o mesmo dentro de cada derivação* – isso não inclui a onda T ou a linha de base!). Além disso, ambas as derivações exibem complexos QRS *monofásicas* – há uma e apenas *uma deflexão compreendendo cada complexo QRS.*

Eu disse "quase sempre" monomórfico. Novamente, em ocasiões *muito raras*, pode haver *mais de uma via de saída*, o que pode resultar em *uma morfologia QRS diferente* do restante dos complexos QRS. Mas como uma irregularidade no ritmo de uma taquicardia ventricular reentrante – isso será *muito raramente encontrado*. Apenas *considere todas as TVs reentrantes devido a doença cardíaca estrutural como regulares e monomórficas.*

Complexos QRS largos

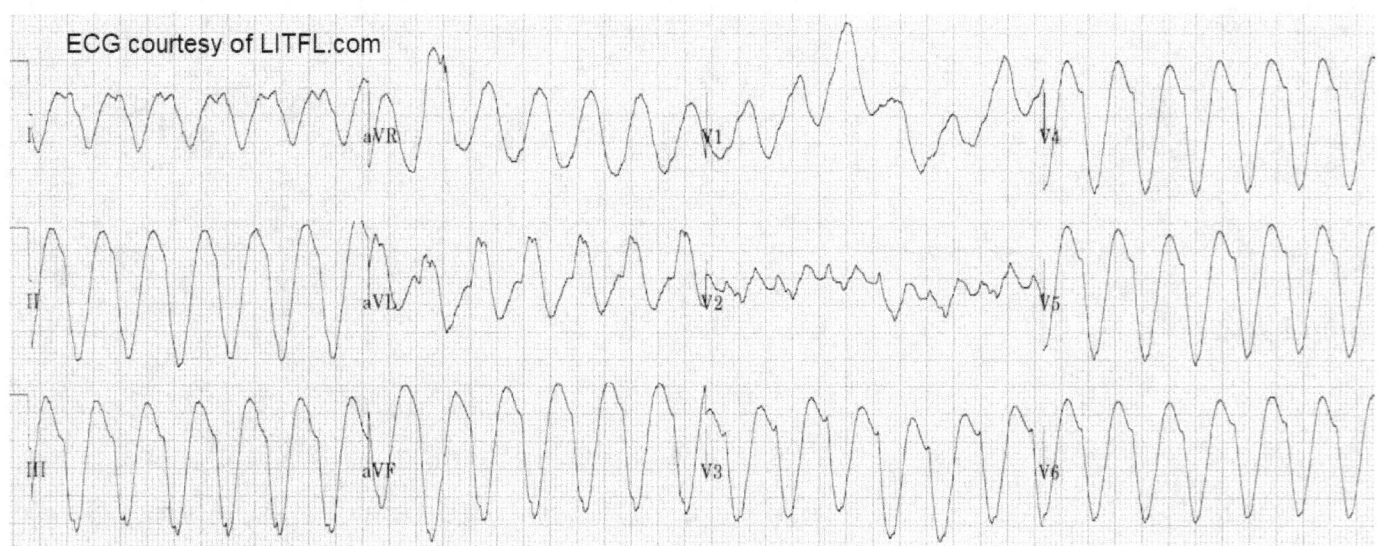

Figura 18-4

Taquicardias ventriculares devido a doença cardíaca estrutural tendem a ter complexos QRS mais largos (Figura 18-4). Infelizmente, não há um corte exato entre TV idiopática, TV devido a doença cardíaca estrutural e TVS com condução aberrante. Há muita sobreposição. Quanto mais largo o QRS, no entanto, maior a probabilidade de ser TV devido a doença cardíaca estrutural. Seu principal fator de confusão será um AVRT antidrômico que também começa no miocárdio ventricular funcional e pode ser muito largo. Sempre considere a hipercalemia. Outra possibilidade é a toxicidade do bloqueador do canal de sódio. Muitos medicamentos não cardíacos têm uma ação semelhante aos medicamentos antiarrítmicos: antidepressivos tricíclicos, alguns antibióticos macrolídeos e até mesmo difenidramina. A maioria (embora certamente não TODAS) das taquicardias ventriculares idiopáticas começa no sistema de Purkinje ou muito próximo a ele, de modo que tendem a ter complexos QRS mais estreitos. Eu sugeriria fortemente que se a duração do QRS for > 160 mseg você estreitasse seu diagnóstico diferencial mais urgentemente para AVRT antidrômico, toxicidade do bloqueador do canal de sódio, hipercalemia e taquicardia ventricular relacionada à cicatriz.

DICA | Para colocar as coisas em perspectiva, AVRTs antidrômicos são raros – não "ocasionais" ou "infrequentes", mas *raros*! Muitos médicos se aposentam da prática sem nunca terem visto um. Em meus quase 40 anos de prática em medicina interna e medicina de emergência, eu pessoalmente não vi um caso! Portanto, não se apresse em pular imediatamente para um diagnóstico de AVRT antidrômico. Ele estará bem abaixo na lista de seus diagnósticos diferenciais.

Uma duração do QRS > 160 mseg pode não ser diagnóstica, mas certamente é favorável à taquicardia ventricular. Geralmente, quanto mais *periférica* for a origem de um ritmo ventricular, mais *amplo* ele será porque está localizado remotamente do sistema His-Purkinje de condução rápida (HPS). Quanto *mais próxima a origem de um ritmo ventricular estiver do septo, mais estreito* ele será, porque está localizado mais próximo das fibras de condução rápida do HPS. Taquicardias ventriculares focais que se originam no epicárdio são caracteristicamente amplas porque leva tempo para o impulso que viaja de célula para célula atingir o endocárdio e as fibras de Purkinje. As fibras de Purkinje estão localizadas no terço interno da parede ventricular. Em tais casos, a parte inicial do complexo QRS é arrastada ou alargada e pode se assemelhar a uma onda delta.

Eixo do Plano Frontal

A maioria das TSVs – com ou sem aberrância – terá eixos normais... mas não precisa! Anormalidades no sistema de condução podem resultar em desvio do eixo direito ou esquerdo. Para qualquer complexo que entra nos ventrículos através do nó AV e do sistema His-Purkinje, chegar a um eixo no quadrante superior direito (noroeste) ("Terra de Ninguém") é essencialmente impossível sem mais anormalidades associadas do sistema de condução ou a influência de condições extracardíacas (hipercalemia, toxicidade do bloqueador do canal de sódio). Um foco de reentrada no ápice de um dos ventrículos, no entanto, pode facilmente resultar em um eixo QRS médio no quadrante superior direito. Esse eixo durante uma taquicardia de complexo amplo é um excelente indicador de taquicardia ventricular, embora não sem exceções. Lembre-se: essa é a base para o Algoritmo de Segundo Vereckei (aVR) ou Etapa 1 do Método de Derivação de Membro.

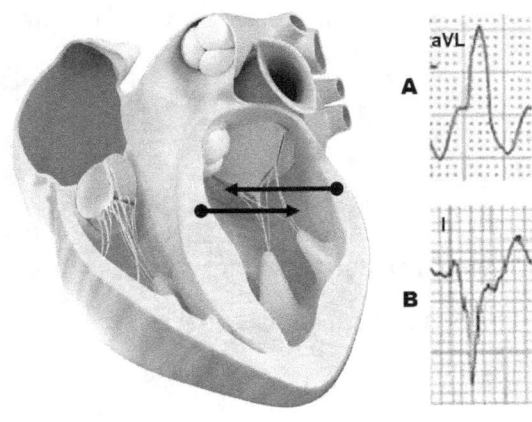

Taquicardias ventriculares originadas da porção superior do ventrículo terão um eixo inferior – o que significa que os complexos QRS nas derivações inferiores consistirão em ondas R altas, indicando que a origem do impulso está localizada superiormente. Taquicardias ventriculares originadas na região apical inferior do ventrículo terão um eixo superior – o que significa que as derivações inferiores terão ondas S profundas. Taquicardias que se originam na parede livre esquerda manifestarão ondas S

Figura 18-5

dominantes nas derivações I e aVL porque o impulso está viajando para longe dos polos positivos dessas derivações e, frequentemente, um eixo QRS médio direito (ou para a direita) porque o impulso está viajando para a direita. Um impulso que se origina no septo *superior* (septo *basal*) manifestará ondas R dominantes nas derivações I e aVL porque o impulso está viajando para essas derivações. Haverá um eixo QRS médio esquerdo (ou para a esquerda) porque o impulso está viajando para a esquerda.

Como você vê na ilustração à esquerda (Figura 18-5), o impulso que se desenvolveu no septo e está viajando em direção ao eletrodo para a derivação aVL está produzindo uma onda R ampla e monofásica (A). O impulso que se desenvolveu no meio da parede lateral do ventrículo esquerdo enviou um vetor grande para a direita e um vetor menor para a esquerda, o que resultou em um complexo rS na derivação I (B). Se o impulso tivesse se originado no epicárdio, ele não poderia ter enviado um vetor para a esquerda porque não há miocárdio lá! Ele teria viajado exclusivamente para a direita, criando um complexo QS na derivação I.

> **TRUQUE |** Aqui está um truque que aprendi há muitos anos. Ele ajudará você a entender melhor os impulsos dentro dos ventrículos e tornará muito do que você está aprendendo mais intuitivo: feche os olhos e visualize um impulso se movendo da parede lateral do ventrículo esquerdo para a direita – com a grade de referência hexaxial ao fundo. Se estiver se movendo para a direita, está deixando a área das derivações I e aVL e viajando em direção à derivação aVR (e possivelmente à derivação III também). Ao mesmo tempo, imagine um complexo QS se desenvolvendo nas derivações I e aVL e ondas R aparecendo nas derivações aVR e III. Você só precisa fazer isso algumas vezes antes que se torne tão intuitivo que, quando você vê o QRS em uma derivação, você quase imediatamente sabe como as outras derivações devem se parecer.

Reentrada: Doença cardíaca estrutural vs. taquicardias ventriculares idiopáticas

Tenha em mente que estamos discutindo taquicardias ventriculares reentrantes *causadas por doença cardíaca estrutural*. Às vezes, isso é chamado de taquicardia ventricular relacionada à cicatriz. A reentrada, no entanto, também pode ocorrer em algumas das taquicardias ventriculares idiopáticas e elas também serão regulares e monomórficas. Mas aqui está a diferença - quase *todas* as taquicardias devido a doença cardíaca estrutural são reentrantes, enquanto esse não é o caso da maioria das TVs idiopáticas. A maioria das taquicardias ventriculares idiopáticas é baseada em atividade desencadeada.

Para colocar as coisas em perspectiva, se o traçado do ECG manifesta um padrão semelhante ao BRD, então a taquicardia ventricular se origina no ventrículo ESQUERDO. Noventa por cento de todas as taquicardias ventriculares são devido a doença cardíaca estrutural e 10% são devido a taquicardias ventriculares idiopáticas. E 90% de todas as taquicardias ventriculares idiopáticas se originam no ventrículo DIREITO como atividade desencadeada e apenas 10% se originam no ventrículo ESQUERDO. Então... de todas as taquicardias ventriculares originadas no ventrículo esquerdo, menos de 1% não serão taquicardias reentrantes devido a doença cardíaca estrutural.

PÉROLA | Se uma taquicardia ventricular tiver um padrão monomórfico amplo
e regular com uma morfologia semelhante ao BRD na derivação V1, pense em TV
reentrante relacionada à cicatriz até que se prove o contrário.

Há menos taquicardias ventriculares reentrantes devido a doença cardíaca estrutural originada
no ventrículo direito. E por que isso acontece? É porque há menos infartos do miocárdio do
ventrículo direito: as paredes são muito mais finas, operam contra muito menos pressão e
podem aumentar seu suprimento de sangue do sangue intracavitário. No entanto, há focos de
fibrose (o mesmo que *cicatriz*), *gordura* e *nódulos sarcoides* que podem resultar em taquicardias
ventriculares reentrantes características de taquicardias relacionadas a cicatrizes – e que são
igualmente perigosas. Felizmente, esses tipos são muito raros.

Aprendendo com um ECG real

Vamos dar uma olhada em uma taquicardia ventricular relacionada a cicatrizes e ver o que
podemos aprender com ela (Figura 18-6):

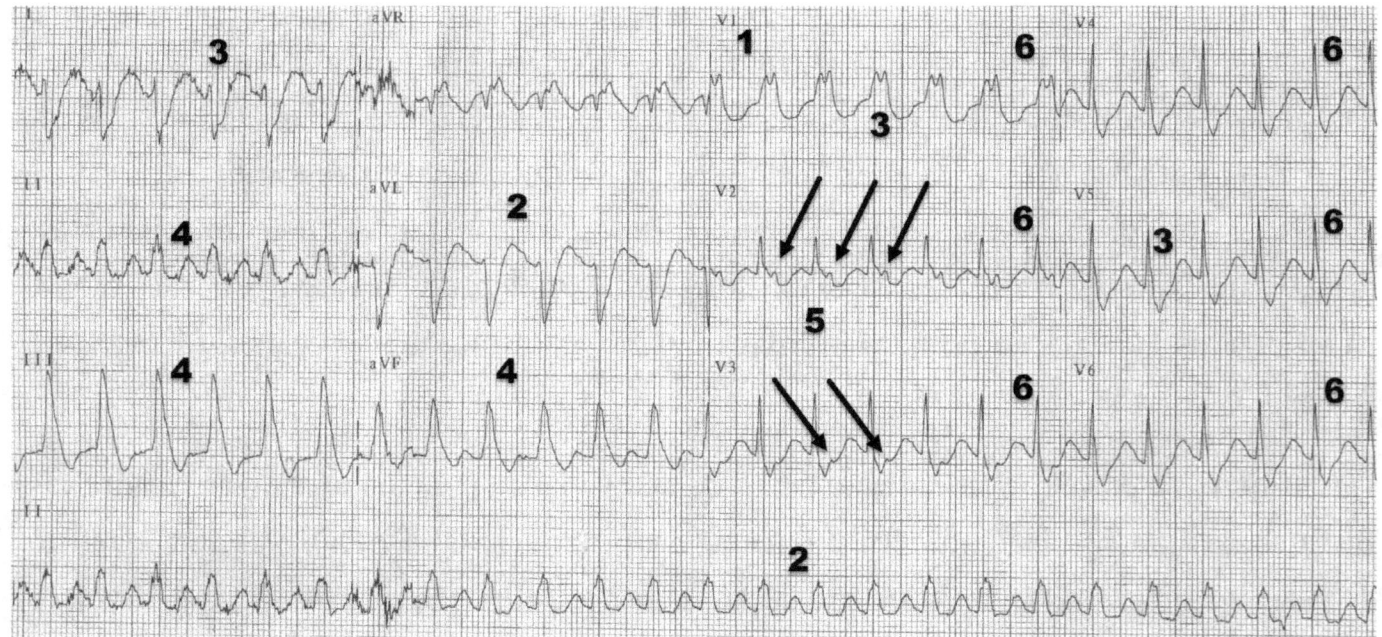

Figura 18-6

O que há neste ECG que nos faria favorecer TV em vez de TSV com aberrância, mesmo antes
de recorrer a um dos algoritmos ou métodos discutidos anteriormente?

Este ECG tem uma morfologia semelhante a BRD na derivação V1, o que indica que a taquicardia está se originando no ventrículo esquerdo. *A maioria das taquicardias ventriculares — e certamente a maioria das TVs devido a doença cardíaca estrutural — ocorre no ventrículo esquerdo*. Isso ocorre porque *a maioria dos infartos do miocárdio ocorre no ventrículo esquerdo*, deixando cicatrizes que se tornam um substrato para TVs reentrantes relacionadas a cicatrizes.

A taquicardia é *monomórfica* — cada QRS *dentro de uma derivação* é o mesmo que os outros complexos QRS *na mesma derivação*, o que torna mais provável que seja reentrante.

PÉROLA | Taquicardias ventriculares *monomórficas* são *regulares*. Taquicardias ventriculares *polimórficas* são *irregulares*. Embora esta seja outra "regra prática" — há muito poucas exceções a esta.

Observe as derivações V3 e V4. Se você visse apenas essas duas derivações, ficaria impressionado por elas serem parte de uma taquicardia de complexo amplo? Ou você faria como muitos outros e observaria apenas as ondas R estreitas e ignoraria as ondas S, que adicionam muito mais largura (duração) ao QRS? A derivação V1 deixa claro que se trata de uma taquicardia de complexo amplo.

DICA | É de vital importância que você diagnostique uma taquicardia – complexo QRS largo ou estreito – a partir de um ECG de 12 derivações e ***nunca*** de uma tira de ritmo! Taquicardias estreitas raramente podem se disfarçar como taquicardias de complexo amplo (principalmente quando associadas à elevação do segmento ST), mas não é difícil para uma taquicardia de complexo amplo verdadeira se disfarçar como uma taquicardia estreita – ocasionalmente com resultados desastrosos!

O complexo QRS tem 170 ms de duração. Isso é amplo! Embora *não seja patognomônico para taquicardia ventricular*, certamente apoia a limitação do nosso diagnóstico diferencial para TV ou AVRT antidrômico (e você se lembra de quão *raro* é o AVRT antidrômico).

As derivações inferiores no plano frontal neste ECG indicam um eixo inferior – as ondas R altas nas derivações II, III e aVF estão *apontando para cima, para a origem do impulso*. Lembre-se: os complexos QRS nas derivações inferiores no plano frontal sempre apontam para a ORIGEM do impulso – NÃO para seu DESTINO! Eles apontam para onde o impulso está *vindo – não* para onde ele está indo! Então, se o impulso se origina no ventrículo superior, então ele deve estar viajando para baixo (inferiormente) em direção ao ápice – resultando em um eixo inferior.

Se você observar as derivações V2 e V3, poderá ver pequenas deflexões verticais no *mesmo intervalo R-P' após cada complexo QRS* (setas). Esta é a *associação ventriculoatrial (VA)*. Um impulso *do ventrículo* entra nos átrios através do nó AV de forma retrógrada. Embora pareça que *deveria* indicar taquicardia ventricular, acredite em mim – *não indica!* Observe que eu disse *um impulso do ventrículo e não um impulso originado no ventrículo*. Certamente, uma taquicardia ventricular poderia produzir tal condução VA, *mas também poderia uma AVRT ortodrômica ou antidrômica, bem como uma taquicardia juncional reciprocante permanente (TJRP)*! Sabemos que isso não é dissociação AV porque *não há dissociação*! Essas ondas P' têm *uma relação fixa com o QRS anterior*. Isso nos diz que o QRS – *ou o que quer que esteja produzindo o QRS* – está produzindo essas ondas P'. Uma taquicardia juncional com condução aberrante poderia produzir tal padrão? Sim! Mas deixe-me contar um segredo bem guardado: a maioria dos médicos — mesmo aqueles que leem um número significativo de ECGs toda semana — acabará se aposentando da prática sem nunca ter visto uma verdadeira taquicardia juncional! É verdade que eles podem ver *um complexo juncional prematuro* de vez em quando ou *um ritmo de escape juncional* — mas taquicardias juncionais são muito raras. Quem as vê? Cardiologistas, cardiologistas pediátricos especialmente, e aqueles profissionais de saúde que gerenciam pacientes que passaram por cirur*gia cardíaca para doença cardíaca congênita*. Além deles, muito poucos outros. Pratiquei medicina interna e medicina de emergência por quase 40 anos — muitos desses anos no hospital do Texas Heart Institute — e *nunca* encontrei uma verdadeira taquicardia juncional durante meus anos de prática. Vi complexos juncionais prematuros, ritmos idiojuncionais (idionodais) e ritmos de escape juncional — *mas nenhuma taquicardia juncional!* Esteja ciente de que muitas pessoas se referem a AVNRT e AVRT como "taquicardias juncionais". Isso NÃO está correto!

> **PÉROLA |** Os complexos ectópicos atriais (CEAs) são muito mais comuns do que os complexos ectópicos juncionais (CEJs). Se você acha que está vendo um CEJ — e certamente verá, de vez em quando (eles podem ser pouco frequentes, mas não são raros) — tenha certeza de que não está vendo um CEA com uma onda P' oculta.

A transição precordial parece ocorrer antes da derivação V1, então é definitivamente uma transição muito precoce. A relação R/S parece estar diminuindo.

PÉROLA | *Quanto mais precoce a transição, mais para a esquerda (ou posterior) a origem do ritmo. Quanto mais tardia a transição (na derivação V4 ou depois), mais para a direita (ou anterior) a origem do ritmo.* Se a transição precordial ocorrer antes da derivação V1, a origem do foco ectópico provavelmente está na parede livre do ventrículo esquerdo. Se a transição precordial for após a Derivação V6, o foco ventricular provavelmente está na parede livre do ventrículo direito.

Como essa transição precordial ocorreu *antes* da Derivação V1, a origem do ritmo é muito para a esquerda (posterior), o que concorda com nosso diagnóstico de uma taquicardia originária do ventrículo esquerdo.

Sem olhar novamente para o ECG (Figura 18-6) e — lembrando o que foi dito sobre a transição precordial sugerindo uma origem na parede livre do ventrículo esquerdo — como a Derivação I deveria se parecer se o foco ectópico estivesse no endocárdio da parede livre? No epicárdio da parede livre? Se estiver na camada endocárdica, a Derivação I deve manifestar um complexo rS; se estiver no epicárdio, a Derivação I deve manifestar um complexo QS. *Agora*, observe o ECG.

2. Cardiomiopatia Arritmogênica (CAM, anteriormente ARVC/D)

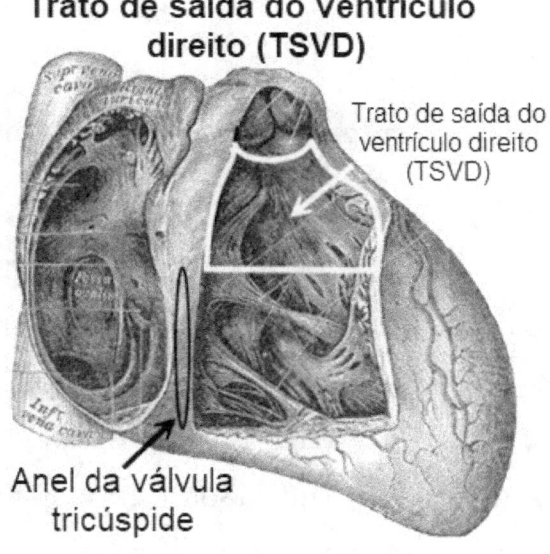

Trato de saída do ventrículo direito (TSVD)

Trato de saída do ventrículo direito (TSVD)

Anel da válvula tricúspide

Interior do ventrículo direito

Figura 18-7

Aqui está uma PÉROLA muito importante que eu quero enfatizar neste ponto:

PÉROLA | Quando comparamos a magnitude de dois complexos QRS, por exemplo, normalmente comparamos a altura das ondas R ou a profundidade das ondas S. Por favor, entenda que tais observações nada mais são do que *aproximações grosseiras*. O que deveríamos comparar é a soma algébrica de todas as áreas dentro das deflexões que compõem o QRS – tanto *positivas* quanto *negativas*. Agora, não entre em pânico e torne isso mais difícil! O que você precisa estar alerta é que quando há uma onda R relativamente alta, mas muito fina, e uma onda S rasa, mas muito larga, o QRS provavelmente é uma deflexão negativa. Não importa qual deflexão é mais alta ou mais profunda – *é a área dentro da deflexão que mais importa!*

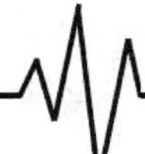

Assinatura eletrocardiográfica

Padrão semelhante ao bloqueio do ramo esquerdo na derivação V1

Geralmente um eixo superior no plano frontal (mas ocasionalmente um eixo inferior)

Ondas épsilon, vistas apenas em 10-37% dos casos - mas *patognomônicas*

Duração do QRS na derivação I > 120 mseg

Tempo de pico da onda R > 80 mseg em uma ou mais derivações

Entalhe do QRS em uma ou mais derivações

Você pode nunca ter ouvido falar dessa cardiomiopatia em particular (anteriormente conhecida como *cardiomiopatia/displasia arritmogênica do ventrículo direito*, ou ARVC/D), mas se você quiser saber alguma coisa sobre taquicardias ventriculares, você precisa saber sobre ESTA! Aqui está o porquê: no próximo capítulo, você aprenderá sobre *taquicardias ventriculares idiopáticas* e que algumas taquicardias ventriculares são benignas (sim, você leu corretamente!) e que algumas nem mesmo requerem tratamento (sim, você leu corretamente, também!). Essas taquicardias ventriculares benignas residem principalmente no *trato de saída do ventrículo direito* (Figura 18-7), dos folhetos da válvula pulmonar até o topo do anel da válvula tricúspide (ou seja, a parte superior do ventrículo direito), *principalmente no septo superior ou imediatamente adjacente a ele*, embora inclua toda a circunferência do ventrículo direito superior.

A cardiomiopatia arritmogênica é uma taquicardia ventricular potencialmente letal devido à doença cardíaca estrutural que também reside principalmente no ventrículo direito. Mas, na maioria das vezes, ela se origina no *ventrículo direito inferior*, ao redor do ápice e, especialmente, na parede livre lateral abaixo do TSVD. Portanto, existem dois tipos de taquicardias ventriculares no ventrículo direito - uma TV *benigna* que se origina na parte superior do ventrículo e uma TV *maligna* que se desenvolve na parte inferior do ventrículo direito. (Nota: existem outros tipos de doença cardíaca estrutural no ventrículo direito além da CA, como a sarcoidose.)

Um impulso originado na área *superior* e *benigna* viajará *para baixo* em direção às derivações inferiores (II, III, aVF), o que resultará em *ondas R altas nessas derivações*, apontando para CIMA em direção à origem do impulso. Por outro lado, um impulso originado na área apical inferior e mais letal viajará para cima e para longe das derivações inferiores (II, III aVF), o que resultará em *ondas S profundas* nessas derivações, fazendo com que apontem para BAIXO em direção ao ápice e à origem do impulso.

Então, neste ponto as coisas parecem bem claras e simples, pelo menos na presença de taquicardia ventricular com um padrão semelhante ao BRE na derivação V1 (indicando origem no ventrículo direito): se os complexos QRS nas derivações inferiores forem ondas R altas, então a taquicardia ventricular é benigna; mas se os complexos QRS nas derivações inferiores forem ondas S profundas, então a taquicardia ventricular é muito perigosa.

Eu realmente queria que fosse assim! Eu realmente queria!

Infelizmente, raramente, a cardiomiopatia arritmogênica maligna também pode se originar na parte superior do ventrículo direito (trato de saída do ventrículo direito, ou TSVD) e se apresentar com uma morfologia semelhante à do BRE e um eixo inferior (ondas R altas) nas derivações inferiores. Ela se parecerá muito com o tipo benigno de taquicardia ventricular. Mas... algumas diferenças podem ajudar a distinguir uma da outra quando a cardiomiopatia arritmogênica se origina do trato de saída do ventrículo direito. Eu discuto como fazer isso no Capítulo 23, "TCLs semelhantes e como distingui-los..."

A cardiomiopatia arritmogênica é um distúrbio herdado geneticamente. Está presente até mesmo no feto. Ela afeta especificamente o gene que produz *desmossomos* — as pequenas fibrilas que mantêm os miócitos juntos em grupos. Se os desmossomos forem defeituosos, as células individuais começam a se separar e o espaço que se desenvolve entre elas se enche de fibrina e gordura. Isso começa no ventrículo direito e o ventrículo direito é afetado principalmente. No entanto, a cardiomiopatia também pode afetar o ventrículo esquerdo e ambos os ventrículos podem ser envolvidos simultaneamente. É por isso que as palavras "ventricular direito" foram retiradas de seu nome original (cardiomiopatia arritmogênica do ventrículo direito).

Os pequenos focos de gordura e fibrina distribuídos pelas paredes ventriculares não são condutores, formando barreiras que podem retardar a condução através do ventrículo. Este é um ótimo substrato para taquicardia ventricular reentrante *devido à doença cardíaca estrutural!*

Existem dois achados característicos para cardiomiopatia arritmogênica visíveis *apenas durante o ritmo sinusal*: deflexões pós-despolarização chamadas *ondas épsilon* (ε) e inversões da onda T nas derivações V1 – V3 (geralmente acompanhadas também por inversões da onda T nas derivações inferiores) que também podem ser vistas ocasionalmente durante a taquicardia. As ondas Epsilon são *patognomônicas* – a especificidade é excelente (100%), mas a sensibilidade é baixa (entre 10 – 37%). As inversões da onda T são bastante específicas, mas também são compartilhadas com *embolia pulmonar aguda* e *inversões da onda T juvenil*. Novamente, essas são descobertas apenas durante o ritmo sinusal.

Como é a aparência da CAM *durante o ritmo sinusal*?

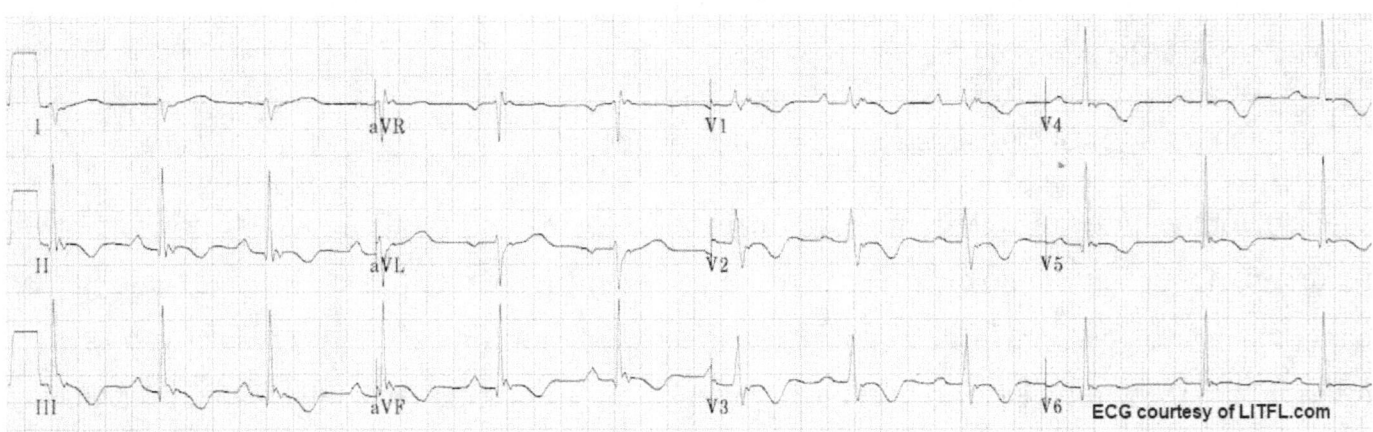

Figura 18-8

Como você vê na Figura 18-8, há inversão da onda T não apenas nas derivações V1 – V5 (mais notavelmente em V1 – V3), mas também inversão da onda T nas derivações inferiores. Há também ondas épsilon (ε) presentes que são patognomônicas para ARVD/C, mas geralmente não estão presentes. Alguns artigos afirmam que elas estão presentes apenas nas derivações precordiais direitas, mas, na minha experiência, eu as vi nas derivações do plano frontal inferior também. Aqui está um exemplo ampliado deste ECG (Figura 18-9):

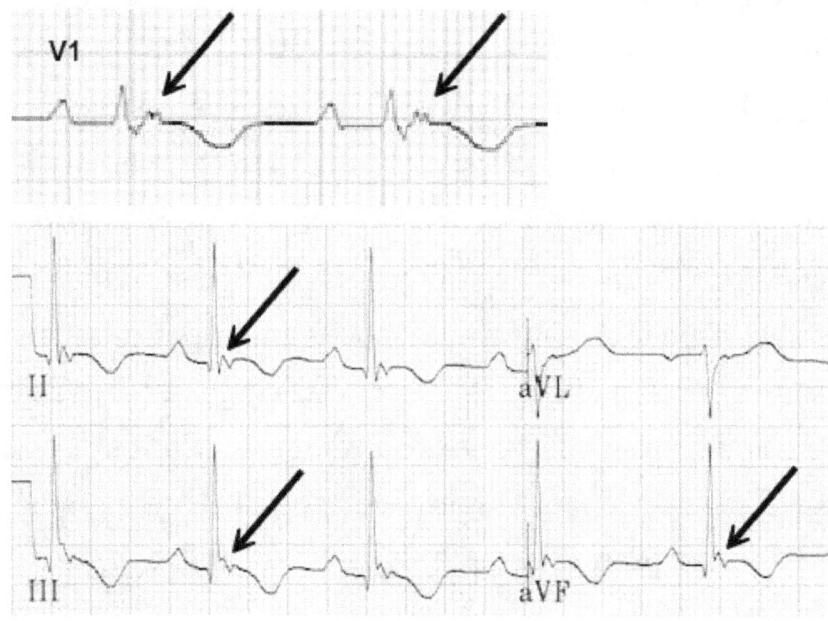

Figura 18-9

As setas indicam as ondas épsilon que são *deflexões pós-despolarização* – como ondas J – e *não fazem parte do complexo QRS*. Às vezes, as ondas épsilon aparecem no ponto J; em outras vezes, a onda épsilon pode estar ligeiramente separada do ponto J. Em minhas aulas, eu me refiro a isso como um pouco de "luz do dia" entre o ponto J e a onda épsilon.

Aqui está a aparência da cardiomiopatia arritmogênica (CA) durante a taquicardia ventricular (Figura 18-10):

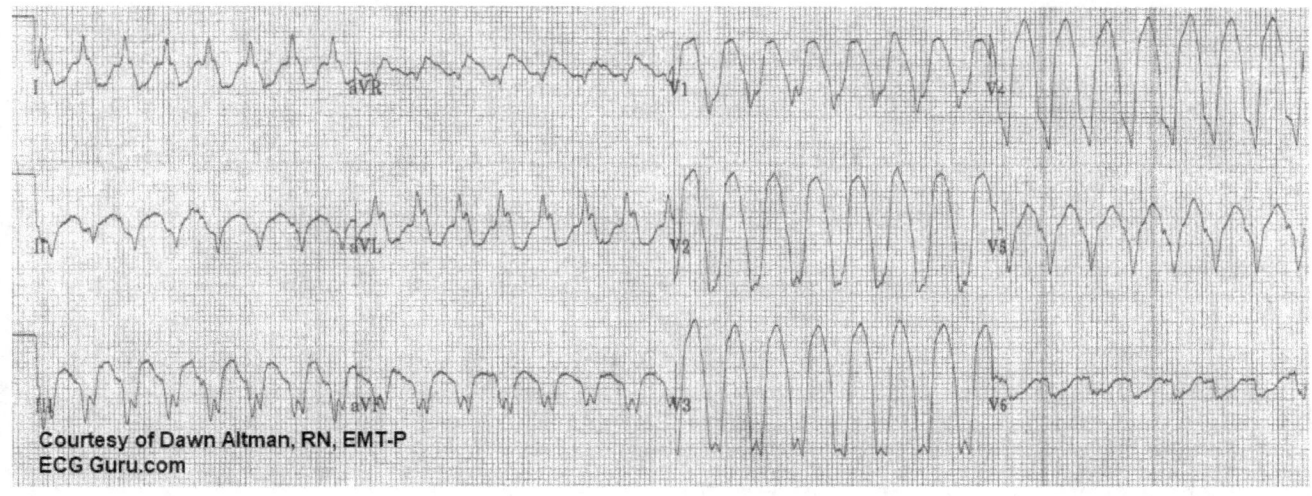

Figura 18-10

Isto tem uma assinatura típica para uma taquicardia vinda do ápice do ventrículo direito – a própria vizinhança de AC! Há **uma morfologia semelhante a BRE na derivação V1** indicando uma origem no ventrículo direito. O que mais indica uma origem ventricular direita? **A transição precordial ocorre muito tarde** – provavelmente além da derivação V6! Você provavelmente não verá ondas épsilon ou inversões de onda T precordial direita *durante* a taquicardia ventricular. A grande dica, no entanto, de que isso é provavelmente devido à cardiomiopatia arritmogênica é o **eixo superior** manifestado pelas ondas S dominantes em todas as três derivações inferiores. Esta é uma taquicardia reentrante (Como sabemos que é reentrante?) em um paciente com doença cardíaca estrutural (AC é doença cardíaca *estrutural!*). Qual é a probabilidade de que este ECG seja de um paciente com AC? Muito bom! Taquicardias ventriculares vindas do ventrículo direito são incomuns em geral. Você pode encontrar muitas delas online porque quando alguém encontra uma, eles imediatamente a publicam. Esta taquicardia está vindo de baixo do trato de saída do ventrículo direito e isso aponta para CA. Poderia outro tipo de taquicardia ventricular estar ocorrendo aqui? Possivelmente, mas isso é muito característico da cardiomiopatia arritmogênica. É gerenciado de acordo com os protocolos ACLS.

As derivações de Fontaine

Para maximizar o esforço de registrar ondas épsilon, que estão presentes apenas 10 a 37% do tempo, podemos reorganizar os eletrodos para as derivações do plano frontal e registrar três novas derivações: F1, F2 e F3. Estas são as derivações de Fontaine (F = Fontaine) (Figura 18-11):

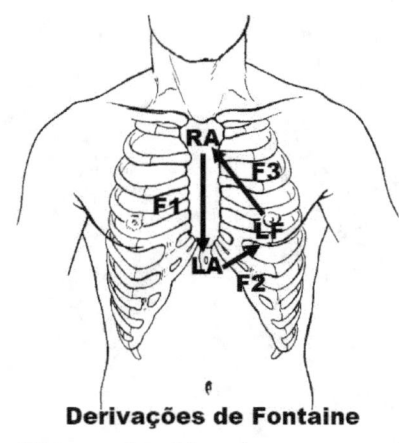

Derivações de Fontaine

Figura 18-11

O eletrodo do braço direito (RA) é colocado sobre o manúbrio.

O eletrodo do braço esquerdo (LA) é colocado sobre o processo xifoide.

O eletrodo do pé esquerdo (LF) é colocado na mesma posição que a derivação V4. (Observação: você não pode usar o fio do eletrodo precordial normal para V4; você deve conectar o fio do eletrodo do pé esquerdo ao eletrodo V4 na parede torácica.)

Ao contrário da derivação de Lewis – que é apenas uma derivação e é lida na derivação I – há TRÊS derivações de Fontaine, então devemos nomeá-las...

F 1 – Leia isto na derivação I no traçado de ECG

F 2 – Leia isto na derivação III no traçado de ECG

F 3 – Leia isto na derivação II no traçado de ECG

Cuidado! O número da derivação de Fontaine não corresponde necessariamente ao número da derivação do membro (F2 é derivação III e F3 é derivação II).

Ao registrar as derivações de Fontaine, a velocidade do papel deve ser aumentada para 50 mm/seg e a voltagem definida para 20 mm/mV. Use uma configuração de filtro de 40 Hz.

As ondas épsilon são deflexões *positivas* (nunca *negativas*) que aparecem no final do complexo QRS, às vezes ligeiramente separadas do ponto J – mas apenas por milissegundos. Elas têm uma aparência muito irregular, então você não deve confundi-las com ondas P′ retrógradas. Elas são consideradas evidências da ativação tardia de miócitos vivos espalhados entre os nódulos de gordura e fibra localizados ao longo das paredes ventriculares e são patognomônicas para cardiomiopatia arritmogênica.

> **NOTA |** A onda épsilon na derivação V1 da Figura 18-9 pode dar a impressão de maior separação do QRS – mas isso ocorre apenas porque o QRS termina com uma onda S. A onda épsilon ainda está localizada no ponto J!

3. Taquicardia de Reentrada de Ramo (TBR)

A taquicardia de reentrada de ramo (TBR) é uma das mais letais de todas as taquicardias ventriculares. Embora tenha sido relatada em pacientes sem nenhuma doença cardíaca estrutural, o que a qualificaria como uma taquicardia ventricular idiopática, ela está quase sempre associada à cardiomiopatia dilatada (isquêmica e não isquêmica) ou doença cardíaca valvar, o que também a torna uma taquicardia ventricular devido à doença cardíaca estrutural. A cardiomiopatia dilatada não isquêmica é o substrato mais comum para taquicardia de ramo. Também é vista em pacientes com distrofia miotônica, em que uma minoria de pacientes com essa doença desenvolve uma degeneração progressiva do sistema de condução ventricular.

A taquicardia de reentrada de ramo não é uma taquidisritmia que você provavelmente diagnosticará no departamento de emergência ou na unidade de terapia intensiva. Geralmente, ela é diagnosticada durante o teste eletrofisiológico. No entanto, há algumas dicas de que você está lidando com essa disritmia muito perigosa.

PÉROLA | O impulso viajando pela via descendente ativará o ventrículo naquele lado primeiro. Se o ramo direito do feixe for a via descendente, então a ativação do ventrículo direito primeiro resultará em um padrão BRE. Então, *o tipo de padrão de bloqueio do ramo na derivação V1 indicará a via descendente.*

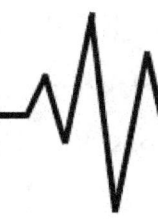

Electrocardiographic Signature

Morfologia LBBB na derivação V1 (muito, muito raramente uma morfologia RBBB)

Monomórfica, geralmente exibindo morfologia clássica LBBB (ou raramente, RBBB)

Intervalo PR prolongado (um ECG enquanto o paciente está em ritmo sinusal é necessário para ver isso)

Frequências muito rápidas - geralmente > 200 batimentos/minuto e às vezes se aproximando de 300 batimentos/minuto

Existem três tipos de TBR (Figura 18-12):

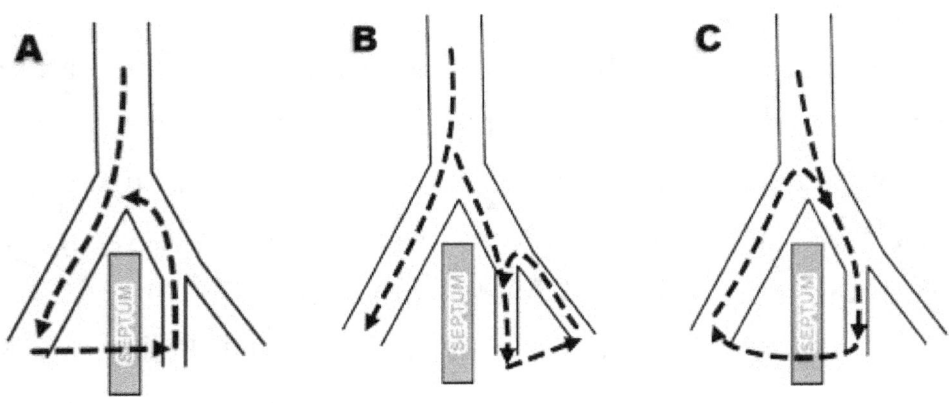

Figura 18-12

O primeiro tipo, é claro, é o Tipo A, no qual a taquicardia do ramo direito usa o ramo direito como o membro anterógrado do circuito de taquicardia. Com base no Diagrama A, é aparente que a única vez em que o impulso de taquicardia não está nas fibras de condução rápida do sistema His-Purkinje é no ponto de retorno inferior, onde ele deve cruzar o miocárdio funcional do septo interventricular para acessar o fascículo posterior e, finalmente, voltar para o ramo esquerdo comum do feixe. Assim, é fácil ver por que essas taquicardias são tão rápidas. Não há vias de condução cruzando o septo interventricular transversalmente (da direita para a esquerda ou da esquerda para a direita); toda a condução transeptal é de célula para célula.

O que você acha que aconteceria se – hipoteticamente – em vez do ponto de retorno inferior ser miocárdio septal de condução lenta, ele fosse composto de fibras de Purkinje de condução mais rápida? Você acha que isso poderia empurrar a frequência cardíaca para perto de 300 batimen tos/minuto... ou até mais rápido? A taquicardia do ramo do feixe provavelmente se extinguiria automaticamente! *As células miocárdicas de condução mais lenta no septo atrasam a condução por tempo suficiente para que o resto do circuito se repolarize e esteja disponível para conduzir o próximo impulso.*

> **PÉROLA |** Todo circuito de reentrada deve fornecer um atraso em algum ponto do circuito — não importa quão pequeno — para permitir que a repolarização seja concluída e a refratariedade causada pelo impulso anterior termine. Caso contrário, o impulso entraria na refratariedade do batimento anterior e a taquicardia se autoter-minaria automaticamente. Uma cardiomiopatia dilatada aumenta o comprimento do circuito de taquicardia, o que ajuda a sustentar o mecanismo de reentrada, e a doença dentro do sistema de condução que causa lentidão em alguns pontos também fornecerá algum atraso e ajudará a sustentar a taquicardia.

O próximo tipo de taquicardia de ramo é o **Tipo C**, no qual o ramo anterógrado é o feixe comum esquerdo e (geralmente) o fascículo posterior, uma vez que corre ao longo do lado esquerdo do septo. É muito semelhante, exceto que a morfologia do QRS na derivação V1 exibe uma morfologia BRD. O Tipo C é muito raro.

O **Tipo B** não é baseado em um circuito envolvendo os principais ramos do feixe, mas, em vez disso, utiliza os fascículos posterior e anterior. Isso é conhecido como taquicardia *interfascicular*. Novamente, pode-se pensar que essa taquicardia seria extremamente rápida, mas ela também é um tanto restrita à frequência: deve ser lenta o suficiente para permitir que ambos os fascículos se repolarizem para evitar a colisão com fibras refratárias. O ponto de retorno mais baixo é o comprimento do miocárdio em funcionamento entre as bases dos músculos papilares anterior e posterior, o que serve para adicionar algum atraso dentro do circuito de reentrada e permitir a conclusão da repolarização.

Tanto o **Tipo A** quanto o **Tipo C** enviam impulsos retrógrados pelo feixe de His até os átrios.

Você pode estar se perguntando: "Como um circuito reentrante *que inclui um ramo do feixe bloqueado suporta a reentrada*?" A resposta está na próxima PÉROLA:

PÉROLA | Esta é uma taquicardia ventricular. Bloqueios de ramo do feixe são "bloqueios" somente quando o impulso é conduzido pelo feixe de His e entra nos ventrículos de uma origem supraventricular - atrial ou juncional. **Quando um *padrão* de bloqueio de ramo do feixe aparece durante uma taquicardia ventricular *ectópica*, é uma indicação da *origem* da disritmia e *não* uma manifestação de um bloqueio!**

Além da cardiomiopatia dilatada e da doença cardíaca valvular, deve haver *doença concomitante no sistema de condução ventricular*. Isso também pode permitir atraso de condução suficiente para manter o circuito de reentrada.

DICA | Todo circuito de reentrada circular deve ter uma área de condução lenta para permitir que o circuito se recupere do estado refratário. Esta pode ser uma área de condução naturalmente mais lenta, uma área doente com condução mais lenta ou o circuito pode ser longo o suficiente para ser capaz de se repolarizar antes que o impulso tenha percorrido todo o seu caminho.

A taquicardia reentrante do ramo do feixe responderá à cardioversão D/C, mas você deve se lembrar de que *o substrato que precipitou e manteve a taquicardia ainda está presente!* Nada que você fez mudou isso! Medicamentos não previnem nem terminam esse tipo de taquicardia ventricular. A ablação é a primeira linha de tratamento permanente e é realizada pela ablação do ramo direito do feixe!

PÉROLA | Você deve ter notado que a palavra "ventricular" geralmente não é incluída no nome dessa taquicardia. *Não há ramos do feixe nos átrios!*

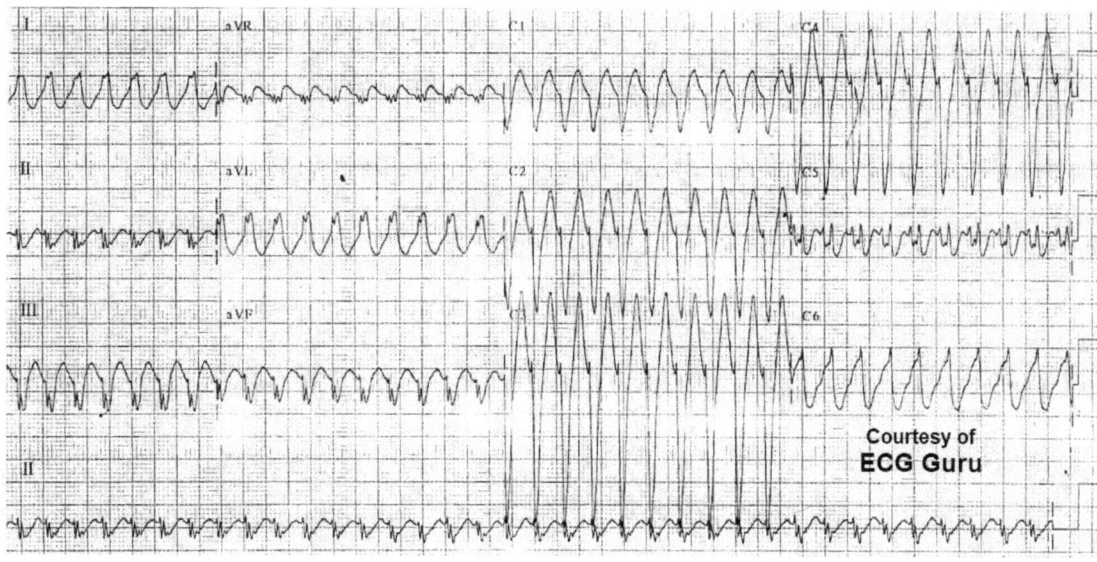

Figura 18-13

Aqui está um ECG de 12 derivações (Figura 18-13) que pode representar uma taquicardia reentrante de ramo. Lembre-se de que *o diagnóstico real é feito após o teste eletrofisiológico*, mas é exatamente assim que parece no papel.

Novamente, observe que o padrão de bloqueio de ramo esquerdo na derivação V1 não sugere que haja qualquer problema com o ramo esquerdo. Parece porque o ramo direito está ativando ANTES do ramo esquerdo. No papel ou em um monitor, isso dá a impressão de um bloqueio de ramo quando nenhum está presente.

Como isso acontece? Há algo que *um bloqueio de ramo esquerdo* e *um batimento ectópico no ventrículo direito* têm em comum: *ambos resultam na ativação do ventrículo direito ANTES do ventrículo esquerdo!*

Um exercício para verificar sua compreensão

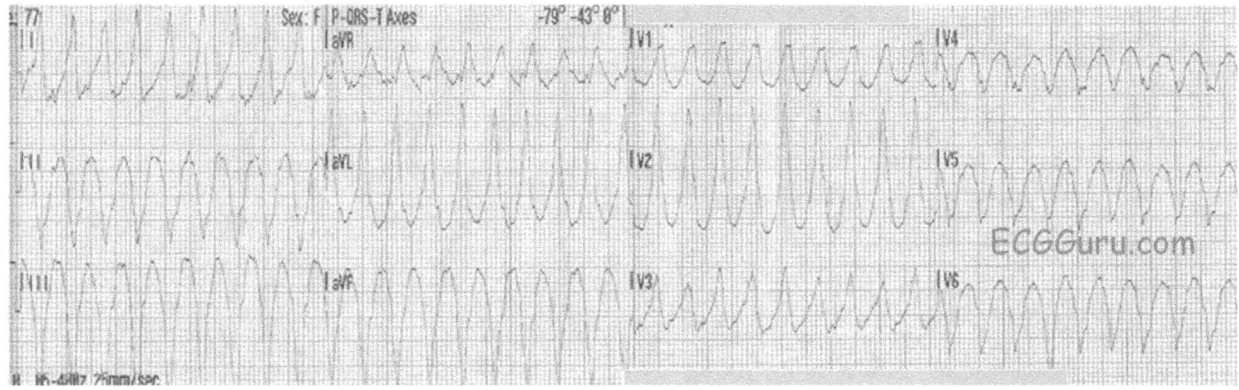

Figura 18-14

Quantos sinais de taquicardia ventricular devido a doença cardíaca estrutural você vê neste ECG? (Isso não é um truque! É realmente devido a doença cardíaca estrutural.)

(Sugestões após as "Leituras Recomendadas.")

Leituras Recomendadas:

Corrado D, MD, Link MS, MD, Calkins H, MD. Review Article: Arrhythmogenic Right Ventricular Cardiomyopathy. N Engl J Med. 2017;376:61-72. DOI: 10.1056/NEJMra1509267

Corrado D, Basso C, Thiene G. Arrhythmogenic right ventricular cardiomyopathy: diagnosis, prognosis, and treatment. Heart. 2000;83:588±595.

Jastrzębski M, Moskal P, Kukla P, Fijorek K, Kisiel R, Czarnecka D. Specificity of wide QRS complex tachycardia criteria and algorithms in patients with ventricular preexcitation. Ann Noninvasive Electrocardiol. 2018;23:e12493.

Kusa S, MD et al. Bundle Branch Reentrant Ventricular Tachycardia With Wide and Narrow QRS Morphology. Circ Arrhythm Electrophysiol. 2013;6:e87-e91.

Wijnmaalen AP. ECG Identification of Scar-Related Ventricular Tachycardia With a Left Bundle-Branch Block Configuration. Circ Arrhythm Electrophysiol. 2011;4:486-493.

de Riva M, MD, Watanabe M, MD, Zeppenfeld K, MD. Twelve-Lead ECG of Ventricular Tachycardia in Structural Heart Disease. Circ Arrhythm Electrophysiol. 2015;8:951-962.

Roberts JD, MD et al. Bundle Branch Re-Entrant Ventricular Tachycardia – Novel Genetic Mechanisms in a Life-Threatening Arrhythmia. JACC: Clinical Electrophysiology. Vol. 3, No. 3, 2017; 276-288.

Respostas sugeridas ao exercício (Figura 18-14):

1. Origem no ventrículo esquerdo (mais IMs fornecem mais substrato para TV)

2. Complexos QRS largos (sugerem condução lenta através do miocárdio em funcionamento))

3. Ritmo regular (sugestivo de reentrada)

4. Monomórfico

Chapter 19

As Taquicardias Ventriculares Idiopáticas "Benignas"

Taquicardias ventriculares idiopáticas são aquelas taquicardias ventriculares que não são causadas por nenhuma doença cardíaca estrutural. Quando a primeira taquicardia desse tipo foi descoberta, pesquisadores e cardiologistas ficaram confusos quanto à origem. Assim, eles as chamaram de "idiopáticas", que significa "de causa desconhecida". À medida que mais e mais dessas taquidisritmias muito heterogêneas eram descobertas, o progresso estava sendo feito rapidamente na determinação de suas origens. Hoje, sabemos como essas disritmias são produzidas e ainda chamamos esse grupo de "idiopáticas".

Enquanto as taquicardias ventriculares são divididas entre aquelas causadas por doença cardíaca estrutural e aquelas sem ela (idiopáticas), a categoria idiopática pode ser dividida em *benignas* e *potencialmente letais*. Algumas são causadas por atividade *desencadeada*, enquanto outras são causadas por *reentrada*. A atividade *desencadeada* produz taquicardias *benignas* (TSVD, TSVE) e *malignas* (torsade de pointes) e a *reentrada* produz taquicardias *benignas* (fasciculares) e *malignas* (ramo do feixe).

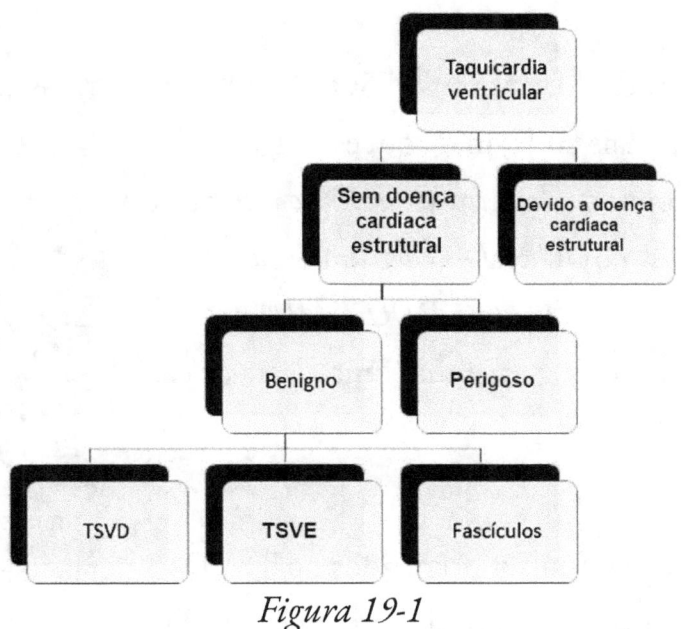

Figura 19-1

As taquicardias ventriculares idiopáticas benignas se originam em três lugares: trato de saída do ventrículo direito (TSVD), trato de saída do ventrículo esquerdo (TSVE) e fascículos posterior e anterior (mas principalmente o fascículo posterior).

Taquicardias do trato de saída do ventrículo direito (TSVD)

Vamos começar demonstrando o que o trato de saída direito inclui (Figura 19-2):

O trato de saída do ventrículo direito – o que é e onde fica?

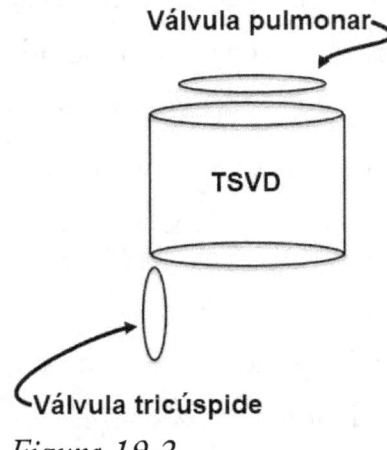

Válvula pulmonar

TSVD

Válvula tricúspide

Figura 19-2

O trato de saída ventricular direito (TSVD) é a área delimitada superiormente pela válvula pulmonar e inferiormente pelo topo da válvula tricúspide, que por sua vez forma o trato de *entrada*. A válvula pulmonar e as válvulas tricúspides são orientadas em ângulos retos – a válvula pulmonar sendo orientada *horizontalmente* e a válvula tricúspide sendo orientada *verticalmente*. O propósito do diagrama esquemático à esquerda (19-2) é mostrar que o TSVD se estende completamente ao redor do ventrículo superior direito. Uma representação mais realista está abaixo (19-3). Embora o TSVD tenha formato de cone, pensamos nele como dividido em um lado *direito*, anterior (juntos, chamados de *parede livre*), *esquerdo* e *posterior* (juntos, chamados de *septal*). Isso pode ser ainda mais simplificado para a área *posteromedial* ("septal") e a área *anterolateral* ("parede livre") – uma designação muito comum.

Há também um trato de saída do ventrículo ESQUERDO sobre o qual você aprenderá mais tarde, mas aqui está algo que você pode *não* ter previsto: *parte do trato de saída do ventrículo DIREITO está localizado à ESQUERDA e o trato de saída do ventrículo ESQUERDO está localizado à DIREITA!* (Use esta curiosidade para ver se você consegue ganhar uma xícara de café dos seus colegas!)

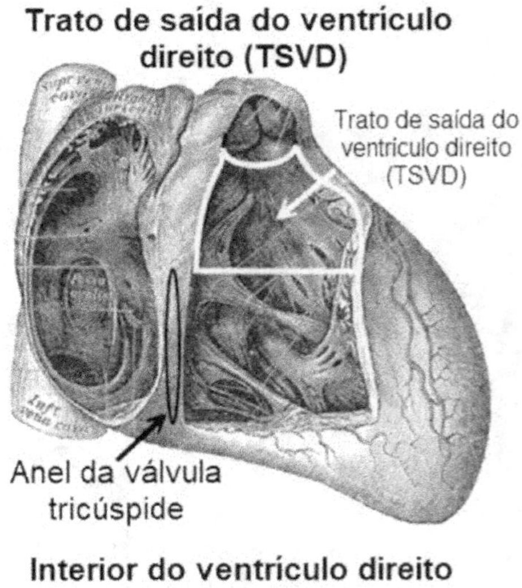

DICA | A maioria dos impulsos originados no TSVD estará no lado direito do septo ou muito próximo dele. Eles

Trato de saída do ventrículo direito (TSVD)

Trato de saída do ventrículo direito (TSVD)

Anel da válvula tricúspide

Interior do ventrículo direito

Figura 19-3

estarão mais próximos das fibras de Purkinje de condução

rápida (ou seja, os ramos do feixe) e, consequentemente, tenderão a ter complexos QRS mais bem formados, que tenderão a ser mais estreitos do que aqueles relacionados à cicatriz. No entanto, eles não serão tão estreitos ou bem formados quanto os complexos QRS das taquicardias que se originam no sistema de Purkinje!

Assinatura eletrocardiográfica

Morfologia do BRE na derivação V1

Eixo inferior (ondas R altas nas derivações II, III e aVF) no plano frontal

QRS na derivação I < 120 ms*

Transições precordiais que podem ser um pouco mais cedo (na derivação V3 ou antes) do que o esperado para um impulso ventricular

---

*A duração do QRS na Derivação I menor que 120 mseg não é tanto um diagnóstico de taquicardia TSVD (algumas podem ter durações maiores), mas serve para diferenciá-la de sua "parecida" mais próxima, a taquicardia reentrante da *cardiomiopatia arritmogênica*.

A TSVD tem uma relação muito única com a TSVE, o que às vezes leva a alguma confusão. Enquanto o septo interventricular separa a TSVD da TSVE, muitas vezes esquecemos que o septo nem sempre é uma parede muscular espessa como a parede livre do ventrículo esquerdo - há também uma seção fina e membranosa da primeira parte do septo no início da separação nos dois ventrículos:

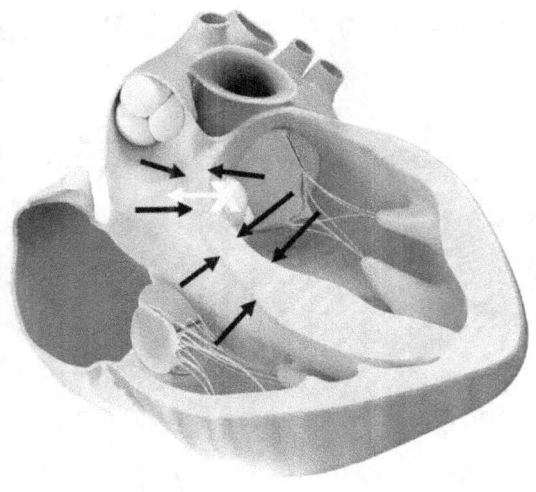

Este diagrama (Figura 19-4) mostra o TSVD (D) e o TSVE (E) com um septo gradualmente mais fino indicado pelas setas. O septo interventricular é visto dividindo o TSVD (D) do TSVE (E). A parte inferior do TSVD (que ainda está na parte superior do ventrículo direito) é separada do TSVE pela parede muscular espessa do septo. A parte superior do TSVD, no entanto, é separada do TSVE por uma membrana relativamente fina. O "X" indica um foco ectópico no trato de saída do ventrículo esquerdo (TSVE)

Figura 19-4

que na verdade sai para o trato de saída do ventrículo direito (TSVD)! Isso cria o paradoxo único em que um batimento ectópico originado no VENTRÍCULO ESQUERDO apresenta um padrão BRE! Então, aqui está outra maneira de ganhar uma xícara de café de seus colegas: pergunte a eles se um impulso originado no VENTRÍCULO ESQUERDO pode ter um padrão BRE! (Só não tente isso em nenhum dos seus amigos *eletrofisiologistas* – você vai pagar uma xícara de café *para eles!*)

Há várias coisas a saber sobre taquidisritmias TSVD (FYI – o "T" em TSVD se refere a "Trato", não "Taquicardia", então é correto dizer "taquicardia TSVD"):

Apresentação comum

Os pacientes são tipicamente mais jovens no início – 20 a 40 anos de idade – mas a taquicardia pode continuar a ocorrer até os últimos anos (60 e 70 anos). A queixa mais comum são palpitações e, ocasionalmente, tonturas se os episódios se tornarem sustentados – raramente síncope. Os episódios são geralmente muito curtos, no entanto – apenas algumas batidas e, em seguida, um término espontâneo. Eles podem ocorrer muitas vezes ao dia ou apenas ocasionalmente. O maior perigo para o paciente é o desenvolvimento de uma cardiomiopatia devido a episódios persistentes chamados *cardiomiopatia induzida por taquicardia*, ou CITC (mais sobre isso em um momento).

O que causa taquicardia TSVD?

A taquicardia é causada por *pós-despolarizações tardias* que levam à atividade desencadeada. *Não há intervalo QT prolongado* e a disritmia *não está relacionada a torsade de pointes*. Embora essas taquicardias não sejam causadas por doença cardíaca estrutural, a doença cardíaca estrutural pode estar presente.

Elas são consideradas benignas (não, isso não é um erro de digitação!). A maioria dos tratamentos visa reduzir o incômodo de palpitações frequentes. Aqueles pacientes com baixa carga ectópica (episódios infrequentes de taquicardia ou CVPs) que não apresentam sintomas ou não consideram seus sintomas um problema, às vezes são deixados sem tratamento.

Se sustentados (uma ocorrência muito infrequente), eles responderão de forma bastante eficaz à *adenosina!* Mas eles também respondem a *bloqueadores dos canais de cálcio*, *betabloqueadores*, *amiodarona* e até mesmo (às vezes) *manobras vagais*. A ablação é bem-sucedida em mais de 90% dos casos e as recorrências são poucas.

Enquanto algumas taquicardias ventriculares idiopáticas são benignas (taquicardias do trato de saída, taquicardias fasciculares) e algumas são muito perigosas (torsade de pointes, TVs polimórficas catecolaminérgicas), **todas as taquicardias ventriculares devido a doença cardíaca estrutural são perigosas e potencialmente letais!**

Há uma taquicardia ventricular devido a doença cardíaca estrutural que raramente pode se apresentar no trato de saída do ventrículo direito e parecer muito semelhante às taquicardias benignas da VSVD – e essa é a *cardiomiopatia arritmogênica* (veja o Capítulo 18, seção sobre "Cardiomiopatia arritmogênica..."). Essa doença é rara e geralmente se origina na região *apical* do ventrículo direito, mas em raras ocasiões pode se desenvolver na TSVD. A distinção entre essas duas taquicardias com tratamentos e prognósticos muito diferentes é discutida no Capítulo 23 ("TCLs semelhantes e como distingui-los...").

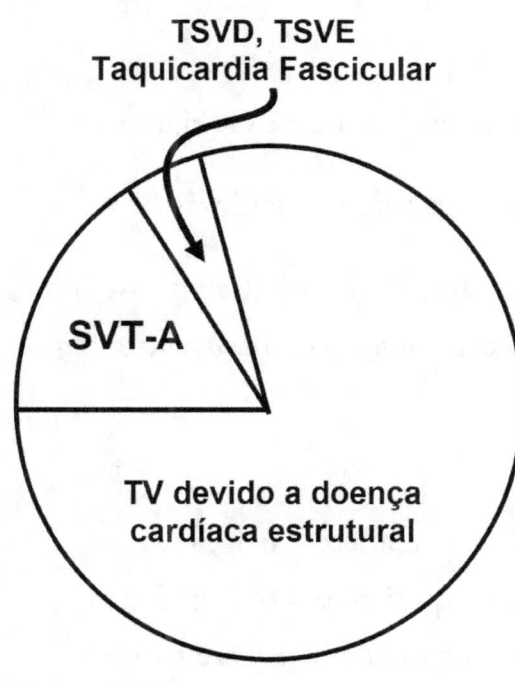

**TSVD, TSVE
Taquicardia Fascicular**

SVT-A

TV devido a doença cardíaca estrutural

Figura 19-5

Agora, não percamos a perspectiva: as taquicardias idiopáticas da TSVD são *muito raras*, representando apenas 10% de todas as taquicardias ventriculares. Taquicardias do TSVD compõem 80-90% de todas as TVs idiopáticas (que são 8-9% de todas as taquicardias ventriculares (Figura 19-5). Isso deixa cerca de 1% para as taquicardias ventriculares do lado esquerdo. É fácil encontrar exemplos de TSVD e taquicardias fasciculares posteriores na internet, mas isso ocorre porque quando alguém encontra uma, geralmente é postada para todos verem. Não deixe que isso distorça seu conceito da verdadeira frequência dessas taquidisritmias. Se você vir muitos pacientes cardíacos com disritmias, provavelmente encontrará uma delas de vez em quando. A grande maioria das taquicardias ventriculares que você gerenciará, no entanto, será devido a *doença cardíaca estrutural* e serão disritmias muito perigosas!

Vamos dar uma olhada em um ECG de taquicardia do TSVD...

Taquicardia do trato de saída do ventrículo direito (TSVD) Nº 1

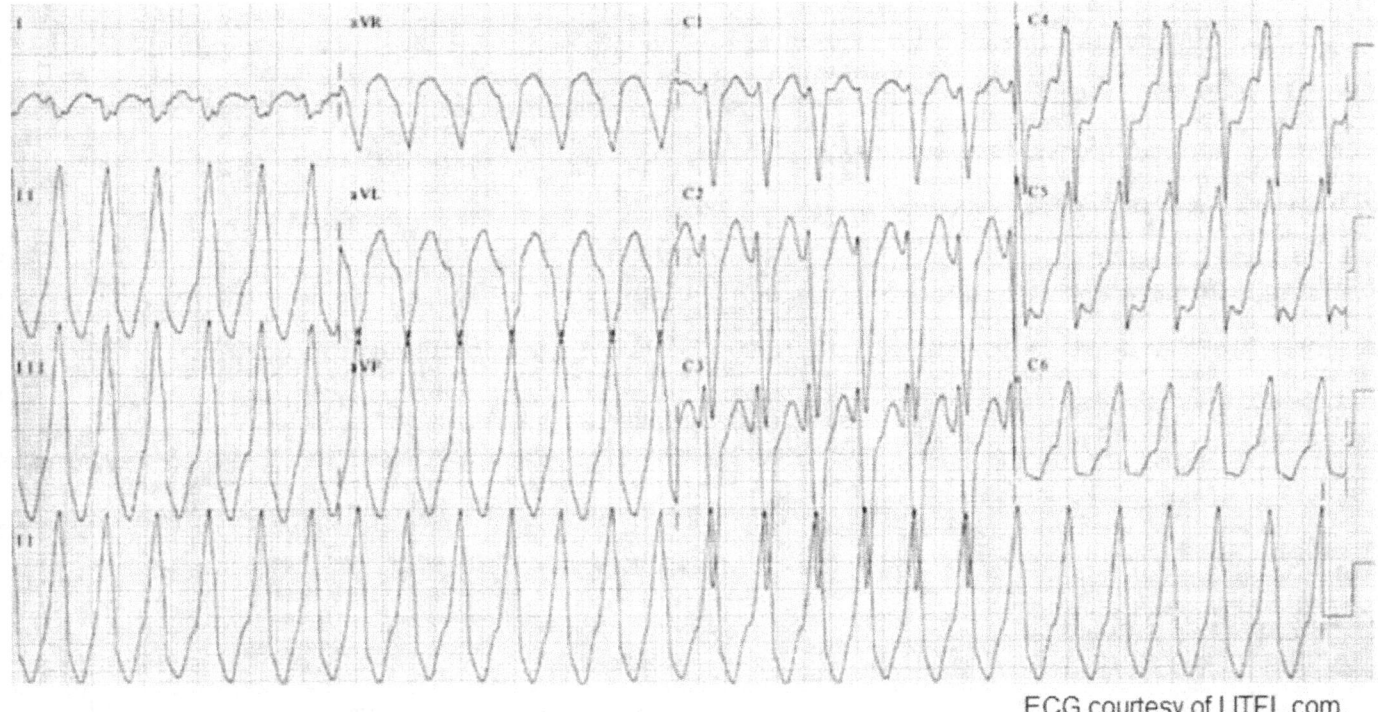

ECG courtesy of LITFL.com

Figura 19-6

Há várias coisas a serem observadas sobre taquicardias TSVD no traçado de ECG (Figura 19-6):

Embora sejam essencialmente benignas, elas ainda podem parecer muito assustadoras!

Os complexos QRS nas derivações inferiores (II, III, aVF) consistem em ondas R altas. Isso indica que a origem do impulso está no trato de saída. Pense nas ondas R *como apontando para a origem do impulso*.

PÉROLA | Nunca entendi por que tantos autores de livros didáticos e artigos de periódicos insistem em listar um "eixo inferior" como um requisito para o diagnóstico de taquicardia do trato de saída do ventrículo direito. O termo indica a *direção* em que o impulso está viajando. A partir disso, você deve decidir onde o impulso se originou. Por que não apenas olhar para os complexos QRS nas derivações inferiores, especialmente a derivação aVF, e dizer que "a taquicardia se originou no trato de saída"? Precisamos saber a *origem do impulso*. *Não nos importamos para onde o impulso está indo*, é a origem que nos diz o que queremos saber!

A transição precordial está localizada na derivação V4 (C4 neste ECG, Figura 19-6). Impulsos (vetores) originados no ventrículo direito normalmente mostrarão uma transição precordial da derivação V4 em diante para a derivação V6 e, às vezes, além. Ocasionalmente, no caso de taquicardias ou CVPs do TSVD, eles farão a transição pela derivação V3. Uma transição precordial na derivação V3 ou V4 indica uma localização no lado direito ou muito próximo do septo interventricular superior, uma localização mais à esquerda, mas ainda no ventrículo direito. Uma transição precordial na derivação V6, por exemplo, pode sugerir uma localização do foco ectópico mais à direita dentro do ventrículo direito - provavelmente na parede livre.

> **PÉROLA |** Você se lembra de como é o TSVD no TSVD superior? (Veja a Figura 17-4) Nesse ponto, o septo interventricular é apenas uma membrana fina que separa o TSVD do TSVE. Seria de se esperar que um foco originado no septo superior ESQUERDO tivesse uma transição precordial ao redor da Derivação V3, então por que não um foco no TSVD mais alto na parte que se curva ao redor da ESQUERDA do TSVE? Portanto, não é muito surpreendente que um impulso surgindo na porção superior do TSVD possa ter uma transição precordial mais precoce do que o esperado para uma estrutura ventricular direita.

Como a taquicardia TSVD é essencialmente benigna, por que tratá-la? A palavra-chave aqui é "essencialmente". Primeiro de tudo, as palpitações podem ser muito perturbadoras para o paciente. Além disso, embora essa taxa seja tolerada por alguém com boa saúde, imagine se o paciente tivesse estenose aórtica, doença arterial coronária ou DPOC grave. Não pareceria tão benigno para eles! E sempre há a ameaça de cardiomiopatia induzida por taquicardia (CITC) devido a episódios frequentes de taquicardia. Uma cardiomiopatia induzida por taquicardia pode ocorrer em qualquer pessoa com episódios frequentes de taquicardia ou mesmo CVPs muito frequentes (chamadas de alta carga de CVP). Se não for tratada, a condição do paciente se deteriorará lentamente e provavelmente acabará sendo fatal se não for tratada. No entanto, há boas notícias! Se a taquicardia ou CVPs excessivos forem tratados – geralmente por ablação – o paciente pode recuperar sua função ventricular completamente e retornará à sua fração de ejeção do VE pré-cardiomiopatia em cerca de 4 a 6 meses. A CITC também pode ocorrer em outras taquidisritmias – a taquicardia junção permanente recíproca (TJPR) é notória por causar CITC em crianças, às vezes fatal.

PÉROLA | As taquicardias benignas e idiopáticas do trato de saída ventricular são chamadas de "benignas" porque é extremamente improvável que resultem em colapso cardiovascular ou morte cardíaca súbita. No entanto, há dois problemas: 1) se a TV do trato de saída ocorrer com muita frequência, pode levar à cardiomiopatia induzida por taquicardia (CITC) e 2) embora a TV do trato de saída em si seja benigna, se o impulso encontrar uma cicatriz, pode se tornar uma taquicardia relacionada à cicatriz com todos os perigos associados. Não se confunda – o fato de que a taquicardia ventricular é do tipo benigno, idiopático devido à atividade desencadeada não exclui a presença de doença cardíaca.

Taquicardia do trato de saída do ventrículo direito (TSVD) #2

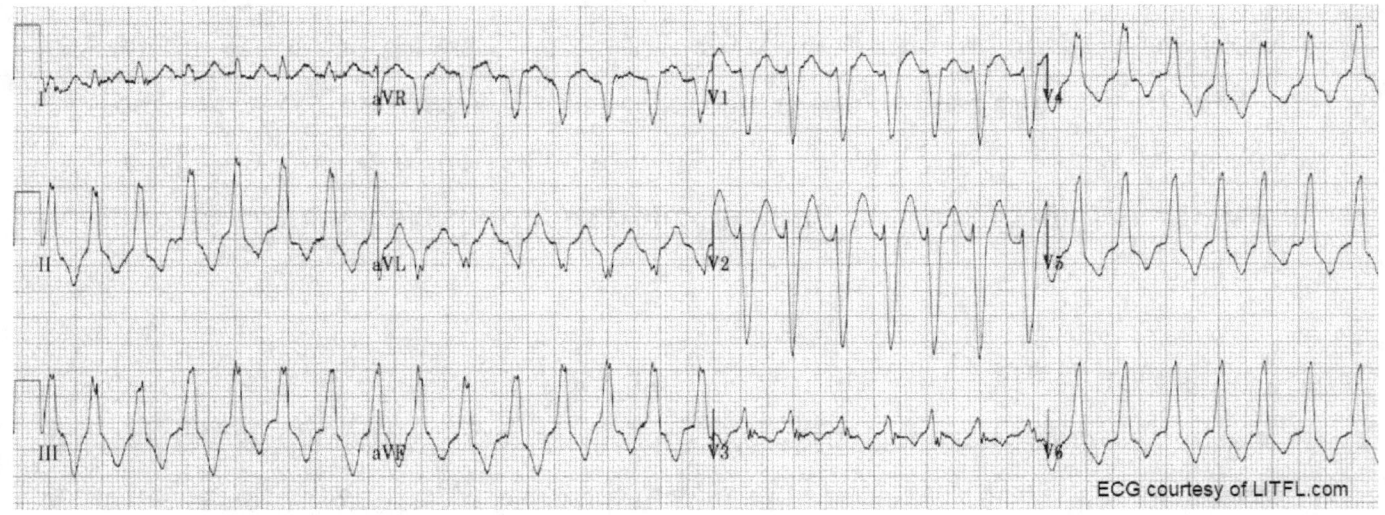

Figura 19-7

Aqui está uma recapitulação do que você aprendeu anteriormente.

- Quais derivações você inspeciona *primeiro* em um ECG de 12 derivações de taquicardia complexa ampla?

- **Derivação V1** – para verificar em qual ventrículo a taquidisritmia se origina

- **Derivações II, III e aVF** – para verificar o eixo vertical do impulso ectópico (ele vem do trato de saída – geralmente benigno, ou do ápice – nunca é bom?)

- **Derivação aVR** – para verificar a presença de uma onda *R inicial* e um diagnóstico imediato de taquicardia ventricular

Nas Figuras 19-6 e 19-7, o impulso está surgindo no VENTRÍCULO DIREITO porque há um QRS semelhante ao BRE na Derivação V1. Voltando nossa atenção para a Figura 19-7:

Há ondas R altas nas derivações inferiores apontando PARA CIMA em direção à *origem* do impulso; portanto, o impulso está se originando no trato de saída (ventrículo direito superior).

Há uma onda QS *monofásica* na derivação aVR (os complexos QS em si são *monomórficos – todos exatamente iguais na derivação aVR*). Infelizmente, isso não contribui para um diagnóstico. Uma onda R monofásica ou um qR em que o q tem pelo menos 40 ms de duração favoreceria fortemente a taquicardia ventricular – mas não vemos isso aqui.

OK... agora onde na parte superior do ventrículo direito o impulso está surgindo? Podemos ver que a transição precordial está entre as derivações V2 e V3 – *uma transição muito precoce para um impulso originado no ventrículo direito*. A menos que... esteja vindo da área septal superior, onde o septo é mais uma membrana fina do que uma estrutura muscular espessa e o TSVD envolve a aorta para a esquerda. Lembre-se: *quanto mais tardia a transição precordial, mais para a direita a origem do impulso*. Eu suspeitaria que esse ritmo ectópico esteja vindo da área do trato de saída superior direito.

Veja quão rápido você pode chegar a um diagnóstico de TSVD com este ECG (Figura 19-8). Siga estas cinco etapas:

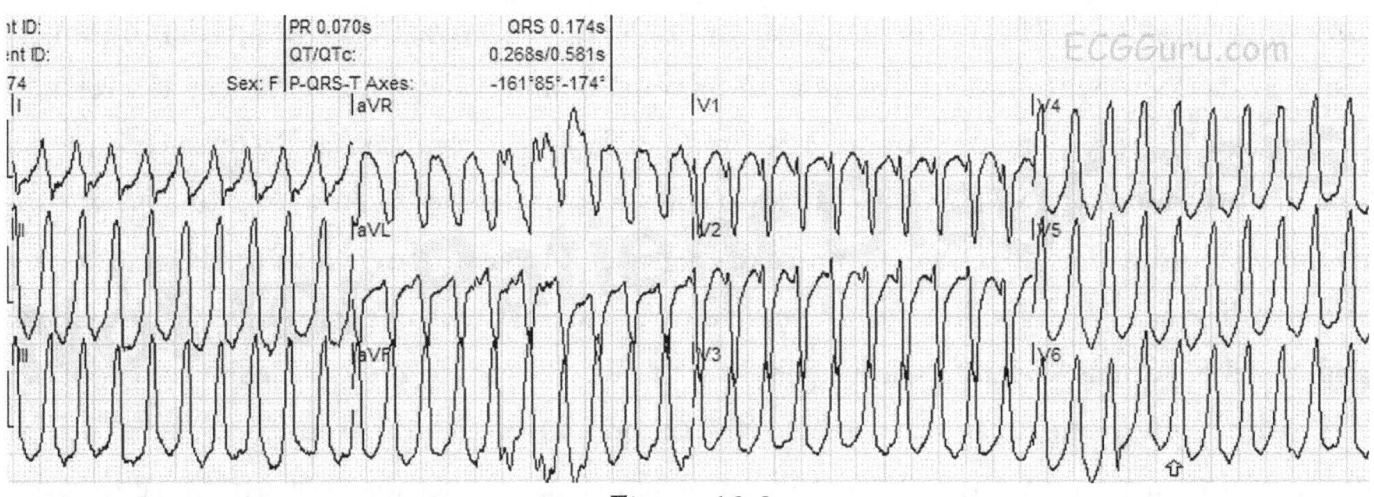

Figura 19-8

1. **Localização no coração:** Qual ventrículo?

2. **Localização no ventrículo:** Via de saída ou ápice?

3. **Diagnóstico rápido:** Há uma onda R monofásica na derivação aVR?

4. **Diagnóstico final:** Qual é o seu diagnóstico?

5. **Confirmação:** Onde está a transição precordial e ela é consistente com seu diagnóstico?

Dada a transição precordial, em qual parte do TSVD você suspeita que o foco esteja localizado?

A transição precordial está localizada entre as derivações V2 e V3, pois a derivação V3 já é uma onda R monofásica. Isso é cedo para um impulso originado no ventrículo direito. No entanto, pode ocorrer facilmente se o foco estiver localizado no septo interventricular superior direito na porção superior esquerda do TSVD, onde o septo é muito fino e há pouca separação entre o TSVD e o TSVE.

DICA | Se você acha que o paciente tem uma das TVs idiopáticas benignas, certifique-se de que os complexos QRS sejam de 140 ms ou menos. Um QRS mais largo pode ser idiopático, mas deve alertá-lo sobre a probabilidade de uma TV relacionada à cicatriz e uma taquicardia muito mais perigosa.

Taquicardias do trato de saída do ventrículo esquerdo (TSVE)

Esta seção é curta porque quase tudo o que foi dito sobre as taquicardias do TSVD se aplica às taquicardias do TSVE. A única cópia de um ECG de 12 derivações de um paciente com taquicardia documentada do TSVE em minha posse é uma com uma morfologia de BRE na derivação V1 – então parece exatamente com um TSVD! As taquicardias do trato de saída do ventrículo esquerdo (TSVE) compartilham as mesmas características, tratamento e prognóstico que as taquicardias do TSVD. A única diferença é que a assinatura eletrocardiográfica para taquicardia do TSVE é geralmente uma morfologia semelhante a BRD na derivação V1. Claro, ambas exibem ondas R altas nas derivações II, III e aVF. Enquanto as taquicardias ventriculares idiopáticas compreendem apenas cerca de 10% de todas as taquicardias ventriculares, 90% delas ocorrem no ventrículo direito e 10% ocorrem no ventrículo esquerdo. No ventrículo esquerdo, as taquicardias fasciculares (próximo tópico) são de longe as mais comuns das taquicardias ventriculares esquerdas idiopáticas, então não planeje diagnosticar uma taquicardia do TSVE tão cedo.

Curiosidades Interessantes | Como um foco ectópico alto no trato de saída do ventrículo esquerdo pode sair para o ventrículo direito, um impulso que surge no ventrículo esquerdo pode se apresentar com uma morfologia BRE na derivação V1. Isso nunca será uma preocupação sua, mas é algo que o eletrofisiologista terá que considerar antes de um procedimento de ablação.

DICA | Às vezes, você verá o termo taquicardia ventricular esquerda idiopática (ILVT) como um diagnóstico. Embora o termo inclua taquicardias do TSVE, ele geralmente se refere mais especificamente às taquicardias fasciculares, que são as mais comuns das taquicardias idiopáticas no ventrículo esquerdo.

Você não deve confundir taquicardias do TSVE com taquicardias fasciculares posteriores (de longe o tipo mais comum de taquicardia fascicular). Com as taquicardias do TSVE, os complexos QRS nas derivações inferiores serão todos ondas R altas; as taquicardias fasciculares posteriores aparecerão exatamente o oposto: elas terão ondas S profundas nas derivações inferiores. Além disso, as taquicardias fasciculares terão um início mais nítido e suave dos complexos QRS, pois surgem no tecido condutor.

Taquicardias Fasciculares

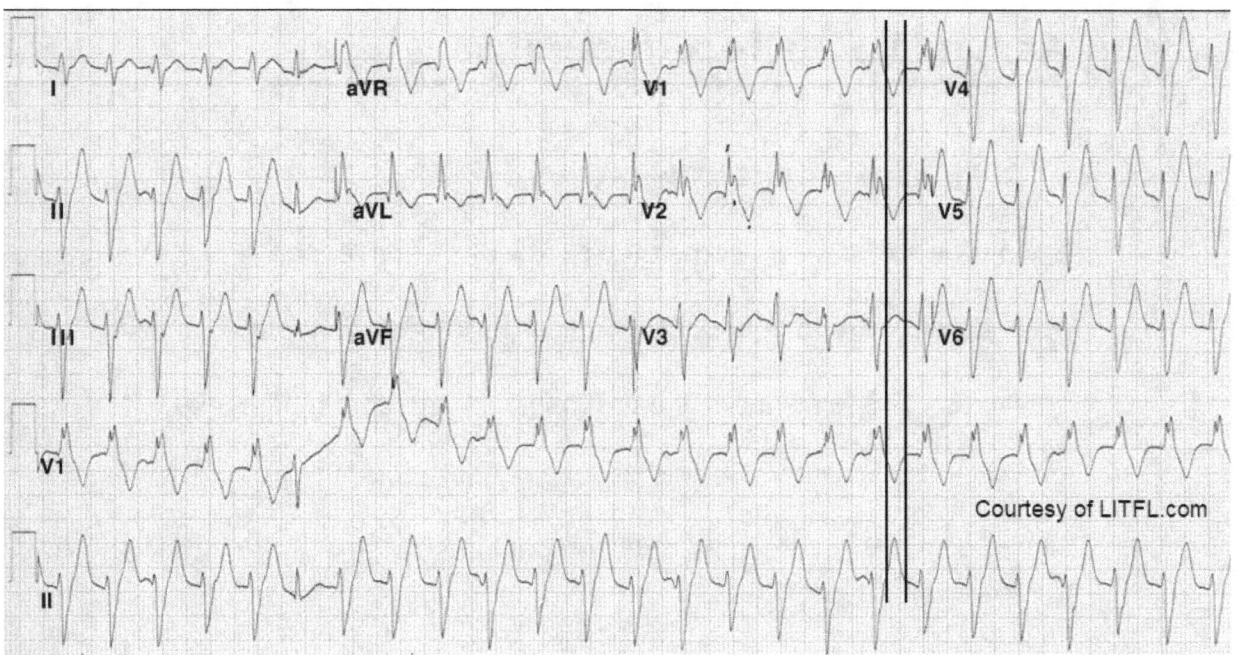

Figura 19-9

DICA | Embora você possa ler muito sobre taquicardias fasciculares, nunca se esqueça de que elas são muito raras! Você encontrará muita literatura sobre elas, mas isso é porque elas são muito interessantes e incomuns. No entanto, elas ainda são muito raras!

Taquicardias fasciculares são muito interessantes porque...

1. elas estão entre as taquicardias idiopáticas "benignas"

2. elas são às vezes tão estreitas que são confundidas com TSVs com aberrância

3. elas respondem ao verapamil (o que aumenta a confusão com TSV-A)

Qual mecanismo impulsiona uma taquicardia fascicular? E por que ela responde ao verapamil quando taquicardias ventriculares relacionadas a cicatrizes desenvolverão um colapso cardiovascular profundo se receberem verapamil?

PÉROLA | Só para manter as coisas em perspectiva – taquicardias fasciculares posteriores são MUITO RARAS, mas taquicardias fasciculares anteriores são EXTREMAMENTE RARAS!

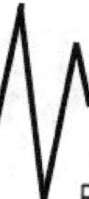 **Assinatura eletrocardiográfica**

Padrão RBBB na derivação V1

Desvio do eixo esquerdo com complexos rS nas derivações II, III e aVF, ou

Desvio do eixo direito com ondas qR nas derivações II, III e aVF (muito raro)

Complexos QRS relativamente estreitos ($\leq$ 140 mseg e geralmente $\leq$ 130 mseg)

Tempo de pico R (anteriormente deflexão intrinsecóide) em V1 < 80 mseg

Transição precordial precoce (antes da derivação V1)

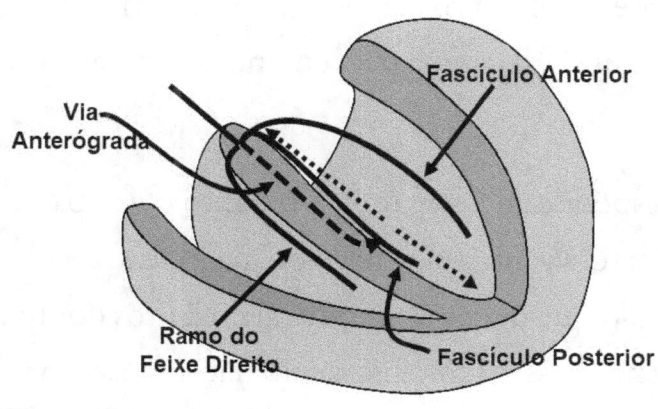

Figura 19-10

As taquicardias fasciculares são baseadas no fascículo posterior (mais comum) ou no fascículo anterior (raro). Houve relatos de uma taquicardia fascicular septal, mas isso é bem raro e você não precisa se preocupar com isso. De longe, a taquicardia fascicular mais comum é a taquicardia fascicular posterior. Nessas taquicardias, o fascículo posterior atua como o ramo retrógrado, e outra via – ainda não claramente definida – atua como o ramo anterógrado. O ponto de inversão proximal é a junção dos ramos direito e esquerdo do feixe no final do feixe de His. O ponto de inversão distal provavelmente está em algum lugar no septo, entre o septo médio e apical. É onde o ramo anterógrado se junta ao fascículo posterior e o ativa. Novamente, observe que a palavra "ventricular" não faz parte da nomenclatura aqui. "Ventricular" é assumido porque os fascículos posterior e anterior não estão localizados nos átrios. Observe o diagrama das vias condutoras (Figura 19-10) e localize o ramo anterógrado – é a seta com os traços maiores viajando pelo meio do septo. Como você pode ver, ele se conecta com o fascículo posterior antes de sua terminação no músculo papilar posterior. Nesse ponto, você vê duas setas menores com traços muito menores. Uma seta está apontando proximalmente e a outra, distalmente. Isso significa que no ponto de conexão, um impulso viaja proximalmente pelo fascículo posterior para continuar o circuito de reentrada enquanto, ao mesmo tempo, outro impulso viaja distalmente para ativar o ventrículo esquerdo. Deve ficar claro que a porção do fascículo posterior que conduz distalmente não participa do loop de reentrada – apenas a porção do fascículo posterior da conexão com o ramo anterógrado proximalmente ao topo do circuito faz parte do loop de reentrada.

PÉROLA | Como o fascículo posterior está sendo ativado antes do fascículo anterior, o ECG terá a aparência de um bloqueio fascicular anterior (BRD ou morfologia semelhante a BRD na derivação V1 e complexos QRS negativos nas derivações inferiores). Mas não há bloqueio fascicular anterior presente! Esta é uma taquicardia ectópica e as morfologias QRS representam a origem da disritmia ou a ordem de ativação – não um bloqueio!

Embora haja um circuito de reentrada, a condução permanece principalmente dentro do sistema His-Purkinje e o complexo QRS geralmente não é muito mais largo do que se houvesse um bloqueio fascicular anterior. Observe atentamente o diagrama para entender o mecanismo da taquicardia.

Agora, POR QUE essa taquicardia ventricular responde ao verapamil, enquanto o verapamil pode ser tão mortal se administrado a uma taquicardia ventricular relacionada à cicatriz? O motivo é que a via anterógrada passa pelo miocárdio que usa os canais de cálcio lentos do tipo L para iniciar o potencial de ação. O funcionamento desses canais de cálcio não se baseia na ativação da via do AMP cíclico (AMPc), então a adenosina não terá efeito. Claro, o verapamil, sendo um bloqueador dos canais de cálcio, causará o término do circuito de reentrada.

PÉROLA | Os complexos QRS mais estreitos durante a taquicardia ventricular são aquelas taquicardias muito raras que se originam no septo basal e entram em ambos os ramos do feixe imediatamente e simultaneamente. As segundas mais estreitas são as taquicardias fasciculares e em terceiro lugar estão as taquicardias do trato de saída.

Aqui está um exemplo (Figura 19-11, próxima página) de uma taquicardia fascicular anterior (muito rara!)...

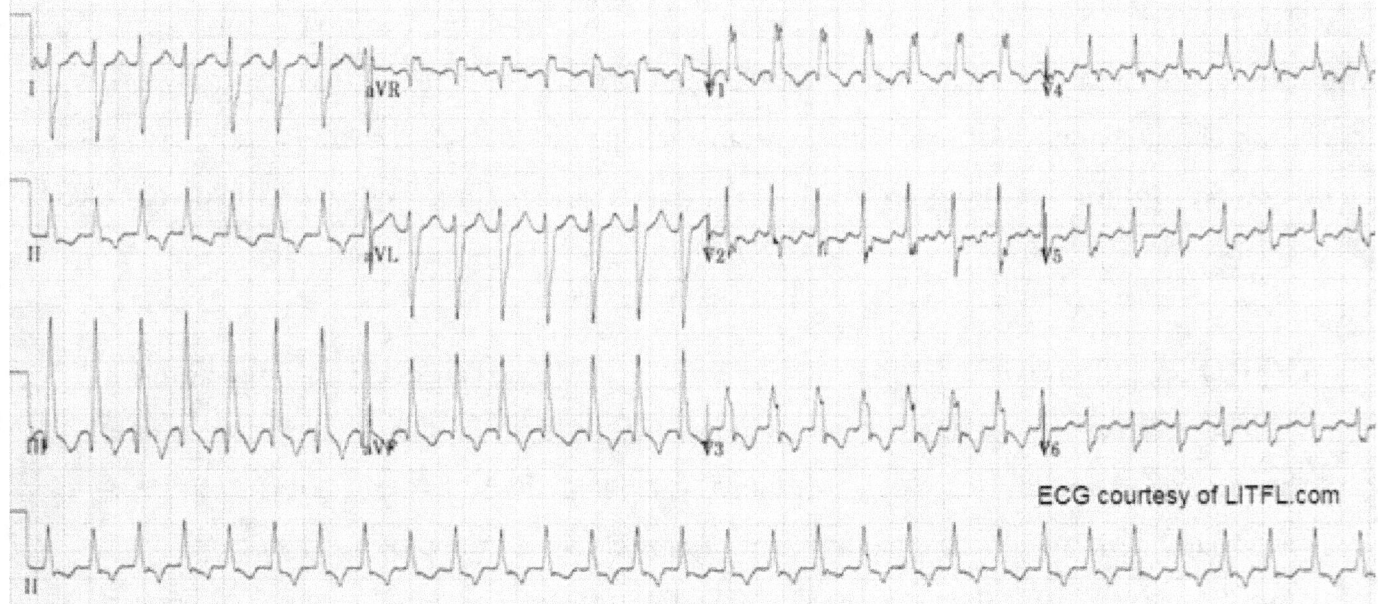

Figura 19-11

Observe que ainda há uma morfologia semelhante a BRD na Derivação V1, mas agora um desvio do eixo para a direita. As derivações inferiores manifestam um eixo inferior com complexos QRS apontando para cima.

"Mas há um problema", você exclama. "Essa é a mesma descrição de uma taquicardia TSVE! Como você pode diferenciar uma taquicardia do TSVE de uma taquicardia fascicular anterior?" A resposta está no Capítulo 23!

Onde está a transição precordial e o que ela indica para você? A transição precordial ocorreu antes da Derivação V1. Isso indica que o impulso está se originando no ventrículo esquerdo, provavelmente mais lateralmente do que a área do septo interventricular. Isso está de acordo com a distribuição do fascículo anterior (anterolateralmente).

DICA | Procure uma duração QRS de menos de 140 mseg e geralmente menos de 130 mseg) e um tempo de pico R de menos de 80 mseg. Uma morfologia semelhante a BRD e um desvio do eixo esquerdo com QRS largo são muito improváveis de serem uma taquicardia fascicular!

EXTRA! | Há sinais de dissociação AV neste trecho (Figura 19-12). Você consegue encontrá-los?

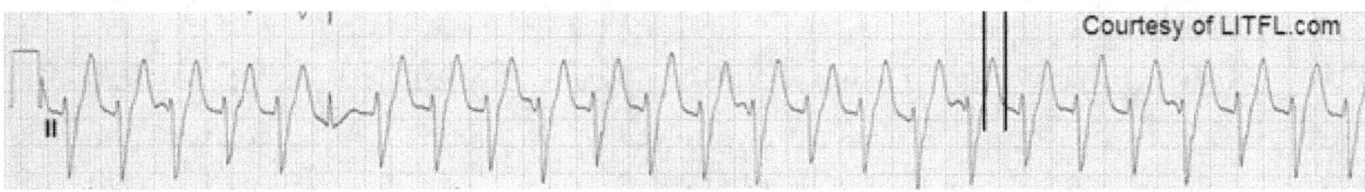

Figura 19-12

Há uma batida de captura e ondas P periódicas que aparecem com bastante regularidade.

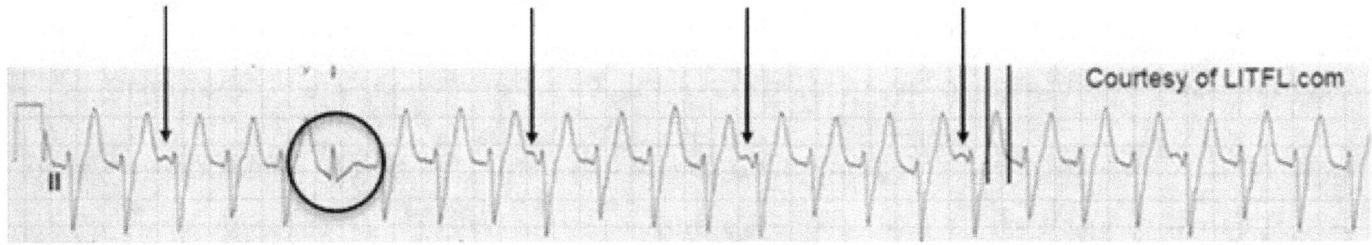

Figura 19-13

As ondas P são *verticais e aparecem na derivação II*, portanto, *não são retrógradas* e devem estar se originando no átrio direito – provavelmente no nó sinusal. No entanto, elas *aparecem regular-mente* e *no mesmo local* todas as vezes. Provavelmente isso representa uma razão isorrítmica fixa e coincidente entre o nó sinusal e o circuito de taquicardia fascicular.

Agora, preste atenção: aqui está uma das minhas recomendações *mais sérias...*

IMPORTANTE! | NÃO dê verapamil ou qualquer outro bloqueador de canal de cálcio a um paciente com taquicardia de complexo largo se *você não tiver certeza absoluta do seu diagnóstico de taquicardia fascicular* nem tiver *experiência em lidar com um paciente em colapso cardiovascular profundo.* Embora eu NÃO ache que TODOS os pacientes com taquicardia de complexo largo devam ser cardiovertidos *automatica-mente*, deixe-me ser o primeiro a dizer que se você não está confiante em lidar com taquicardias de complexo largo – *mas se encontra em uma situação em que DEVE!* – uma cardioversão D/C corretamente implementada é *de longe – DE LONGE!* – a opção mais segura e eficaz para terminar a taquidisritmia.

Mais uma coisa...

Você frequentemente encontrará ao longo deste livro meu ditado "Nada de bom sai do ápice!" E isso é verdade... *para taquicardias ectópicas que ocorrem na presença de doença cardíaca estrutural.* Quando as taquicardias começam nas próprias fibras condutoras, é uma questão diferente.

Como você deve ter começado a notar, todos os complexos QRS negativos (rS, QS) nas derivações inferiores podem indicar uma origem no ápice do ventrículo direito ou esquerdo, mas... todos os complexos negativos nas derivações inferiores também podem indicar uma taquicardia fascicular posterior – uma taquicardia benigna.

Quando a taquicardia se encaixa na descrição (Assinatura Eletrônica) de uma taquicardia fascic-ular, a descoberta de todos os complexos QRS negativos nas derivações inferiores não indica uma origem no ápice – indica que o fascículo posterior foi ativado antes do fascículo anterior.

Então, quando digo que "Nada de bom sai do ápice", isso é em referência a taquicardias ventricu-lares regulares e monomórficas devido a doença cardíaca estrutural, que são de longe as taquicardias mais comuns originadas no ápice.

OK, sério... só mais uma coisa para enfatizar...

As TVs benignas e idiopáticas podem existir sem nenhuma evidência de doença cardíaca estrutural - é por isso que são chamadas de "idiopáticas". Por outro lado, *elas também podem existir na presença de doença cardíaca estrutural - embora não CAUSADAS por ela*. Conforme explicado anteriormente, o que pode ter começado como uma taquicardia benigna pode "se transformar" em uma taquidisritmia muito perigosa e letal se os impulsos encontrarem uma área de cicatriz!

Uhh... ouvi você dizer que queria apenas mais uma PÉROLA?

PÉROLA | Um paciente com *taquicardia de complexo largo* que é estável e sem sofrimento não é prova de uma TSV com aberração. Um paciente com *taquicardia ventricular conhecida* que está estável e sem sofrimento não é prova de uma taquicardia idiopática benigna. Um paciente com taquicardia ventricular relacionada à cicatriz pode parecer estável e, às vezes, sem sofrimento algum. A diferença é que... *o paciente com taquicardia relacionada à cicatriz pode sofrer um colapso cardiovascular a qualquer momento!*

Leitura recomendada:

Callans DJ, MD, et al. Repetitive Monomorphic Tachycardia From the Left Ventricular Outflow Tract: Electrocardiographic Patterns Consistent With a Left Ventricular Site of Origin. JACC. Vol. 29, No. 5 April 1997:1023±7.

Conti GS, MD et al. Right Ventricular Outflow Tract Arrhythmias: Benign Or Early Stage Arrhythmogenic Right Ventricular Cardiomyopathy/Dysplasia? Journal of Atrial Fibrillation. Volume 7: Issue 4; Dec 2014-Jan 2015.

Francis J, MD, Venugopal K, MD, Sudhayakumar N, Khadar SA, MD, Anoop K. Gupta AK MD FACC. Idiopathic Fascicular Ventricular Tachycardia. Indian Pacing and Electrophysiology Journal. 4(3): 98-103 (2004).

Kapa S, MD; Gaba P, BS; DeSimone CV, MD PhD, Asirvatham SJ, MD. Fascicular Ventricular Arrhythmias – Pathophysiologic Mechanisms, Anatomical Constructs, and Advances in Approaches to Management. Circ Arrhythm Electrophysiol. 2017; 1-14.

Kumagai K, MD. Idiopathic ventricular arrhythmias arising from the left ventricular outflow tract: Tips and tricks. Journal of Arrhythmia. 30 (2014) 211–221.

Schiefermueller J. Ventricular Tachycardias in Structurally Normal Hearts - A Case Report and Review of the Literature. Int J Crit Care Emerg Med. 4(1); 2018.

Chapter 20

Taquicardia Ventricular Polimórfica I

Torsade de Pointes

Vamos começar vendo o quanto você pode (ou não) já saber sobre *taquicardias ventriculares polimórficas* em geral...

Você está familiarizado com esse padrão de taquicardia ventricular (Figura 20-1)?

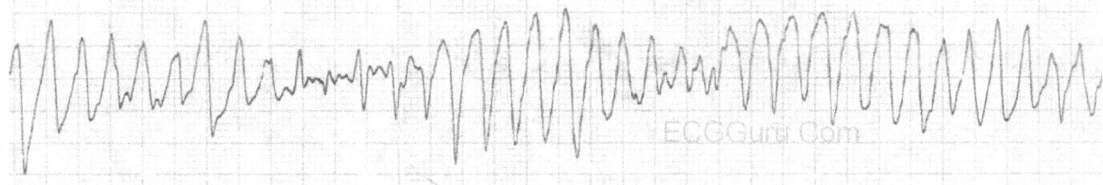

Figura 20-1

Você consegue identificar?

Se você disse *torsade de pointes* (TdP) – então você não está familiarizado com esse tipo de taquidisritmia! Tudo o que pode ser dito é que é uma *taquicardia ventricular polimórfica* – um termo muito mais *geral*. O que faz você pensar que isso é torsade de pointes? Os episódios em forma de fuso nos quais a polaridade muda de negativa para positiva e parece "torcer" em torno da linha de base? As outras TVs polimórficas que *não têm conexão* com torsade de pointes podem parecer as mesmas. É porque a TdP sempre ocorre com um intervalo QT prolongado? Você está certo, mas... você pode me mostrar um intervalo QT prolongado nesta tira de ritmo? Você não pode, pode?

A verdade é que você não sabe O QUE essa taquicardia representa com certeza *sem mais informações* – e por mais informações, quero dizer *conhecimento pessoal significativo deste paciente* e/ou *um ECG anterior registrado durante o ritmo sinusal, de preferência no início da TV polimórfica*. Na maioria das TVs monomórficas, estudamos os complexos QRS durante a taquicardia para aprender mais sobre eles. Com taquicardias ventriculares polimórficas, precisamos ver o ECG durante o ritmo sinusal para diagnosticá-las corretamente. Não há necessidade de mostrar a você um "episódio documentado" de torsades de pointes porque seria exatamente como o que você vê na Figura 20-1.

O que É taquicardia ventricular polimórfica?

As taquicardias ventriculares também podem ser divididas em monomórficas e polimórficas com base na morfologia dos complexos QRS durante a taquicardia. Monomórfica ("formato único") significa que todos os complexos QRS dentro de uma determinada derivação terão a mesma aparência, ou seja, todos os complexos QRS na derivação II terão a mesma aparência - mas podem não se parecer com os complexos QRS nas derivações aVR ou V1, por exemplo. Polimórfica ("formatos múltiplos") significa que há diferentes morfologias QRS dentro da mesma derivação.

A própria TV polimórfica pode ser expressa em diferentes formas: como...

1. uma variação simples nos complexos QRS:

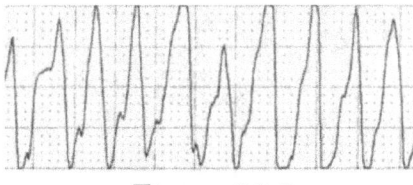

Figura 20-2

2. o icônico VT polimórfico em forma de fuso:

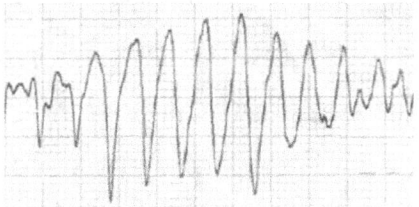

Figura 20-3

3. e VT bidirecional:

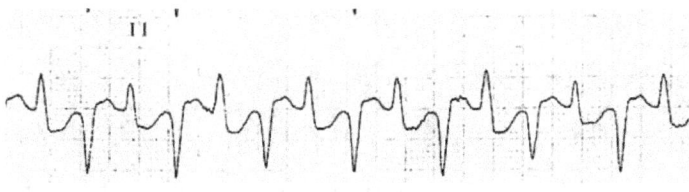

Figura 20-4

Torsade de Pointes

Torsade de pointes é a *única* taquicardia ventricular polimórfica associada à síndrome do QT longo. Consequentemente – como demonstrado no exemplo que abriu este capítulo – se você não puder mostrar que a taquicardia em forma de fuso está ocorrendo na presença de um prolongamento do QTc basal, você não pode chamá-la de torsade de pointes. Ela deve permanecer uma TV polimórfica até que a associação com o intervalo QT longo seja demonstrada.

Qual é a Assinatura Eletrônica para Torsade de Points?

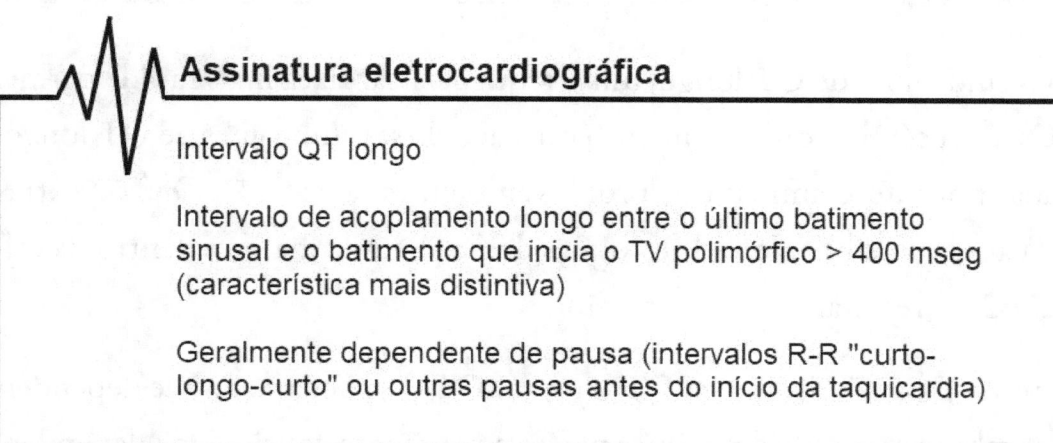

Assinatura eletrocardiográfica

Intervalo QT longo

Intervalo de acoplamento longo entre o último batimento sinusal e o batimento que inicia o TV polimórfico > 400 mseg (característica mais distintiva)

Geralmente dependente de pausa (intervalos R-R "curto-longo-curto" ou outras pausas antes do início da taquicardia)

As origens das Torsades de Pointes

Um longo intervalo QT promove e potencializa as torsades de pointes por dois métodos:

1. a repolarização prolongada permite que mais Ca^{++} entre na célula durante bradicardia e pausas e

2. um aumento da frequência cardíaca que promove a entrada de Ca^{++} extra na célula.

Vamos abordar cada um desses métodos...

Prolongando a repolarização

Ao prolongar a repolarização, mais Ca^{++} entra na célula durante a Fase 2 e o miócito fica sobre-carregado com Ca^{++}. Para remover o Ca^{++} extra, o trocador de sódio-cálcio (NCX) é ativado. Isso trocará UM íon Ca^{++} intracelular por TRÊS íons Na+ extracelulares. Esse transporte de Ca^{++} para fora da célula resulta em uma corrente positiva de Na+ para dentro. Como todas as correntes positivas para dentro são correntes despolarizantes, essa corrente de Na^+ neutraliza as correntes de K^+ para fora que tentam repolarizar a célula. Se for forte o suficiente, a corrente de Na^+ para dentro sobrepujará a corrente para fora e ocorrerá uma pós-despolarização precoce. Se essa pós-despolarização precoce atingir o potencial limite, ela produzirá um CVP – geralmente durante a Fase 3, a onda T. Assim, ocorre um fenômeno "R-sobre-T". Como o prolongamento do intervalo QT é potencializado por bradicardia e pausas, esses LQTS são chamados de dependentes de pausa.

Aumento da frequência cardíaca introduzindo mais Ca^{++} na célula

Com algumas síndromes de QT longo, uma frequência cardíaca mais rápida permite mais entrada de Ca^{++} na célula a cada batimento cardíaco. Essas síndromes de QT longo são potencializadas por catecolaminas que promovem a entrada de Ca^{++}. O Ca^{++} extra que entra de fora pode causar uma liberação de estoques de Ca^{++} ainda maiores dentro da célula e o trocador Na^+/Ca^{++} resultante entra em ação.

Você sabe o resto. Essas síndrome do QT longo (LQTS) são chamadas de dependentes de taquicardia. Embora a torsade de pointes não seja realmente considerada dependente de taquicardia, ela pode ocorrer durante episódios de LQTS adquirida que são dependentes de taquicardia devido à sequência de intervalos "curto-longo-curto". A longa pausa é intercalada e a torsade de pointes pode então se desenvolver.

> **DICA |** A maioria das pessoas pensa que o Ca^{++} que entra na célula é o que precipita o acoplamento excitação-contração - mas não é. O Ca^{++} que entra na célula durante a Fase 2 é apenas o "gatilho" para a liberação de estoques realmente massivos de Ca^{++} de dentro do retículo sarcoplasmático.

Diferenciando Torsade de Pointes de TV Polimórfica Não-torsade

É importante saber se você está lidando com uma torsade de pointes ou uma TV polimórfica não-torsade porque elas têm causas muito diferentes, tratamentos muito diferentes e prognósticos um tanto diferentes.

Para distinguir entre torsade de pointes e TV não-torsade, usamos o fato de que há um prolongamento do QTc durante a torsade de pointes, mas nenhum prolongamento significativo do QTc na TV polimórfica não-torsade.

Primeiro, vamos entender uma informação muito importante:

Ambas as formas de taquicardia ventricular polimórfica podem parecer iguais *durante a taquicardia*. Você pode não conseguir distinguir uma da outra! Torsade de pointes nunca se apresenta com TV bidirecional.

Você precisará ver um pouco do ritmo sinusal e o ponto em que a TV polimórfica foi iniciada. Por que ritmo sinusal? É para ver se um QTc prolongado está presente?

Se o QTc prolongado fosse significativo – mais de 500 mseg, então "Sim!" – isso seria o suficiente para fazer uma distinção. No entanto, pacientes com TV polimórfica não torsade podem ocasionalmente ter intervalos QT ligeiramente prolongados também. Isso pode levar a uma sobreposição de intervalos QT entre as duas formas de TVs polimórficas. Há uma maneira melhor de distingu i-los...

Usamos *o intervalo de acoplamento* do último batimento conduzido sinusalmente e o batimento que inicia a TV polimórfica – seja torsade ou não torsade.

> **Definição importante!** | Um *intervalo de acoplamento* é a distância do *início* de um QRS conduzido sinusalmente até o *início* de um QRS ectópico que o segue imediatamente. Isso *sugere – mas não necessariamente estabelece* – uma relação entre as duas batidas.

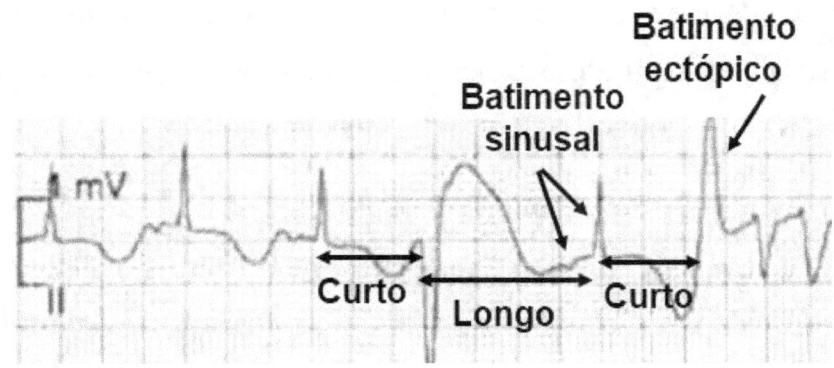

Figura 20-5

O intervalo de acoplamento no qual estamos interessados é aquele que começa com o P-QRS rotulado como "Sinus Beat" (Figura 20-5). O batimento sinusal é seguido por um batimento ectópico no final da onda T invertida, ou próximo a ela, que inicia a taquicardia. Observe que o intervalo de acoplamento é maior que dois quadrados grandes (400 mseg). Observe as ondas T anormalmente aumentadas indicadas pelas setas pontilhadas. Isso é típico do início de torsades de pointes.

Devido ao intervalo QT prolongado, os intervalos de acoplamento para torsades de pointes serão longos - pelo menos 400 mseg e frequentemente muito mais longos.

A TV polimórfica não torsade não está associada a um intervalo QT prolongado, então um intervalo de acoplamento no início da taquicardia será mais curto - 400 mseg ou menos.

> **PÉROLA |** Torsades de pointes terá um intervalo de acoplamento mais longo devido ao prolongamento do QTc. Como a TV polimórfica não torsade não está associada a um QTc significativamente prolongado, seu intervalo de acoplamento será menor.

Então, em poucas palavras...

Intervalo de acoplamento > 400 mseg: Torsade de Pointes

Intervalo de acoplamento ≤ 400 mseg: TV polimórfica não torsade

Há um fenômeno chamado sequência de intervalo R-R "curto-longo-curto" que é frequentemente usada para diferenciar torsade de pointes de TV polimórfica não torsade. Se você consultar a Figura 20-5, verá as palavras "Curto – Longo – Curto". Há um primeiro intervalo curto causado pelo aparecimento precoce de um CVP; então um intervalo longo causado pela pausa compensatória pós-extrassistólica do CVP que é seguida por um batimento sinusal; então um segundo intervalo curto que ocorre quando um segundo batimento ectópico aparece precocemente, encerrando o segundo intervalo curto e precipitando a TV polimórfica.

A sequência "curto-longo-curto" é apenas uma configuração para o último intervalo de acoplamento ocorrer após uma pausa. Como é maior que 400 ms, a taquicardia que inicia é um verdadeiro torsade de pointes. Se você quiser ler mais sobre torsade de pointes, ouvirá muito mais sobre a sequência "curto-longo-curto".

DICA | O intervalo de acoplamento é usado para distinguir torsade de pointes de TV polimórfica não torsade. Ele NÃO diferencia entre LQTS congênita e adquirida.

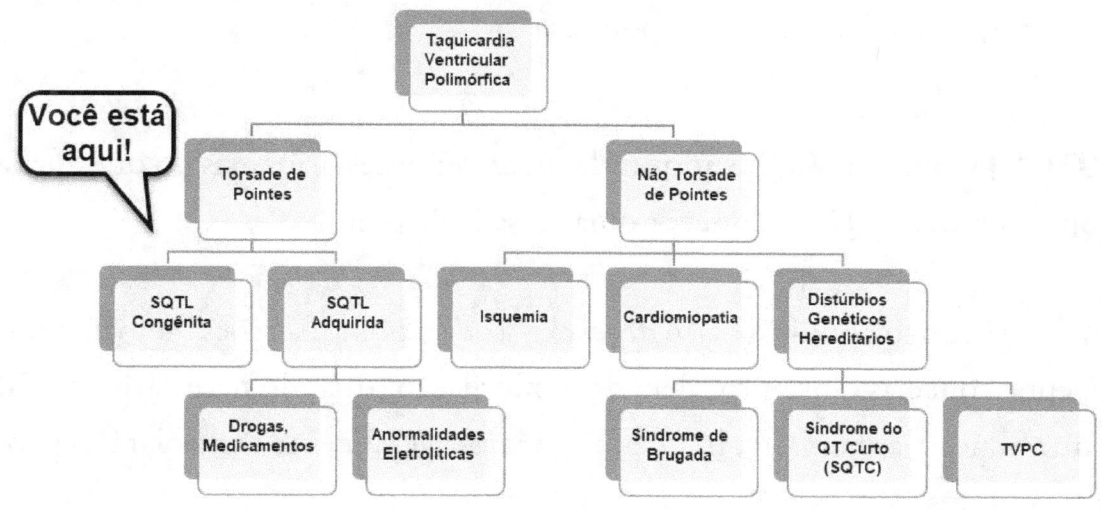

TVPC = Taquicardia Ventricular Polimórfica Catecolaminérgica

Figura 20-6

Síndrome do QT longo(LQTS) congênita e adquirida

Como a torsade de pointes só aparece em pacientes com alguma forma de LQTS, vamos aprender um pouco mais sobre as formas congênita e adquirida.

Existem muitas formas de LQTS – 16, para ser preciso – e isso é só no momento em que escrevo. Não se preocupe. A menos que você queira ser um especialista na área, não precisa aprender nenhuma delas.

A LQTS congênita é rara. É muito improvável que você tenha que lidar com ela – mas se precisar, ela é tratada com sulfato de magnésio intravenoso junto com cardioversão/desfibrilação se sustentada. Apenas não dê ou faça nada para acelerar a frequência cardíaca sinusal. Muitas das LQTS congênitas são potencializadas por catecolaminas (exercício, estresse emocional) que podem levar à torsade de pointes.

CUIDADO! | A ausência de um QTc prolongado em um ECG anterior NÃO descarta torsade de pointes – ele apenas descarta *torsade de pointes devido a LQTS congênita!* E mesmo assim, há raras exceções.

Um paciente pode estar tomando um medicamento por um longo tempo que é conhecido por prolongar o intervalo QT sem problemas; mas um caso de gastroenterite, com febre, vômito e diarreia pode diminuir o nível sérico de K+ a ponto de desenvolver torsade de pointes. Assim, medicamentos que prolongam o QT MAIS febre MAIS hipocalemia (e possivelmente hipomagnesemia) IGUAL a torsade de pointes.

PÉROLA | Com uma LQTS adquirida, pode ser necessário mais do que apenas o prolongamento do QT para iniciar uma torsade de pointes.

Síndromes de QT longo adquiridas são *dependentes de pausa*. Exceções são bem raras, então não se preocupe com elas. Portanto, além da desfibrilação (quando necessário) e sulfato de magnésio intravenoso, aumentar a frequência cardíaca geralmente controlará os paroxismos de torsade de pointes.

Administrar isoproterenol intravenoso é uma boa maneira de aumentar a frequência cardíaca para cerca de 90 a 110 batimentos/minuto até que um marcapasso temporário possa ser colocado. No entanto, não dê isoproterenol a um paciente com SQTL congênita. SQTL 2 e SQTL 3 são dependentes de pausa, mas SQTL 1 é dependente de taquicardia e é considerada mais comum do que as outras duas juntas.

CUIDADO! | NÃO dê ou faça nada a um paciente para acelerar sua frequência cardíaca se houver *qualquer* possibilidade de uma forma congênita de SQTL.

PÉROLA | *O sulfato de magnésio não encerrará um episódio de torsade de pointes*; sua eficácia está na *prevenção do início* de outro episódio paroxístico uma vez que ele pare.

Mais sobre como distinguir torsades de pointes de taquicardia ventricular polimórfica não torsade

É importante distinguir torsades de pointes de taquicardia ventricular polimórfica não torsade. As causas, tratamentos e prognósticos diferem. Você não pode tratar TODAS as taquicardias ventriculares polimórficas da mesma maneira!

Eu apresentei a você o conceito do intervalo de acoplamento como um fator de distinção entre *torsades de pointes* e *taquicardia ventricular polimórfica não torsade* anteriormente neste capítulo. Agora, vamos aprender um pouco mais e colocar esse conhecimento em uso prático!

DICA | Não quero dar a você a impressão de que *torsades de pointes* é perigoso, enquanto *taquicardia ventricular polimórfica não torsade* não é. Elas são *igualmente perigosas* e *potencialmente letais*. Não há *nada de benigno* em *nenhuma taquicardia ventricular polimórfica!* ***TODAS elas são extremamente perigosas devido à sua tendência de degenerar rapidamente em fibrilação ventricular!***

Aqui está um registro de ritmo demonstrando taquicardia ventricular polimórfica. Decida se representa um torsade de pointes ou um VT polimórfico não torsade. O intervalo de acoplamento é designado pela linha com um asterisco abaixo dela.

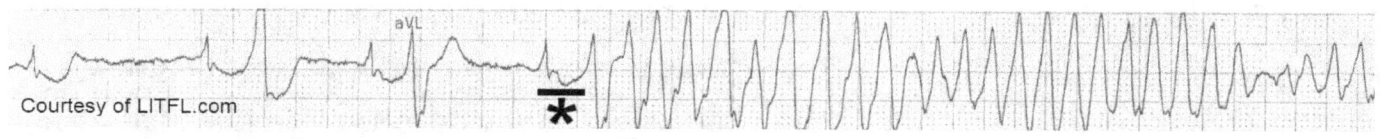

Courtesy of LITFL.com

Figura 20-7

Vamos dar uma olhada mais de perto nesse intervalo de acoplamento. (Viu como uma lente de aumento pode ajudar?)

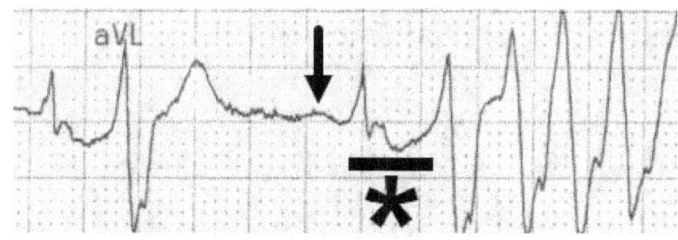

Figura 20-8 Trecho cortesia de LITFL.com

A seta indica a onda P do complexo sinusal conduzido (Figura 20-8). O intervalo de acoplamento é de aproximadamente 280 mseg. Isso é *muito curto!* Novamente, observe que o intervalo de acoplamento é medido do *início* do QRS ao *início* do QRS – *não* é medido do pico da onda R ao pico da onda R! Simplesmente olhando para a tira de ritmo completa (Figura 20-7), você pode ver que não há prolongamento significativo do intervalo QT (se houver algum).

PÉROLA | Você já ouviu falar do infame fenômeno "R-on-T". Você pode ter pensado que ele foi causado por um CVP "aleatória" que simplesmente apareceu na descida da onda T. Não, não foi "aleatória". Isso seria uma *pós-despolarização precoce*. Além disso, o período vulnerável pode existir na subida de uma onda T invertida.

DICA | Embora torsades de pointes possam ocorrer em LQTS 1 devido a exercícios extenuantes, TV não torsades também pode ocorrer devido a atividades extenuantes: TV polimórfica catecolaminérgica. TV polimórfica dependente de taquicardia não se limita a LQTS e torsades de pointes.

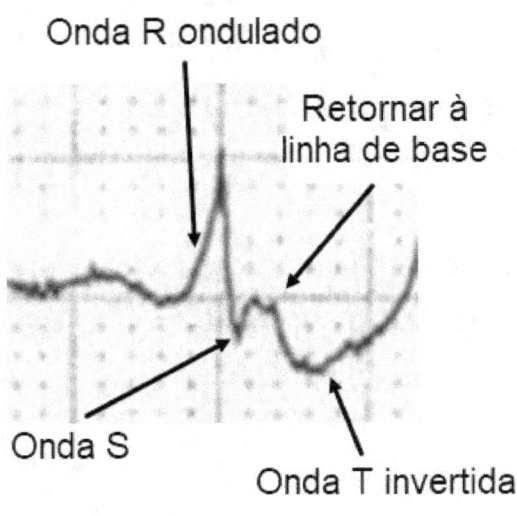

Figura 20-9

Esse QRS conduzido pelo seio parece um pouco confuso para você? Aqui está uma explicação (Figura 20-9)...

Esta é uma taquicardia ventricular polimórfica não TdP. Embora o segundo CVP tenha fornecido uma pausa, não era necessário que a taquicardia ocorresse. A TV polimórfica não torsade não depende de pausas – geralmente é causada por isquemia miocárdica aguda ou, ocasionalmente, por cardiomiopatia ou uma das canalopatias transmitidas geneticamente (síndrome de Brugada, síndrome do QT curto ou TV polimórfica catecolaminérgica). Mais sobre isso no próximo capítulo...

O intervalo de acoplamento é um excelente fator discriminatório entre torsade de pointes e TV polimórfica não torsade. O intervalo de acoplamento para TV polimórfica não torsade é menor porque não há prolongamento do QT (ou apenas prolongamento mínimo do QT).

PÉROLA | Para colocar as coisas em perspectiva: embora o intervalo de acoplamento só precise ser maior que 400 mseg para um diagnóstico de torsade de pointes, raramente é menor que 500 mseg, e durações na faixa de 600 e 700 são bem comuns.

Intervalo de acoplamento ≤ 400 mseg: taquicardia ventricular polimórfica não TdP

Intervalo de acoplamento > 400 mseg: torsade de pointes

Exercícios práticos

Aqui estão alguns exemplos de intervalos de acoplamento que levam à taquicardia ventricular polimórfica para ajudar você a melhorar suas habilidades de diagnóstico. Sua capacidade de...

1. *localizar o intervalo de acoplamento correto* e

2. *determinar se ele é longo ou curto* (maior ou menor que 400 mseg, respectivamente)

... são *habilidades essenciais!* Novamente - estamos diferenciando torsade de pointes de TV polimórfica não torsade.

PÉROLA | Tempestades elétricas não são incomuns com essas taquidisritmias!

Se você puder determinar se a TV polimórfica é torsade de pointes ou TV polimórfica não torsade, então você pode gerenciar o paciente de forma mais *eficaz*, mais *eficiente* e mais *específica*. Agora, tente determinar se o ritmo é *torsade de pointes verdadeiro* ou *TV polimórfica não torsade*. Eu adicionei marcas pretas no topo das tiras de ritmo a cada 200 mseg (um quadrado grande).

Vou ajudar você com o primeiro (Figura 20-10). O primeiro intervalo R-R é representativo da frequência base e do ritmo.

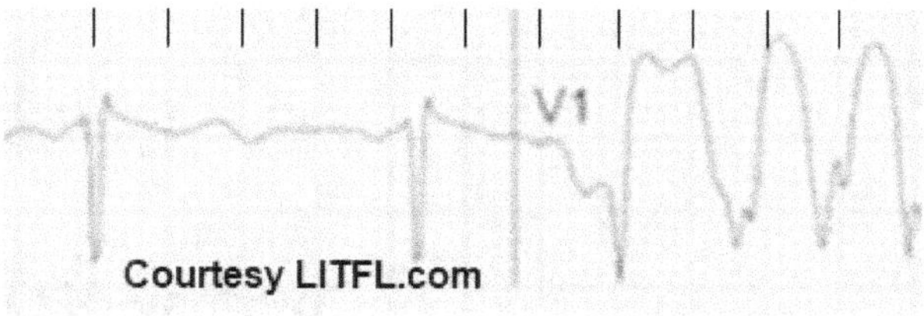

Courtesy LITFL.com

Figura 20-10

DICA | O *intervalo R-R* é medido do *início* de um complexo QRS até o *início* do próximo complexo QRS. A *morfologia real do QRS* é irrelevante. *Não* precisa haver uma onda R presente.

O terceiro complexo QRS (invertido) é precoce, então não importa o quão "normal" pareça, *não pode ser um batimento sinusal*. Deve ser devido a um foco ectópico! Lembre-se: o intervalo de acoplamento é do *início* do último QRS conduzido sinusalmente até o *início* do QRS do *batimento ectópico que inicia a taquicardia*. Esse batimento ectópico pode ou não estar ligeiramente separado do primeiro batimento da TV polimórfica; independentemente disso, *não haverá outro batimento sinusal entre ele e a taquicardia*.

Você notou a duração do intervalo de acoplamento da Figura 20-10? É maior ou menor que 400 ms? Qual é seu diagnóstico? O intervalo de acoplamento foi maior que 400 ms, então você deve ter diagnosticado torsade de pointes.

PÉROLA | A medição do intervalo de acoplamento não precisa ser exata. Lembre-se apenas de que dois quadrados grandes equivalem a 400 ms. Dois quadrados grandes e meio equivalem a 500 ms.

DICA | Quinhentos é um número significativo para torsade de pointes: raramente aparece até que o QTc seja maior que 500 ms e seus intervalos de acoplamento são geralmente maiores que 500 ms.

Agora eu quero que você avalie mais alguns intervalos de acoplamento por conta própria! Você provavelmente precisará de seus calibradores de ECG (você TEM alguns bons calibradores, não tem?).

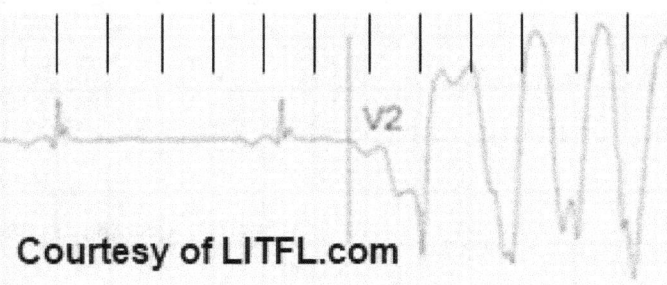

Figura 20-11

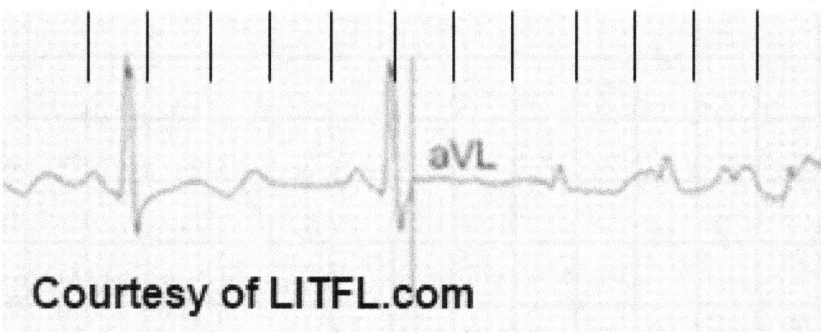

Figura 20-12

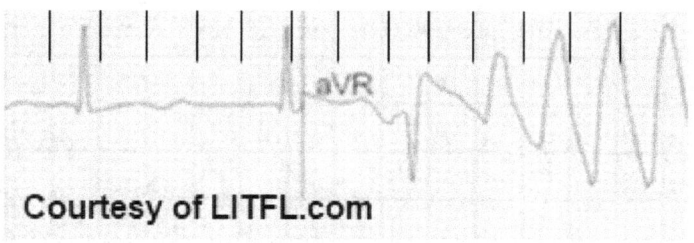

Figura 20-13

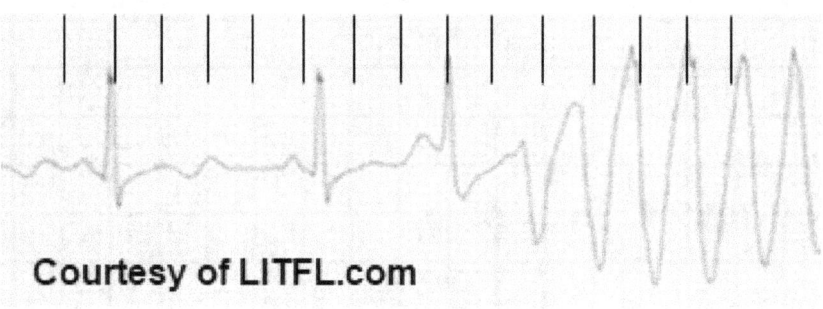

Figura 20-14

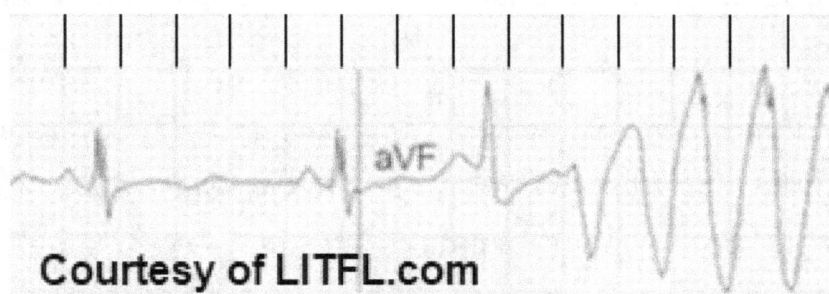

Figura 20-15

Vamos dar uma olhada mais de perto na Figura 20-15. Adicionei algumas notações, então agora é a Figura 20-16.

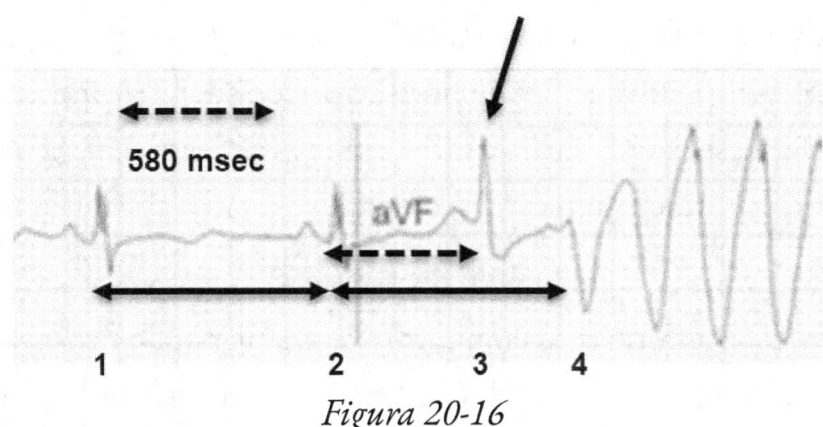

Figura 20-16

Leia com atenção! Quero ter certeza de que você entendeu isso...

O terceiro QRS (Figura 20-16) é um batimento *ectópico* porque é precoce. O segundo QRS é o *último* batimento sinusal conduzido *antes* da taquicardia. O *intervalo de acoplamento* que você deve medir será do *início do segundo QRS (último batimento sinusal conduzido) ao início do terceiro QRS (batimento ectópico prematuro)* indicado pela seta tracejada de duas pontas. *O intervalo de acoplamento é do último QRS sinusal conduzido ao QRS que inicia a taquicardia polimórfica.* Esse quarto complexo rS largo não está *iniciando* a TV polimórfica – *ele É a TV polimórfica!* Ele não estaria lá se não fosse por esse terceiro batimento (ectópico)!

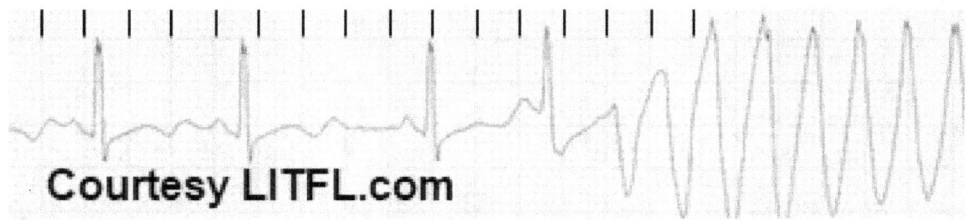

Figura 20-17

A Figura 20-17 é um exemplo de uma verdadeira torsade de pointes. Novamente, temos o benefício de ver algum ritmo sinusal junto com o início da taquicardia. O longo intervalo de acoplamento é altamente característico da verdadeira torsade de pointes e, com base nisso, podemos fazer um diagnóstico.

Você notou onde o batimento inicial apareceu? *Na descida da onda T do batimento anterior – o período vulnerável!* Esta é uma *pós-despolarização precoce (ocorrendo durante a Fase 3 do potencial de ação)* que atingiu o potencial limite e resultou em *atividade desencadeada!*

    PÉROLA | Você também notou que nenhuma das torsades de pointes começou como uma taquicardia "em forma de fuso"?

Lembre-se: se você tiver uma faixa apenas da taquicardia, não poderá distinguir entre as duas taquidisritmias (torsade de pointes e TV polimórfica não torsade). Felizmente, ambas as formas de TV polimórfica tendem a ser curtas e paroxísticas, então as chances de pegar algum ritmo sinusal em uma tira de ritmo conforme a taquicardia começa e para são realmente muito boas.

    PÉROLA | TODAS as formas de taquicardia ventricular polimórfica são *perigosas* e *potencialmente letais!* Isso porque elas podem degenerar em fibrilação ventricular a qualquer momento!

Respostas sobre as Figuras 20-11 a 20-16 | Todas elas são verdadeiras torsades de pointes!

Alguns conselhos sobre como lidar com taquicardia ventricular polimórfica

Conselho Nº 1 | Se o paciente estiver apresentando uma taquicardia ventricular polimórfica sustentada, ele não ficará estável. Desfibrile imediatamente e inicie sulfato de magnésio 2 g por via intravenosa! As TVs polimórficas são semelhantes à fibrilação ventricular, pois você não pode confiar no desfibrilador para travar em nenhuma onda R para sincronizar. Se a TV polimórfica for torsades de pointes, o magnésio ajudará; se for TV polimórfica não torsade, não vai ajudar – mas também não vai doer. Então é sempre melhor começar com sulfato de magnésio mesmo se você não tiver certeza do tipo específico de TV polimórfica!

Conselho Nº 2 | Episódios *sustentados* de torsade de pointes são pouco frequentes. Essas taquidisritmias tendem a ser muito paroxísticas, muitas vezes não durando o suficiente para preparar para a desfibrilação.

Conselho Nº 3 | Costumo ler artigos de periódicos em que um médico tem um paciente com taquicardia ventricular polimórfica sustentada, e eles a interrompem com um choque. Nunca tive tanta sorte. Meu ponto aqui é que interromper uma TV polimórfica *sustentada* pode não ser tão simples quanto alguns artigos de periódicos e relatórios podem levar você a acreditar. *Apenas esteja preparado para isso!* Se o paciente não fizer cardioversão imediatamente, não pense que você fez algo errado!

Conselho Nº 4 | Devido à sua natureza paroxística, você descobrirá muito rapidamente que seu objetivo não é apenas interromper uma taquidisritmia em andamento, mas principalmente evitar que ela volte a ocorrer depois de cessada.

Conselho Nº 5 | Todos os pacientes com síndrome do QT longo devem tomar betabloqueadores! As síndromes LQT *dependentes de taquicardia* são impulsionadas pela entrada adrenérgica, causando o aumento da frequência, então você quer reduzir isso o máximo possível. o máximo possível. As síndromes LQT *dependentes de pausa* dependem das pausas para permitir que mais íons de cálcio entrem na célula. Como *os beta-agonistas promovem a entrada de cálcio*, levando a pós-despolarizações e atividade desencadeada, os betabloqueadores podem ajudar a evitar que isso aconteça.

Conselho Nº 6 | Dê choque *se for preciso* – mas faça o possível para manter os choques de corrente contínua no mínimo absoluto! A cardioversão/desfibrilação aumenta muito as catecolaminas circulantes (mesmo no paciente *inconsciente*), o que pode, por sua vez, potencializar o desenvolvimento de torsades de pointes. Administrar epinefrina intravenosa fará a mesma coisa. As catecolaminas aumentam a frequência cardíaca, potencializando a torsade dependente de taquicardia. Catecolaminas também facilitam a entrada de Ca^{++} nas células, potencializando assim a taquicardia dependente de pausa.

Conselho Nº 7 | Administrar magnésio IV também ajuda a prevenir a entrada de Ca^{++} e Na^+ na célula. Até que um diagnóstico mais específico seja considerado, TODOS os VTs polimórficos devem receber magnésio IV. Não ajudará os VTs polimórficos não torsades — mas pelo menos não fará mal!

Conselho Nº 8 | Não administre sulfato de magnésio por via intravenosa e depois fique parado — esperando que algo aconteça. *Nada vai acontecer!* O $MgSO_4$ ajuda a *prevenir o início* de torsades de pointes — mas *não afeta uma taquicardia sustentada em andamento*. Você deve interromper a taquicardia antes que o magnésio possa manifestar um efeito.

Conselho Nº 9 | Você deve ver o início da taquicardia ventricular polimórfica ou um ECG anterior de 12 derivações em ritmo sinusal para diagnosticar o tipo de taquicardia ventricular polimórfica (torsade ou não torsades).

Conselho Nº 10 | O intervalo de acoplamento que ocorre no início de uma taquicardia ventricular polimórfica é o melhor determinante de *torsade de pointes* ou *TV polimórfica não torsade*. Os intervalos QT podem se sobrepor, mas há muito menos sobreposição com os intervalos de acoplamento. Os intervalos de acoplamento são visíveis apenas durante o início de episódios intermitentes de TV polimórfica.

Chapter 21

Taquicardia Ventricular Polimórfica II

Taquicardias não-torsades

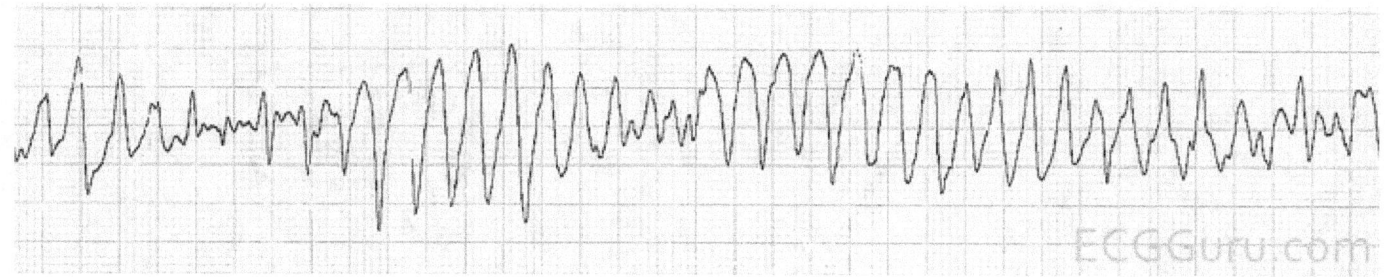

Figura 21-1

Polimórfico significa "múltiplas formas" e todas essas taquicardias ventriculares certamente exibem isso. A forma torsade de pointes e a forma não torsade de taquicardias ventriculares polimórficas exibem episódios icônicos em forma de fuso (Figura 21-1) e a taquicardia ventricular polimórfica catecolaminérgica ocasionalmente exibe episódios em forma de fuso, além de algumas outras formas que discutiremos mais tarde.

> **PÉROLA |** Como regra geral, as taquicardias ventriculares monomórficas são regulares e as taquicardias ventriculares polimórficas são irregulares. A maioria das taquicardias ventriculares monomórficas são ritmos muito perigosos... mas algumas são benignas. TODAS as taquicardias ventriculares polimórficas são muito perigosas e potencialmente letais!

A taquicardia ventricular polimórfica não torsade às vezes é chamada de "pseudo-torsade de pointes". No entanto, prefiro TV polimórfica não torsade, e esse é o termo que usarei nesta apostila.

É fácil se perder quando você está aprendendo sobre várias disritmias novas – elas podem parecer muito parecidas... pelo menos superficialmente. Aqui estão três coisas para lembrar:

- Todas as TVs polimórficas são PERIGOSAS e potencialmente LETAIS! TODAS elas!

- Os pacientes não serão capazes de tolerá-las por mais do que alguns segundos se mantidas antes de perder a consciência. Você terá que estar preparado para agir rapidamente.

- Embora todas possam parecer iguais *às vezes*, elas são *muito diferentes*.

Novamente: a única coisa que elas têm em comum é que todas são extremamente perigosas e letais!

Taquicardia Ventricular Polimórfica Não-Torsade

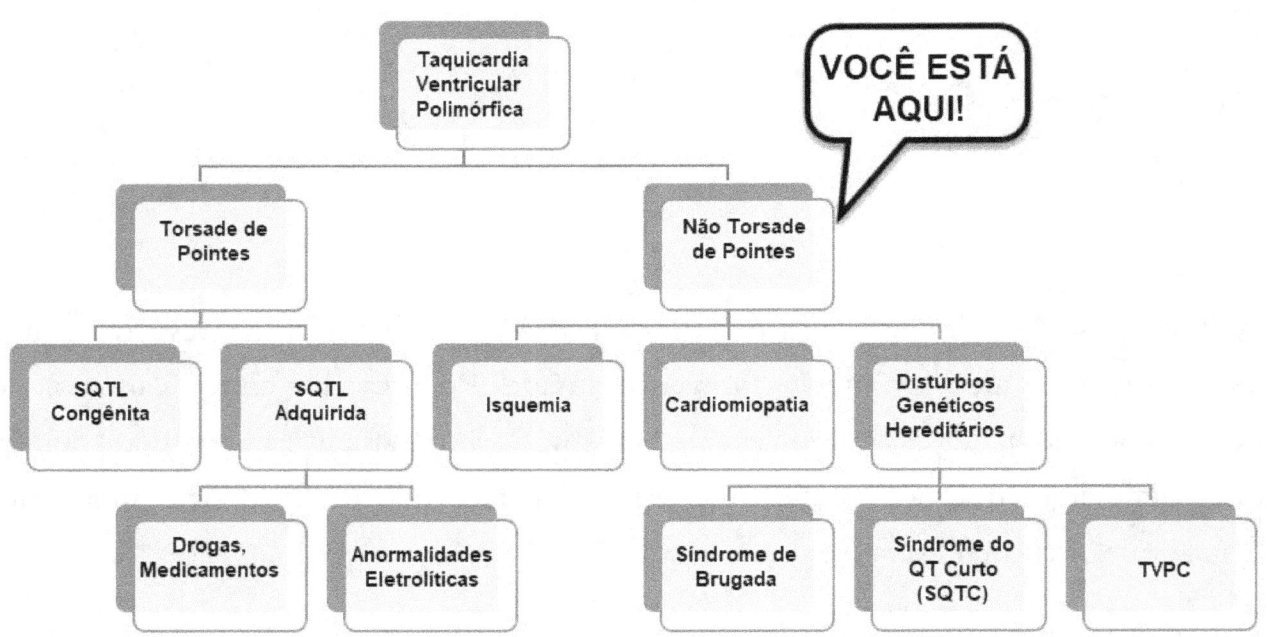

TVPC = Taquicardia Ventricular Polimórfica Catecolaminérgica

Figura 21-2

Existem três grupos básicos de *TVs polimórficas não torsades*:

1. Isquêmicas

2. Cardiomiopáticas

3. Aquelas devido a Distúrbios Genéticos Hereditários

A isquemia miocárdica — tipicamente aguda, mas também crônica — é a causa mais comum de taquicardia ventricular polimórfica não TdP.

As cardiomiopatias também podem produzir TV polimórfica não torsades e incluem cardiomiopatia hipertrófica e *cardiomiopatia de Takotsubo*. A cardiomiopatia hipertrófica é a fonte mais comum.

Os distúrbios genéticos hereditários também são uma causa de taquicardia ventricular polimórfica. Elas incluem a *síndrome de Brugada*, a *síndrome do QT curto* e a *taquicardia ventricular polimórfica catecolaminérgica (TVPC)*. TVPC pode se apresentar não apenas como uma TV polimórfica não torsade – até mesmo manifestando episódios "em forma de fuso", mas você provavelmente verá aumento da ectopia ventricular multiforme (ou seja, não em forma de fuso) e/ou taquicardia ventricular bidirecional. Discutirei TVCP detalhadamente mais adiante neste capítulo.

PÉROLA | *TODAS as TVs polimórficas são extremamente perigosas e potencialmente letais, sejam torsade de pointes ou não torsade!*

Primeiro, a Assinatura Eletrocardiográfica para *TV polimórfica não torsade*:

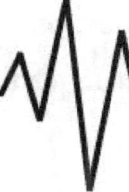

Assinatura eletrocardiográfica

Não requer uma pausa antes do início

Paroxismos em forma de fuso de polaridades QRS em mudança

Intervalo de acoplamento curto (≤ 400 mseg, ou dois

Pacientes com TVs polimórficas não permanecerão conscientes por mais do que alguns segundos após o início da disritmia. *TVs polimórficas nunca são bem toleradas pelo paciente*, ao contrário de TVs idiopáticas e até mesmo algumas TVs monomórficas relacionadas a cicatrizes.

DICA | Não se deixe enganar! Pacientes com TVs devido a mecanismos de reentrada letais podem compensar bem por um tempo sem sofrimento.

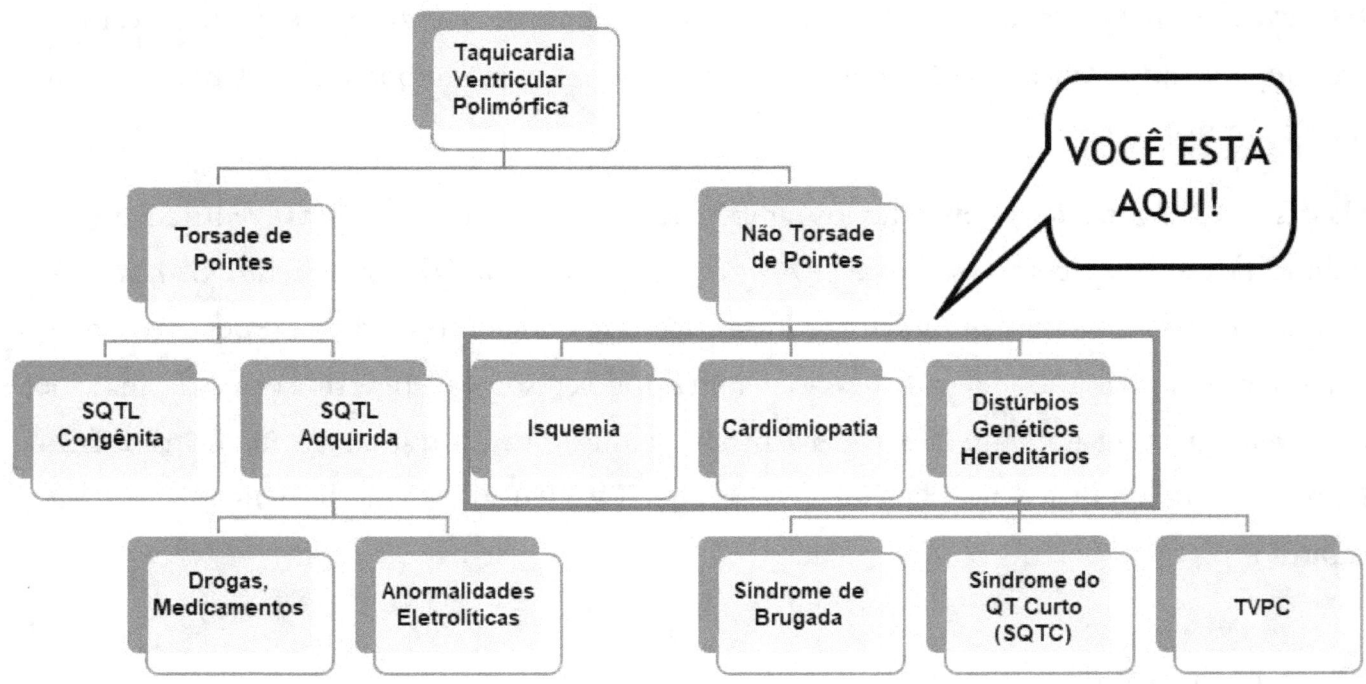

TVPC = Taquicardia Ventricular Polimórfica Catecolaminérgica

Figura 21-3

ISQUEMIA

O importante a lembrar sobre taquicardias ventriculares polimórficas não-TdP é que *a causa número um é a isquemia* – geralmente isquemia *aguda*, mas isquemia *crônica* também pode fazer isso.

Enquanto as TVs polimórficas, em geral, pressagiam um prognóstico estendido ruim, a TV polimórfica devido à isquemia aguda que ocorre durante as primeiras 12-24 horas de elevação do segmento ST surpreendentemente não (mas apenas no longo prazo – *a mortalidade em 30 dias ainda é aumentada*). Esta é a taquicardia ventricular que ataca logo após o paciente ser internado no hospital por um IM agudo (ou – com muita frequência – antes que ele tenha a chance de procurar ajuda). *As taquicardias ventriculares monomórficas relacionadas à cicatriz* que resultam em aumento da mortalidade a longo prazo ocorrem mais tarde (semanas a anos) – outro benefício da revascularização precoce.

CARDIOMIOPATIAS

Embora a taquicardia ventricular polimórfica não torsade possa complicar vários tipos diferentes de cardiomiopatia – cardiomiopatia hipertrófica, cardiomiopatia de Takotsubo e cardiomiopatia dilatada – ela aparece com mais frequência na *cardiomiopatia hipertrófica* e é frequentemente a causa de morte cardíaca súbita para esses pacientes. Uma taquicardia ventricular que ocorre na presença de uma cardiomiopatia dilatada tem mais probabilidade de ser uma taquicardia de ramo – monomórfica, mas igualmente letal!

TRANSTORNOS GENÉTICOS HEREDITÁRIOS

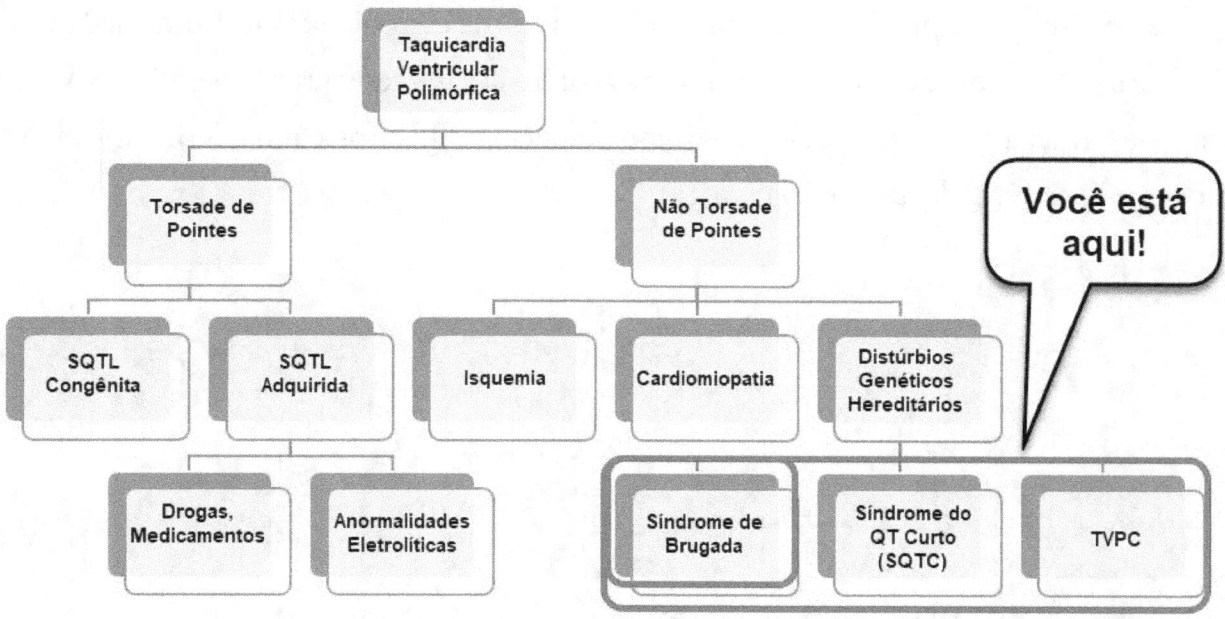

TVPC = Taquicardia Ventricular Polimórfica Catecolaminérgica

Figura 21-4

Existem três distúrbios hereditários – todos os quais envolvem o gerenciamento de cálcio dentro do miócito:

    1. a síndrome de Brugada,

    2. a síndrome do QT curto e

    3. taquicardia ventricular polimórfica catecolaminérgica.

Síndrome de Brugada

A síndrome de Brugada tem uma predileção por homens jovens, geralmente aparecendo no início dos vinte anos. Ela normalmente ocorre à noite, enquanto em repouso. Embora a maioria dos sintomas apresentados sejam episódios de tontura ou síncope, a morte cardíaca súbita também pode ser a primeira manifestação do distúrbio. A taquicardia ventricular polimórfica não torsade (Figura 21-5) é a taquidisritmia primária; a TV monomórfica ocorre muito raramente.

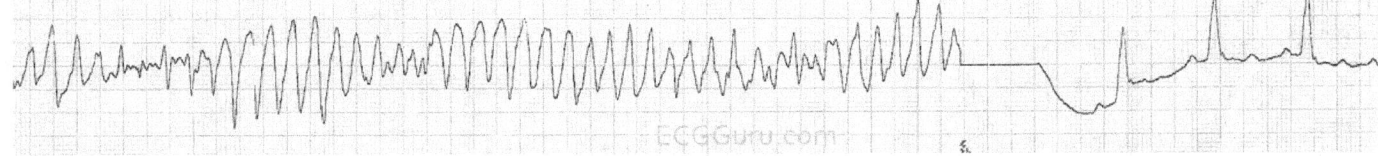

Figura 21-5

A Figura 21-5 é um exemplo de como é uma TV polimórfica associada à síndrome de Brugada. O ECG basal da síndrome de Brugada tem uma aparência característica nas derivações V1 e V2 (Figura 21-6). Inicialmente, pensou-se que a morfologia do QRS fosse um BRBD, mas agora sabemos que é, na verdade, uma onda J.

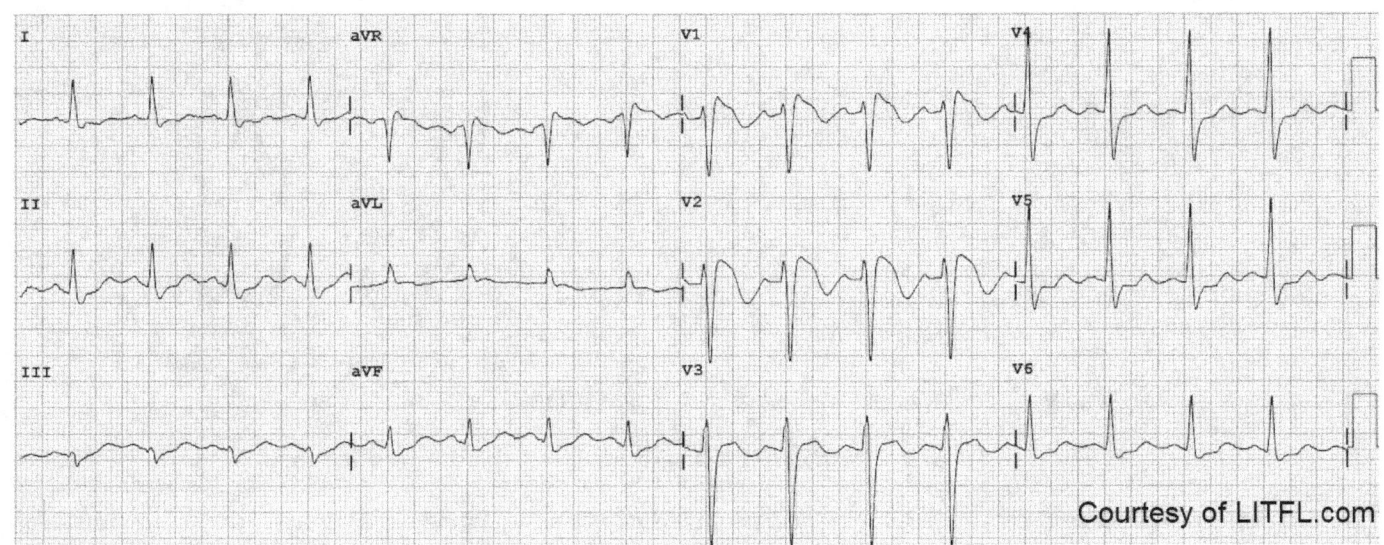

Courtesy of LITFL.com

Figura 21-6

Para mais informações sobre a síndrome de Brugada e outros distúrbios genéticos hereditários, verifique as referências no final deste capítulo e na bibliografia no final da apostila.

Síndrome do QT Curto (SQTS)

A síndrome do QT curto é exatamente o que parece – uma condição que resulta em um intervalo QT curto que predispõe a uma taquicardia ventricular polimórfica não torsade. É devido a mutações de ganho de função nos canais de K^+ e mutações de perda de função nos canais de Ca^{++}.

É definida – em termos absolutos – como um QTc < 330 mseg... OU como um QTc < 360 mseg E um histórico de parada cardíaca, síncope, histórico familiar de morte cardíaca súbita (idade 40 ou menos) ou histórico familiar de SQTS.

PÉROLA | Os canais de K^+ são responsáveis por *encurtar* a duração da repolarização (Fases 2 e 3 do potencial de ação) e os canais de Ca^{++} são responsáveis por *prolongar* a Fase 2 do potencial de ação (o segmento ST).

Como a síndrome de Brugada, a síndrome do QT curto tem uma aparência de ECG muito característica (Figura 21-7):

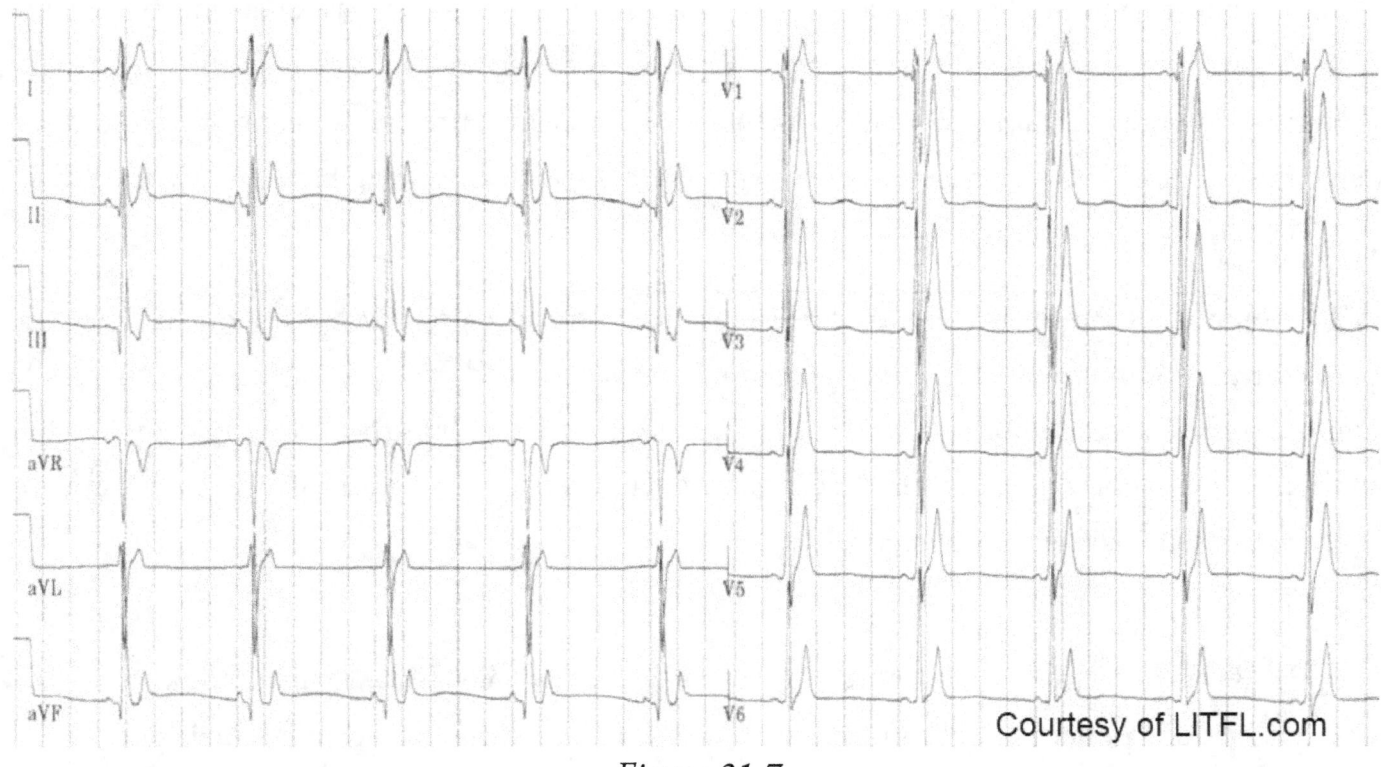

Figura 21-7

É difícil não ficar muito impressionado com este ECG (Figura 21-7). Observe o quão largo é o segmento T-P. Não há essencialmente nenhum segmento ST presente e a morfologia da onda T é muito distinta – *alta, com pico acentuado* e *simétrica*. As ondas T são muito semelhantes às ondas T hipercalêmicas, mas nunca vi segmentos ST tão curtos em casos de hipercalemia. Embora a hipercalemia possa causar encurtamento do segmento ST, não será a esse ponto. Por outro lado, a hipercalcemia certamente pode encurtar o segmento ST dessa forma, mas, como os canais de Ca^{++} normalmente não estão operacionais durante a Fase 3, a onda T será normal.

A síndrome do QT curto é muito letal e afeta todas as idades – de bebês a idosos (se é que ainda há idosos conosco que tenham a síndrome do QT curto!).

Taquicardia Ventricular Polimórfica Catecolaminérgica (TVPC)

A TVPC não tem nenhuma característica patognomônica durante o ECG basal normal. Muitos dos afetados podem ter bradicardia em repouso, mas esse é um achado não diagnóstico. Essa é principalmente uma taquidisritmia da infância – de crianças pequenas a adolescentes, mas ocasionalmente em pessoas na faixa dos 20 e 30 anos. Se não for tratada, até 50% morrerão até os 30 anos de idade.

É uma taquicardia muito letal e é iniciada por exercícios e emoções intensas. O diagnóstico é confirmado por teste de estresse por exercício provocativo. Você não será capaz de fazer um diagnóstico definitivo durante o tratamento agudo, a menos que o paciente apresente uma progressão muito característica de disritmias, mas você certamente pode *suspeitar* disso com base nas atividades do paciente em torno do evento.

A TV polimórfica catecolaminérgica ocorre de maneira um tanto previsível. Primeiro, há uma aceleração do ritmo sinusal seguida por um bigeminismo ventricular. Em seguida, segue-se uma TVS complexa estreita, como fibrilação atrial. Em seguida, uma TV polimórfica e/ou uma taquicardia bidirecional vêm em seguida. Se a fibrilação ventricular não ocorrer, a taquidisritmia simplesmente se reverte, resolvendo-se na ordem inversa.

> **PÉROLA |** Se um paciente apresentar colapso após esforço físico, há duas taquidisritmias que podem ser responsáveis - e ambas são idiopáticas: taquicardia ventricular polimórfica catecolaminérgica e taquicardia do trato de saída do ventrículo direito. Ambas podem ocorrer após exercício ou esforço físico e ambas ocorrem em pessoas jovens. Minha recomendação é considerar a TVPC primeiro, pois é tão letal, e a taquicardia TSVD em segundo, pois é tão benigna. Considere imediatamente a TVPC em qualquer paciente com menos de 15 anos de idade.

Ela também tem uma predileção por ocorrer durante a natação. Sempre suspeite se um bom nadador tiver um episódio de quase afogamento. Foi relatado que até 25% dos pacientes também podem apresentar TVPC enquanto estão em repouso ou durante atividades diárias de rotina.

> **DICA |** Esta é uma doença de *pessoas muito jovens* – de *crianças pequenas* a *adolescentes*. Pode se apresentar como uma convulsão, então fique muito alerta para atividade de

"convulsão" após esforço físico ou emocional (brincadeiras muito ativas, acessos de raiva).

TVPC tem três formas de **Assinatura Eletrocardiográfica**:

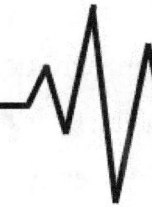 **Assinatura eletrocardiográfica**

Primeiro, a taquicardia pode se apresentar apenas como uma variação nos complexos QRS, mas sem a aparência de "torsade" em forma de fuso.

Segundo, pode manifestar a mesma aparência em forma de fuso que torsade de pointes.

Terceiro, pode produzir uma taquicardia bidirecional na qual duas polaridades diferentes ou eixos do plano frontal alternam a cada segundo batimento. Isso não é patognomônico para TVPC, pois

(Consulte novamente o Capítulo 20, Figuras 20-2 a 20-4.)

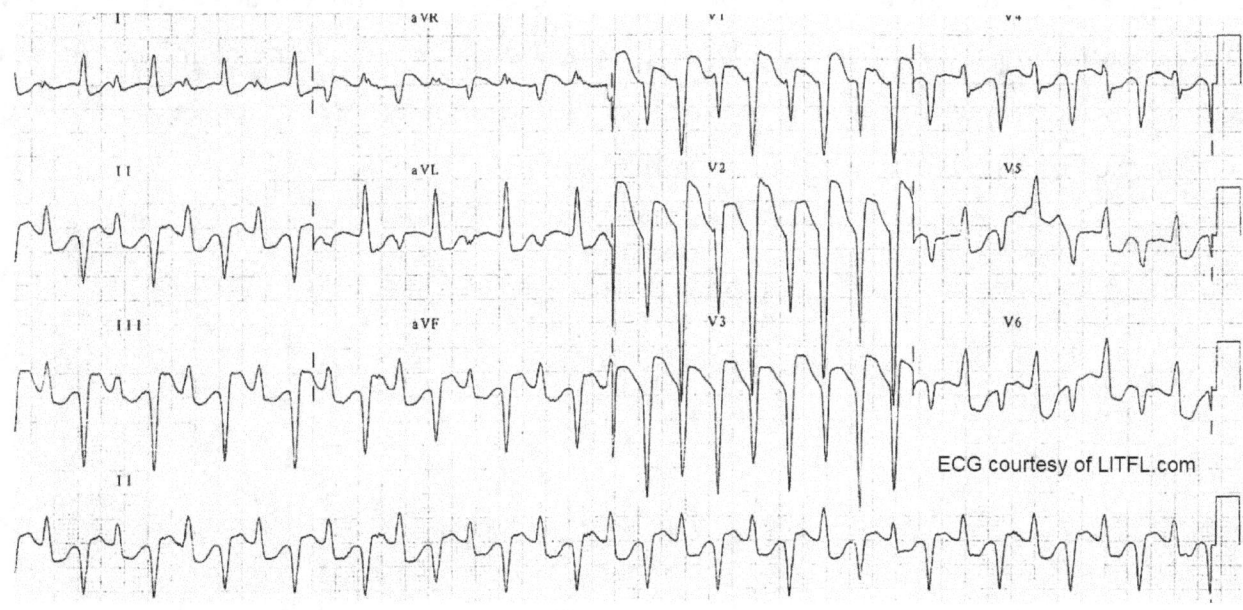

Figura 21-8

Se você observar as derivações V1 – V3 da Figura 21-8, verá que nem todas as derivações manifestam batimentos com polaridades alternadas. É o eixo que está mudando. Em algumas derivações, será o suficiente para resultar em complexos QRS de polaridades opostas, enquanto em outras derivações, apenas resulta em complexos QRS de amplitudes diferentes (altura ou profundidade).

Com exercício progressivo ou estresse emocional crescente, o ritmo progride de taquicardia sinusal para aumento de ectopia, disritmias atriais e juncionais e, eventualmente, TV polimórfica ou bidirecional. Essa perturbação do ritmo pode resultar em síncope ou degenerar em fibrilação ventricular e morte súbita. No entanto, é frequentemente autoterminante, seguindo a mesma sequência de disritmia, mas ao contrário.

A TV bidirecional é muito característica da TVPC – mas *não patognomônica*, pois também ocorre na toxicidade digitálica e no envenenamento por aconitina. No entanto, dada a faixa etária das vítimas de TVPC, é improvável que elas estejam sofrendo de toxicidade digitálica ou envenenamento por aconitina.

TVPC ocorre principalmente durante esforço físico ou sofrimento emocional acentuado. Embora tenha sido pensado por muito tempo que não ocorria em repouso, estudos recentes mostraram que até 25% das ocorrências podem ocorrer durante o repouso. Outras taquicardias que podem ocorrer durante esforço físico ou exercício são torsade de pointes devido a LQTS 1 e algumas taquicardias do trato de saída – nenhuma das quais produz uma taquicardia bidirecional.

Como outras taquicardias ventriculares polimórficas, o gerenciamento do paciente é mais um processo de *prevenção* do que de *intervenção*. TVPC sustentado é letal, e todos os esforços devem ser feitos para intervir por cardioversão. Os betabloqueadores são uma primeira linha de prevenção e podem ser iniciados após a cessação e o controle da taquidisritmia. O término da taquicardia pode ser problemático e várias tentativas podem ser necessárias.

Leitura recomendada:

Childers R, MD. Torsades: adjacent and triggering electrocardiographic events. Journal of Electrocardiology. 43 (2010) 515 – 523.

El-Sherif N, MD, Turitto G, MD, Boutjdir M, PhD. Congenital Long QT syndrome and torsade de pointes. Ann Noninvasive Electrocardiol. 2017;22:e12481.

Fitzpatrick JK, MD; Goldschlager N, MD. ECG of the Month. Ann Emerg Med. 2018;71:473-476.

Leenhardt A, MD, Denjoy I, MD, Guicheney G, PhD. Catecholaminergic Polymorphic Ventricular Tachycardia. Circ Arrhythm Electrophysiol. 2012;5:1044-1052.

Pérez-Riera AR, Barbosa-Barros R, deRezende Barbosa MPC, Daminello-Raimundo R, de Lucca AA Jr, de Abreu LC. Catecholaminergic polymorphic ventricular tachycardia, an update. Ann Noninvasive Electrocardiol. 2018;23:e12512. https://doi.org/10.1111/anec.12512.

Roston TM, MD et al. Catecholaminergic Polymorphic Ventricular Tachycardia in Children – Analysis of Therapeutic Strategies and Outcomes From an International Multicenter Registry. Circ Arrhythm Electrophysiol. 2015;8:633-642.

Rudic B, Schimpf R, Borggrefe M. Short QT Syndrome - Review of Diagnosis and Treatment. Arrhythm Electrophysiol Rev. 2014 Aug;3(2):76-9.

Svernhage E, MD, et al. Early Electrocardiographic Signs of Drug-Induced Torsades de Pointes. A.N.E. July 1998;3(3):252-260.

Tiver KD, Dharmaprani D, Quah JX, Lahiri A, Waddell-Smith KE, Ganesan AN. Vomiting, electrolyte disturbance, and medications; the perfect storm for acquired long QT syndrome and cardiac arrest: case report. Journal of Medical Case Reports. 16:9; 2022.

Yap YG, Camm AJ. Drug-Induced QT Prolongation and Torsades de Pointes. Heart. 2003; 89:1363–1372.

Chapter 22

TSV-As que você deve considerar...

O que É uma TSV?

Taquicardia supraventricular (TSV) é um termo geral e "abrangente" para qualquer taquidisritmia com origem acima dos ventrículos. Isso inclui:

- taquicardia sinusal

- taquicardia sinusal reentrante

- taquicardia atrial

- taquicardia atrial multifocal

- fibrilação atrial

- flutter atrial

- AVNRT (lento-rápido, rápido-lento, lento-lento)

- AVRT (ortodrômico, antidrômico)

- taquicardia juncional focal

- taquicardia juncional recíproca permanente (TJRP)

Então, você vê, dizer aos pacientes que eles têm uma "TSV" é como dizer a eles que eles têm "febre" ou "uma infecção". "TSV" não é um diagnóstico. Então, é realmente importante que tentemos ser mais específicos sobre qual TSV o paciente tem?

E se o paciente tiver uma TSV? Claro... você pode interrompê-lo com manobras vagais ou adenosina facilmente o suficiente - mas e se esse paciente desenvolver fibrilação atrial mais tarde? O influxo repentino de impulsos nos ventrículos a uma taxa entre 300 e 600 batimentos/minuto pode resultar em fibrilação ventricular antes que o paciente tenha a chance de pedir ajuda.

> **PÉROLA |** Em todos os algoritmos e métodos discutidos neste livro de exercícios, o único diagnóstico feito é taquicardia ventricular. Escolher entre TV e TVS é o mesmo que escolher entre TV e não TV!

Claro, você pode ou não ser capaz de determinar qual TVS o paciente tem durante o tratamento de um episódio agudo, mas isso deve ser feito eventualmente. O paciente sempre precisará de um encaminhamento para um cardiologista.

> **PÉROLA |** Descartar taquicardia ventricular ainda deixa você sem diagnóstico.

Aqui estão algumas coisas que o coração pode fazer para confundi-lo um pouco. Todas essas são situações envolvendo taquidisritmias originadas acima dos ventrículos.

1. AVNRT com Aberrância e Bloqueio da Via Comum Superior

Você está familiarizado com AVNRT: uma taquicardia de complexo NARROW regular e monomórfica que se desenvolve dentro ou ao redor do nó AV. Às vezes, manifesta ondas pseudo-s nas derivações inferiores e um pseudo-r′ na derivação V1. Frequentemente responde a manobras vagais ou, na sua falta, a uma injeção rápida de adenosina. Também costuma converter-se facilmente com bloqueadores dos canais de cálcio IV.

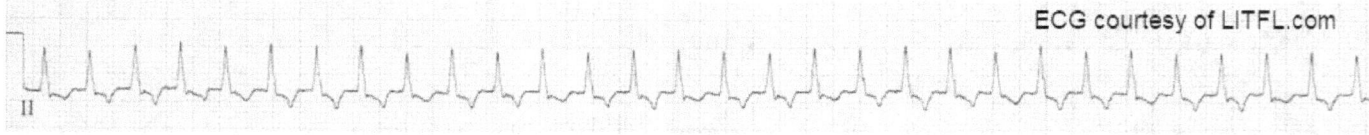

ECG courtesy of LITFL.com

Figura 22-1

Mas agora vamos adicionar condução aberrante a essa taquicardia, o tipo de aberrância BRD. Agora temos a mesma *taquidisritmia* da Figura 22-1, exceto que ela tem um *amplo complexo QRS* com uma morfologia clássica de bloqueio do ramo direito (não mostrado). Ela ainda *responde ao mesmo tratamento da mesma forma* – muito bem.

PÉROLA | Se um paciente tem uma via acessória e desenvolve uma taquicardia sinusal ou uma taquicardia atrial ou um flutter atrial... essas taquidisritmias só podem usar a via acessória como uma porta aberta – uma via espectadora. Elas não podem participar de um ritmo reentrante (ou recíproco). Por quê? Porque uma vez que o ritmo reentrante começa, a taquicardia sinusal, a taquicardia atrial e o flutter atrial não estão mais em cena. *Uma vez que um ritmo reentrante começa, ele se torna o marcapasso dominante de fato para o coração até que seja encerrado.*

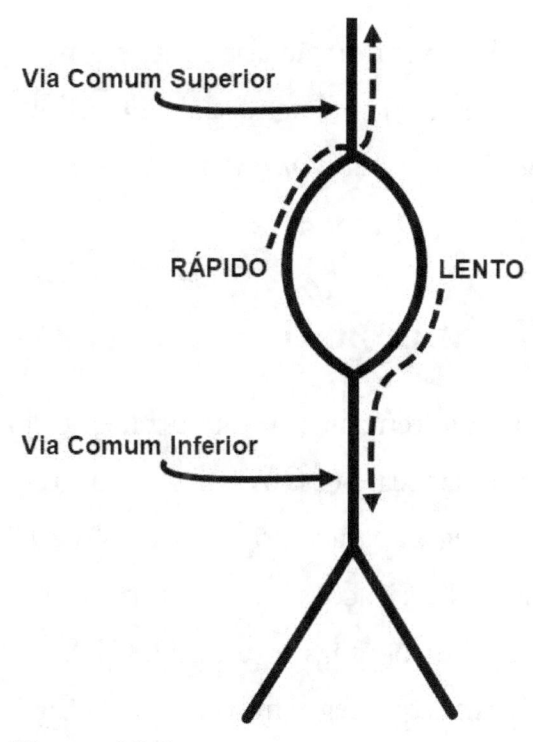

Figura 22-2

(Figura 22-2) No "topo" do circuito (a *via comum superior*), a via rápida envia um impulso para os átrios (seta tracejada) que às vezes pode ser visível no final do complexo QRS, mas geralmente está escondido dentro do QRS. Essas ondas P são na verdade ondas P' (pronuncia-se "P prime"), uma vez que não são geradas pelo nó sinusal (apenas despolarizações do nó sinusal podem ser chamadas de ondas P - todas as outras são ondas P').

Mas e se houver um bloqueio da saída atrial dessa via comum superior de modo que nenhum impulso do circuito de reentrada do nó AV possa entrar nos átrios? A taxa rápida das ondas P' manteve o nó sinusal suprimido (chamamos isso de supressão de overdrive), mas agora com um bloqueio retrógrado nos átrios, não há ondas P' rápidas para suprimir o nó sinusal; assim, o nó sinusal será reativado e começará a produzir ondas P em sua taxa intrínseca (60-100 batimentos/minuto). Então, como será o ECG agora?

Haverá uma taquicardia monomórfica rápida, regular e de complexo largo com dissociação AV – uma frequência atrial mais lenta do que a frequência ventricular. Isso se encaixa em todos os critérios para taquicardia ventricular... exceto por uma coisa: os impulsos ventriculares estão se originando acima do feixe de His! Isso NÃO é taquicardia ventricular.

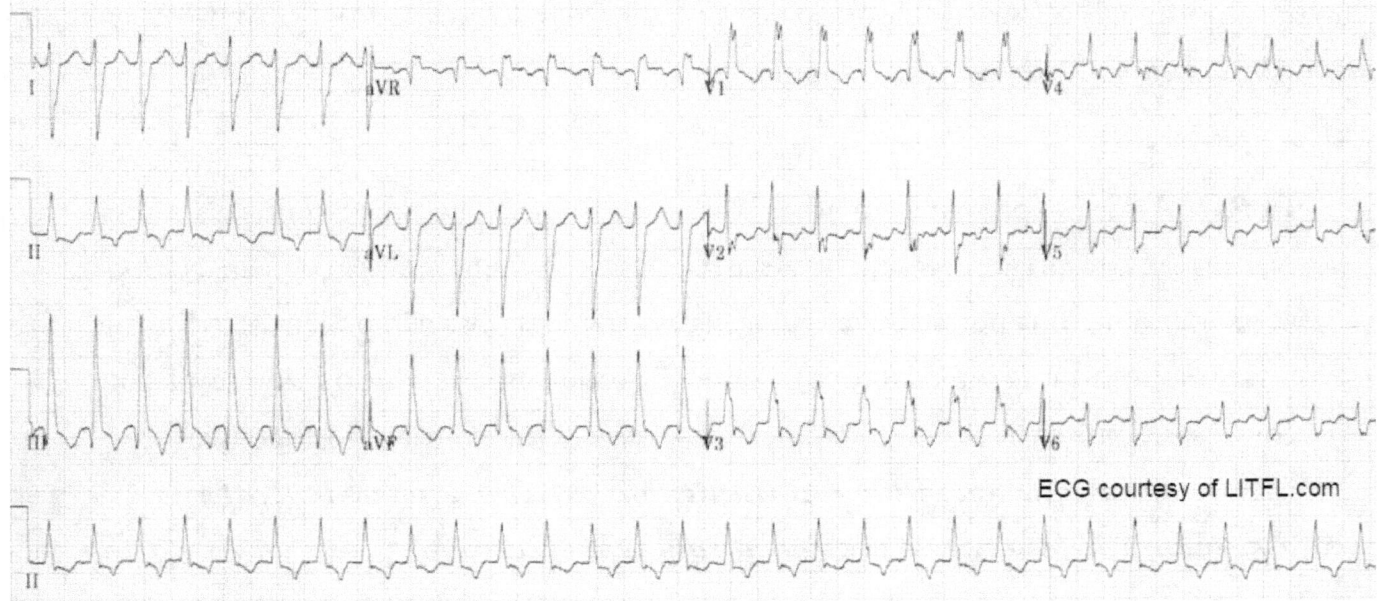

Figura 22-3

O ECG acima (Figura 22-3) poderia representar uma AVNRT com condução aberrante e um bloqueio da via comum superior? Sim, poderia! É provável que esse seja o diagnóstico? NÃO! É muito mais *provável* que seja uma *taquicardia fascicular anterior* ou uma *taquicardia do trato de saída do ventrículo esquerdo* (TSVE).

2. AVRT ortodrômico com aberrância e AVRT antidrômico

Essas duas taquidisritmias devem ser menos problemáticas para diferenciar uma da outra, embora diferenciar uma AVRT antidrômica de uma taquicardia ventricular real possa às vezes ser muito problemático. A AVRT ortodrômica com aberrância seguirá as regras para aberrância, pois o impulso está entrando nos ventrículos pelo sistema His-Purkinje – as derivações V1 e V6 se parecerão mais com um bloqueio de ramo clássico. Você pode ver ondas P' retrógradas seguindo o QRS – geralmente a pelo menos 70 ms do ponto J. As ondas P' retrógradas que seguem o complexo QRS em uma AVRT são tipicamente encontradas no segmento ST ou na inclinação inicial da onda T.

Tanto a AVRT ortodrômica com aberrância quanto a AVRT antidrômica podem produzir ondas P' retrógradas: ortodrômica viajando pela via acessória de forma retrógrada, antidrômica viajando pelo feixe de His e pelo nó AV. Mas a taquicardia ventricular *pode fazer a mesma coisa*, tipicamente viajando pelo feixe de His e então pelo nó AV. Então a produção de ondas P' retrógradas não prova TSV-A ou TV. A menos que... (continua no Capítulo 24, "Mais Prática com Dissociação AV").

DICA | A simples presença de ondas P ou mesmo ondas P' não indica se o paciente está apresentando dissociação AV ou VA.

3. Fibrilação Atrial com Condução Anterógrada por uma Via Acessória

Uma via acessória nem sempre precisa participar de um *circuito* de macro-reentrada - às vezes ela pode atuar como uma porta aberta entre os átrios e os ventrículos. *É isso que torna as vias acessórias tão perigosas!* A fibrilação atrial que entra nos ventrículos através do nó AV é controlada pela função de "gatekeeper" do nó AV. Ela manifesta *condução decremental*: conforme a frequência atrial *aumenta*, a velocidade de condução através do nó AV *diminui*. Essa função protege os ventrículos de serem sobrecarregados por frequências atriais excessivamente rápidas e incontroláveis. Mas a presença de uma via acessória muda tudo isso. As vias acessórias podem conduzir em uma faixa de um pouco lenta a muito rápida - e tendem a se agrupar mais em direção a "muito rápida".

PÉROLA | Quando você vê uma frequência ventricular tão lenta (Figura 22-4) durante a fibrilação atrial, você deve sempre suspeitar que o paciente está tomando um medicamento de controle de frequência. A frequência ventricular natural para fibrilação atrial não tratada é de cerca de 120-130 batimentos/minuto.

Aqui (Figura 22-4) está a fibrilação atrial conduzida através do nó AV - sistema His-Purkinje:

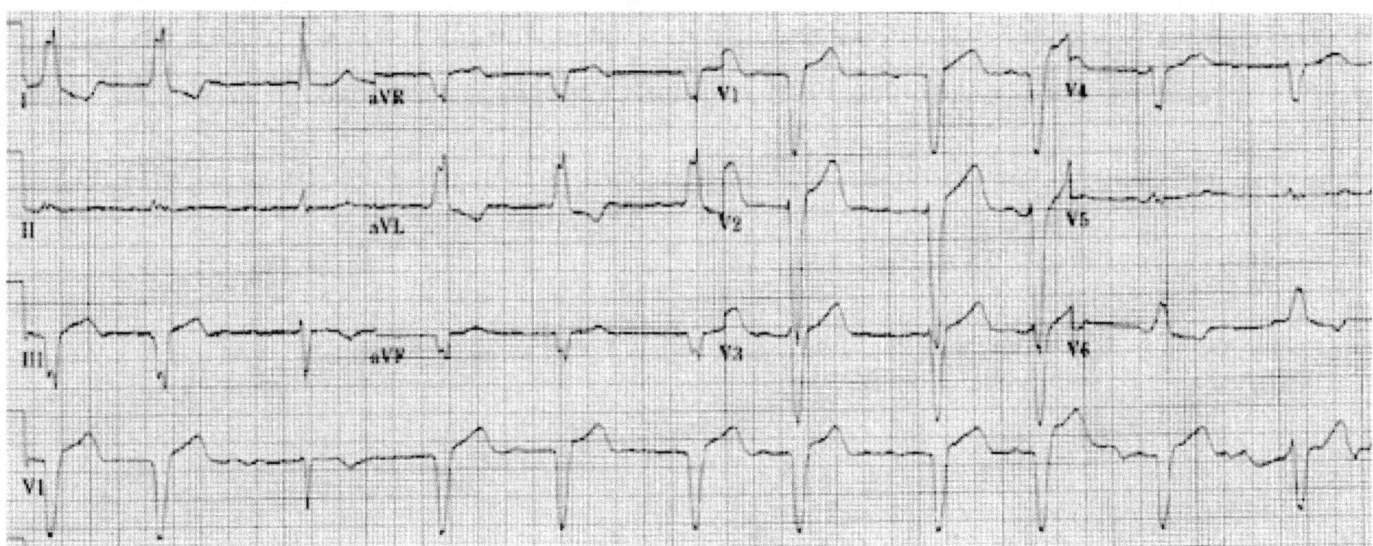

Figura 22-4

Agora, aqui (Figura 22-5) está a fibrilação atrial entrando nos ventrículos através de uma via acessória:

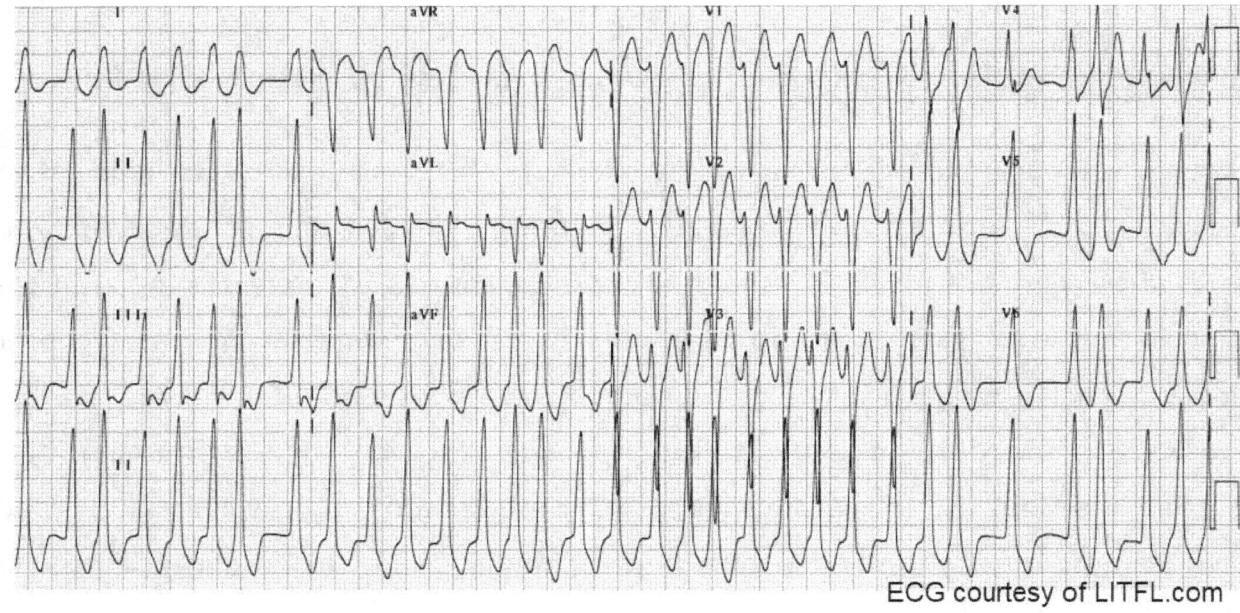

Figura 22-5

Esta é uma taxa que não será tolerada pelos ventrículos por muito tempo. Eventualmente, e definitivamente mais cedo do que tarde, eles irão fibrilar. Você vê essas pausas espalhadas pelo traçado? Essas são áreas prováveis onde o impulso viajando através do nó AV foi capaz de capturar momentaneamente os ventrículos. Essas pausas podem estar desempenhando um papel significativo em manter este paciente vivo. É por isso que nunca se deve dar bloqueadores do nó AV a um paciente com uma taquicardia de complexo largo irregular, principalmente monomórfica*. Este é um problema atrial e não um problema ventricular inerente!

*Como os impulsos fibrilatórios atriais encontram o sistema de condução ventricular em vários estados de refratariedade, os complexos QRS podem exibir algumas morfologias variáveis.

Aqui (Figura 22-6) está um flutter atrial com uma *condução* típica de 2:1 (não *bloqueio* de 2:1):

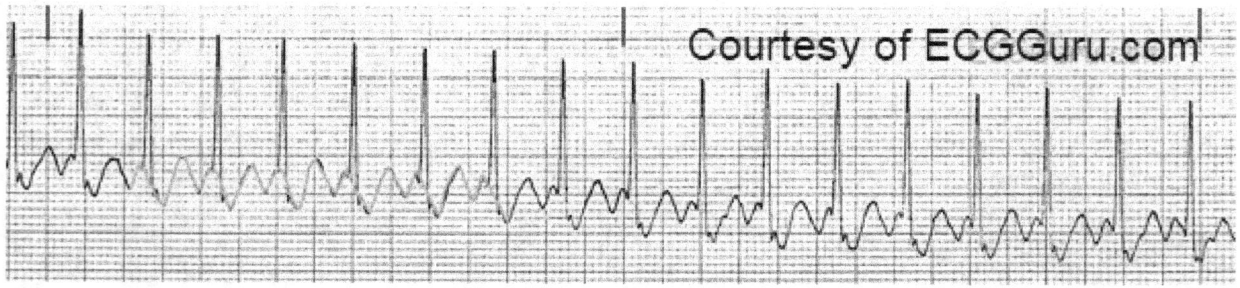

Figura 22-6

Agora observe o flutter atrial (Figura 22-7) conduzido por uma via acessória:

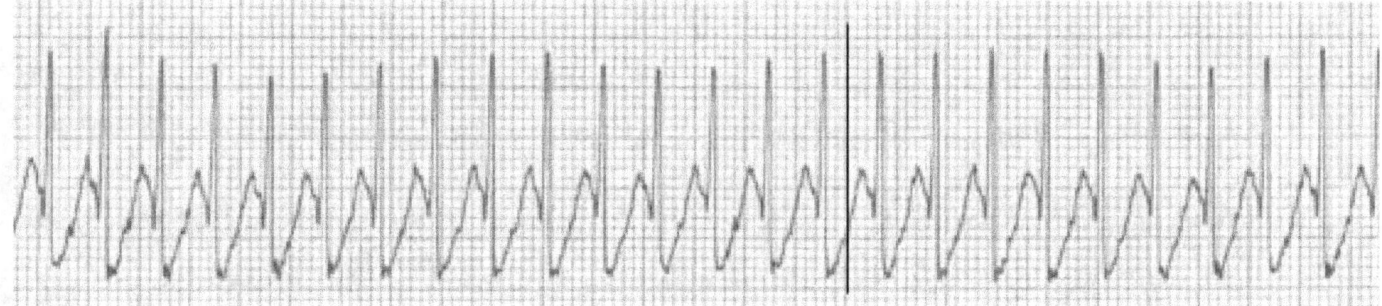

Figura 22-7

Esses complexos QRS parecem muito estreitos e alguém pode ser enganado a pensar que é uma taquicardia de complexo estreito muito rápida – mas não se esqueça de verificar as ondas S! Eu desenhei uma linha vertical no final da onda S de um dos complexos QRS na Figura 22-7.

PÉROLA | Às vezes, a onda R estreita e pontiaguda pode enganar você a pensar que o QRS é estreito. Mas não se esqueça da onda S.

Isso pode ser uma condução aberrante, mas eu me pergunto quantas pessoas com flutter atrial (geralmente uma população mais velha) poderiam transmitir impulsos através do nó AV nessa taxa? O paciente poderia ter mais de uma via acessória? Ou poderia ser uma via que se conecta diretamente com o sistema de Purkinje (fibra de Mahaim atriofascicular ou nodofascicular)? O que VOCÊ acha? Eu acho que é um caso para o eletrofisiologista (após o paciente ter sido cardiovertido)!

Leitura recomendada:

Fisch C, Zipes DP, McHenry PL. Rate Dependent Aberrancy. Circulation. 1973;48:714-724.

Você pode encontrar a versão online deste artigo em: **http://circ.ahajournals.org/content/48 /4/714**. Este é um dos *clássicos da literatura eletrocardiográfica*. O Dr. Fisch foi um verdadeiro pioneiro em disritmias. Ele escreveu vários livros – agora fora de catálogo – que ainda estão disponíveis em livrarias online.

Chapter 23

TCLs parecidos e como distingui-los...

Existem várias semelhanças entre taquicardias complexas amplas que podem criar confusão para profissionais de saúde que interpretam ECGs. Elas incluem:

- Taquicardia do TSVD vs. Cardiomiopatia Arritmogênica (CA, ARVC/D)

- Taquicardia Ventricular vs. Taquicardia Supraventricular Antidrômica Pré-excitada

- Taquicardia Fascicular Posterior vs. BRD com Bloqueio Fascicular Anterior

- Torsade de Pointes vs. Taquicardia Ventricular Polimórfica Não-torsade

Taquicardia do TSVD vs. Cardiomiopatia Arritmogênica

É de vital importância que se consiga distinguir essas duas taquidisritmias — uma é benigna e a outra é letal. Qualquer uma delas pode se apresentar como um paciente estável e alerta com palpitações. As taquicardia do TSVDs geralmente são curtas e autolimitadas. No caso improvável de uma se tornar sustentada, o paciente NÃO desenvolverá colapso cardiovascular! Se o paciente estiver instável, é cardiomiopatia arritmogênica.

Existem DOIS algoritmos para ajudar você a diferenciar entre taquicardias ventriculares idiopáticas e taquicardias ventriculares relacionadas a cicatrizes: o algoritmo de Hoffmayer e o algoritmo de Wijnmaalen. Há, no entanto, uma diferença entre os dois algoritmos, pois o algoritmo de Hoffmayer pode ser *usado durante a taquicardia*, e o algoritmo de Wijnmaalen é *usado durante o ritmo sinusal*.

Há muito o que aprender aqui, então use este capítulo mais como uma referência.
Vamos começar...

O Algoritmo de Hoffmayer

Um sistema de pontuação foi desenvolvido para ajudar a distinguir entre taquicardias ventriculares *idiopáticas* e *relacionadas a cicatrizes*. Este sistema é baseado no exame da taquicardia *durante a taquicardia* e *durante o ritmo sinusal*.

Se você tiver acesso a um ECG anterior — ou se o ECG atual manifestar uma disritmia não sustentada com taquicardia intercalada com batimentos sinusais, inversões da onda T anterior nas derivações V1 – V3, marque 3 pontos. Se você puder reconhecer inversões de onda T nas derivações V1 – V3 durante a taquicardia ventricular, marque 3 pontos. A presença de inversões de onda T tanto no ritmo sinusal quanto na taquicardia ventricular conta apenas como 3 pontos – NÃO 6!

Se a duração do QRS na derivação I for ≥ 120 mseg, marque 2 pontos.

Se o entalhe do QRS estiver presente em uma ou mais derivações, marque 2 pontos.

Se a transição precordial for na derivação V5 ou posterior, marque 1 ponto.

Uma pontuação de 5 pontos ou mais diagnosticou corretamente a DAVD/C, distinguindo-a da TV idiopática 93% das vezes.

SN 84%, SP 100%, PPV 100%, VPN 91%

Usando os critérios acima, que tipo de TV você acha que este ECG (Figura 23-1) está manifestando?

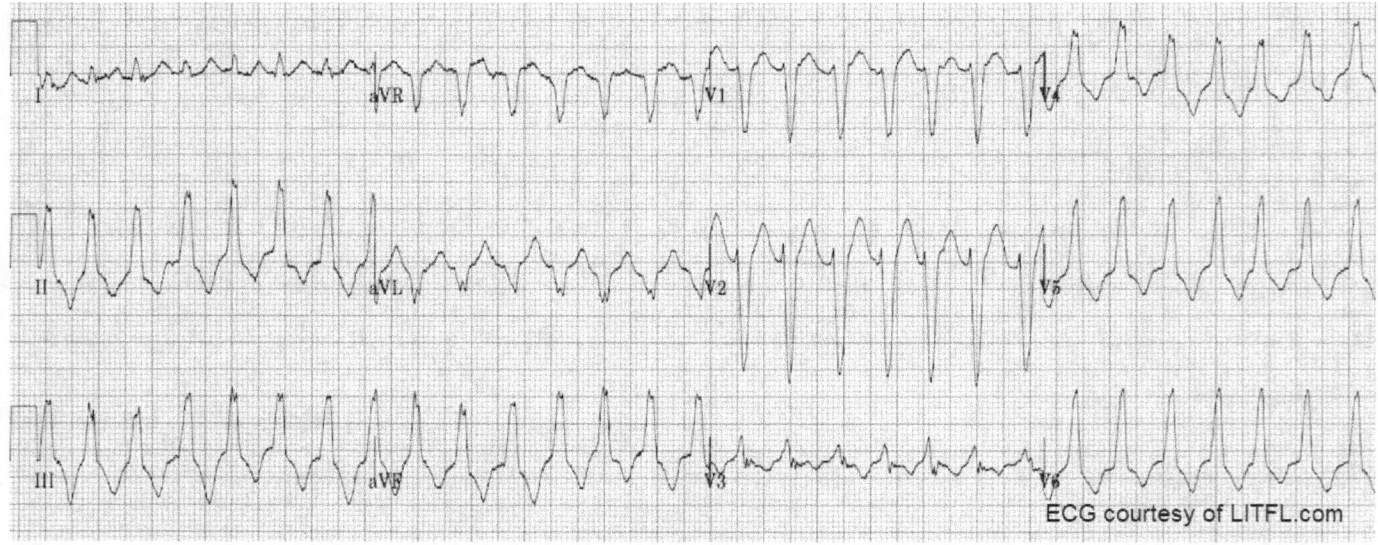

Figura 23-1

PÉROLA | Se o paciente tiver doença cardíaca conhecida, assuma que qualquer disritmia ventricular seja devida à doença cardíaca subjacente até que se prove o contrário.

Agora, que tipo de TV você acha que este próximo ECG (Figura 23-2) manifesta? (Próxima página)

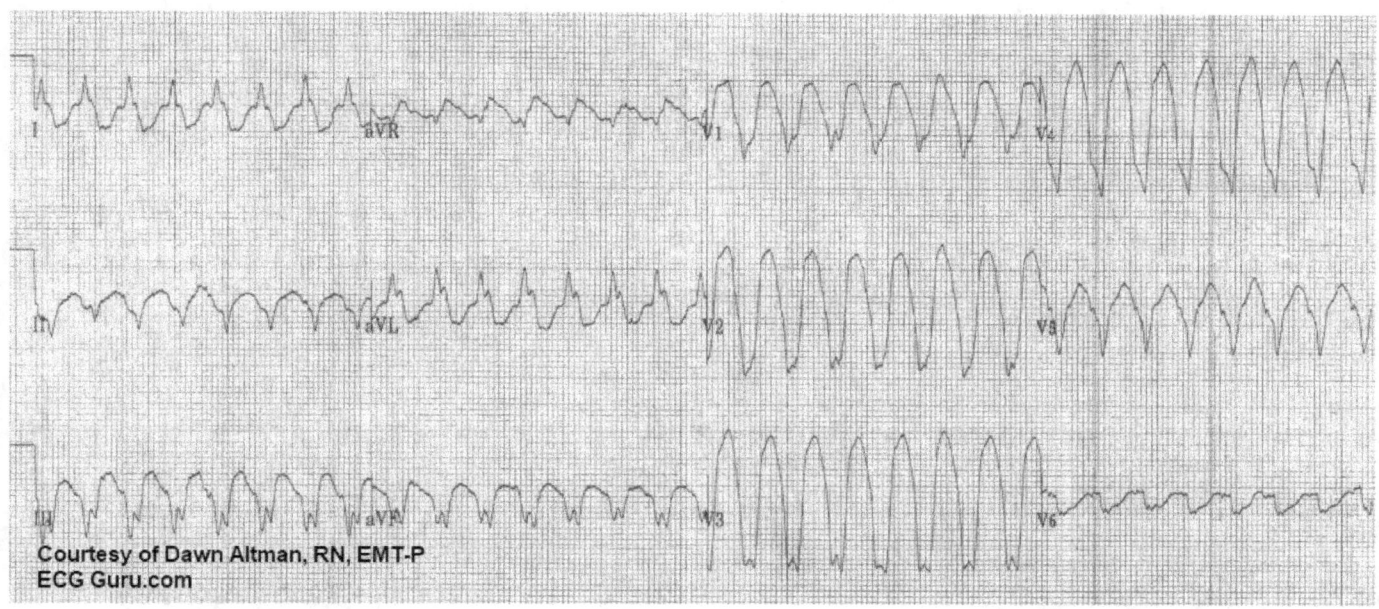

Figura 23-2

O Algoritmo Wijnmaalen

No algoritmo Wijnmaalen, buscamos diagnosticar taquicardia relacionada à cicatriz. Três critérios são determinados com base em um *ECG de superfície* (em oposição a um eletrograma interno) *durante o ritmo sinusal*:

- Transição precordial além da Derivação V4

- Entalhe no curso descendente da onda S na Derivação V1 ou V2 (também conhecido como sinal de Josephson)

- QRS para nadir S na Derivação V1 > 90 mseg

Esta não é uma lista numerada porque nenhuma descoberta está acima de nenhuma das outras. Uma taquicardia é considerada *relacionada à cicatriz* se pelo menos um dos critérios estiver presente; se nenhum dos critérios estiver presente, o diagnóstico é *taquicardia ventricular idiopática*.

DICA | 1) O diagnóstico é feito em um ECG *durante o ritmo sinusal – não durante a taquicardia real*; 2) a taquicardia ventricular idiopática continua sendo um *diagnóstico de exclusão*.

Referências:

Hoffmayer KS, et al. An electrocardiographic scoring system for distinguishing right ventricular outflow tract arrhythmias in patients with arrhythmogenic right ventricular cardiomyopathy from idiopathic ventricular tachycardia. Heart Rhythm. 2013 Apr;10(4):477-82.

Wijnmaalen AP. ECG Identification of Scar-Related Ventricular Tachycardia With a Left Bundle-Branch Block Configuration. Circ Arrhythm Electrophysiol. 2011;4:486-493.

Taquicardia Ventricular Relacionada a Cicatriz vs. Taquicardia Supraventricular Antidrômica Pré-excitada

Os vários algoritmos, métodos e critérios geralmente omitem a consideração de taquicardias supraventriculares antidrômicas pré-excitadas. Portanto, há imprecisões "embutidas" nessas abordagens. Isso permite que uma "resposta incorreta" seja tratada como uma "resposta correta". E, como você pode ou não ter notado, o resultado do uso desses algoritmos, métodos e critérios é "TV" ou "não TV" - se não for taquicardia ventricular, você ainda fica sem um diagnóstico claro. (E se você acha que todas as taquicardias supraventriculares são iguais - inscreva-se no *The Masterclass in Advanced Electrocardiography* ou *The Masterclass in Advanced Dysrhythmias!*)

Em 1994, Steurer et al. desenvolveu uma abordagem gradual para distinguir *especificamente* entre *taquicardia ventricular* (principalmente TV relacionada a cicatrizes) e *taquicardia supraventricular antidrômica pré-excitada*. O Dr. Pedro Brugada também foi um dos autores, então esse método também é conhecido como "método Brugada" (com desculpas ao Dr. Steurer, cujo nome é listado primeiro!). No grupo com taquicardia ventricular documentada, 89% estavam relacionadas a um infarto do miocárdio anterior, uma forma de doença cardíaca estrutural ou relacionada a cicatrizes. Tenha em mente que cicatrizes miocárdicas antigas NÃO são a única forma de doença cardíaca relacionada a cicatrizes. Nenhum dos pacientes com taquicardia supraventricular antidrômica pré-excitada tinha qualquer evidência de doença cardíaca estrutural. Pacientes com fibrilação atrial foram excluídos porque o diagnóstico nesses casos foi presumido como óbvio.

CUIDADO! | Não confunda o *método* Brugada com o *algoritmo* Brugada. Eles não são a mesma coisa!

Este não é um sistema de pontuação, mas uma abordagem observacional. Nenhuma das descobertas é mais alta do que qualquer outra descoberta. As descobertas que são fortemente sugestivas de um diagnóstico de taquicardia ventricular relacionada à cicatriz são:

- A presença de complexos QRS *predominantemente negativos* nas derivações precordiais V4 – V6

- A presença de um complexo QR em uma ou mais derivações precordiais V2 – V6

- Dissociação AV ou VA

Os complexos QRS negativos nas derivações V4 – V6 não precisam ser monofásicos, mas devem ter relações R/S < 1,0 (de preferência, muito menos que 1,0).

Em 2023, Vereckei et al. adicionaram um quarto critério a este método – o critério aVR. Este critério é o seguinte:

- "...na derivação aVR o início do complexo QRS é positivo, e a área acima da linha de base (área da onda R) do complexo QRS é maior do que a área abaixo da linha de base (área da onda S)."

Não sei se os Drs. Steurer e Brugada aceitaram esta adição ao seu algoritmo.

PÉROLA | Uma onda R monomórfica na derivação aVR indica que um *vetor de despolarização* está indo diretamente para seu polo positivo! Enquanto um impulso pode ter que tomar um curso em zigue-zague enquanto viaja através do miocárdio cicatrizado ou doente, o vetor é uma quantidade matemática que é sempre considerada como viajando em uma linha reta. Então, se o vetor de despolarização está viajando diretamente em direção ao eletrodo do ombro direito (PARA CIMA e para a DIREITA), onde está sua origem? Sua origem deve ser PARA BAIXO e para a ESQUERDA! Como eu disse antes: não estamos realmente interessados em para onde um vetor está indo; queremos saber de onde ele veio!" Este vetor deve ter se originado no ápice do ventrículo direito.

O que os critérios indicam para este ECG (Figura 23-3)?

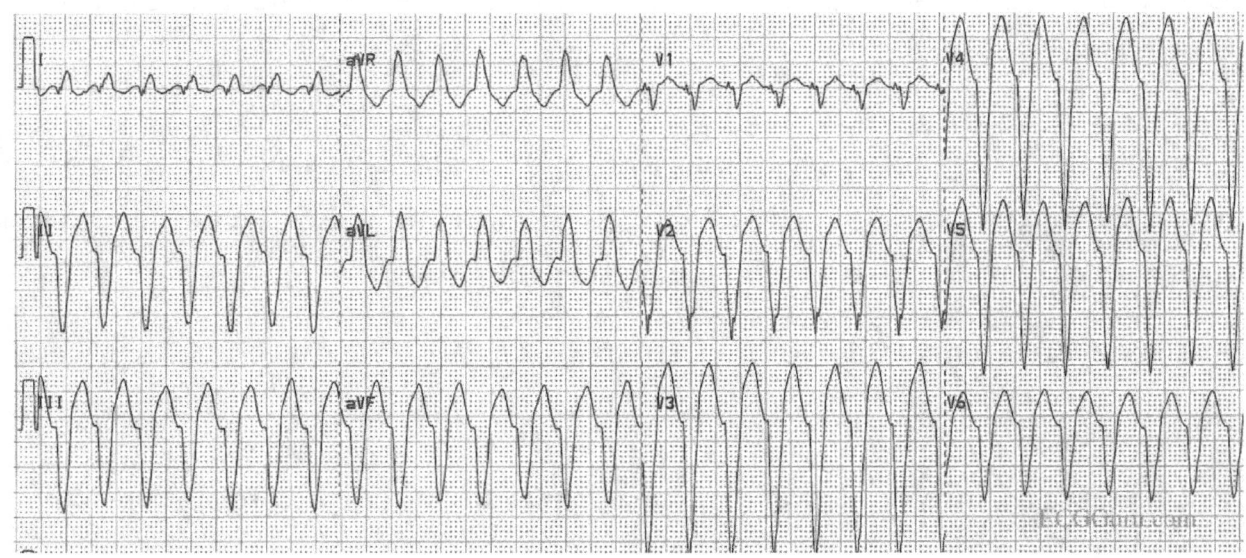

Figura 23-3

E o que dizer deste ECG (Figura 23-4)?

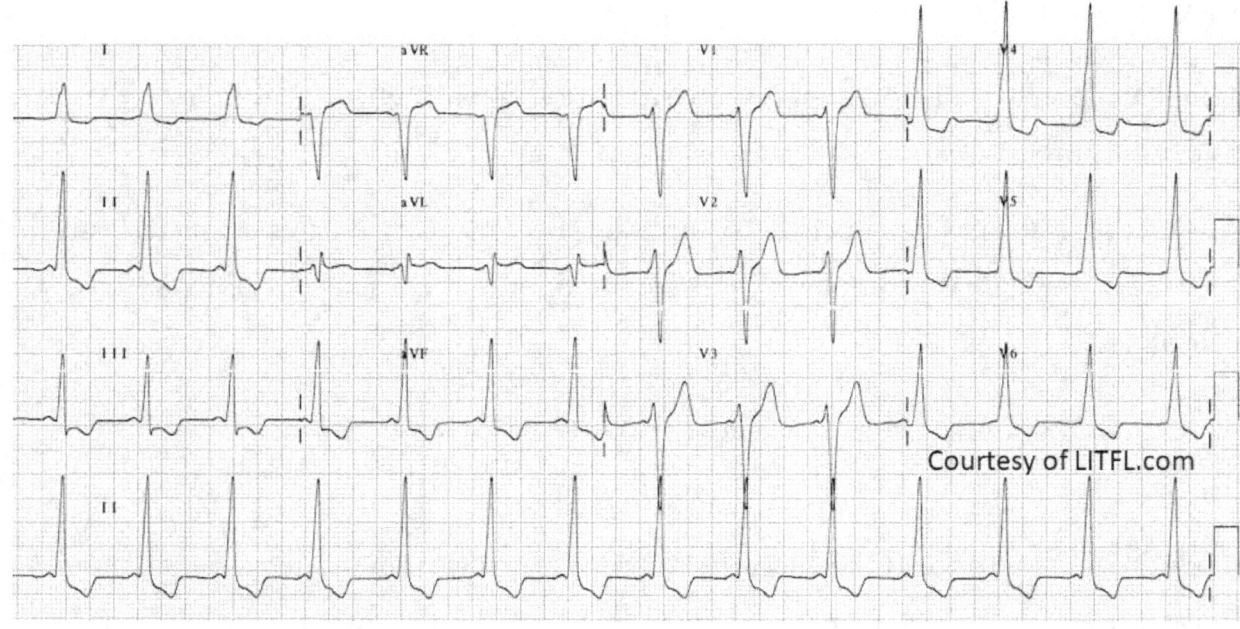

Figura 23-4

Referências:

Steurer G, Gürsoy S, Frey B, Simonis F, Andries E, Kuck K, Brugada, P. The differential diagnosis on the electrocardiogram between ventricular tachycardia and pre-excited tachycardia. Clin Cardiol. 1994;17:306–8.

Vereckei, A. et al. The Application of a New, Modified Algorithm for the Differentiation of Regular Ventricular and Pre-Excited Tachycardia. Heart, Lung and Circulation (2023) 32: 719-725.

Taquicardia Fascicular Posterior vs. BRD com Bloqueio Fascicular Anterior

Algoritmos, métodos e modelos de predição desenvolvidos para diferenciar taquicardia ventricular com anormalidades estruturais de taquicardia supraventricular com aberrância não incluem taquicardia fascicular posterior. Como ela frequentemente tem um complexo QRS relativamente estreito, ocorre em pessoas jovens e saudáveis, manifesta o que *parece* ser um BRD com bloqueio fascicular anterior e é encerrado por verapamil, ela é frequentemente diagnosticada erroneamente como TSV com aberrância.

Em 2017, Michowitz et al. desenvolveram um modelo de predição de quatro critérios para auxiliar na diferenciação de taquicardia fascicular posterior de taquicardia supraventricular com BRD/aberrância de bloqueio fascicular anterior.

Esta é uma taquicardia fascicular posterior documentada (Figura 23-5):

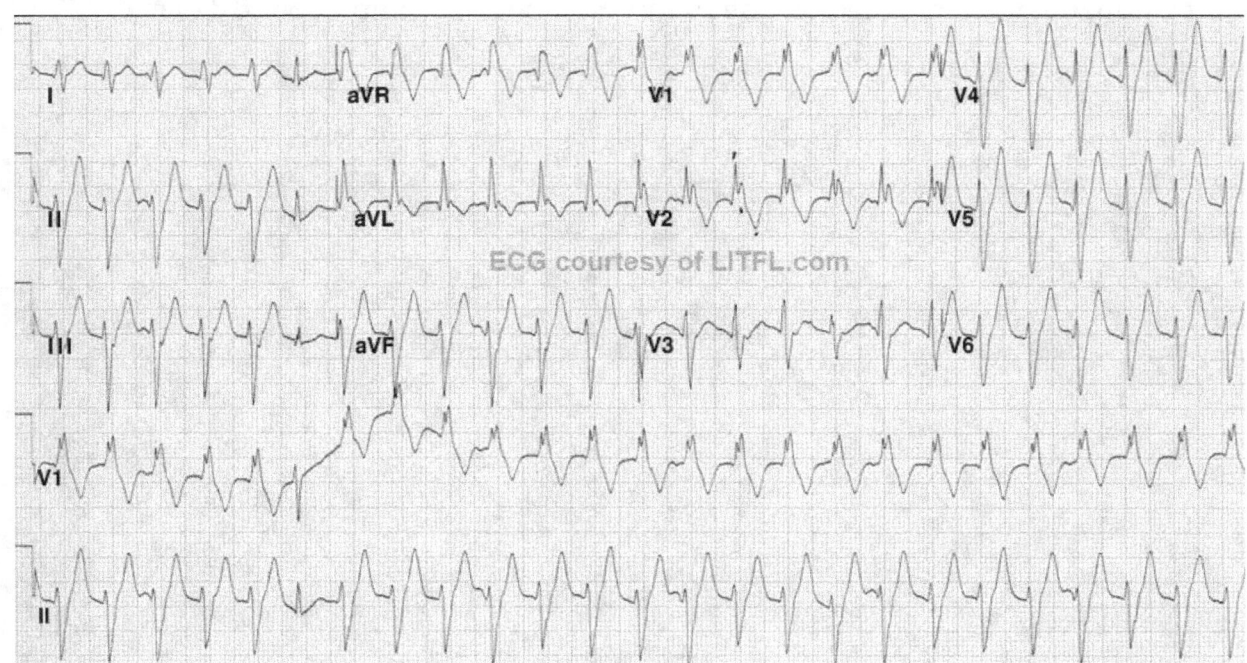

Figura 23-5

Morfologia do QRS na derivação V1

Morfologia típica do rSR′ → BRD com LAFB

Morfologia atípica da derivação V1 → Taquicardia fascicular posterior

Largura do QRS

- >140 mseg → BRD com LAFB

- ≤140 mseg → Taquicardia fascicular posterior (geralmente ≤130 mseg)

Razão R/S da derivação V6

- > 1,0→ BRD com LAFB

- ≤ 1,0 → Taquicardia fascicular posterior

Polaridade na derivação aVR

- aVR negativo → BRD com LAFB

- aVR positivo → Taquicardia fascicular posterior

Pacientes com 3 de 4 variáveis positivas tiveram alta probabilidade de ter taquicardia fascicular posterior, enquanto aqueles pacientes com ≤1 variável positiva sempre teve BRD mais LAFB.

E quanto a este ECG (Figura 23-6)?

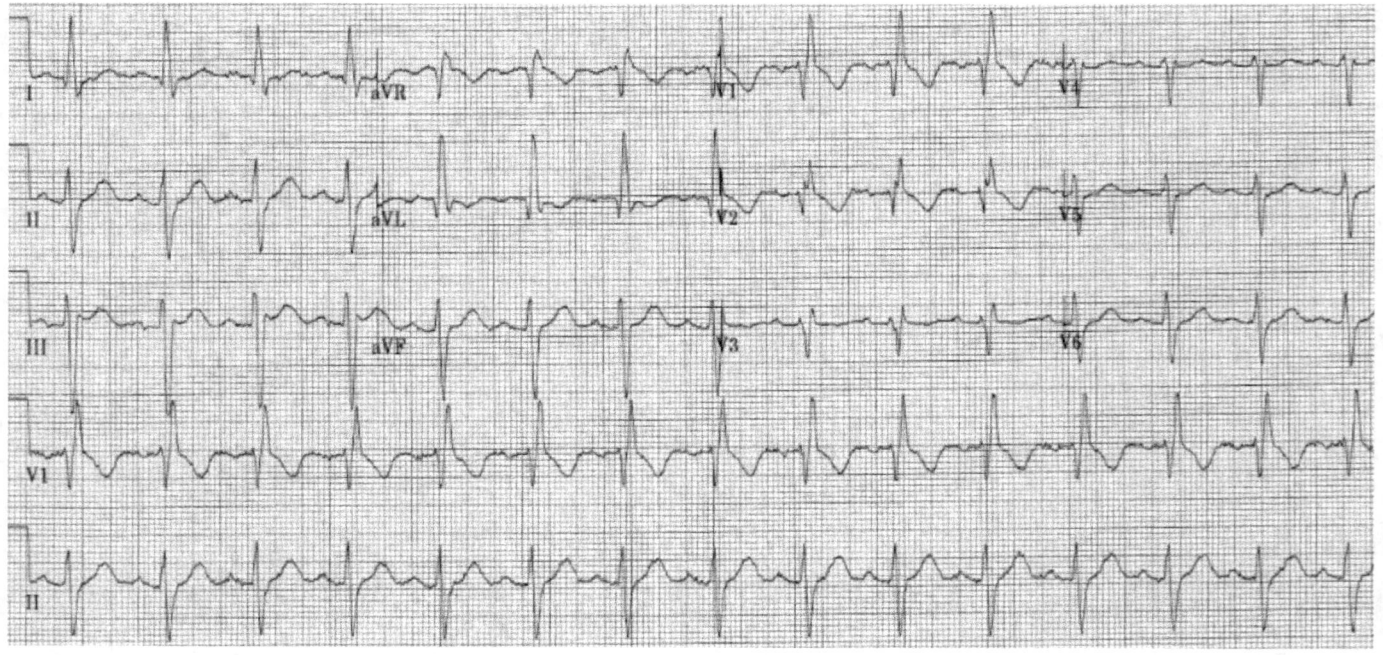

Figura 23-6

Referências:

Michowitz Y, Tovia-Brodie O, Heusler I, Sabbag A, Rahkovich M, Shmueli H, Glick A, Belhassen B. Differentiating the QRS morphology of posterior fascicular ventricular tachycardia from right bundle branch block and left anterior hemiblock aberrancy. Circ Arrhythm Electrophysiol. 2017

Taquicardias BRD: TV relacionada a cicatrizes vs. TVs idiopáticas

Existem DUAS taquicardias ventriculares idiopáticas no ventrículo esquerdo que você deve conhecer e ser capaz de distinguir da TV devido a doença cardíaca estrutural, que é de longe o tipo mais comum de taquicardia ventricular. Agora entenda, existem vários outros tipos de TVs originadas no ventrículo esquerdo, mas são extremamente raras. Não se preocupe com elas!

> **PÉROLA |** Há uma "peculiaridade" anatômica em que o trato de saída do ventrículo DIREITO está localizado à ESQUERDA e o trato de saída do ventrículo ESQUERDO está localizado à DIREITA. E não se esqueça de que o ventrículo DIREITO está localizado ANTERIORMENTE e o ventrículo ESQUERDO está localizado POSTERIORMENTE.

Taquicardia do trato de saída do ventrículo esquerdo (TSVE)

A primeira TV idiopática é a taquicardia do trato de saída do ventrículo esquerdo (TSVE). É caracterizada por:

1. um BRD e um eixo inferior (ondas R altas nas derivações II, III e aVF) com complexos QRS apenas moderadamente largos. Não há largura específica a ser observada, mas esteja ciente de que se o QRS for muito largo (> 160 mseg, por exemplo), é muito mais provável que seja uma taquicardia relacionada à cicatriz e não uma taquicardia idiopática.

2. transição precordial antes da derivação V3 (lembre-se: as despolarizações direita e esquerda podem ter uma transição na derivação V3, então uma transição em V3 não é uma grande ajuda).

3. responde à adenosina. No entanto, também pode responder a ß-bloqueadores, verapamil

e outros medicamentos antiarrítmicos.

Esta é uma taquicardia do trato de saída do ventrículo esquerdo (TSVE) (Figura 23-7):

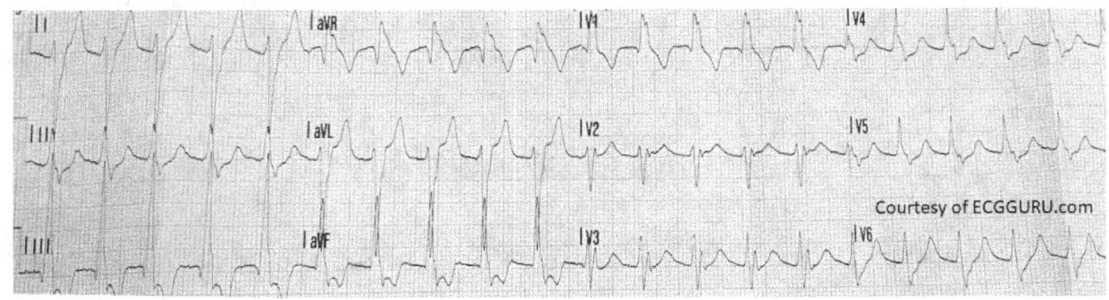

Figura 23-7

Taquicardia Fascicular Posterior

A Taquicardia Fascicular Posterior é a outra TV idiopática e a TV idiopática mais comum do ventrículo esquerdo. É caracterizada por:

1. BRD com um eixo superior (complexos rS nas derivações inferiores)

2. complexos QRS relativamente estreitos, virtualmente sempre menores que 140 mseg e geralmente menores que 130 mseg

3. R-para-S nadir < 80 mseg indicando uma origem dentro do sistema de condução

Esta é uma taquicardia fascicular posterior (Figura 23-8): (Próxima página)

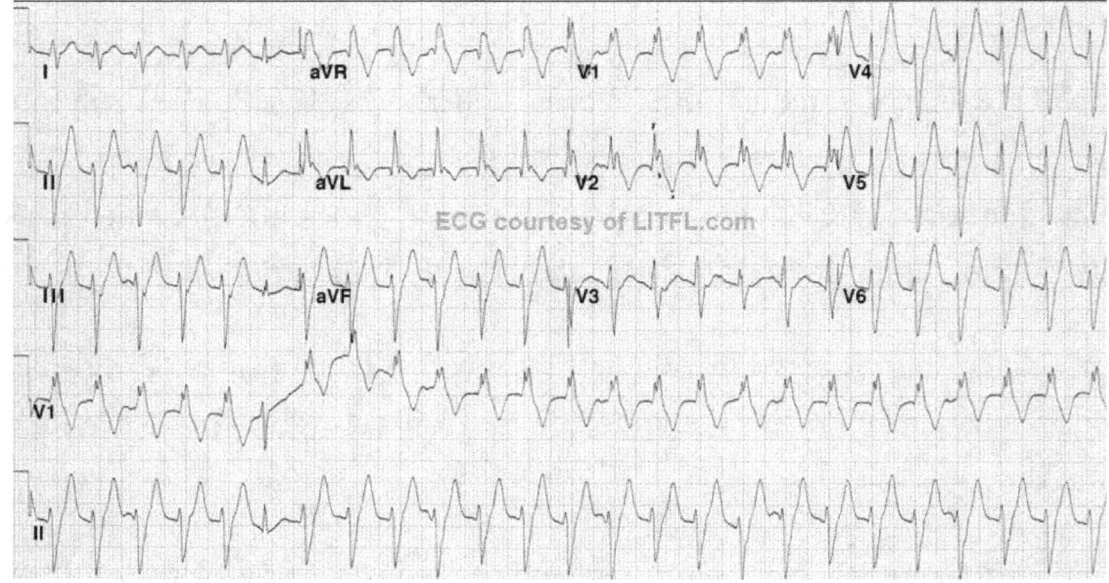

Figura 23-8 (apareceu anteriormente como Figura 23-5)

Há também uma taquicardia fascicular anterior (Figura 23-9). A única diferença é que há um eixo inferior (ou seja, todos os complexos QRS nas derivações inferiores consistem em ondas R altas apontando para cima) com uma tendência a um desvio do eixo para a direita. Caso contrário, o tratamento e o prognóstico são os mesmos. Devido à localização no ventrículo esquerdo, a ablação pode ser um pouco mais problemática.

A Figura 23-9 é um exemplo de *taquicardia fascicular anterior*. Lembre-se: elas são *raras!* Esta pode ser a única que você verá! (Próxima página)

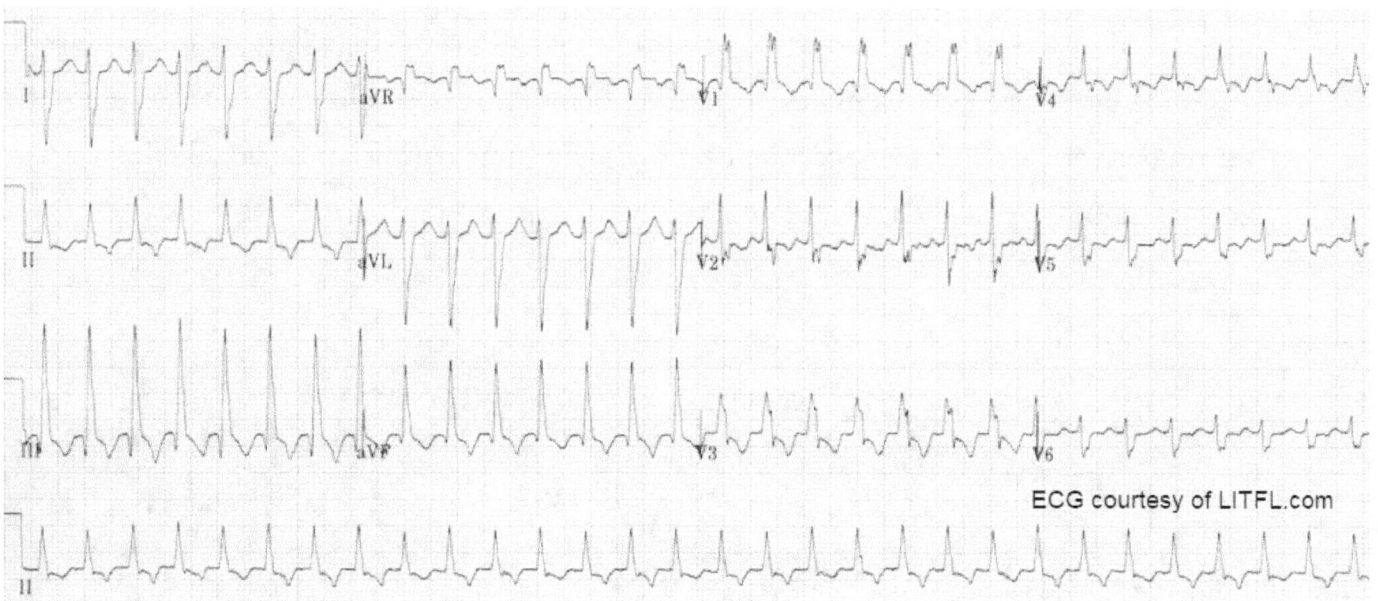

Figura 23-9 Taquicardia Fascicular Anterior - muito rara!

O eixo do plano frontal deve diferenciar essas duas TVs idiopáticas (*TSVE* e *fascicular posterior*) uma da outra. O TSVE terá ondas R altas nas derivações inferiores, enquanto uma taquicardia fascicular posterior terá ondas S profundas nas derivações inferiores.

Como ambas as taquicardias fasciculares se originam em fibras condutoras, o início dos complexos QRS geralmente será "mais limpo": mais suave, maior inclinação e um pouco melhor formado do que as taquicardias do trato de saída que se originam no miocárdio funcional.

Taquicardia ventricular devido a doença cardíaca estrutural

A terceira taquicardia ventricular a ser diferenciada é a TV devido a doença cardíaca estrutural. Esta é *de longe* a TV mais comum de todas, incluindo os ventrículos direito e esquerdo:

1. QRS alargado devido ao atraso de condução inerente a um miocárdio estruturalmente

danificado e o redirecionamento da onda de despolarização através e ao redor das áreas de fibrose

2. entalhe dentro dos complexos QRS. Você pode se lembrar de "entalhe" como uma característica da cardiomiopatia arritmogênica, e isso porque ela representa um miocárdio estruturalmente danificado, também.

3. embora essas TVs possam se desenvolver em qualquer lugar do ventrículo, parece haver muito que vem da área apical. Embora haja um BRD com um eixo superior – assim como uma taquicardia fascicular posterior, os complexos QRS serão mais largos e mais bizarros. Como as taquicardias fasciculares posteriores começam essencialmente no fascículo posterior, o início do QRS se parecerá muito mais com uma batida conduzida de forma aberrante, pois o início da deflexão inicial será mais suave e reto.

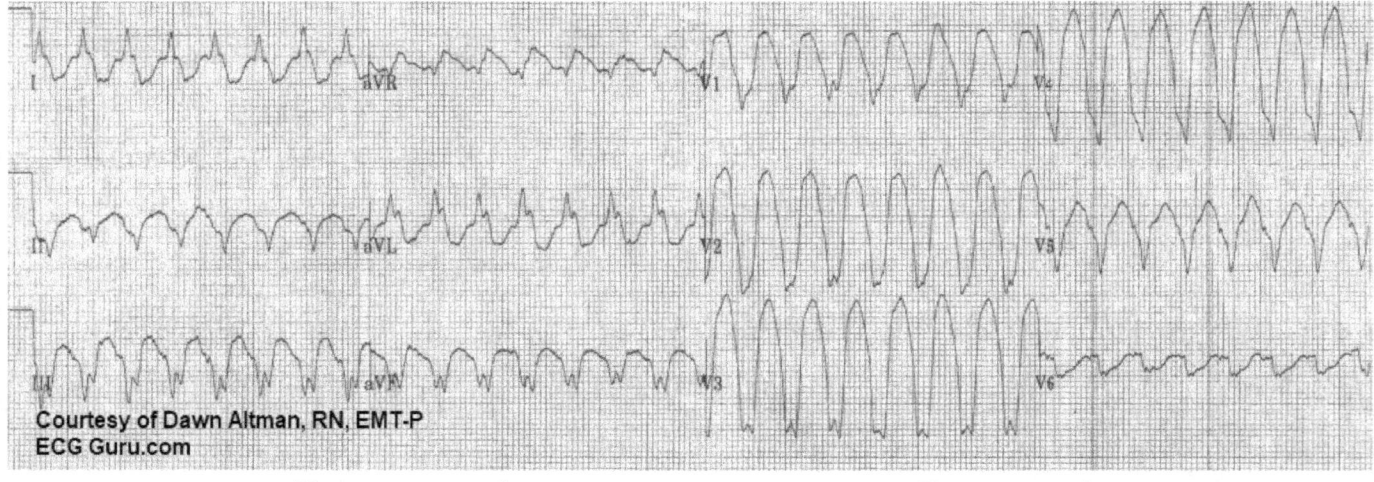

Courtesy of Dawn Altman, RN, EMT-P
ECG Guru.com

Figura 23-10 (apareceu anteriormente como Figura 23-2)

Torsade de Pointes vs. Taquicardia Ventricular Polimórfica Não-torsade

Torsade de pointes deve ter um intervalo QT prolongado, enquanto a taquicardia ventricular polimórfica não-torsade não deve. No entanto, o prolongamento do intervalo QT não é o melhor método para diferenciar essas duas disritmias muito perigosas, e aqui está o porquê...

Alguns pacientes com uma das síndromes de QT longo podem não manifestar consistentemente um intervalo QT prolongado no ECG em todos os momentos. Alguns têm uma penetrância incompleta do defeito genético e o prolongamento do QT pode ser mínimo ou não aparente sem algum tipo de desafio. Alguns pacientes com taquicardia ventricular polimórfica não-torsade devido à isquemia podem ter um intervalo QT ligeiramente prolongado devido ao atraso de condução *causado pela isquemia*. Eles não são considerados uma síndrome de QT longo adquirida.

O fator de diferenciação mais consistente e confiável é o *intervalo de acoplamento* criado pelo último batimento conduzido sinusalmente e o QRS ectópico que inicia a taquicardia.

Se o *intervalo de acoplamento for > 400 mseg* (dois quadrados grandes), o ritmo é torsade de pointes.

Se o *intervalo de acoplamento for < 400 mseg*, o ritmo é taquicardia ventricular polimórfica não torsade.

Isso é torsade de pointes ou TV polimórfica não torsade (Figura 23-11)?

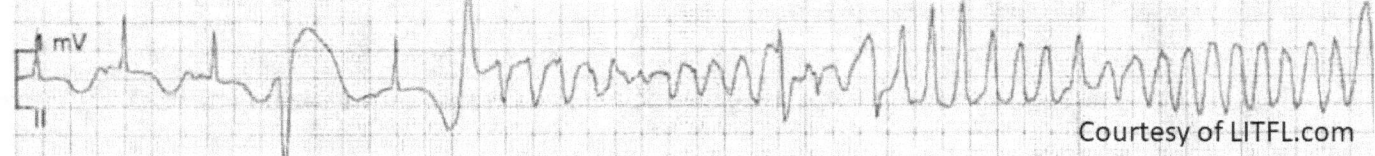

Figura 23-11

Que tal esta faixa rítmica – *torsade de pointes* ou *TV polimórfica não torsade* (Figura 23-12)?

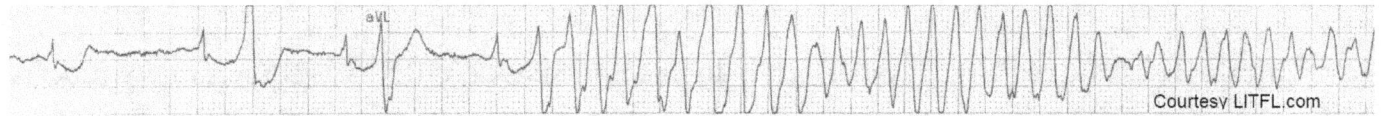

Figura 23-12

CUIDADO! | Como lembrete, você deve ver algum ritmo supraventricular e, de preferência, o início da taquicardia ventricular polimórfica para fazer o diagnóstico e diferenciar os dois ritmos. Se sustentados (o que é pouco frequente), as duas taquidisritmias parecerão iguais. Você não pode ver um intervalo QT longo durante a taquicardia.

DICA | Observe as ondas T largas e bizarras do CVP e do batimento sinusal logo antes do início da taquicardia (Figura 23-11). Isso ocorre frequentemente em torsades de pointes. Essas alterações parecem indicar que o início de torsades de pointes é iminente! Observe que isso não ocorreu com a taquicardia não torsade (Figura 23-12).

OUTRA DICA | Não confunda LQTS adquirida com TV não torsade. A TV não torsade não está associada a um QTc prolongado como causa contribuinte de TV e — mesmo quando manifesta um formato de fuso — NÃO é torsade de pointes!

Uma pergunta frequente...

Há uma hierarquia de durações de QRS (larguras) que às vezes ajudam no processo de tomada de decisão. Alguns complexos QRS serão mais largos do que outros e alguns serão mais bem formados do que outros (pelo menos inicialmente).

1. Mais largo: taquicardias ventriculares relacionadas à cicatriz, AVRT antidrômico

2. Médio: taquicardias do trato de saída

3. Mais estreito: taquicardias fasciculares, taquicardias de ramo, taquicardias interfasciculares

Taquicardias ventriculares relacionadas à cicatriz e AVRTs antidrômicos geralmente serão mais largos do que 140 mseg e muito frequentemente mais largos do que 160 mseg, pois ambos iniciam a ativação ventricular no miocárdio em funcionamento.

As taquicardias de saída (TSVD, TSVE) terão durações médias do QRS. Elas começam no miocárdio em funcionamento, mas ambas estão próximas das fibras condutoras. Elas tendem a ter menos de 140 ms de duração.

A terceira categoria envolve taquicardias que começam nas fibras de condução dos ventrículos. Usando a taquicardia fascicular como nosso exemplo, as durações do QRS dessas taquicardias serão menores que 140 ms e a maioria será menor que 130 ms. O que é ainda mais importante aqui é o início do nadir R-para-S na Derivação V1. Isso geralmente será de 80 ms ou menos em taquicardias que se originam em fibras condutoras.

Aqui estão duas perguntas que me fazem muito...

1. Como eu posso diferenciar entre taquicardia do TSVE e taquicardia fascicular?

   a. Primeiro, se você estiver falando sobre taquicardia fascicular posterior, não deve haver problema algum — nem mesmo uma questão de largura do QRS! Durante uma taquicardia do TSVE, os complexos QRS nas derivações inferiores estarão apontando para CIMA, e durante a taquicardia fascicular posterior, eles estarão apontando para BAIXO.

b. Agora, se a taquicardia fascicular for uma taquicardia fascicular anterior (um fenômeno muito raro!), você terá que avaliar a largura dos complexos QRS e o nadir R-para-S na derivação V1. A taquicardia fascicular provavelmente será menor que 130 ms e o nadir R-para-S será de 80 ms ou menos.

2. Como as taquicardias ventriculares relacionadas à cicatriz ocorrem com mais frequência no ventrículo esquerdo, como diferencio uma TV relacionada à cicatriz de uma taquicardia do TSVE?

a. A TV relacionada à cicatriz será mais ampla – geralmente 160 ms ou mais – e menos bem formada do que os complexos QRS da taquicardia do TSVE. Os complexos QRS da taquicardia do TSVE também devem ser de 140 ms ou menos.

Tenha em mente que esses valores NÃO são oficiais, mas são frequentemente usados ao avaliar taquicardias de complexo largo.

Leitura recomendada:

Hoffmayer KS, et al. An electrocardiographic scoring system for distinguishing right ventricular outflow tract arrhythmias in patients with arrhythmogenic right ventricular cardiomyopathy from idiopathic ventricular tachycardia. Heart Rhythm. 2013 Apr;10(4):477-82.

Michowitz et al. Differentiating the QRS Morphology of Posterior Fascicular Ventricular Tachycardia From Right Bundle Branch Block and Left Anterior Hemiblock Aberrancy. Circ Arrhythm Electrophysiol. 2017; 1-11.

Moss, JD MD, Scheinman MM MD. Differentiating the QRS Morphology of Posterior Fascicular Ventricular Tachycardia From Right Bundle Branch Block and Left Anterior Hemiblock Aberrancy – Why the Difference (Editorial). Circ Arrhythm Electrophysiol. 2017; 1-3.

Steurer G, Gürsoy S, Frey B, Simonis F, Andries E, Kuck K, et al. The differential diagnosis on the electrocardiogram between ventricular tachycardia and pre-excited tachycardia. Clin Cardiol. 1994;17:306–8.

Wijnmaalen AP. ECG Identification of Scar-Related Ventricular Tachycardia With a Left Bundle-Branch Block Configuration. Circ Arrhythm Electrophysiol. 2011;4:486-493.

Chapter 24

Mais prática com dissociação AV

Minha filosofia é que você nunca pode ficar muito bom em reconhecer a dissociação AV. Embora não haja 100% de garantia de que sua presença seja patognomônica de taquicardia ventricular, as outras taquicardias de complexo amplo que podem produzi-la são tão raras que você não precisa se preocupar com elas.

OK... vamos começar!

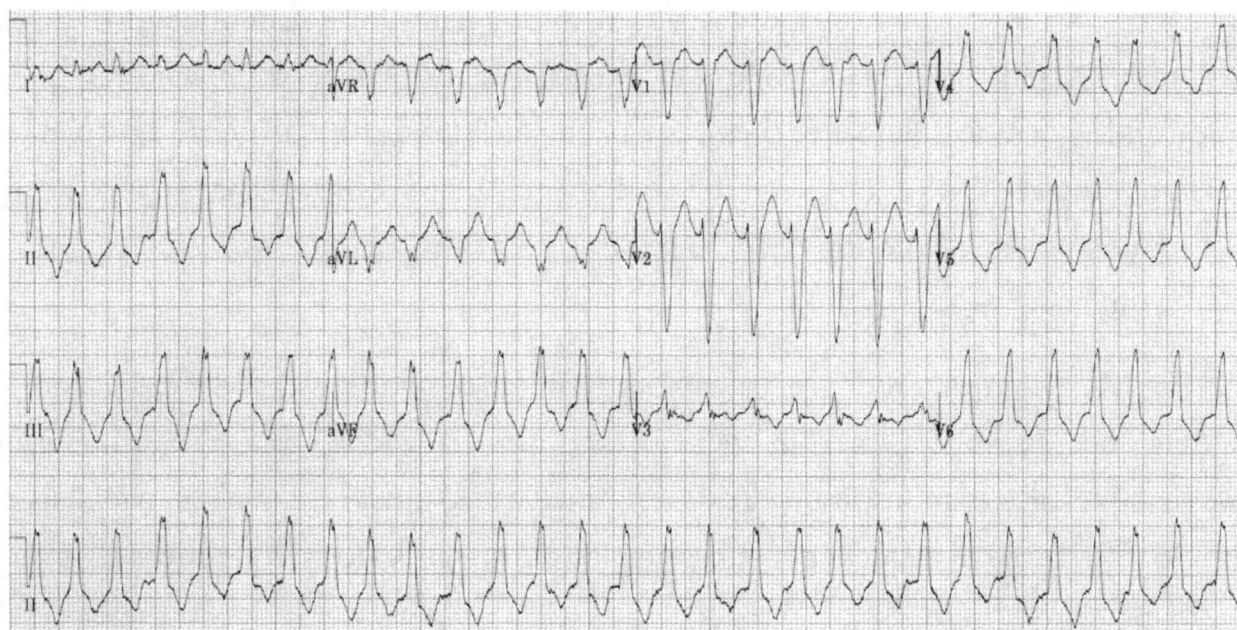

Figura 24-1

Há duas maneiras de fazer sua busca por dissociação AV (Figura 24-1):

Sente-se, escaneie o ECG e veja se algo chama sua atenção. Eu chamo isso de abordagem Gestalt; ou,

Procure especificamente por mudanças sugestivas de dissociação AV comparando partes da linha de base do ponto J ao início do próximo complexo QRS. Não se incomode em procurar dentro do complexo QRS – você não vai encontrar nada útil. Eu chamo isso de abordagem científica.

Não é de surpreender que eu tenha descoberto que muitas pessoas (se não a maioria) usam a abordagem Gestalt e depois reclamam que a dissociação AV é muito difícil de reconhecer.

Apresentando "O Banco"

Deixe-me ajudá-lo a começar a desenvolver proficiência usando a abordagem científica.

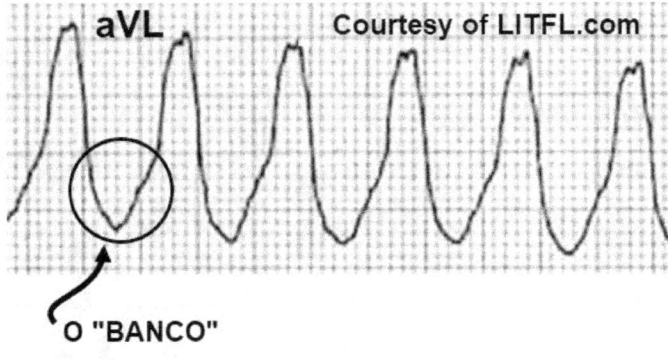

O "BANCO"

Figura 24-2

Primeiro, você quer se concentrar nas áreas da derivação onde você tem mais probabilidade de ver ondas P. Isso, como eu disse, será *do ponto J de um complexo QRS até o início do próximo complexo QRS* (Figura 24-2).

Eu chamo essa área de "o Banco" por dois motivos. Há uma história de um ladrão de banco infame aqui nos EUA há muitos anos chamado Willie Sutton. Quando perguntado por que ele roubou bancos, Willie *supostamente* respondeu: "Porque é onde está todo o dinheiro!" Bem, esse trecho da linha de base do ponto J até o início do próximo complexo QRS é "onde está todo o dinheiro." É onde você vai encontrar ondas P, se elas estiverem presentes! A outra razão pela qual eu gosto desse termo é que a palavra "banco" economiza muita digitação!

O próximo passo é comparar todos os "bancos" na derivação escolhida. Esta derivação (Figura 24-2) consiste em ondas R monofásicas com ondas T invertidas (mas você já sabia disso, não sabia?). Você vê algo que difere significativamente de um banco para o outro? Eu também não! Esta é a derivação aVL, então os pequenos entalhes no pico das ondas R são característicos de uma morfologia semelhante à BRE.

A onda P ou P′ é vertical ou invertida?

DICA | Ondas P′ invertidas nas derivações inferiores (II, III e aVF) podem ou não ser de abaixo do nó AV. Uma P′ originada no átrio inferior direito também se apresentará como retrógrada.

Vamos dar uma olhada em outro trecho (Figura 24-3); adicionei algumas linhas indicando um banco (um "banco" começa no ponto J, que pode ser o fim de uma onda S, como neste trecho)...

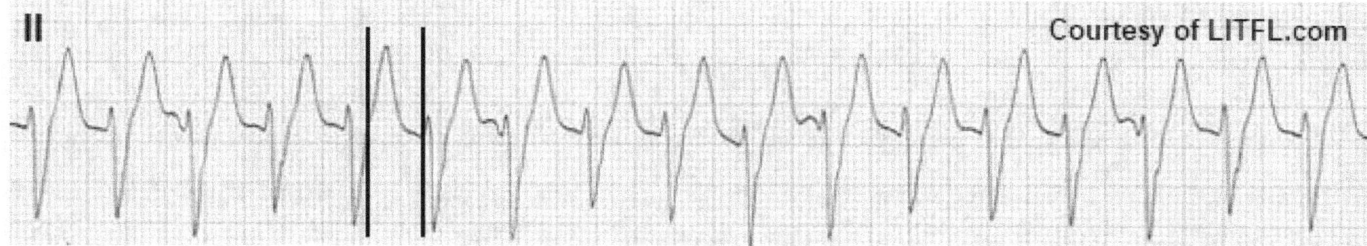

Figura 24-3

Você precisa usar o banco que parece mais "normal" como seu ponto de referência. O banco entre o primeiro e o segundo complexos QRS parece bem normal e não apresenta nenhuma descoberta suspeita. Vamos para o segundo banco. Encontramos algo! Há uma protuberância definida (ou "blip") na linha de base entre o final da onda T e a pequena onda r do complexo rS. E está *ereto na Derivação II*. Isso significa que não é uma onda P' retrógrada. Também parece haver uma pequena onda q seguindo-a; vamos dar uma olhada mais de perto (Figura 24-4)...

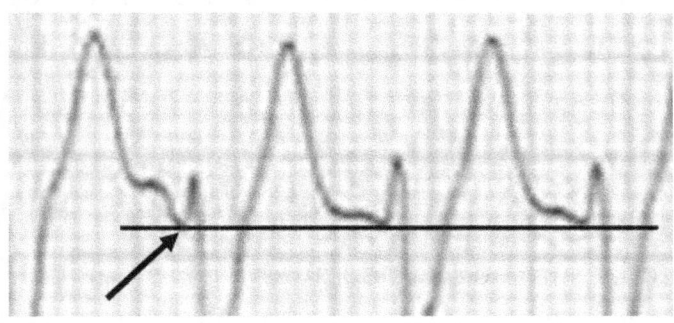

Figura 24-4

O nadir da onda "q" suspeita se alinha muito bem com a linha de base (e início de todas as outras ondas r). Como não há voltagem negativa (nenhuma área abaixo da linha de base), não pode ser uma onda q. Esta tem que ser uma onda P vertical e muito provavelmente uma onda P *sinusal*. A única outra deflexão vertical que poderia estar lá seria uma onda U, e ondas U consideráveis NÃO aparecem intermitentemente na Derivação II *durante frequências cardíacas rápidas*. Esta é uma onda P. Agora, há outras?

Sim... há mais três ondas P. Agora você sabe como e onde procurar por ondas P sinusais e ondas P' retrógradas.

Dissociação AV e VA: Qual é a melhor prova de taquicardia ventricular?

Você já viu esta tira de ritmo (Figura 24-5) antes como parte de um ECG de 12 derivações. Usando seu conhecimento sobre a comparação dos bancos, veja se consegue descobrir o achado que é *ainda mais indicativo de taquicardia ventricular do que a dissociação AV*. Descrevi o primeiro banco.

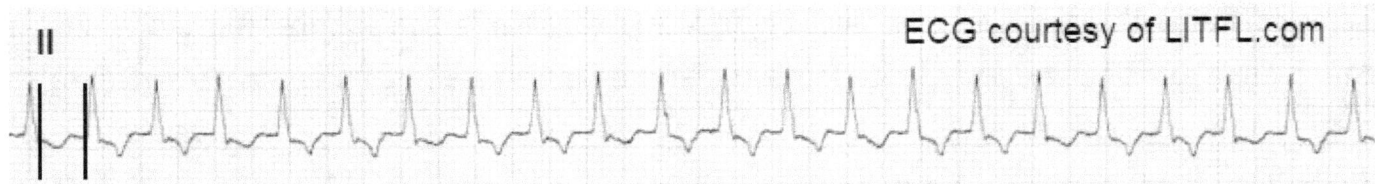

Figura 24-5

Você deve ter notado que alguns bancos têm ondas T profundamente invertidas, enquanto outros têm ondas T bastante superficiais e invertidas. Há um padrão aqui – observe bem de perto. Comece com o primeiro complexo QRS e o primeiro "banco". A onda T é superficial. Agora olhe para o segundo banco – a onda T é profundamente invertida. Agora olhe para o terceiro banco – a onda T é profundamente invertida. Agora olhe para o quarto banco – há apenas outra inversão superficial da onda T.

Dos três bancos, dois têm ondas T profundamente invertidas. Qual é a única deflexão que pode distorcer intermitentemente uma onda T? Uma onda P – ou mais precisamente, uma onda P′. "E as ondas U durante a hipocalemia?", você pergunta. As ondas U não aparecem, depois desaparecem, depois reaparecem, etc. Somente as ondas P ou P′ podem fazer isso. O que temos aqui é um bloqueio ventriculoatrial (VA) 3:2! O segundo e o terceiro bancos manifestam ondas P′ invertidas retrógradas ocorrendo ao redor do nadir das ondas T. Mas o primeiro e o quarto bancos não mostram sinais de ondas P′ invertidas. Essas são as ondas P′ que foram bloqueadas de entrar nos átrios. Este é, muito provavelmente, um bloqueio VA Mobitz I 3:2. Medir os intervalos R-P′ sob ampliação revela um alongamento sutil do segundo intervalo R-P′. Agora, por que um bloqueio de condução VA é *prova absoluta* de taquicardia ventricular enquanto a dissociação AV (embora seja uma *excelente* sugestão de TV) não é?

No caso de ritmos supraventriculares com complexos QRS largos e ondas P′ retrógradas – qual TSV constituiria o único problema na diferenciação de taquicardia ventricular com condução retrógrada para os átrios? Teria que ser uma TSV que entra nos ventrículos e depois *sai* dos ventrículos – *AVRT antidrômica*.

Como um bloqueio VA (Mobitz I ou Mobitz II) distingue entre taquicardia ventricular e um AVRT antidrômico? Olhe novamente para a tira de ritmo dessa taquicardia ventricular (Figura 24-5): o que você vê? Você vê despolarizações ventriculares regulares e monomórficas que *continuam sem parar ou mesmo pausar*. É uma taquicardia ventricular.

Agora, o que você veria se fosse um AVRT antidrômico? Você veria no *máximo* duas despolarizações ventriculares e então a taquicardia se autoterminaria. O AVRT continuaria até que o bloqueio AV ou VA ocorresse. Bloqueio VA = bloqueio AV retrógrado.

Não importa se você está entrando ou saindo da sala, você ainda está passando pela mesma porta.

O mesmo conceito se aplica aos bloqueios AV e VA. Como encerramos os AVRTs — sejam eles ortodrômicos ou antidrômicos? Bloqueando o nó AV! Quando bloqueamos um AVRT ortodrômico, *estamos bloqueando a condução AV*. Quando bloqueamos um AVRT antidrômico, estamos bloqueando a condução VA. Mas ainda é o mesmo nó AV! Estude esta tira de ritmo cuidadosamente. Esta pode não ser a última vez que você verá algo assim. Vamos dar uma olhada em outra...

OK... você está diante de uma taquicardia de complexo largo (a duração do QRS aqui é de 120 ms). Estou lhe dizendo que esta é uma taquicardia ventricular porque não tenho o ECG completo de 12 derivações. Especificamente, esta é uma *taquicardia fascicular posterior* bastante lenta, o que explica os complexos QRS relativamente estreitos. Não sei por que é tão lento, mas aparentemente alguma parte do circuito de taquicardia está causando um atraso. Não tenho nenhuma informação sobre o paciente. Pode ser um efeito de medicação. Lembre-se: você sempre deve diagnosticar uma disritmia a partir de um ECG de 12 derivações – nunca apenas de uma tira de ritmo!

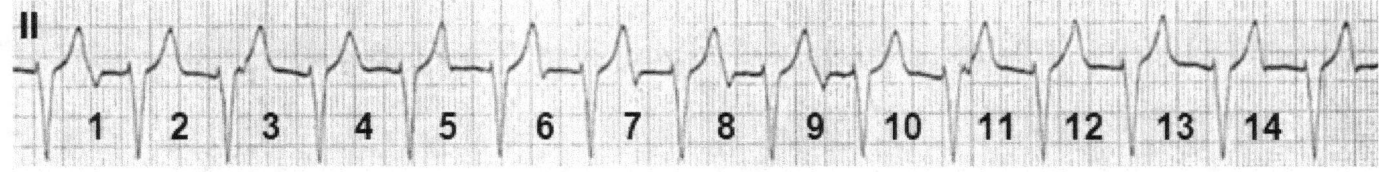

Figura 24-6

Para abordar adequadamente essa disritmia (Figura 24-6), *você deve primeiro saber exatamente o que está procurando*: você está procurando *ondas P' retrógradas* para estabelecer um diagnóstico de *dissociação AV* ou *dissociação VA*. É importante observar que esta é a Derivação II; se houver alguma onda P' retrógrada presente, ela estará *invertida*. As ondas P' retrógradas são *sempre invertidas nas Derivações II, III e aVF* – as derivações inferiores. Elas estarão *eretas* (geralmente) nas *derivações superiores* – Derivações aVR e aVL. Como o vetor para ondas P' retrógradas viaja para cima e um tanto perpendiculares à Derivação I, elas geralmente são muito difíceis de ver nessa derivação ou simplesmente não estão presentes. As ondas P' retrógradas são sempre eretas na Derivação V1.

DICA | Não basta simplesmente encontrar ondas P ou ondas P′ durante uma taquicardia de complexo amplo. Você deve saber que *tipo* de ondas P está procurando, onde espera *encontrá-las* e *como interpretá-las* com base em sua relação com os complexos QRS.

Agora, vamos encontrar um QRS e seu banco (Figura 24-6) que podemos usar como um ponto de referência "normal". Existem vários: #2, #4 e #10 são bons exemplos. Usaremos o banco #2. Estude-o atentamente. Em seguida, você deve comparar cuidadosamente todos os bancos – *a área do ponto J de um complexo QRS até o início do próximo complexo QRS.* Vemos uma diferença definitiva entre o primeiro e o segundo bancos. Há uma *deflexão invertida* imediatamente após a primeira onda T. Poderia ser uma onda P′ retrógrada? Sim, pode!

Um exercício ocular

Em seguida, você vê algo nos bancos 2-5? Se não, olhe mais de perto! Compare o banco #2 com o banco #3. Você vê alguma diferença? Parece haver um entalhe muito pequeno no segmento ST do banco #3 na *base da encosta ascendente* da onda T. Não presuma que seja um artefato. Parece uma deflexão negativa muito pequena. E é exatamente isso que estamos procurando – pequenas deflexões negativas. Mas não está presente no banco nº 2 e desaparece dos bancos 4 e 5. Então aparece novamente no banco nº 6 – mas agora está localizado na base *da encosta descendente* da onda T! O que está acontecendo aqui? Siga-me agora com muito cuidado: *estou prestes a aumentar muito sua habilidade em reconhecer a dissociação AV e VA!*

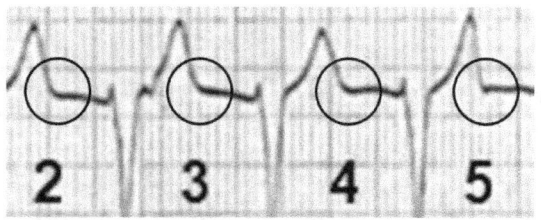

Figura 24-7

Vamos comparar os bancos 2 a 4 com o banco nº 5. Mas seremos ainda mais específicos porque estamos focando em uma área muito localizada. Para isso, vou ampliar esses bancos (Figura 24-7):

Vamos focar no *final da onda T, onde ela se junta à linha de base.* Se você olhar para os bancos 2 a 4, verá uma curva suave e gradual da onda T até a linha de base. Mas quando você olha para o banco nº 5, verá um ângulo abrupto e agudo entre o final da onda T e a linha de base. Continue estudando esses bancos até que você possa ver facilmente a diferença. É uma diferença muito, muito sutil, mas é por isso que chamo isso de "Exercício Ocular".

Por que o término da onda T no banco nº 5 é diferente dos outros? É porque o término suave e gradual da onda T se fundiu com uma deflexão invertida mais abrupta, criando um ângulo mais agudo. E o que você acha que essa deflexão invertida pode ser? É uma onda P' retrógrada, claro. Mas onde ela estava durante o banco #4? Responderei a isso fazendo outra pergunta: onde ela estava no banco #3 e agora onde ela está no banco #5? No banco #3 ela estava na frente da onda T e no banco #5 ela está imediatamente seguindo a onda T. A resposta mais plausível é que a onda P' retrógrada estava escondida dentro da onda T do banco #4 enquanto viajava através dela.

Qual efeito uma onda P' negativa (uma área de voltagem negativa) tem em uma onda T vertical (uma área de voltagem positiva)? A voltagem negativa da onda P' retrógrada subtrairá a voltagem da onda T positiva, o que deve resultar em uma área ligeiramente menor contida dentro da onda T; em outras palavras, uma onda T ligeiramente menor. Observe a altura da onda T no banco #4 e compare-a com as ondas T em ambos os lados. No banco #5, conforme a onda P' retrógrada se move para fora da onda T, a onda T recupera sua altura (ou amplitude). Essa "subtração" de voltagem negativa da voltagem positiva ocorre dentro da máquina de ECG durante seus cálculos. Não é algo que ocorre dentro do coração em si. Agora, vamos olhar a tira mais uma vez (Figura 24-8):

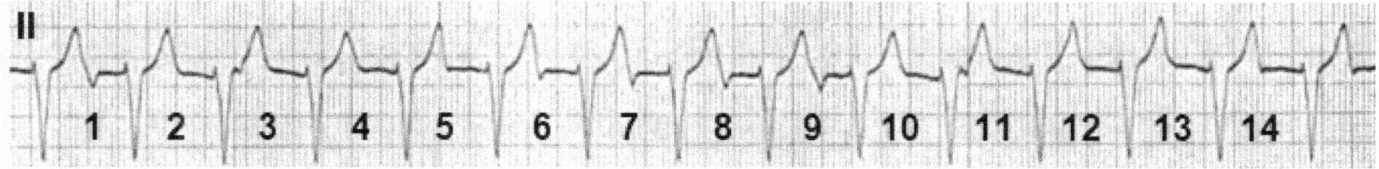

Figura 24-8

O que você está vendo é um bloqueio VA Mobitz I. Comece com o banco nº 2. Não há evidências de uma onda P' retrógrada em nenhum lugar neste banco, então este é provavelmente o batimento no qual o impulso VA foi bloqueado. Temos certeza de que é o caso porque há uma onda P' retrógrada profunda após a onda T no batimento anterior. No banco nº 3, vemos uma onda P' retrógrada logo antes do início da onda T, não vemos nada no banco nº 4 porque a onda P' retrógrada está se movendo através da onda T neste ponto, no banco nº 5 a onda P' retrógrada está apenas começando a aparecer após a onda T. Nos bancos nº 6-#9, a onda P' retrógrada se torna maior e mais pronunciada à medida que se afasta do final da onda T. Então, o impulso ventricular bloqueia e não aparece no banco nº 10. Após o bloqueio, o processo começa novamente, etc.

PÉROLA | Um bloqueio AV Mobitz I típico apresenta intervalos PR que se tornam cada vez mais largos até que um complexo QRS não aparece. Um bloqueio VA Mobitz I típico apresenta intervalos RP′ que se tornam cada vez mais largos até que um P′ não aparece. Lembre-se: com um bloqueio Mobitz I VA, ***não haverá complexo QRS ausente***. O ritmo ventricular não será afetado.

Se essas descobertas pareceram difíceis para você, é apenas porque você não sabia exatamente o que estava procurando. E mesmo que soubesse, provavelmente não percebeu o quão de perto e cuidadosamente você teve que avaliar até mesmo as mudanças mais ínfimas. Se você ainda estiver com dificuldade para ver a diferença entre os bancos #4 e #5, continue estudando-os. Isso aguçará sua habilidade de reconhecer a dissociação AV e VA. Mesmo aqueles ECGs que não manifestam nenhuma dissociação ainda ajudarão a aguçar seus olhos e sua habilidade porque esses ECGs o forçarão a olhar o mais de perto e cuidadosamente possível enquanto tenta localizar ondas P ou ondas P′ retrógradas.

Como ponto de referência, levei cerca de três segundos para detectar a diferença entre o quarto e o quinto bancos. Quando você sabe exatamente *O QUE está procurando* e *ONDE deveria estar procurando*, o processo se torna muito mais fácil e rápido! Isso requer *prática* e *experiência*.

DICA | Embora apenas cerca de 20% das taquicardias complexas amplas manifestem dissociação AV ou VA, apenas assuma que uma (ou ambas) esteja presente e tente o seu melhor para encontrá-las. Mesmo quando não estiver, você aguçará muito seus olhos e suas habilidades.

PÉROLA | Há dois pontos finais de tudo isso que você deve se esforçar para atingir. O primeiro, é claro, é a capacidade de reconhecer os sinais sutis de dissociação AV ou VA. O segundo ponto final é que quando você *não encontrar nenhuma evidência* de dissociação AV ou VA, você ficará *satisfeito* e *confiante* de que ela simplesmente não está lá!

Aqui está outro sinal de dissociação AV: uma BATIDA DE FUSÃO!

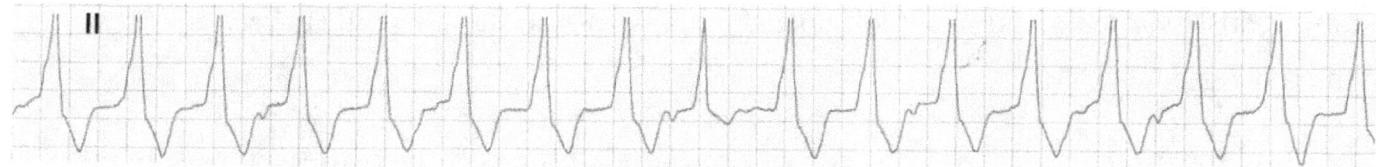

Figura 24-9

(Figura 24-9) O nono batimento é um batimento de fusão. Infelizmente, não temos uma tira de ritmo sinusal para perspectiva, mas sabemos que é um batimento de fusão porque ele aparece na hora certa e o QRS parece mais normal (ou seja, mais estreito).

PÉROLA | Os intervalos R-R antes e depois do batimento de fusão parecem diferentes para você? O intervalo após o batimento de fusão parece um pouco mais largo do que o intervalo R-R que precede o batimento de fusão? Se sim, então você está visualizando os intervalos R-R incorretamente! Sempre meça os intervalos entre as deflexões — *quaisquer deflexões* — do *início ao início na linha de base*! O que você está vendo aqui é a razão pela qual fazemos isso. O intervalo R-R que precede o batimento de fusão e o intervalo R-R após o batimento de fusão são iguais. A largura reduzida do QRS de fusão faz com que o intervalo R-R com o batimento seguinte pareça mais largo.

Um *batimento de captura* apareceria cedo, *antes do próximo batimento ectópico esperado*. É precedido por uma deflexão que é uma onda P sinusal vertical ou uma onda P' retrógrada invertida. Esta é a derivação II, então pode ser qualquer uma delas.

PÉROLA | Quando procuramos por dissociação AV nas derivações inferiores (II, III e aVF), estamos procurando por *ondas P sinusais verticais*. Quando procuramos por dissociação VA nas derivações inferiores, estamos procurando por *ondas P' retrógradas invertidas*. Não confunda o fato de que as ondas P' retrógradas são sempre invertidas nas derivações inferiores com a busca por ondas P dissociadas. A presença de ondas P verticais dissociadas ou ondas P' retrógradas invertidas dissociadas é indicativa de um ritmo ventricular ectópico. Mas lembre-se: ondas P' retrógradas invertidas *que seguem cada complexo QRS consistentemente no mesmo intervalo RP'* não representam dissociação AV ou VA nem devem sugerir taquicardia ventricular. Eu sei que parece que deveria, mas acredite em mim - *não é!*

Vamos pensar sobre isso por um momento. Quais são nossas opções aqui em relação à tira de ritmo na Figura 24-9?

1. Um batimento de fusão causado por uma onda P sinusal que conseguiu passar pelo nó AV e ativar pelo menos parte do miocárdio ventricular, ou

2. uma onda P′ retrógrada que resultou em um batimento recíproco (eco) que retornou aos ventrículos através do sistema His-Purkinje e excitou parte do miocárdio ventricular, fundindo-se com uma despolarização ectópica ventricular (sim, isso realmente acontece!).

Tudo depende se a onda P em questão está ereta ou invertida. Vamos ver como podemos descobrir dando uma olhada mais de perto...

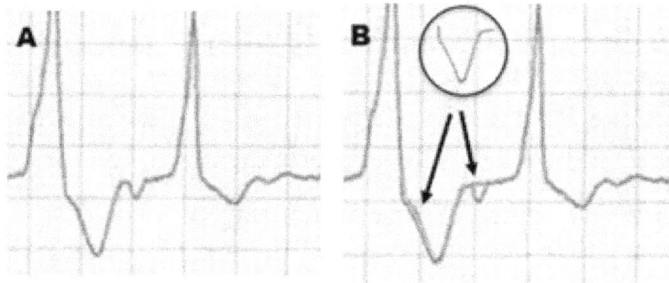

Figura 24-10

(Figura 24-10) Copiei um banco (onda T e alguma linha de base) de uma anormalidade de repolarização anterior (círculo) e então o sobrepus no banco com a onda P ou P′ em questão. Ao fazer isso, podemos ver claramente que essa deflexão é uma onda P′ invertida e retrógrada.

Nem todas as ondas P′ retrógradas simplesmente desaparecem após atingir os átrios. (Figura 24-11) Após viajar pela via rápida (Figura 24-11A), o impulso ectópico continuou para a via lenta, onde desceu para o feixe de His (a via final comum) e reentrou no sistema de condução ventricular. Como esse impulso de retorno está usando o sistema His-Purkinje para condução, o QRS tem uma aparência muito mais normal. Se o batimento recíproco (eco) aparece imediatamente após o complexo QRS ou mais longe depende de qual via no nó AV ele usou como via ascendente.

Neste caso, é aparente que, como a distância do início do QRS precedente à onda P′ é maior do que a distância da onda P′ ao batimento de fusão, a via lenta transmitiu o impulso para cima para os átrios e a via rápida foi usada para retornar para baixo para os ventrículos e se fundir com o próximo batimento ectópico ventricular (Figura 24-11B). Assim, um QRS recíproco (eco) é ape-

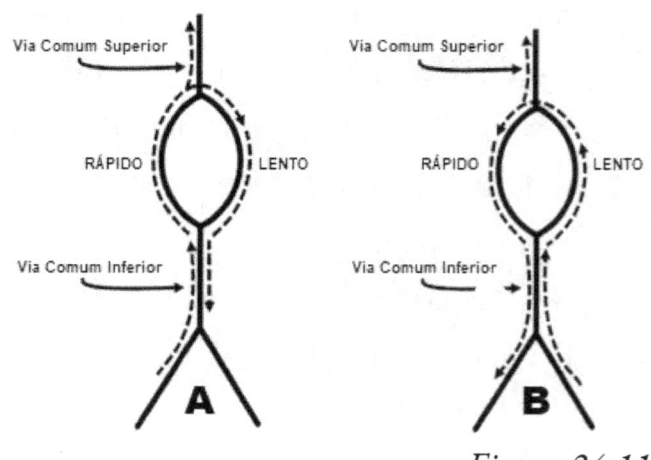

Figura 24-11

nas o primeiro batimento de um AVNRT que imediatamente se autoencerrou.

Há muitas informações aí, mas não vamos perder nossa perspectiva: há um batimento de fusão presente e isso por si só sugere fortemente que a taquicardia de complexo amplo é de origem ventricular.

Eu lhe falei sobre verificar os "bancos" para evidências de dissociação AV ou VA. Agora, quero apresentá-lo ao conceito de ombros QRS, outra área *dentro dos bancos* para focar sua busca por ondas P e ondas P'. Os ombros são pedaços de linha de base logo antes do QRS ou imediatamente após o QRS. Os ombros dão dicas muito importantes de que *algo diferente de despolarização ventricular* está acontecendo.

PÉROLA | Ao usar calibradores de ECG para verificar pequenas irregularidades em um ritmo rápido (como verificar fibrilação atrial), ajuste os calibradores para quatro ou cinco intervalos R-R em vez de tentar medir um intervalo R-R por vez. Qualquer irregularidade se tornará muito aparente.

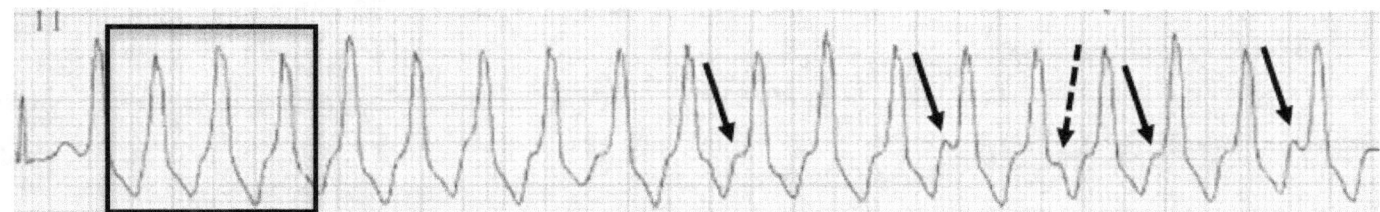

Figura 24-12

Neste snippet (Figura 24-12), o quadrado preto contém três complexos QRS sem ombros. As setas sólidas indicam ombros antes do início do QRS e a seta tracejada indica um ombro após o QRS. Esses são excelentes locais para procurar ondas P ou P' – como você já pode ver!

PÉROLA | "Ombros" também podem indicar um ritmo irregular e são frequentemente vistos na fibrilação atrial. Se a fibrilação atrial estiver entrando nos ventrículos por uma via acessória, todos os complexos QRS serão largos. Se entrar pelo nó AV e uma via acessória, alguns complexos QRS podem ser estreitos - mas os ombros ainda podem ser vistos.

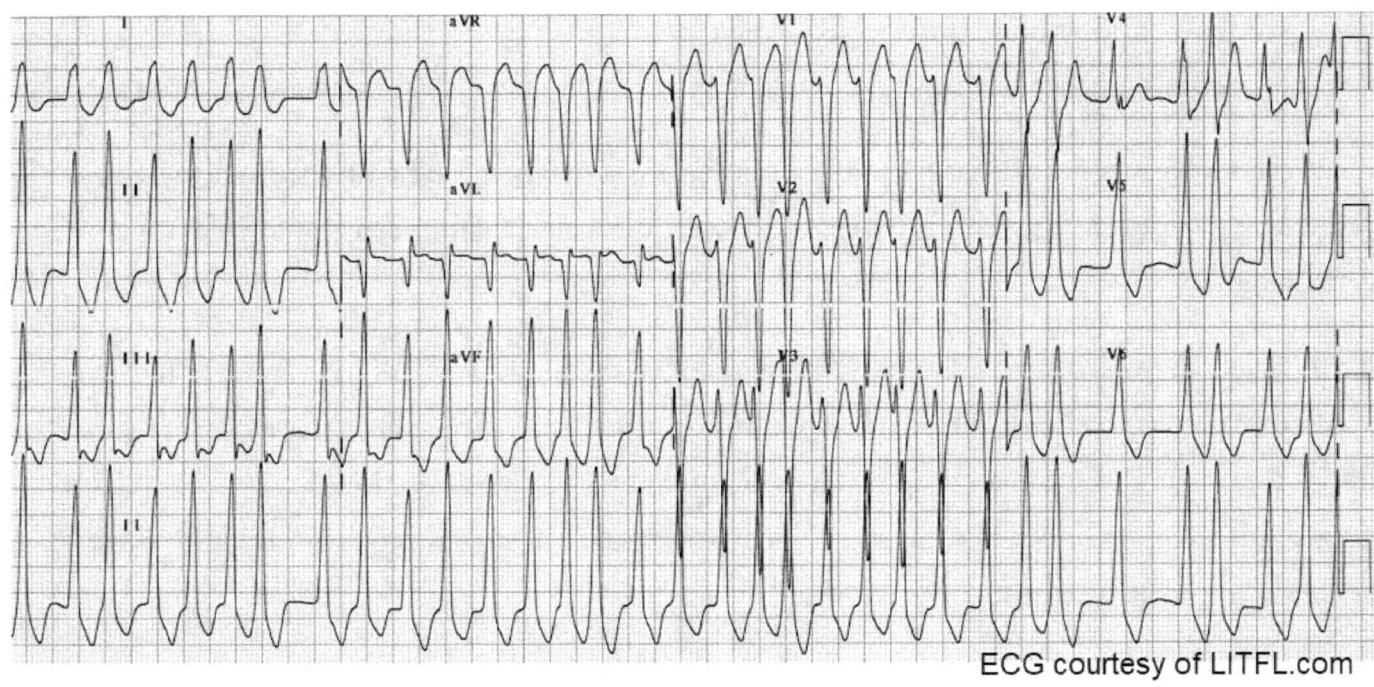

Figura 24-13

Observe os ombros de larguras variadas neste ECG (Figura 24-13) manifestando fibrilação atrial entrando nos ventrículos por uma via acessória (WPW).

Chapter 25

Vamos testar suas novas habilidades!

Para cada um dos seguintes exemplos de taquicardias complexas amplas, quero que você veja o quão rápida e precisamente você pode avaliar cada taquidisritmia. *Suponha que o paciente esteja hemodinamicamente estável e alerta.* Você deve ser capaz de concluir sua avaliação desses seis pontos de informação em 30 segundos ou menos! Quero que você faça ou responda o seguinte:

1. Observe o *ventrículo* no qual a taquicardia se originou – *direito* ou *esquerdo*

2. Observe a *área do ventrículo* na qual o foco ectópico está localizado – *via de saída* ou *ápice*

3. O foco ectópico está localizado *no septo ou próximo a ele* ou se originou *na parede lateral livre do ventrículo*?

4. A taquicardia provavelmente é uma *taquicardia da via de saída do ventrículo direito* ou *esquerdo*?

5. A taquicardia provavelmente é uma *taquicardia fascicular*?

6. O paciente está em algum *perigo iminente*?

Estas perguntas são colocadas acima de cada ECG como um auxílio de memória. Minhas avaliações para cada ECG estão na página oposta (esquerda).

Se você não conseguir fazer isso em 30 segundos ou menos – continue praticando esses mesmos ECGs repetidamente até conseguir! Então entre na internet e pratique com diferentes ECGs.

Parafraseando Thomas A. Edison | "A maioria das pessoas não reconheceria o sucesso se ele estivesse bem na frente delas. Isso porque ele geralmente está vestido com macacão e disfarçado de trabalho!"

Esta página foi deixada intencionalmente em branco.

1. Observe o *ventrículo* no qual a taquicardia se originou – *direito* ou *esquerdo*

2. Observe a *área do ventrículo* na qual o foco ectópico está localizado – *via de saída* ou *ápice*

3. O foco ectópico está localizado *no septo ou próximo a ele* ou se originou *na parede lateral livre do ventrículo*?

4. A taquicardia provavelmente é uma *taquicardia da via de saída do ventrículo direito* ou *esquerdo*?

5. A taquicardia provavelmente é uma *taquicardia fascicular*?

6. O paciente está em algum *perigo iminente*?

ECG 1

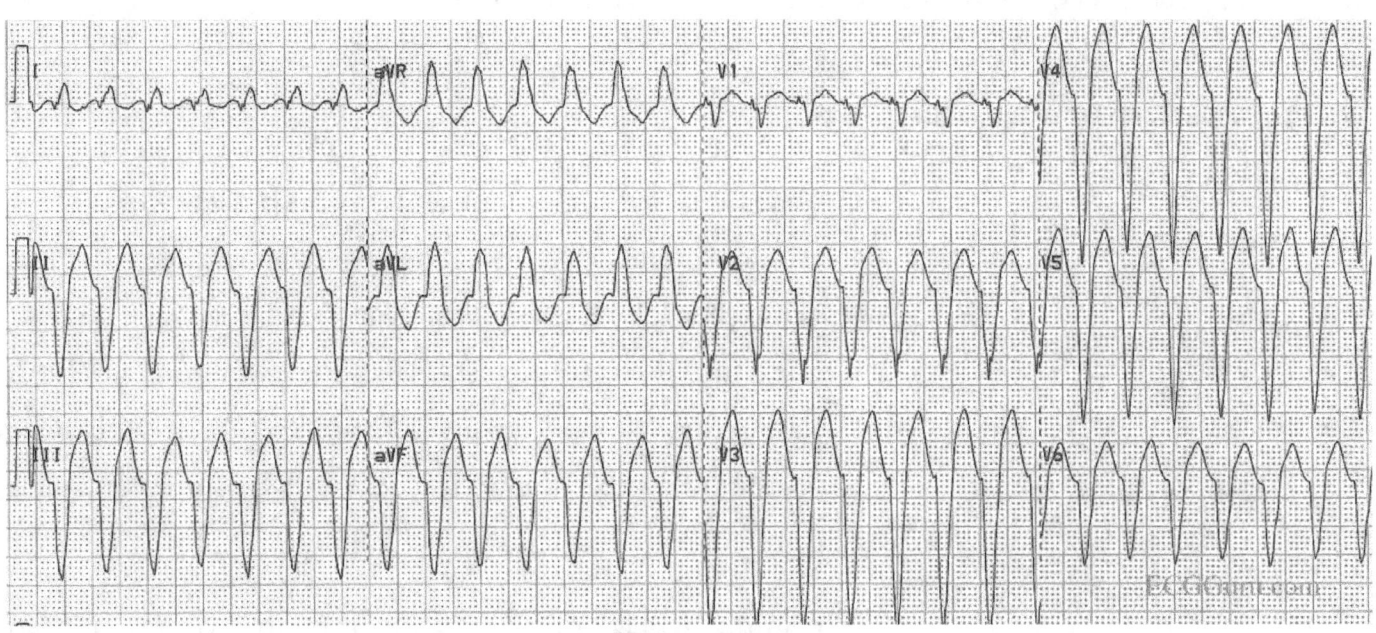

Figura 25-1

ECG 1 | Respostas

1. QRS na derivação V1 é principalmente negativo – VENTRÍCULO DIREITO!

2. Eixo superior nas derivações inferiores; ondas S apontam para o ÁPICE como a origem do impulso.

3. Os complexos QRS são relativamente amplos e a transição precordial é APÓS a derivação V6, então provavelmente PAREDE LATERAL DIREITA.

4. NÃO! Este foco ectópico está no ÁPICE DIREITO.

5. NÃO! É amplo e está localizado no ventrículo direito.

SIM! Esta não é uma taquicardia do trato de saída, então o paciente está em PERIGO. Um paciente com um trato de saída ou taquicardia fascicular que está alerta e tem uma pressão arterial normal provavelmente ficará bem, desde que você dê a ele comida e água. Um paciente com taquicardia ventricular que não é um trato de saída ou taquicardia fascicular pode ficar bem por um tempo – mas pode sofrer um colapso cardiovascular a qualquer momento!

Um pensamento avançado

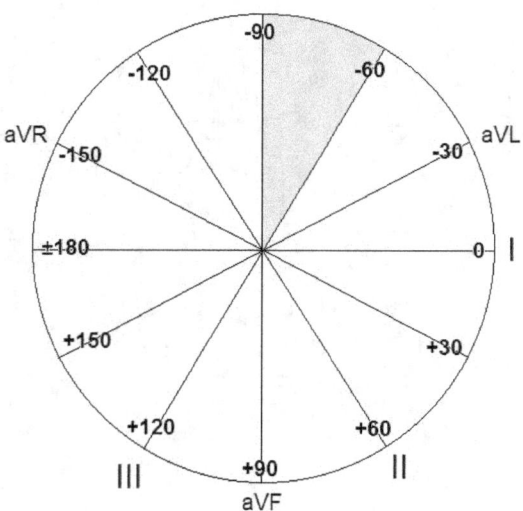

Grade de referência hexaxial (GRH)

Todas as derivações inferiores têm complexos QS, sugerindo fortemente um local de origem epicárdico (SoO), as derivações I, aVR e aVL estão todas eretas, o que significa que o impulso ectópico está viajando em direção a TODAS elas! Como isso pode ser? A derivação aVR está no lado oposto do coração das derivações I e aVL. Observe a grade de referência hexaxial:

Há uma "janela" estreita na qual um impulso com um eixo superior (ou seja, originando-se na região apical) pode resultar em complexos QRS positivos nas derivações I, aVR e aVL ao mesmo tempo - entre -60° e -90°. Se for menor que -60°, a derivação aVR será negativa; se for maior que -90°, a derivação I será negativa.

1. Observe o *ventrículo* no qual a taquicardia se originou – *direito* ou *esquerdo*

2. Observe a *área do ventrículo* na qual o foco ectópico está localizado – *via de saída* ou *ápice*

3. O foco ectópico está localizado *no septo ou próximo a ele* ou se originou *na parede lateral livre do ventrículo*?

4. A taquicardia provavelmente é uma *taquicardia da via de saída do ventrículo direito* ou *esquerdo*?

5. A taquicardia provavelmente é uma *taquicardia fascicular*?

6. O paciente está em algum *perigo iminente*?

ECG 2

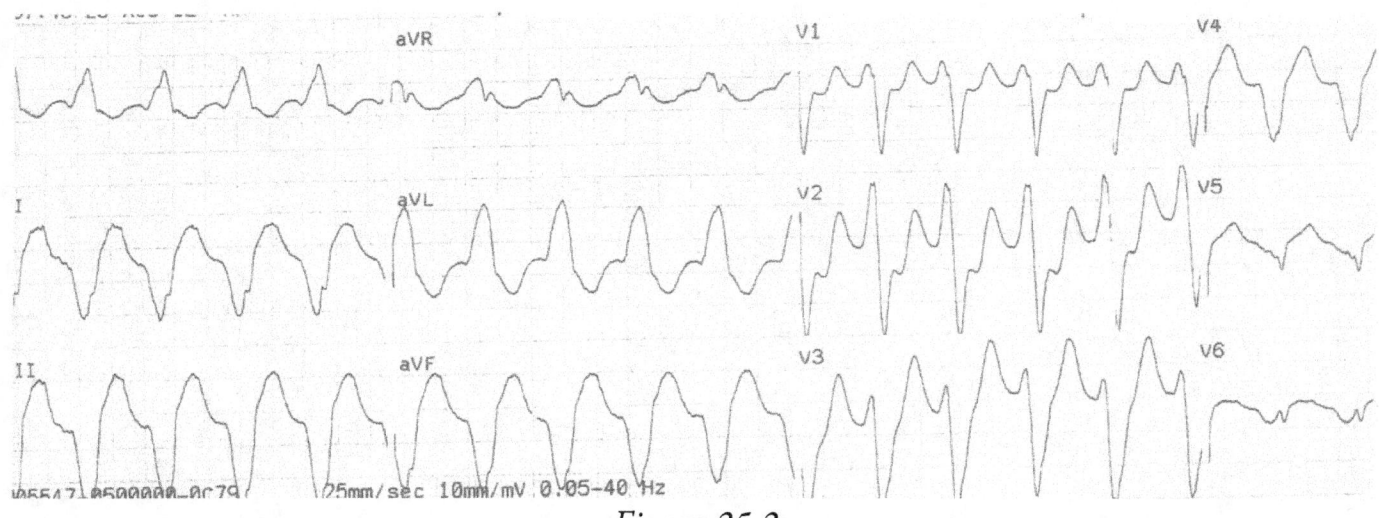

Figura 25-2

ECG 2 | Respostas

1. Ventrículo DIREITO.

2. APEX

3. Os complexos QRS são muito largos, sugerindo uma origem em uma parede lateral ou livre, talvez até mesmo no epicárdio (que produz alguns dos complexos QRS mais largos). A transição precordial é DEPOIS da derivação V6 (a derivação V2 parece fora do lugar), o que é compatível com uma origem extrema direita do impulso, então o foco ectópico provavelmente está na parede APICAL LATERAL DIREITA.

4. NÃO!

5. NÃO!

6. SIM!

1. Observe o *ventrículo* no qual a taquicardia se originou – *direito* ou *esquerdo*

2. Observe a *área do ventrículo* na qual o foco ectópico está localizado – *via de saída* ou *ápice*

3. O foco ectópico está localizado *no septo ou próximo a ele* ou se originou *na parede lateral livre do ventrículo*?

4. A taquicardia provavelmente é uma *taquicardia da via de saída do ventrículo direito* ou *esquerdo*?

5. A taquicardia provavelmente é uma *taquicardia fascicular*?

6. O paciente está em algum *perigo iminente*?

ECG 3

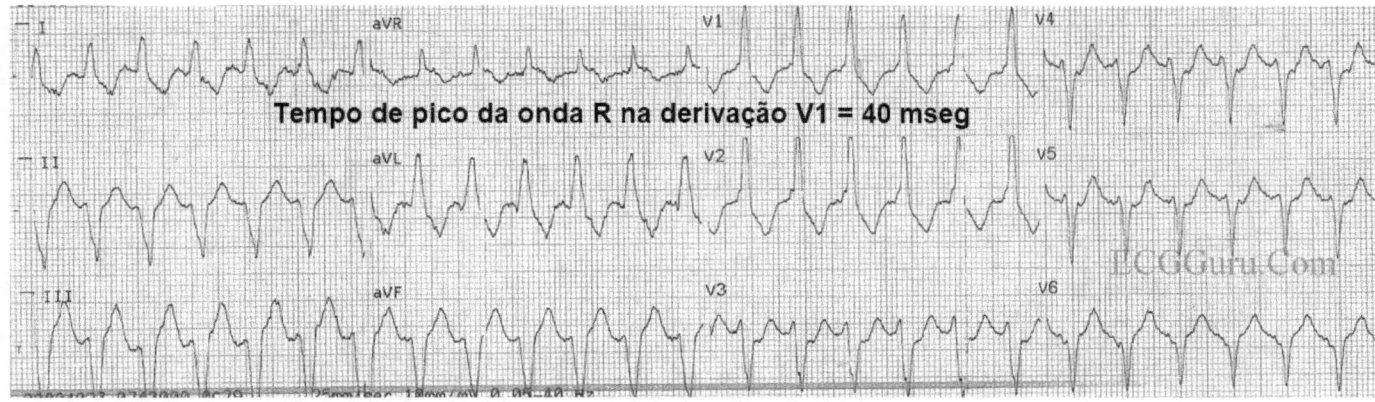

Figura 25-3

ECG 3 | Respostas

1. Ventrículo ESQUERDO.

2. APEX

3. Os complexos QRS são bem formados e relativamente estreitos, então o foco ectópico provavelmente está no septo ou em ou perto de uma fibra de Purkinje.

4. NÃO! Uma origem no trato de saída do ventrículo esquerdo (TSVE) apresentaria todas as ondas R altas nas derivações inferiores.

5. SIM! Ela se encaixa na assinatura eletrocardiográfica de uma taquicardia fascicular posterior, e o QRS é relativamente estreito e bem formado (o tempo de pico da onda R é de apenas 40 mseg), indicando uma origem em ou muito perto do sistema de condução do ventrículo esquerdo.

6. NÃO!

1. Observe o *ventrículo* no qual a taquicardia se originou – *direito* ou *esquerdo*

2. Observe a *área do ventrículo* na qual o foco ectópico está localizado – *via de saída* ou *ápice*

3. O foco ectópico está localizado *no septo ou próximo a ele* ou se originou *na parede lateral livre do ventrículo*?

4. A taquicardia provavelmente é uma *taquicardia da via de saída do ventrículo direito* ou *esquerdo*?

5. A taquicardia provavelmente é uma *taquicardia fascicular*?

6. O paciente está em algum *perigo iminente*?

ECG 4

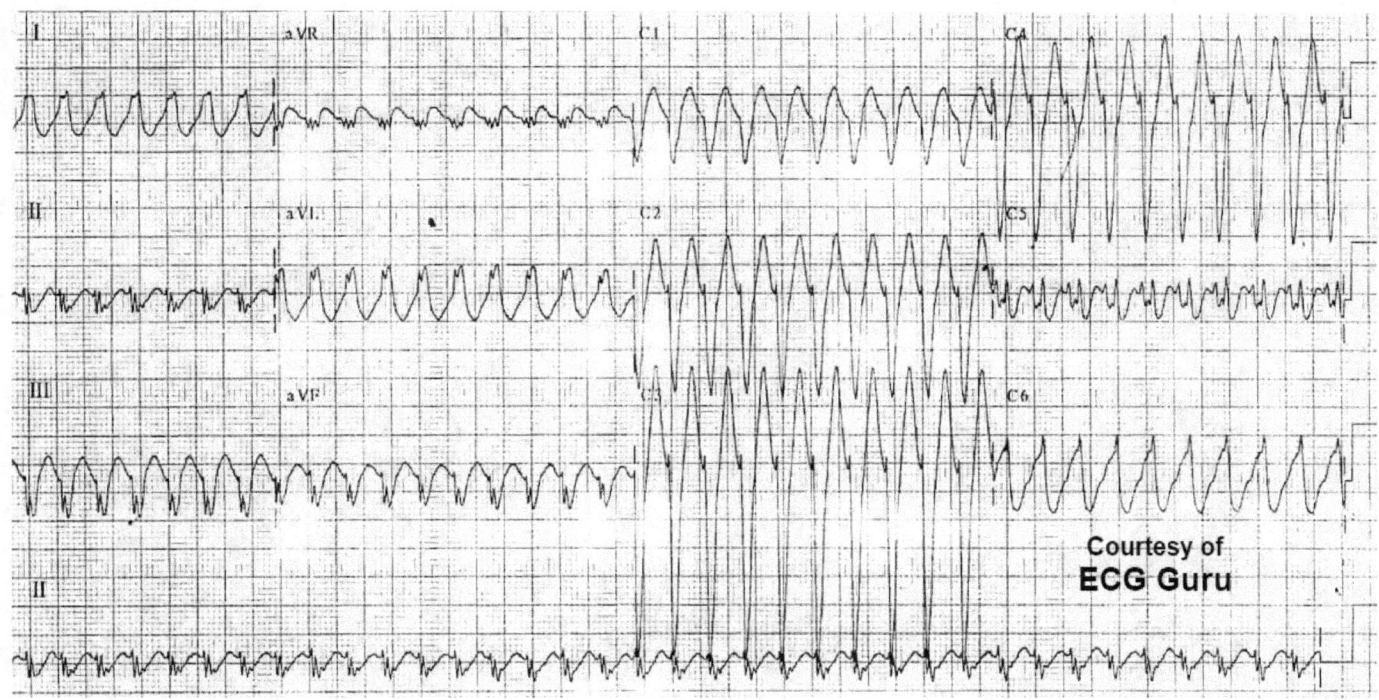

Figura 25-4

ECG 4 | Respostas

1. Ventrículo DIREITO

2. APEX

3. O QRS é relativamente largo e entalhado, então provavelmente não está no septo, mas sim na parede livre (anterolateral).

4. NÃO! Os complexos QRS nas derivações inferiores estão apontando para baixo em direção ao ápice.

5. NÃO! Os complexos QRS são largos e entalhados em algumas derivações, o que é muito diferente da taquicardia fascicular.

6. SIM! Esta não é uma taquicardia ventricular benigna. O paciente está estável agora, mas isso pode mudar a qualquer momento. Siga o protocolo ACLS.

1. Observe o *ventrículo* no qual a taquicardia se originou – *direito* ou *esquerdo*

2. Observe a *área do ventrículo* na qual o foco ectópico está localizado – *via de saída* ou *ápice*

3. O foco ectópico está localizado *no septo ou próximo a ele* ou se originou *na parede lateral livre do ventrículo*?

4. A taquicardia provavelmente é uma *taquicardia da via de saída do ventrículo direito* ou *esquerdo*?

5. A taquicardia provavelmente é uma *taquicardia fascicular*?

6. O paciente está em algum *perigo iminente*?

ECG 5

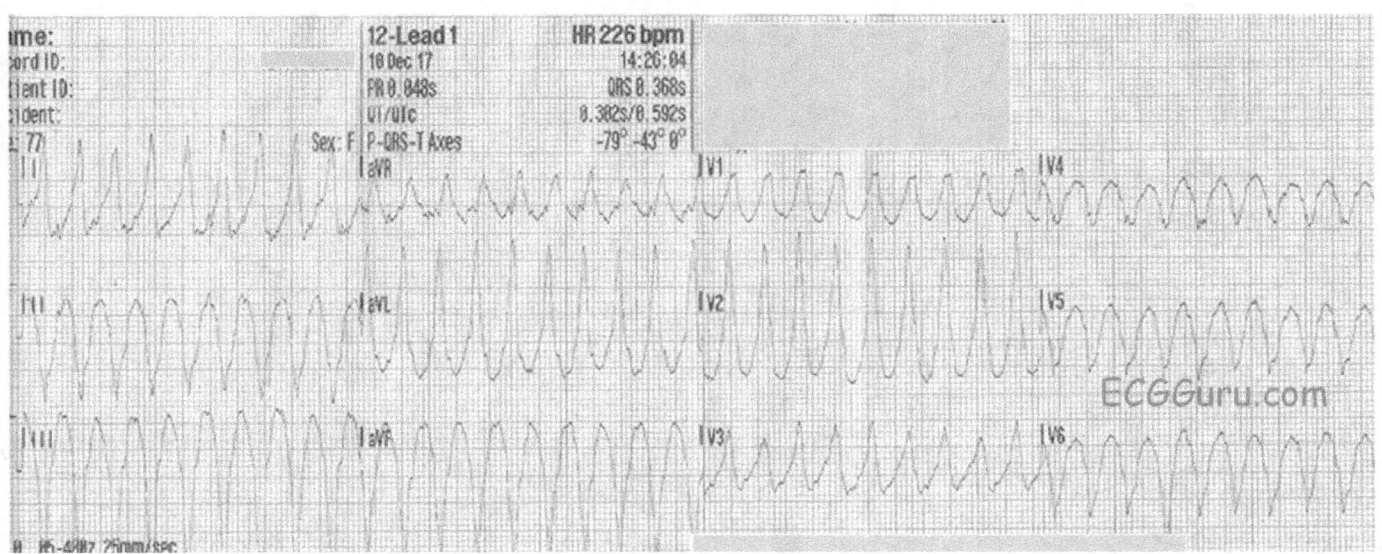

Figura 25-5

ECG 5 | Respostas

1. Ventrículo ESQUERDO

2. APEX

3. Você pode ver a distorção inicial na maioria dos complexos QRS verticais. Isso não é WPW; é provavelmente um sinal de que o foco ectópico está na parede lateral esquerda – provavelmente no epicárdio ou muito próximo dele. A transição precordial é ANTES da derivação V1, então esse foco está bem à esquerda lateralmente (o que você já deve entender que significa posteriormente). Observe que o QRS muda de um R monofásico para um QS monofásico entre as derivações V3 e V4. Essa NÃO é a transição precordial. Durante a transição precordial, o QRS muda de predominantemente NEGATIVO para predominantemente POSITIVO – não o inverso! Os complexos QRS nas derivações I, aVR e aVL são todos positivos, então esse é um eixo superior muito vertical que deve estar localizado entre -60° e -90°.

4. Está vindo do ápice (provavelmente da área apicolateral), então não é uma taquicardia do trato de saída.

5. NÃO!

6. SIM!

1. Observe o *ventrículo* no qual a taquicardia se originou – *direito* ou *esquerdo*

2. Observe a *área do ventrículo* na qual o foco ectópico está localizado – *via de saída* ou *ápice*

3. O foco ectópico está localizado *no septo ou próximo a ele* ou se originou *na parede lateral livre do ventrículo*?

4. A taquicardia provavelmente é uma *taquicardia da via de saída do ventrículo direito* ou *esquerdo*?

5. A taquicardia provavelmente é uma *taquicardia fascicular*?

6. O paciente está em algum *perigo iminente*?

ECG 6

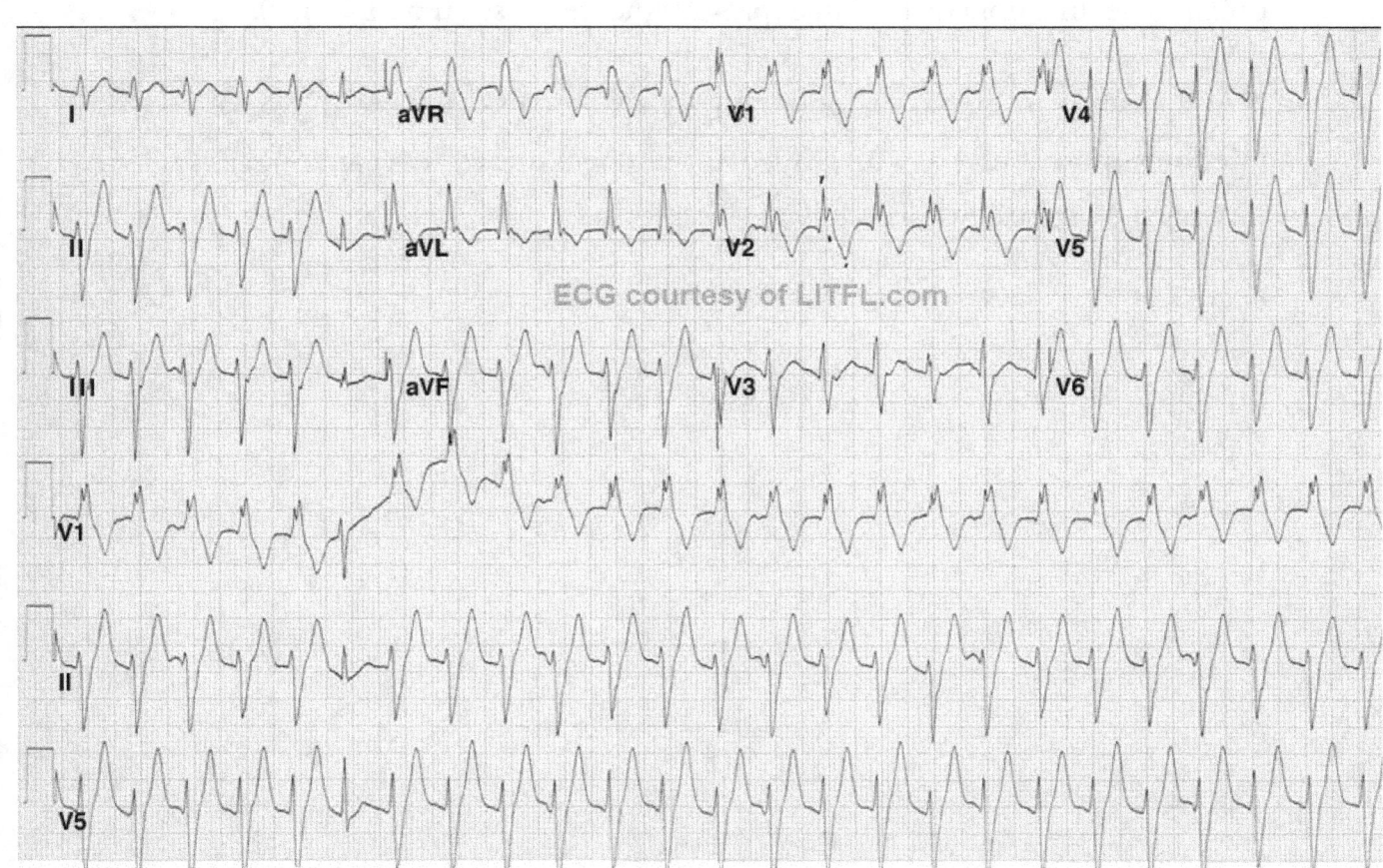

Figura 25-6

ECG 6 | Respostas

1. Ventrículo ESQUERDO

2. APEX? Na verdade não! Neste caso – como você verá – estamos vendo uma taquicardia fascicular. Esta é uma taquicardia reentrante que passa a maior parte do tempo no sistema de condução His-Purkinje. Embora seja verdade que a morfologia QRS de taquidisritmias ectópicas que começam no miocárdio em funcionamento refletem o local de origem e não um bloqueio verdadeiro, as taquicardias que começam no tecido condutor também não refletem um bloqueio, mas sim a ordem de ativação das diferentes áreas ventriculares. É por isso que há uma exceção ao meu ditado frequentemente mencionado "Nada de bom sai do ápice". Esta taquicardia não está saindo "do ápice". Está apenas dando essa impressão devido à ordem de ativação dos fascículos do lado esquerdo.

3. Os complexos QRS são relativamente estreitos e bem formados. O tempo de pico R na derivação V1 é menor que 80 mseg. Este foco ectópico está localizado em ou muito próximo de uma fibra de Purkinje (provavelmente o fascículo posterior).

4. NÃO! Ele tem um eixo superior (lembre-se: quando os complexos QRS nas derivações inferiores apontam PARA BAIXO, o impulso tem que estar viajando PARA CIMA, tornando-o um eixo SUPERIOR.

5. SIM!

6. NÃO!

1. Observe o *ventrículo* no qual a taquicardia se originou – *direito* ou *esquerdo*

2. Observe a *área do ventrículo* na qual o foco ectópico está localizado – *via de saída* ou *ápice*

3. O foco ectópico está localizado *no septo ou próximo a ele* ou se originou *na parede lateral livre do ventrículo*?

4. A taquicardia provavelmente é uma *taquicardia da via de saída do ventrículo direito* ou *esquerdo*?

5. A taquicardia provavelmente é uma *taquicardia fascicular*?

6. O paciente está em algum *perigo iminente*?

ECG 7

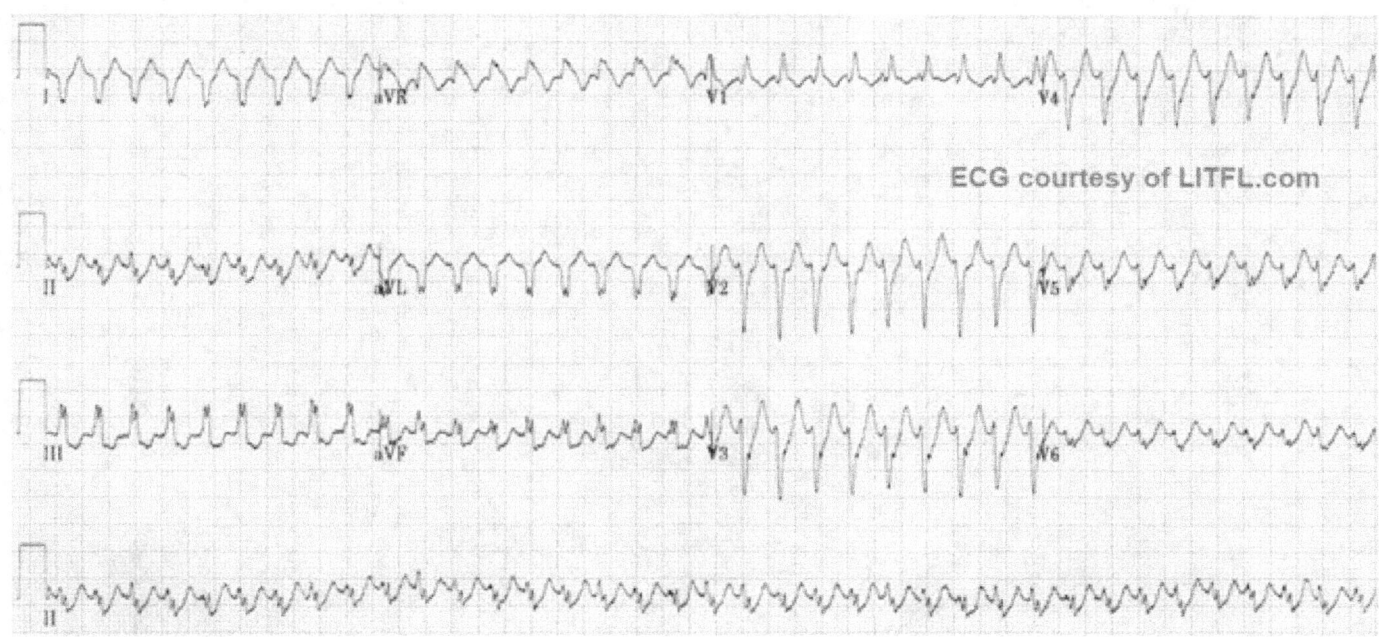

Figura 25-7

ECG 7 | Respostas

1. Ventrículo ESQUERDO

2. Embora a Derivação II pareça ter um QRS um tanto equipásico, a Derivação III é positiva e a Derivação aVL é negativa, então parece que este ECG tem um eixo inferior (um eixo inferior sempre implica um eixo para a direita). Isso significa que a origem do foco ectópico provavelmente está no trato de saída do ventrículo esquerdo.

3. Os complexos QRS são muito estreitos, então este foco ectópico está localizado dentro ou muito perto do fascículo anterior – uma situação muito rara.

4. É possível, mas não provável. Os complexos QRS finos são mais típicos de uma taquicardia fascicular – neste caso, uma taquicardia fascicular anterior.

5. SIM!

6. NÃO!

1. Observe o *ventrículo* no qual a taquicardia se originou – *direito* ou *esquerdo*

2. Observe a *área do ventrículo* na qual o foco ectópico está localizado – *via de saída* ou *ápice*

3. O foco ectópico está localizado *no septo ou próximo a ele* ou se originou *na parede lateral livre do ventrículo*?

4. A taquicardia provavelmente é uma *taquicardia da via de saída do ventrículo direito* ou *esquerdo*?

5. A taquicardia provavelmente é uma *taquicardia fascicular*?

6. O paciente está em algum *perigo iminente*?

ECG 8

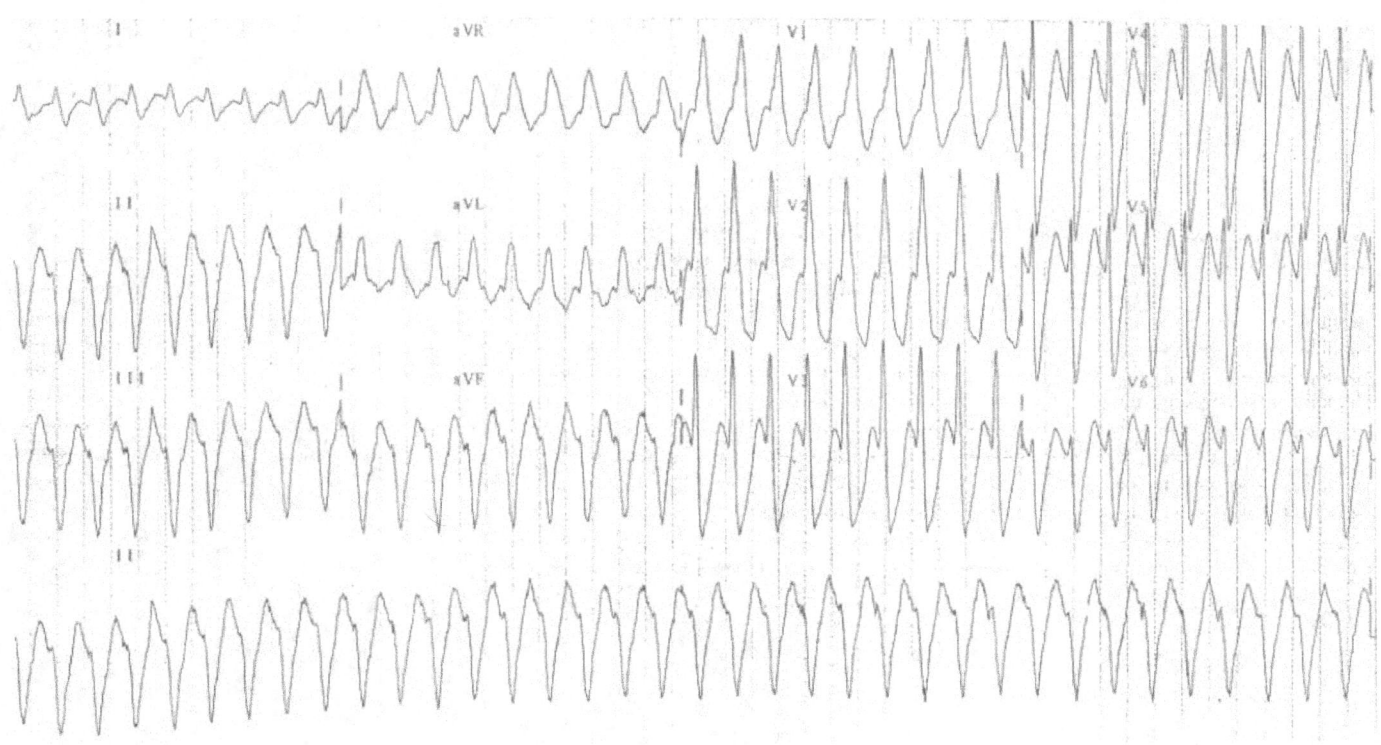

Figura 25-8

ECG 8 | Respostas

1. Ventrículo ESQUERDO

2. APEX

3. Os complexos QRS são largos com transição precordial ANTES da Derivação V1 indicando uma origem na extrema esquerda do ventrículo esquerdo. Observar as Derivações V3 – V6 pode dar a impressão de complexos QRS estreitos – mas não se esqueça das ondas S que dão a essas deflexões maior largura (na verdade, duração, já que estamos medindo no eixo horizontal).

4. NÃO!

5. NÃO!

6. SIM!

1. Observe o *ventrículo* no qual a taquicardia se originou – *direito* ou *esquerdo*

2. Observe a *área do ventrículo* na qual o foco ectópico está localizado – *via de saída* ou *ápice*

3. O foco ectópico está localizado *no septo ou próximo a ele* ou se originou *na parede lateral livre do ventrículo*?

4. A taquicardia provavelmente é uma *taquicardia da via de saída do ventrículo direito* ou *esquerdo*?

5. A taquicardia provavelmente é uma *taquicardia fascicular*?

6. O paciente está em algum *perigo iminente*?

ECG 9

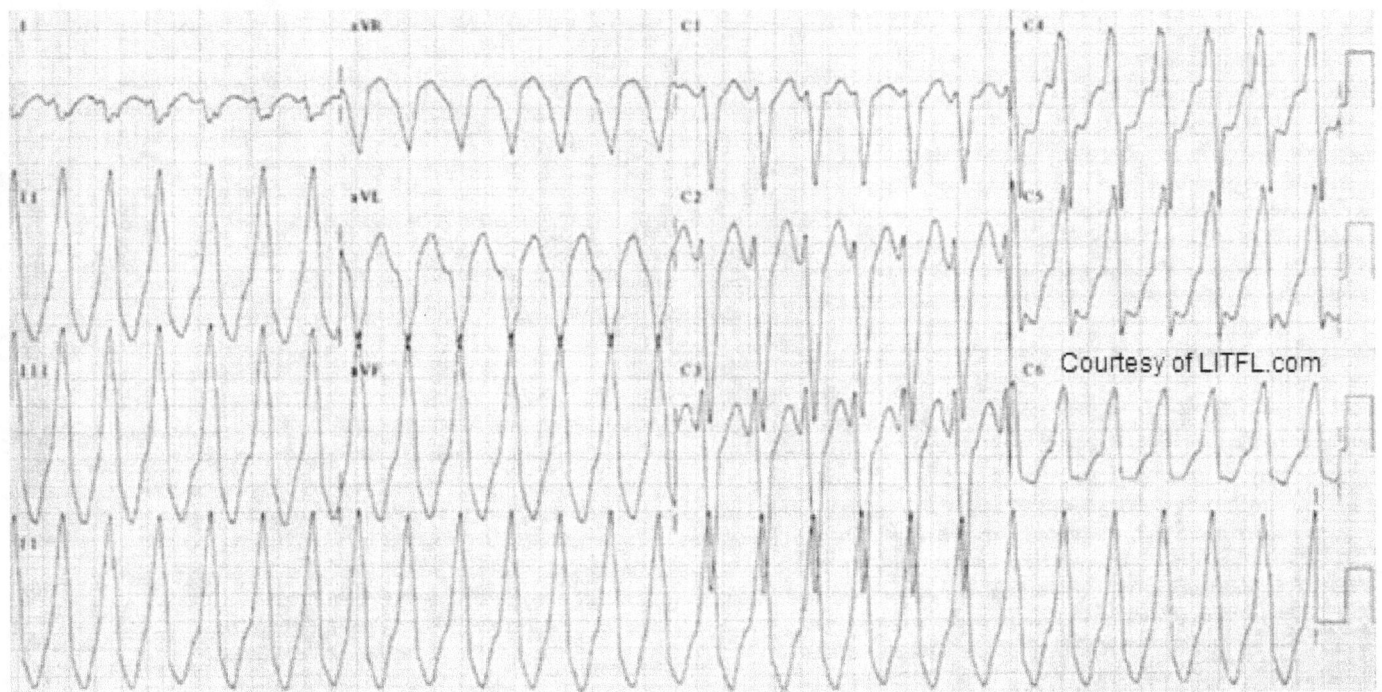

Figura 25-9

ECG 9 | Respostas

1. Ventrículo DIREITO

2. TRATO DE SAÍDA

3. Os complexos QRS estão um pouco largos – provavelmente da superfície endocárdica do septo ventricular direito, já que a transição está na Derivação V4, que parece equipásica (R=S). (Revise a seção sobre "Transição Precordial" no Capítulo 1.)

4. SIM!

5. NÃO!

6. NÃO!

1. Observe o *ventrículo* no qual a taquicardia se originou – *direito* ou *esquerdo*

2. Observe a *área do ventrículo* na qual o foco ectópico está localizado – *via de saída* ou *ápice*

3. O foco ectópico está localizado *no septo ou próximo a ele* ou se originou *na parede lateral livre do ventrículo*?

4. A taquicardia provavelmente é uma *taquicardia da via de saída do ventrículo direito* ou *esquerdo*?

5. A taquicardia provavelmente é uma *taquicardia fascicular*?

6. O paciente está em algum *perigo iminente*?

ECG 10

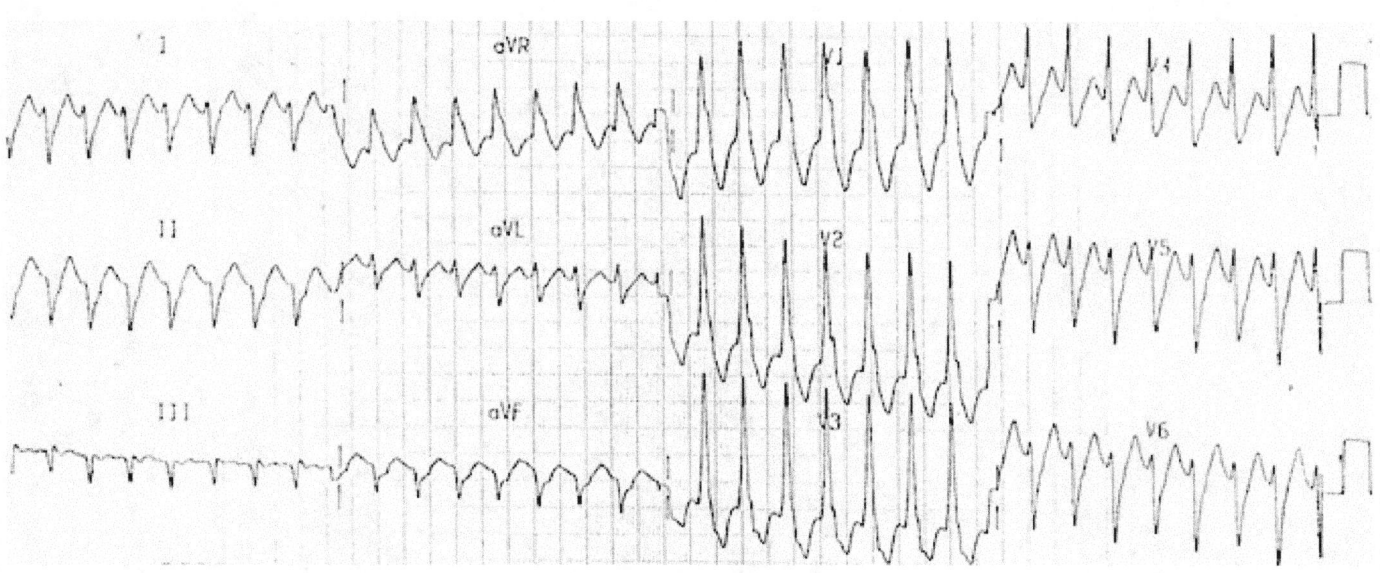

Figura 25-10

ECG 10 | Respostas

1. Ventrículo ESQUERDO

2. APEX

3. As forças positivas nas derivações V1 – V4 indicam que o impulso ectópico está viajando de posterior para anterior. A origem dessa taquicardia provavelmente está na parede apico-lateral do ventrículo esquerdo. A transição precordial já ocorreu pela derivação V1, então a origem do impulso está bem à esquerda. O eixo QRS médio também está no quadrante superior direito do GRH ("Terra de Ninguém"). Esta não é uma taquicardia benigna!

4. NÃO!

5. NÃO!

6. SIM!

Chapter 26

Leitura recomendada

1. Abedin Z, MD. Differential diagnosis of wide QRS tachycardia: A review. *Journal of Arrhythmia*. 2021;37:1162–1172.

2. Akhtar M, Shenasa M, Jazayeri M, Caceres J, Tchou PJ. Wide QRS complex tachycardia. Reappraisal of a common clinical problem. *Ann Intern Med*. 1988;109:905–912.

3. Almuzghi F, Kashbour M, Almalti A (November 17, 2022) A Case Report of Fascicular Ventricular Tachycardia in a COVID-19 Patient. *Cureus*. 14(11): e31618. DOI 10.7759/cureus.31618

4. Alzand BS, Crijns HJ. Diagnostic criteria of broad QRS complex tachycardia: decades of evolution. *Europace*. 2011;13:465–472.

5. Anderson RD, MBBS, et al. Differentiating Right- and Left-Sided Outflow Tract Ventricular Arrhythmias – Classical ECG Signatures and Prediction Algorithms. Circ Arrhythm Electrophysiol. June 2019.

6. Antunes E, Brugada J, Steurer G, Andries E, Brugada P. The Differential Diagnosis of a Regular Tachycardia with a Wide QRS Complex on the 12-Lead ECG: Ventricular Tachycardia, Supraventricular Tachycardia with Aberrant Intraventricular Conduction, and Supraventricular Tachycardia with Anterograde Conduction Over an Accessory Pathway. PACE. Vol. 17 September 1994; 1515-1523.

7. Antzelevitch C, PhD, Burashnikov A, PhD. Overview of Basic Mechanisms of Cardiac Arrhythmia. *Card Electrophysiol Clin*. 2011 March 1; 3(1): 23–45.

8. Asirvatham MD, SJ, and Stevenson MD, WG. *Circulation: Arrhythmia and Electrophysiology*. Volume 6, Issue 61, December 2013.

9. Baher AA, MD, et al. Bidirectional Ventricular Tachycardia: Ping Pong in the His-Purkinje System. *Heart Rhythm*. 2011 April; 8(4): 599–605.

10. Baltazar RF, MD, Javillo JS, MD. Ventriculo-Atrial Wenckebach during Wide Complex Tachycardia. *Clin. Cardiol*. 29, 513 (2006).

11. Benito B, and Josephson ME. Ventricular Tachycardia in Coronary Artery Disease. *Rev Esp Cardiol*. 2012;65(10):939–955.

12. Berruezo A, MD, et al. Electrocardiographic Recognition of the Epicardial Origin of Ventricular Tachycardias. *Circulation*. 2004;109:1842-1847.

13. Bhar-Amato J, Davies W, Agarwal S. Ventricular Arrhythmia after Acute Myocardial Infarction: 'The Perfect Storm'. *Arrhythmia & Electrophysiology Review*. 2017;6(3):134–9.

14. Blanck Z, MD, Dhala A, MD, Deshpande S, MD. Sra J, MD, Jazayeri M, MD, Akhtar M. MD. Bundle Branch Reentrant Ventricular Tachycardia: Cumulative Experience in 48 Patients. *Journal of Cardiovascular Electrophysiology*. June, Vol. 4, No. 3; 253-262.

15. Bogaard K, van der Steen MS, Tan HL, Tukkie R. Short-coupled variant of torsade de pointes. *Neth Heart J*. 2008;16:246-9.

16. Brachmann J, MD, Scherlag BJ, PhD, Rosenshtraukh LV, PhD, Lazzara R, M.D. Bradycardia-dependent triggered activity: relevance to drug-induced multiform ventricular tachycardia. *Circulation*. 68, No. 4, 846-856, 1983; pp. 846-856.

17. Brown DFM, MD, Nadel ES, MD. Wide Complex Tachycardia. *The Journal of Emergency Medicine*. Vol. 21, No. 3, pp. 271–274, 2001.

18. Brugada P, Brugada J, Mont L, Smeets J, Andries EW. A new approach to the differential diagnosis of a regular tachycardia with a wide QRS complex. *Circulation*. 1991;83:1649–1659.

19. Brugada P, MD. Ockham's Razor and Bayes Theorem at Work. *JACC*: Clinical Electrophysiology. Vol . 8 , No . 7 , 2022 ; 840-842.

20. Bush KNV, MD, Gerasimon GG, MD. Slow, But Dangerous. *Texas Heart Institute Jour-*

nal. April 2018, Vol. 45, No. 2.

21. Buxton AE, MD, et al. Prognostic Factors in Nonsustained Ventricular Tachycardia. *Am J Cardiol.* 1984;53:1275-1279.

22. Buxton AE, et al. Right ventricular tachycardia: clinical and electrophysiologic characteristics. *Circulation.* 1983;68:917-927.

23. Callans DJ, MD, et al. Repetitive Monomorphic Tachycardia From the Left Ventricular Outflow Tract: Electrocardiographic Patterns Consistent With a Left Ventricular Site of Origin. *JACC.* Vol. 29, No. 5 April 1997:1023±7.

24. Chen Q, Xu J, Gianni C, et al. Simple electrocardiographic criteria for rapid identification of wide QRS complex tachycardia: the new limb lead algorithm. *Heart Rhythm.* 2020;17:431–438.

25. Childers R, MD. Torsades: adjacent and triggering electrocardiographic events. *Journal of Electrocardiology.* 43 (2010) 515 – 523.

26. Chiladakis JA, et al. Short-Coupled Variant of Torsade de Pointes as a Cause of Electrical Storm and Aborted Sudden Cardiac Death: Insights into Mechanism and Treatment. *Hellenic J Cardiol.* 2008; 49: 360-364.

27. Cohen SI, MD, Lau SH, MD, Stein E, MD, Young MW, MD, Damato AN, MD. Variations of Aberrant Ventricular Conduction in Man: Evidence of Isolated and Combined Block Within the Specialized Conduction System. *Circulation.* Volume 38, November, 1968; pp. 899-916.

28. Conti GS, MD et al. Right Ventricular Outflow Tract Arrhythmias: Benign Or Early Stage Arrhythmogenic Right Ventricular Cardiomyopathy/Dysplasia? *Journal of Atrial Fibrillation.* Volume 7: Issue 4; Dec 2014-Jan 2015.

29. Corrado D, MD, Link MS, MD, Calkins H, MD. Arrhythmogenic Right Ventricular Cardiomyopathy. *N Engl J Med.* 2017;376:61-72.

30. Corrado D, Basso C, Thiene G. Arrhythmogenic right ventricular cardiomyopathy: diag-

nosis, prognosis, and treatment. *Heart*. 2000;83:588±595.

31. Corrado D, MD, et al. Right Bundle Branch Block, Right Precordial ST-Segment Elevation, and Sudden Death in Young People. *Circulation*. 2001;103:710-717.

32. Corrado D, MD et al. Spectrum of Clinicopathologic Manifestations of Arrhythmogenic Right Ventricular Cardiomyopathy/Dysplasia: A Multicenter Study. *JACC*. Vol. 30, No. 6 November 15, 1997:1512±20.

33. De Ferrari GM, MD et al. Clinical Management of Catecholaminergic Polymorphic Ventricular Tachycardia – The Role of Left Cardiac Sympathetic Denervation. *Circulation*. 2015;131:2185-2193.

34. Dendi R, Josephson ME. A new algorithm in the differential diagnosis of wide complex tachycardia – Editorial. *European Heart Journal*. (2007) 28, 525–526.

35. El-Sherif N, MD, Turitto G, MD, Boutjdir M, PhD. Congenital Long QT syndrome and torsade de pointes. *Ann Noninvasive Electrocardiol*. 2017;22:e12481.

36. Elswick BD, MD, Niemann JT, MD. Fascicular Ventricular Tachycardia: An Uncommon but Distinctive Form of Ventricular Tachycardia. *Annals Of Emergency Medicine*. 31(3); March 1998.

37. Ermakov S, Scheinman M. Arrhythmogenic Right Ventricular Cardiomyopathy – Antiarrhythmic Therapy. *Arrhythmia & Electrophysiology Review*. 2015;4(2):86–9.

38. Evans GL, Charles MA, Thornsvard CT. Ventricular tachycardia with retrograde conduction – Simplified diagnostic approach. *British Heart Journal*. 1974, 36, 512-515.

39. Farré J, MD, Wellens HJJ, MD. Unique ECG During Sinus Rhythm in a Patient With a Postmyocardial Infarction–Sustained Ventricular Tachycardia. *Circulation*. 2018;137:527–530.

40. Fitzpatrick JK, MD; Goldschlager N, MD. ECG of the Month. *Ann Emerg Med*. 2018;71:473-476.

41. Francis J, MD, Venugopal K, MD, Sudhayakumar N, Khadar SA, MD, Anoop K. Gupta

AK MD FACC. Idiopathic Fascicular Ventricular Tachycardia. *Indian Pacing and Electrophysiology Journal.* 4(3): 98-103 (2004).

42. Gard JJ, MD, Asirvatham SJ, MD. Outflow Tract Ventricular Tachycardia. *Texas Heart Institute Journal*. Volume 39, Number 4, 2012; 526-528.

43. Garmel GM, MD. Wide complex tachycardias: Understanding this complex condition Part 1 – epidemiology and electrophysiology. *WestJEM*. 2008;9:28-39.

44. Garmel GM, MD. Wide complex tachycardias: Understanding this complex condition Part 2 - Management, Miscellaneous Causes, and Pitfalls. *WestJEM*. 2008;9:97-103.

45. Garner JB, Miller JM. Wide complex tachycardia—ventricular tachycardia or not ventricular tachycardia, that remains the question. *Arrhythm Electrophysiol Rev*. 2013;2:23–29.

46. Garratt CJ, et al. Value of physical signs in the diagnosis of ventricular tachycardia. *Circulation*. 1994;90:3103-3107

47. Griffith MJ, Garratt CJ, Mounsey P, Camm AJ. Ventricular tachycardia as default diagnosis in broad complex tachycardia. *Lancet*. Feb 12, 1994;343(8894):386-8.

48. Guo H, Hecker S, Levy S, Olshansky B. Ventricular tachycardia with QRS configuration similar to that in sinus rhythm and a myocardial origin: differential diagnosis with bundle branch reentry. *Europace*. (2001) 3, 115–123.

49. Gupta A, et al. Hyperkalemia Presenting as Wide-Complex Tachycardia in a Dialysis Patient. *Saudi J Kidney Dis Transpl*. 2010;21(2):339-341.

50. Gupta AK, MD, Thakur RK, MD. Wide QRS Complex Tachycardias. *Medical Clinics of North America*. Volume 85, Number 2 March 2001; 245-266.

51. Haqqani HM, MBBS, Marchlinski FE, MD. The Surface Electrocardiograph in Ventricular Arrhythmias: Lessons in Localisation. *Heart, Lung and Circulation*. (2019) 28, 39–48.

52. Hoffmayer KS, et al. An electrocardiographic scoring system for distinguishing right ventricular outflow tract arrhythmias in patients with arrhythmogenic right ventricular cardiomyopathy from idiopathic ventricular tachycardia. *Heart Rhythm*. 2013

Apr;10(4):477-82.

53. Hoffmayer KS, et al. Electrocardiographic Comparison of Ventricular Arrhythmias in Patients With Arrhythmogenic Right Ventricular Cardiomyopathy and Right Ventricular Outflow Tract Tachycardia. *JACC*. Vol. 58, No. 8, 2011:831– 8.

54. de Holanda-Miranda WR, MD, Furtado FM, MD, Luciano PM, MD, Pazin-Filho A, MD. Lewis Lead Enhances Atrial Activity Detection In Wide QRS Tachycardia. *The Journal of Emergency Medicine*. Article in Press, 2009. doi:10.1016/j.jemermed.2009.08.057.

55. Ilkhanipour K, MD, Berrol R, MD, Yealy DM, MD. Therapeutic and Diagnostic Efficacy of Adenosine in Wide-Complex Tachycardia. *Annals Of Emergency Medicine*. 22:8 August 1993; 152-156.

56. Jastrzebski M, Kukla P, Czarnecka D, and Kawecka-Jaszcz K. Comparison of five electro-cardiographic methods for differentiation of wide QRS-complex tachycardias. *Europace*. (2012) 14, 1165–1171 doi:10.1093/europace/eus015.

57. Jastrzębski M,Moskal P, Kukla P, Fijorek K, Kisiel R, Czarnecka D. Specificity of wide QRS complex tachycardia criteria and algorithms in patients with ventricular preexcitation. *Ann Noninvasive Electrocardiol*. 2018;23:e12493.

58. Kallergis E, Goudis C, Simantirakis E, Kochiadakis G, Vardas P. Mechanisms, Risk Factors, and Management of Acquired Long QT Syndrome: A Comprehensive Review. *The Scientific World Journal*. Volume 2012; 1-8.

59. Kannankeril PJ, MD, et al. Efficacy of Flecainide in the Treatment of Catecholaminergic Polymorphic Ventricular Tachycardia – A Randomized Clinical Trial. *JAMA Cardiology*. July 2017; Volume 2, Number 7; 759-766.

60. Kapa S, MD; Gaba P, BS; DeSimone CV, MD PhD, Asirvatham SJ, MD. Fascicular Ventricular Arrhythmias – Pathophysiologic Mechanisms, Anatomical Constructs, and Advances in Approaches to Management. *Circ Arrhythm Electrophysiol*. 2017; 1-14.

61. Kashou AH, Evenson CM, Noseworthy PA et al., Differentiating wide complex tachycardias: A historical perspective. *Indian Heart Journal*. https://doi.org/10.1016/j.ihj.2020.

09.006.

62. Kashou AH, MD, et al. Wide Complex Tachycardia Differentiation: A Reappraisal of the State-of-the-Art. *J Am Heart Assoc*. 2020;9:e016598. DOI: 10.1161/JAHA.120.016598.

63. Kindwall KE, MD, Brown J, RN, Josephson ME, MD. Electrocardiographic Criteria for Ventricular Tachycardia in Wide Complex Left Bundle Branch Block Morphology Tachycardias. *Am J Cardiol*. 1988;61:1279-1283.

64. Katritsis DG, and Brugada J. Differential Diagnosis of Wide QRS Tachycardias. *Arrhythmia & Electrophysiology Review*. 2020;9(3):155–60.

65. Kirchhof P, MD, Franz MR, MD, Bardai A, MD, Wilde AM, MD. Giant T–U Waves Precede Torsades de Pointes in Long QT Syndrome – A Systematic Electrocardiographic Analysis in Patients With Acquired and Congenital QT Prolongation. *JACC*. Vol. 54, No. 2, 2009; 143-149.

66. Kumagai K, MD. Idiopathic ventricular arrhythmias arising from the left ventricular outflow tract: Tips and tricks. *Journal of Arrhythmia*. 30 (2014) 211–221.

67. Kusa S, MD et al. Bundle Branch Reentrant Ventricular Tachycardia With Wide and Narrow QRS Morphology. *Circ Arrhythm Electrophysiol*. 2013;6:e87-e91.

68. Lam P, MD, Saba S, MD. Approach to the Evaluation and Management of Wide Complex Tachycardias. *Indian Pacing and Electrophysiology Journal*. 2(4): 120-126 (2002).

69. Langendorf R, Pick A, Winternitz M. Mechanisms of Intermittent Ventricular Bigeminy : I. Appearance of Ectopic Beats Dependent Upon Length of the Ventricular Cycle, the "Rule of Bigeminy". *Circulation*. 1955;11:422-430.

70. Latif S, MD, Dixit S, MD, Callans DJ, MD. Ventricular Arrhythmias in Normal Hearts. *Cardiol Clin*. 26 (2008) 367–380.

71. Leandro HIC, Lebedev DS, Mikhaylov EN. Discrimination of ventricular tachycardia and localization of its exit site using surface electrocardiography. *J Geriatr Cardiol*. 16: 362-377; 2019.

72. Leenhardt A, MD, Denjoy I, MD, Guicheney G, PhD. Catecholaminergic Polymorphic Ventricular Tachycardia. *Circ Arrhythm Electrophysiol*. 2012;5:1044-1052.

73. Lerman BB, MD. Ventricular Tachycardia – Mechanistic Insights Derived From Adenosine. *Circ Arrhythm Electrophysiol*. 2015;8:483-491.

74. Lo R, MD, Hsia HH, MD. Ventricular Arrhythmias in Heart Failure Patients. *Cardiol Clin*. 26 (2008) 381–403.

75. Long B, MD and Koyfman A, MD. Best Clinical Practice: Emergency Medicine Management of Stable Monomorphic Ventricular Tachycardia. *The Journal of Emergency Medicine*. Vol. 52, No. 4, pp. 484–492, 2017.

76. Marcus FI, MD. Arrhythmogenic Cardiomyopathy Diagnostic Criteria: An Update. *Card Electrophysiol Clin*. 3 (2011) 217–226.

77. Marcus FI, MD. Right Ventricular Dysplasia: A Report of 24 Adult Cases. *Circulation* 65, No. 2, 1982.

78. Marriott HJL, MD. Differential Diagnosis of Supraventricular and Ventricular Tachycardia. *Cardiology*. 1990;77:209-220.

79. Marriott HJL, MD, Rogers HM, MD. Mimics of Ventricular Tachycardia Associated with the W-P-W Syndrome. *J Electrocardiology*. 2 (1), 77-84, 1969.

80. Marriott HJL, Schwartz NL, Bix HH. Ventricular Fusion Beats. *Circulation*. 1962;26:880-884.

81. Mazur, A, MD, Kusniec J, MD, Strasberg B, MD. Bundle Branch Reentrant Tachycardia. *Indian Pacing and Electrophysiology Journal*. 5(2); 86-95; (2005).

82. McCauley M, MD, Vallabhajosyula S, MD, Darbar D, MD. Proarrhythmic and Torsadogenic Effects of Potassium Channel Blockers in Patients. *Card Electrophysiol Clin*. Author manuscript; June 1, 2017.

83. Michowitz et al. Differentiating the QRS Morphology of Posterior Fascicular Ventricular Tachycardia From Right Bundle Branch Block and Left Anterior Hemiblock Aberrancy.

Circ Arrhythm Electrophysiol. 2017; 1-11.

84. Moccetti F, Yadava M, Latifi Y, et al. Simplified integrated clinical and electrocardiographic algorithm for differentiation of wide QRS-complex tachycardia: the Basel algorithm. *J Am Coll Cardiol EP*. 2022;8(7):831–839.

85. Morita N, MD, Karagueuzian HS, PhD. Cardiac fibrosis as a determinant of ventricular tachyarrhythmias. *Journal of Arrhythmia*. 30 (2014) 389–394.

86. Moss, JD MD, Scheinman MM MD. Differentiating the QRS Morphology of Posterior Fascicular Ventricular Tachycardia From Right Bundle Branch Block and Left Anterior Hemiblock Aberrancy – Why the Difference (Editorial). *Circ Arrhythm Electrophysiol*. 2017; 1-3.

87. Murphy MA, MD, Ferguson JD, CHB MB. The Athlete With Catecholaminergic Polymorphic Ventricular Tachycardia. https://www.acc.org/latest-in-cardiology/articles/2017/07/27/07

88. Nam G-B, MD, Burashnikov A, PhD, Antzelevitch C, PhD. Cellular Mechanisms Underlying the Development of Catecholaminergic Ventricular Tachycardia. *Circulation*. 2005;111:2727-2733.

89. Napolitano C, Priori SG, Bloise R. Catecholaminergic Polymorphic Ventricular Tachycardia. *GeneReviews*® 2004 Oct 14 [Updated 2016 Oct 13]. In: Adam MP, Ardinger HH, Pagon RA, et al., editors.

90. Neiger JS, Trohman RG. Differential diagnosis of tachycardia with a typical left bundle branch block morphology. *World J Cardiol*. 2011 May 26; 3(5): 127-13.

91. Nishizaki M, MD. Wide QRS complex tachycardia responsive to both ATP and verapamil. *Journal of Arrhythmia*. 28 (2012) 75–77.

92. Novak J, et al. Electrocardiographic differentiation of idiopathic right ventricular outflow tract ectopy from early arrhythmogenic right ventricular cardiomyopathy. *Europace*. (2017) 19, 622–628.

93. Obeyesekere MN, MBBS, Antzelevitch C, PhD, Krahn AD, MD. Management of Ventricular Arrhythmias in Suspected Channelopathies. *Circ Arrhythm Electrophysiol*. 2015;8:221-231.

94. Ohe T, MD, et al. Idiopathic sustained left ventricular tachycardia: clinical and electrophysiologic characteristics. *Circulation*. Vol. 77, No. 3, 560-568, 1988.

95. Ohkubo K, et al. ECG Criteria for Distinguishing Left from Right Ventricular Outflow Tract Tachycardia. *J. Nihon Univ. Med. Ass.* 2015; 74 (3): 95–102.

96. Oksuz F, et al. The classical " R-on-T" phenomenon. *Indian Heart Journal*. 67 (2015) 392e394.

97. Ouyang F, MD, et al. Electroanatomic Substrate of Idiopathic Left Ventricular Tachycardia – Unidirectional Block and Macroreentry Within the Purkinje Network. *Circulation*. 2002;105:462469.

98. Padala SK, et al. Non-sustained wide complex tachycardia: an underappreciated sign to aid in diagnosis. *Europace*. (2016) 18, 1069–1076.

99. Park K-M, MD, Kim Y-H MD, Marchlinski FE, MD. Using the Surface Electrocardiogram to Localize the Origin of Idiopathic Ventricular Tachycardia. *Pace*. Vol.35; December 2012; 1516-1527.

100. Patel RV, et al. Early Repolarization Associated With Ventricular Arrhythmias in Patients With Chronic Coronary Artery Disease. *Circ Arrhythm Electrophysiol*. 2010;3:489-495.

101. Patel VV, MD, PhD, Rho RW, MD, Gerstenfeld EP, MD, Hsia HH, MD, Callans DJ, MD, Marchlinski FE, MD. Right Bundle-Branch Block Ventricular Tachycardias – Septal Versus Lateral Ventricular Origin Based on Activation Time to the Right Ventricular Apex. *Circulation*. 2004;110:2582-2587.

102. Pava LF, Perafan P, Badiel M, et al. R-Wave peak time at DII: a new criterion for differentiating between wide complex QRS tachycardias. *Heart Rhythm*. 2010;7:922–926.

103. Pérez-Riera AR, Barbosa-Barros R, de Rezende Barbosa MPC, Daminello-Raimundo R,

de Lucca AA Jr, de Abreu LC. Catecholaminergic polymorphic ventricular tachycardia, an update. *Ann Noninvasive Electrocardiol*. 2018;23:e12512. https://doi.org/10.1111/a nec.12512.

104. Perez-Riera AR, MD, et al. Review: R-Peak Time: An Electrocardiographic Parameter with Multiple Clinical Applications. *Ann Noninvasive Electrocardiol*. 2016;21(1):10–19.

105. Pluijmen MJHM, MD, Hersbach FMRJ, MD. Sine-Wave Pattern Arrhythmia and Sudden Paralysis That Result From Severe Hyperkalemia. *Circulation*. 2007;116:e2-e4.

106. Pollack ML, MD, Chan TC, MD, Brady WJ, MD. Electrocardiographic Manifestations: Aberrant Ventricular Conduction. *The Journal of Emergency Medicine*. Vol. 19, No. 4, pp. 363–367, 2000.

107. Prystowsky EN, MD, Padanilam BJ, MD, Joshi S, MD, Fogel RI, MD. Ventricular Arrhythmias in the Absence of Structural Heart Disease. *JACC*. Vol. 59, No. 20, 2012; 1733-1744.

108. Ramprakash B, Jaishankar S, Hygriv B. Rao, Narasimhan C, Catheter Ablation of Fascicular Ventricular Tachycardia. *Indian Pacing and Electrophysiology Journal*. 8(3): 193-201 (2008).

109. Reviriego SM, Luis Merino JL. Ventricular tachycardia in patients without apparent structural heart disease: Focus on ventricular outflow tract tachycardia. *e-journal of the ESC Council for Cardiology Practice*. Vol. 8, N° 11 - 18 Nov 2009.

110. Riera ARP, et al. Idiopathic intrafascicular reentrant left ventricular tachycardia in an elite cyclist athlete. *Cardiology Journal*. 2009, Vol. 16, No. 4:1-4.

111. Riley MP, MD, Marchlinski FE, MD. ECG Clues for Diagnosing Ventricular Tachycardia Mechanism. *J Cardiovasc Electrophysiol*. Vol. 19, pp. 224-229, February 2008.

112. de Riva M, MD, Watanabe M, MD, Zeppenfeld K, MD. Twelve-Lead ECG of Ventricular Tachycardia in Structural Heart Disease. *Circ Arrhythm Electrophysiol*. 2015;8:951-962.

113. Roberts JD, MD et al. Bundle Branch Re-Entrant Ventricular Tachycardia – Novel Genet-

ic Mechanisms in a Life-Threatening Arrhythmia. *JACC: Clinical Electrophysiology*. Vol. 3, No. 3, 2017; 276-288.

114. Roberts-Thomson KC, Lau DH, Sanders P. The diagnosis and management of ventricular arrhythmias. *Nat. Rev. Cardiol*. advance online publication 22 February 2011; doi:10.10 38/nrcardio.2011.15.

115. Rosso, R. et al. Polymorphic ventricular tachycardia, ischaemic ventricular fibrillation, and torsade de pointes: importance of the QT and the coupling interval in the differential diagnosis. *European Heart Journal*. (2021) 42; pp. 3965-3975.

116. Roston TM, MD et al. Catecholaminergic Polymorphic Ventricular Tachycardia in Children – Analysis of Therapeutic Strategies and Outcomes From an International Multicenter Registry. *Circ Arrhythm Electrophysiol*. 2015;8:633-642.

117. Sala MF, MD, et al. Sustained Ventricular Tachycardia as a Marker of Inadequate Myocardial Perfusion during the Acute Phase of Myocardial Infarction. *Clin. Cardiol*. 25, 328–334 (2002).

118. Sandesara CM, MD. Wide Complex Tachycardias: Demystifying the Differential Diagnosis. *EP Lab Digest*. Volume 11 - Issue 1 - February 2011; https://www.printfriendly.com /p/g/cwBXDU.

119. Sandler IA, MD, Marriot HJL, MD. The Differential Morphology of Anomalous Ventricular Complexes of RBBB-Type in Lead V1. *Circulation*. Volume XXXI, April 1965; 551-556.

120. Schiefermueller J. Ventricular Tachycardias in Structurally Normal Hearts - A Case Report and Review of the Literature. *Int J Crit Care Emerg Med*. 4(1); 2018.

121. Shimizu W, MD. Arrhythmias originating from the right ventricular outflow tract: How to distinguish "malignant" from "benign"? *Heart Rhythm*. Vol 6, No 10, pp. 1507-1511; October 2009.

122. Sousa PA, Pereira S, Candeias R, de Jesus I. The value of electrocardiography for differential diagnosis in wide QRS complex tachycardia. *Rev Port Cardiol*. 2014;33(3):165-173.

123. Srivathsan K, MD, et al. Ventricular Tachycardia in the Absence of Structural Heart Disease. *Indian Pacing and Electrophysiology Journal*. 5(2): 106-121 (2005).

124. Steurer G, Gürsoy S, Frey B, Simonis F, Andries E, Kuck K, et al. The differential diagnosis on the electrocardiogram between ventricular tachycardia and pre-excited tachycardia. *Clin Cardiol*. 1994;17:306–8.

125. Subramanian NR, MD, et al. Wide Complex Tachycardia: Diagnosis And Management In The Emergency Department. *Emergency Medicine Practice*. Volume 10, Number 6; June 2008.

126. Sung RK, Boyden PA, Higuchi S, Scheinman M. Diagnosis and Management of Complex Reentrant Arrhythmias Involving the His-Purkinje System. *Arrhythmia & Electrophysiology Review*. 2021;10(3):190–7.

127. Svernhage E, MD, et al. Early Electrocardiographic Signs of Drug-Induced Torsades de Pointes. *A.N.E.* July 1998;3(3):252-260.

128. Szelényi ZDG, Katona G, Fritúz G, et al. Comparison of the "real-life" diagnostic value of two recently published electrocardiogram methods for the differential diagnosis of wide QRS complex tachycardias. *Acad Emerg Med*. 20(11); November 2013; pp. 1121-1130.

129. Thiene G, MD, Bauce B, MD, Corrado D, MD, Basso C, MD. Arrhythmogenic Cardiomyopathy: A [sic] Historical Overview. *Card Electrophysiol Clin*. 3 (2011) 179–191.

130. Tiver KD, Dharmaprani D, Quah JX, Lahiri A, Waddell-Smith KE, Ganesan AN. Vomiting, electrolyte disturbance, and medications; the perfect storm for acquired long QT syndrome and cardiac arrest: case report. *Journal of Medical Case Reports*. 16:9; 2022.

131. Vereckei A, Duray G, Szenasi G, Altemose GT, Miller JM. Application of a new algorithm in the differential diagnosis of wide QRS complex tachycardia. *Eur Heart J*. 2007;28:589–600.

132. Vereckei A. Current algorithms for the diagnosis of wide QRS complex tachycardias. *Curr Cardiol Rev*. 2014 Aug;10(3):262-76.

133. Vereckei A, Duray G, Szenasi G, Altemose GT, Miller JM. New algorithm using only lead aVR for differential diagnosis of wide QRS complex tachycardia. *Heart Rhythm*. 2008;5:89–98.

134. Vereckei A, MD, et al. The Application of a New, Modified Algorithm for the Differentiation of Regular Ventricular and Pre-Excited Tachycardias. *Heart, Lung and Circulation*. (2023) 32, 719–725.

135. Weiss JN, MD et al. Early Afterdepolarizations and Cardiac Arrhythmias. *Heart Rhythm*. 2010 December; 7(12): 1891–1899.

136. Wellens, HJJ, Bär, FW, Lie, KI. The value of the electrocardiogram in the differential diagnosis of a tachycardia with a widened QRS complex. *Am J Med*. 1978;64(1):27–33.

137. Wellens HJJ. Ventricular tachycardia: diagnosis of broad QRS complex tachycardia. *Heart*. 2001;86:579±585.

138. Wichter T, MD, Borggrefe M, MD, Haverkamp W, MD, Chen X, MD, Breithardt G, MD. Efficacy of Antiarrhythmic Drugs in Patients With Arrhythmogenic Right Ventricular Disease Results in Patients With Inducible and Noninducible Ventricular Tachycardia. *Circulation*. Vol 86, No 1 July 1992; pp. 29-37.

139. Wijnmaalen AP. ECG Identification of Scar-Related Ventricular Tachycardia With a Left Bundle-Branch Block Configuration. *Circ Arrhythm Electrophysiol*. 2011;4:486-493.

140. Wilde AAM, Amin AS, Postema PG. Diagnosis, management and therapeutic strategies for congenital long QT syndrome. *Heart*. 2022;108:332–338.

141. Yamada T, MD. Review: Idiopathic ventricular arrhythmias – Relevance to the anatomy, diagnosis and treatment. *Journal of Cardiology*. 68 (2016) 463–471.

142. Yang Z, MD, et al. Azithromycin Causes a Novel Proarrhythmic Syndrome. *Circ Arrhythm Electrophysiol*. 2017;10:e003560.

143. Yap YG, Camm AJ. Drug Induced QT Prolongation and Torsades de Pointes. *Heart*. 2003; 89:1363–1372.

144. Yazdan-Ashoori P, Digby G, Baranchuk A. Failure to Treat Torsades de Pointes. *Cardiol Res.* 2012;3(1):34-36.

145. Ylänen K, Poutanen T, Hiippala A, Swan H, Korppi M. Catecholaminergic polymorphic ventricular tachycardia. *Eur J Pediatr* (2010) 169:535–542.

www.ingramcontent.com/pod-product-compliance
Lightning Source LLC
Chambersburg PA
CBHW080749120626
46557CB00005B/1207